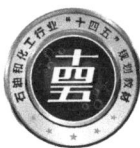

石油和化工行业"十四五"规划教材

新形态教材　　校企合作教材

中药制剂分析

第2版

张 丽　主编

化学工业出版社

·北京·

内容简介

《中药制剂分析》是石油和化工行业"十四五"规划教材、新形态教材，根据教育部相关文件精神及中药制药、制药工程类专业教学要求和课程特点，紧扣 2020 年版《中国药典》（一部）编写而成。本教材由常年坚持在中药分析教学、科研一线，富有经验的人员编写，主要介绍中药制剂分析的概念、研究对象、任务及特点，中药制剂分析的基本程序，国家药品标准，中药制剂的鉴别、检查、含量测定，中药制剂中各类成分分析，生物样品内中药制剂成分的分析，中药制剂生产过程的质量分析以及中药制剂质量标准等内容。新版教材在内容选择上，围绕中药制剂质量评价，进行方法描述并加入应用实例，力求突出内容的进展性、系统性，分析方法的可靠性、普及性，格式体例的规范性、新颖性以及应用实例的代表性和示范性，充分反映中药制剂分析的发展趋势与 2020 年版《中国药典》的精髓。

本教材还以二维码链接了重要内容的微课视频，便于读者理解掌握。

本教材适用于高等院校中药学类和制药工程专业，也可供其他相关专业的中药制剂分析课程教学使用。同时可供从事中药质量检验、中药生产、中药新药研发等工作的专业技术人员参阅。

图书在版编目（CIP）数据

中药制剂分析/张丽主编. —2 版. —北京：化学工业出版社，2023.9（2025.6 重印）

ISBN 978-7-122-44027-3

Ⅰ.①中… Ⅱ.①张… Ⅲ.①中药制剂学-药物分析-高等学校-教材 Ⅳ.①R283

中国国家版本馆 CIP 数据核字（2023）第 154007 号

责任编辑：傅四周　　　　　文字编辑：朱雪蕊
责任校对：宋　玮　　　　　装帧设计：王晓宇

出版发行：化学工业出版社
　　　　　（北京市东城区青年湖南街 13 号　邮政编码 100011）
印　　装：涿州市般润文化传播有限公司
787mm×1092mm　1/16　印张 19　字数 464 千字
2025 年 6 月北京第 2 版第 3 次印刷

购书咨询：010-64518888　　　　售后服务：010-64518899
网　　址：http://www.cip.com.cn
凡购买本书，如有缺损质量问题，本社销售中心负责调换。

定　　价：59.00 元　　　　　　版权所有　违者必究

《中药制剂分析》编委会

前　言

　　《中药制剂分析》是石油和化工行业"十四五"规划教材，根据教育部相关文件精神及中药制药、制药工程专业教学要求和课程特点，在化学工业出版社的组织下，作为中药学类、制药工程专业系列教材的组成部分，紧扣 2020 年版《中华人民共和国药典》（简称《中国药典》）（一部）编写而成。本教材可供高等院校中药学类和制药工程专业使用，也可供其他相关专业的中药制剂分析课程教学使用。同时也可供从事中药质量检验、中药生产、中药新药研发等工作的专业技术人员参阅。

　　本教材共分为九章，主要介绍中药制剂分析的概念、研究对象、任务及特点，中药制剂分析的基本程序，国家药品标准，中药制剂的鉴别、检查、含量测定，中药制剂中各类成分分析，生物样品内中药制剂成分的分析，中药制剂生产过程的质量分析以及中药制剂质量标准等内容。本教材由常年坚持在中药分析教学、科研一线、富有经验的人员编写，具体分工如下：第一章绪论（张丽）；第二章中药制剂分析供试品的制备（王小平）；第三章中药制剂的鉴别（楚楚、孙向明）；第四章中药制剂的检查（麻秀萍、管淑玉、鄢又玉、植飞）；第五章中药制剂的含量测定（冯素香、刘庆普）；第六章中药制剂中各类化学成分的分析（潘英妮、陈革豫、付佳乐）；第七章生物样品内中药制剂化学成分的分析（魏凤环）；第八章中药制剂生产过程的质量分析（耿婷、肖伟）；第九章中药制剂质量标准的制定（曹雨诞、程芳芳）。

　　党的二十大对人才培养、教育优先发展与科技自立自强提出了要求，中共中央、国务院发布的《质量强国建设纲要》亦强调"加速推进化学原料药、中药技术研发和质量标准升级"，这些均为编写一本高质量的《中药制剂分析》教材指明了方向。

　　近年来，随着现代科学技术的迅猛发展，高准确度、高灵敏度、高专属性的分析技术和分析方法在中药制剂分析中得到了广泛的应用，保障了中药制剂的安全性、有效性和可控性。同时，现代科技也使得中药制剂生产过程中的自动化质量监控成为现实。因此，新版教材在编写过程中，在内容选择上以 2020 年版《中国药典》为依据，围绕中药制剂质量评价，进行方法描述并加入应用实例，力求突出内容的进展性、系统性，分析方法的可靠性、普及性，格式体例的规范性、新颖性以及应用实例的代表性和示范性，充分反映中药制剂分析的发展趋势与 2020 年版《中国药典》的精髓。

　　本教材在编写过程中得到了各参编者单位和化学工业出版社的大力支持，南京中医药大学张毅老师参加了大量的协编工作，在此一并表示衷心的感谢。由于编者水平有限，书中不足之处在所难免，敬请同行专家、学者及各高等中医药院校师生不吝赐教，以便再版时修订。

编者

2023 年 9 月

目 录

"中药制剂分析"课程学习方略

一、中药制剂分析课程的概念、性质

"中药制剂分析"是以中医药理论为指导,综合运用物理学、化学、生物学和信息学等分析理论和方法,研究中药制剂质量评价方法及标准的一门应用性学科,是中药学一级学科的重要组成部分,是四年制中药制药专业及其他中药学类相关专业的一门主干专业课。

二、与其他课程联系及课程的重要性

中药制剂分析课程教学要求学生在掌握"分析化学""仪器分析""中药化学""中药鉴定学""中药药剂学"等学科基本理论和实验技能的基础上,学习当代中药制剂分析的特点、方法和实际应用,因此通常在第五、第六或第七学期开设,为学生后续进入毕业实习、研究生阶段学习和工作奠定基础。

中药制剂是中医治病救人、养生保健的工具,有如士兵之武器。作为关乎大众生命健康的特殊商品,公众对中药制剂的质量要求期望甚高,而对中药制剂的质量评价提供方法学正是中药制剂分析课程所要完成的任务。因此,作为中药制药等中药学类专业的必修课程,引导学生掌握中药制剂分析的基本理论、基本知识和基本技能,并能在实践中加以应用,中药制剂分析课程的重要性是不言而喻的。

《中华人民共和国药品管理法》明确规定,药品应当符合国家药品标准。不合格药品不允许生产、销售和使用,从而明确了中药生产质量管理和检验工作的法制化属性,凸显了中药制剂分析在药品生产过程中的重要地位。因此,中药制剂分析如同中药产业化过程中的眼睛,引导中药产业的良性发展,保证着中药临床应用的安全与有效。由此可见,作为中医药院校的学生,在专业课的学习阶段,必须学好"中药制剂分析"。

三、课程特点

1. 中医药基础理论知识与现代分析方法知识高度融合

中药的临床应用遵循中医药理论指导,单味药有各自特定的性味归经、功能主治,非生品的饮片往往因炮制而引起药性改变,其中的化学成分发生量变甚至质变,复方制剂中各药味又有君、臣、佐、使之分,其临床配伍应用所体现的药效往往非中药复方中某单一成分所能完成。鉴于中药化学成分的复杂性和复方药效物质基础研究的薄弱，目前在制定中药制剂质量标准中尚不能对复方制剂中所有药味及其有效成分进行分析测定。因此，中药制剂质量标准建立指标选择时，应以中医药理论为指导，单味药制剂应尽可能选择与中医临床功能主治相吻合的成分或专属性成分，复方制剂应优先选择君药或臣药，或贵重药品、有毒中药等作为主要检测药味，在此基础上，再选择与该中药制剂功能主治密切相关的指标成分，以充分体现质量标准的可控性。上述特点决定了中药制剂分析课程的学习既要以中药传统理论为基础，同时又要熟悉现代分析方法的特点。

2. 分析方法与中药特性相结合应用

现代分析方法，包括滴定分析法、重量分析法、光谱分析法、色谱分析法以及生物测定法等，每种方法有各自的原理、适用范围、操作注意事项，相对琐碎。同时具体到某一中药，采用何种分析方法评价其质量，需根据中药制剂的特点而定。中药化学成分复杂，即使是单味药，也含有多种成分，更遑论由多味中药组成的复方制剂。复方配伍及制剂的制备过程中某些化学成分会发生相互影响，使原有化学成分的含量发生较大变化，或产生新成分，进而增大了质量分析难度。因此，建立中药制剂质量标准时，应充分考虑中药有效成分的非单一性，尤其是中药提取物与中药复方制剂多成分、多层次、多靶点作用的特点，将成分测定与整体指纹图谱/特征图谱评价相结合，全面、客观、科学地评价中药质量。如对由桂枝、茯苓、牡丹皮、桃仁和白芍五味药制成的桂枝茯苓胶囊，采用丹皮酚、芍药苷和苦杏仁苷含量测定与指纹图谱相结合的质量评价模式建立制剂的质量标准。这种质量评价模式，既可充分体现中医药理论对指标选择的有效指导，又可较为全面地评价中药提取物与中药制剂的质量。要掌握根据中药制剂的特点选择适宜的方法进行中药的质量评价并加以有效运用的技能，需对中药制剂分析理论与知识进行灵活掌握与应用，存在一定的难度。但中药制剂分析也并非杂乱无章，其中存在很多规律性的东西，具有趣味性，只要学习方法正确，并为之付出艰苦的努力，这些困难是可以克服的。

3. 多学科知识交叉融合

中药制剂分析课程主要以分析方法为基础，涉及中药化学、中药鉴定、中药药剂、中药炮制等学科知识，因此，在课程学习过程中，需及时关联相关课程知识，以促进本课程的学习。

四、课程目标及核心内容

本课程开设目的：通过理论学习，要求学生掌握中药制剂分析的基本原理，熟悉常用中药的定性鉴别、杂质检查和含量测定方法，为进一步研究、整理、制定中药质量标准打下坚实的基础。中药制药专业人才培养方案中要求学生掌握中药制剂分析基本技能，培养学生具备中药制剂品质评价的基本能力和技能，能够对中药制剂成分进行分析评价等。本课程开设有实验课程。

本课程对学生的要求：

（1）掌握中药制剂分析中供试品的制备方法；

（2）掌握常用的中药制剂鉴别方法；

（3）掌握中药制剂检查的目的、原理和方法；

（4）掌握中药制剂含量测定方法学验证内容与方法；

（5）熟悉中药制剂分析中常用的定性、定量分析方法，例如化学分析法（重量法、容量法）、光谱法（紫外-可见光谱法、荧光光谱法等）、色谱法（薄层色谱法、高效液相色谱法、气相色谱法等）等；

（6）熟悉中药制剂中各类不同化学成分分析的特点和方法；

（7）熟悉中药制剂质量标准的内容和制定方法；

（8）了解中药制剂指纹图谱的技术要求与研究程序；

（9）了解中药制剂中有效成分在体内的测定方法；

（10）了解国内外药典。

五、学习方法与策略

学好中药制剂分析除了需要持之以恒、不懈努力外，还必须有比较好的学习方法。

1. 重视课堂环节，认真听课，理解核心要点

教师是学生步入中药学知识殿堂的引导者及启蒙者，通过教师认真讲授，学生可以迅捷知晓中药制剂分析学的基本知识、理论和应用实例，明确课程的核心内容，避免在以后的自主性学习中走弯路。认真听从老师的指导，为更好地将知识转化为实际能力奠定基础。因此，上课认真听讲，做好笔记是学好中药制剂分析的首要任务。要勤于思考，学会质疑，带着问题去听。听课过程中，遇到不懂的问题，争取课后随时提问，及时得到解惑，不留死角。

2. 课后及时复习，总结对比，强化基础记忆

知识的牢固记忆及掌握，仅靠听课时间是不够的。每次课后必须花费一定时间，结合教材、笔记，不断反复强化复习，学会主动归纳，总结要点。初学中药制剂分析的同学可能感觉这门课程需要较多其他学科内容的支持，且中药制剂质量评价方法与内容较多，相对琐碎。因此，课后及时复习课堂内容甚至相关课程前期知识，不断总结对比，有利于中药制剂分析课程内容的进一步学习。

3. 实例为纲，勤做习题，不断反思，学会评价方案设计

中药制剂分析是一门实用性较强的课程，如何将各种分析方法与中药制剂特性相结合，灵活应用于中药的质量评价，还需要学习者自主性学习，学会以实例为纲，开展运用练习。课后除完成教师交给的作业、论文等外，还应主动多做练习，不断反思，学会质量评价方案设计。可以充分利用学校网络教学平台及其他多媒体教学资源库，不断反思自己的学习效果，提高认知效率。

六、课程内容学习要领

1. 区分差异，明确重点

中药制剂分析的重要前续课程是分析化学与仪器分析，上述两门课程的学习效果直接影响中药制剂分析课程的学习。但中药制剂分析与上述两门课程又有实质上的差异，分析化学与仪器分析课程重在分析方法原理的学习，中药制剂分析课程是利用各种分析方法来研究中药制剂的质量，重在应用。同时，杂质检查、指纹图谱、分析方

法学验证、质量标准是中药制剂分析课程的特有内容，又与中药质量控制的实际工作密切相关。因此，中药制剂分析课程学习过程中，必须明确本门课程与前接基础课程的差异，对本门课程的特有内容应重点学习与实践。

2. 单元为基，综合为本

中药制剂分析课程由中药制剂的定性鉴别、中药制剂的检查、指纹图谱、中药制剂的含量测定、生物样品中中药制剂成分的分析、中药制剂质量标准制定等各章节组成，除中药制剂质量标准制定外各章节既相对独立，又共同为中药制剂质量标准的制定一章即本门课程的终极目标服务。因此，在学习过程中，既要充分掌握定性鉴别、检查、含量测定等各章节独自的内容，同时又不应完全割裂相互间的联系，要充分重视各部分内容的综合应用，制定并会应用中药制剂质量标准，以适应今后中药制剂分析的实际工作。

3. 理论先导，实践为重

中药制剂分析课程是一门实践性很强的课程，因此，在学习过程中，应充分重视实践课程的地位。在掌握理论的基础上，要将本课程的内容多实践、反复实践，方能掌握本课程的精华。

七、学习参考资源

1. 学习网站

（1）国家药典委员会网站 http://www.chp.org.cn；
（2）国家药品监督管理局药品评审中心 http://www.cde.org.cn；
（3）国家药品监督管理局 http://www.nmpa.gov.cn；
（4）美国食品药品监督管理局（FDA）网站 http://www.fda.gov；
（5）美国药典网站 http://www.usp.org；
（6）英国药典网站 http://www.pharmacopoeia.org.uk；
（7）欧洲药典网站 http://www.edqm.eu。

2. 各校网络学习平台

例如：南京中医药大学（http://e.njucm.edu.cn/meol/index.do）。

八、课程时间安排

中药制药专业在第三学年第一学期或第二学期修读本课程，理论课时 36 学时，其中研讨课、自主性学习 6 学时，另安排中药制剂分析实验 18～36 学时。

九、评价方案

（1）评价考核包括平时考核与期末考试。平时考核包括课堂提问、作业、小组讨论等，侧重评价学习态度，知识理解、掌握与应用能力及质疑精神和创新思维。通过课后复习、习题练习、作业完成、实验报告、课堂提问、阶段小结、考试，随时检验自己的学习效果。通过研讨发言，检验中药制剂分析知识及与其他课程的系统掌握程度及整合能力。

成绩考核采用过程性评价与终结性评价结合，平时成绩与期末考试成绩共同构成课程成绩。其中，平时成绩占 40%（其中课堂提问 10%、作业 10%、小组讨论 20%），期末考试成绩占 60%。期末考试采取闭卷考试方式，题型比例：客观题为 40%，主观题为 60%，主观题中综合设计题为全部卷面成绩的 20%。

（2）通过中药制剂分析综合性实验环节，或参加创新实践课题研究，检验学习者多途径综合运用中药制剂分析思维与方法解决中药质量评价问题的能力，培养学生的科学精神、科研思路及创新思维。

第一章

绪论

⚙ **要点导航**

1. 掌握中药制剂分析的概念、任务与中药制剂分析工作的基本程序和要求。

2. 熟悉中药制剂分析的研究内容、特点和 2020 年版《中国药典》的组成、总则。

3. 了解中药制剂分析的历史沿革与发展以及《美国药典》《英国药典》《日本药局方》等外国药典。

中药制剂分析（Analysis of Chinese Medicine Preparations）是以中医药理论为指导，综合运用物理学、化学、生物学和信息学等分析理论和方法，研究中药制剂质量评价方法及标准的一门应用性学科，是中药学一级学科的重要组成部分。

中药制剂（Traditional Chinese Medicine Preparations）简称"制剂"，是指在中医药理论指导下，以中药饮片或提取物等为原料，按规定的处方和方法加工制成一定剂型的药品。目前，临床使用的中药制剂从使用范围上可分为中成药和医院制剂。

第一节

概述

一、中药制剂分析的意义和任务

作为特殊的商品，中药制剂的质量与公众的身体健康及生命安全息息相关，因此，保证和提高中药制剂的质量是中药工作者的重要任务。众所周知，优质的药品是生产出来的，而中药制剂的生产，包括中药材的种植、饮片的炮制加工、新药的研究、制剂的生产与流通等中药制剂产业化各过程，均需要有良好的质量标准作引导。为了保证中药的质量，国家在中药生产、流通等各个环节采取了多项积极措施，成立了国家药品监督管理局，颁布并实施《中华人民共和国药品管理法》，制定并实施《中药材生产质量管理规范》（GAP）、《药品非临床研究质量管理规范》（GLP）、《药品生产质量管理规范》（GMP）、《药品经营质量管理规范》（GSP）、《药品临床试验质量管理规范》（GCP）、《医疗机构制剂配制质量管理规范》（GPP）和《药品注册管理办法》等一系列药品管理法律法规，定期修订、颁布国家药品标准，并设立了各级药品检验机构，开展药品的相关检验工作。

《中华人民共和国药品管理法》明确规定，药品应当符合国家药品标准，不合格药品不允许生产、销售和使用，从而明确了中药制剂生产质量管理和检验工作的法制化属性，凸显了中药分析在药品生产过程中的重要地位。因此，中药分析如同中药产业化过程中的眼睛，引导中药产业的良性发展，保证中药临床应用的安全性与有效性。

中药制剂在临床应用中采用独特的中医药传统理论为指导，但其复杂的化学组成使与其功效相对应的定性定量分析对照物的选择面临较大的挑战。同时，其药效成分含量较低亦对分析方法的选择提出了较高的要求。因此，中药制剂分析的主要任务包括：中药制剂质量评价用标准物质的研究，中药制剂质量评价方法研究，包括中药制剂常规质量检测、中药制剂在线生产检测、中药制剂体内分析等质量评价方法的研究，中药制剂质量标准的建立及中药制剂的质量评价。通过多学科的协作，全面提高中药制剂的质量标准和评价水平。

二、中药制剂分析的主要内容

中药制剂分析的研究内容主要表现在中药制剂质量标准的建立及其质量评价，重点涉及鉴别、检查及含量测定三个方面。

1. 中药制剂的鉴别

中药制剂的鉴别是指根据中药的组织学特征、生物学特征及所含化学成分的理化特征，通过性状鉴别、显微鉴别、理化鉴别和生物鉴别对中药制剂的真伪进行判断。中药制剂的鉴别是开展中药制剂质量检验工作的首要内容，也是评价中药制剂质量的前提依据。在实际工作中，应采用多种方法，完善中药制剂的鉴别项内容，以提高中药制剂的质量标准。当对已有标准中药制剂进行评价时，应根据待检中药制剂质量标准中鉴别项下规定的各项检验内容和方法逐项检验，综合各项结果后才能做出正确判断。

2. 中药制剂的检查

中药制剂的检查主要指常规物质检查、有害物质检查（内源性有害物质检查和外源性有害物质检查）及制剂通则检查等，其检验结果可用于评价药品临床使用的安全性。其中常规物质检查主要包括水分、总灰分及酸不溶性灰分等检查。内源性有害物质是指中药自身所含有的有害物质，如含附子（制）的附子理中丸中的双酯型生物碱——乌头碱的检查等；外源性有害物质是指中药制剂在整个生产过程中从外部环境中引入的有害物质，如有害元素、农药残留、真菌毒素等。制剂通则检查是依据制剂的基本属性对药品质量进行评价，以保证制剂的稳定性。检查项目及内容与剂型有关，如硬胶囊剂的水分测定、装量差异、崩解时限等检查要求，注射剂的装量、pH 值、不溶性微粒、无菌等检查要求。

3. 中药制剂的含量测定

含量测定是指对中药制剂中一个或多个有效成分、毒性成分或指标性成分的含量进行分析，以评价中药制剂质量的优劣。针对目前一些中药有效成分尚不十分清楚、有效成分的含量测定还不能普遍应用的现状，某些中药制剂可以以有效部位或总成分的含量来评价药品的质量，如测定总黄酮、总生物碱、挥发油、总皂苷、总氮量等。

三、中药制剂分析的特点

中药独特的理论体系和复杂的物质基础，使得中药制剂分析具有明显迥异于化学药物分析的特点。

1. 指标选择的中医药理论指导性

中药的临床应用遵循中医药理论指导，单味药有各自特定的性味归经、功能主治，复方制剂中各药味又有君、臣、佐、使之分，其临床配伍应用所体现的药效往往非中药复方中某单一成分所能完成。鉴于中药化学成分的复杂性和复方药效物质基础研究的薄弱，目前在制定的中药制剂质量标准中尚不能对复方制剂中所有药味及其有效成分进行分析测定。因此，中药制剂质量标准建立指标选择时，应以中医药理论为指导，单味制剂应尽可能选择与中医临床功能主治相吻合的成分或专属性成分，复方制剂应优先选择君药或臣药，或贵重药品、有毒中药等作为主要检测药味，在此基础上，再选择与该中药制剂功能主治密切相关的指标成分，以充分体现质量标准的可控性。如由苦参、蛇床子、大黄、百部、乌梅等制成的妇必舒阴道泡腾片，清热燥湿，抗菌消炎，杀虫止痒，其质量标准中选择测定君药苦参与蛇床子中具有清热利湿作用的苦参碱和具有广谱抗菌作用的蛇床子素。一些常用中药，在不同处方中作用和地位不同，是否选择其作为质量评价指标应根据具体情况分析。如常用中药黄连，在黄连上清丸及其同方制剂中为君药，可通过测定黄连、黄柏中盐酸小檗碱的含量评价其质量，但在开光复明丸中黄连则为臣药，若此时再以黄连中盐酸小檗碱的含量评价其质量就显不足。

2. 中药制剂化学成分的复杂性

中药化学成分复杂，即使是单味药，也含有多种成分，更遑论由多味中药组成的复方制剂。复方配伍及制剂的制备过程中某些化学成分会发生相互影响，使原有化学成分的含量发生较大变化，或产生新成分，进而增大了质量分析难度。因此，中药制剂分析的难点之一是供试品溶液制备过程相对化学药品复杂，往往需要几种提取、净化方法。

同时，建立中药制剂质量标准时，应充分考虑中药有效成分的非单一性，尤其是中药提取物与中药复方制剂多成分、多层次、多靶点作用的特点，将成分测定与整体指纹图谱/特征图谱评价相结合，全面、客观、科学地评价中药质量。如对由桂枝、茯苓、牡丹皮、桃仁和白芍五味药制成的桂枝茯苓胶囊，采用丹皮酚、芍药苷和苦杏仁苷含量测定与指纹图谱相结合的质量评价模式建立制剂的质量标准。这种质量评价模式，既可充分体现中医药理论对指标选择的有效指导，又可较为全面地评价中药提取物与中药制剂的质量。

3. 制剂杂质来源的多样性

中药制剂原料饮片和辅料的质量决定了中药制剂初始的杂质水平，而中药饮片的杂质部分取决于中药材的杂质水平。中药材来源于自然，土壤质量、水质状况及大气污染等环境因素都与其品质的形成有密切联系。近年来，国内整体自然环境状况的改变与中药材生产过程中部分人为因素的影响，造成部分中药材农药残留及有害元素超标。中药饮片在炮制加工过程中，因防腐、防虫等需要，有时会使用一定的辅料，此情况下，若工艺控制不严格，易导致辅料残留并可能产生一定的不良反应，尤其是部分应用有潜在安全性问题的辅料炮制的饮片，如制天南星中应用的白矾。上述情况的存在，严重影响了中药饮片及中药制剂的品质及临床使用安全。

中药制剂在生产过程中，有可能因生产过程引入物理杂质，或因部分化学成分发生氧化、降解与沉淀等反应而引入非药效物质。如部分中药提取物或制剂生产中用于纯化的大孔吸附树脂，在使用中易降解产生小分子毒性成分，因此针对工艺中采用大孔吸附树脂等用于富集纯化的制剂或其原料提取物，如三七通舒胶囊的原料药三七三醇皂苷，工艺中采用 D101 型大孔吸附树脂纯化，需进行相应的树脂残留检查。中药制剂的包装与储存保管条件的不当，亦会导致产品霉变、腐败以及有效成分的分解等。上述种种，均使中药提取物与中药制剂杂质的来源呈现多样性。因此，中药制剂的质量标准，应结合生产的全过程，加强对影响质量关键点的标准制定，以利于严格把控生产操作规程并选择适合其自身特点的包装与储存保管条件，从而加强包括中药制剂原辅料质量在内的全面质量管理。

4. 原辅料质量的欠稳定性

如上所述，中药制剂的质量部分取决于原料饮片（药材）和辅料的质量，中药材由于品种、产地、药用部位、加工方式等的不同，质量差异也较大。如黄连，有"味连"、"雅连"和"云连"之分，三者生物碱类成分的含量不同，如《中国药典》2020年版一部规定味连含盐酸小檗碱不得少于 5.5%，雅连不得少于 4.5%，云连不得少于 7.0%。基于对药材产地不同质量不同的认识，中药材自古即有"道地药材"之说，因此，产地对药材质量影响较大，进而会影响饮片质量、中药制剂的质量。研究表明，银杏的树龄对银杏叶的质量影响较大，从 4～7 年的银杏树采摘的叶才能作为药用，超过 10 年树龄的银杏只能作为果用银杏。同时，采收季节对银杏叶的质量影响亦较大，9、10 月份采收的银杏叶黄酮类成分含量较其他月份采收的银杏叶高。上述问题严重影响中药材质量的稳定性，甚至同一产地的同一品种，亦会因连作问题导致药材质量不同。

《中国药典》自 2010 年版一部始，规定中药制剂的处方均应为饮片。而炮制工艺直接关系着饮片的质量和临床疗效，如果炮制不得法则可能失去药性甚至有害。如中药炭药讲究"炒炭存性"，若炒制过度，则失去药性。部分非法药商采用硫黄熏蒸以获得外形美观的饮片，但硫黄过度熏蒸的饮片，则对人体会产生较为严重的危害。因此，稳定的炮制工艺是中药饮片自身质量稳定和中药制剂质量稳定的重要保障。

中药制剂剂型繁多，制备方法各异，部分剂型使用蜂蜜、糯米粉、麻油等特殊辅料。而上述辅料，往往药辅合一，如蜂蜜，性温，具滋补、缓急、润燥、解毒等功效，既是丸剂成型的黏合剂，又在方中发挥自己的作用。但《中国药典》对蜂蜜只规定了蜜蜂来源，未规定花源，质量标准相对简单，因此造成市场上蜂蜜种类繁多、质量稳定性差，甚至出现廉价人造蜂蜜横行的局面。此种辅料质量的欠稳定性，亦严重影响中药制剂质量的稳定性。

四、中药制剂分析工作的基本程序

中药制剂分析的基本程序一般可分为取样、供试品及其溶液的制备、检验（鉴别、检查及含量测定）、撰写检验报告等。

中药制剂
分析工作的
基本程序

（一）取样

分析样品时首先需要取样，取样系指从整批成品中取出一部分具有代表性的供试

样品的过程。取样的代表性直接影响分析结果的准确性，取样必须具有科学性、真实性和代表性。因此，取样的基本原则是均匀、合理。常用的取样方法有：

1. 抽取样品法

当药品经包装为箱、袋且数量较大时，可随机从大批样品中取出部分箱或袋，再从留取的箱或袋中用专用的取样工具从各个部位随机取出一定量样品，以备检验。

2. 圆锥四分法

适用于样品量不大的粉末状、小块状以及小颗粒状样品的取样。操作时用适当的器皿将样品堆积成圆锥形，将圆锥的上部压平，从圆锥上部被压平的平面上十字状垂直向下切开，分为均等的四份，取出对角的两等份，混合均匀，如此重复操作，直至最后取得的样品量符合检验的需要。

片剂、胶囊需除去包衣或囊壳，再研细后取样；某些特殊样品按规定方法取样，再按圆锥四分法获得所需检验样品量。

3. 分层取样法

液体样品各组分的分散均匀性较固体样品好，一般容易得到均匀的样品，检验误差也比固体小，通常摇匀后吸取即可。但混浊液和浓度大的溶液（糖浆剂等）均匀性较差，对这类样品取样时，可用吸管从容器中分层取样，然后将取出的样品混匀。当样品有沉淀时，要摇匀后再取样。

各类中药取样量至少应满足 3 次检测的用量，贵重药可酌情取样。一般药材和饮片抽取 100～500g，粉末状药材和饮片抽取 25～50g，贵重药材和饮片抽取 5～10g。按《中国药典》规定，颗粒剂、散剂或茶剂取样不少于 10 袋（包），片剂、胶囊剂或栓剂不少于 20 片（粒），滴剂不少于 20 丸，其它丸剂不少于 10 丸，膏药不少于 5 张。

取得的样品要妥善保管，同时注明品名、批号、数量、取样日期及取样人等。供试样品检查完毕，应留取部分作为留样观察，保存时间为半年或一年，并对该中药质量情况作定期检查。

（二）供试品及其溶液的制备

中药成分复杂，被测定成分含量较低，加之杂质、辅料等的干扰，样品大多需经提取、分离净化及富集，制成较纯净、浓度较高的供试品溶液，才可进行分析测定，因此，供试品及其溶液的制备是中药制剂分析的一项重要内容。

供试品及其溶液的制备系指通过粉碎样品，提取被测成分，分离净化除去干扰成分，并使被测成分定量转移、富集以满足测定需要的过程。其原则是最大限度地保留被测成分、除去干扰成分、浓缩富集被测成分，使之达到分析方法灵敏度的要求。

在供试品及其溶液的制备过程中，应根据不同分析检验目的（如鉴别、检查、含量测定等）、不同的测定成分及不同制剂类型，选择相应的供试品及其溶液制备方法，具体详见第二章。

（三）检验

1. 鉴别

鉴别系指采用合适的分析方法，利用饮片的形态、组织学特征及所含化学成分的结构特性、化学反应、光谱特征、色谱特征及物理化学常数，以确定中药制剂组成及成分类型，判别中药制剂的真伪及存在与否。鉴别包括性状鉴别、显微鉴别和理化鉴别等，是中药制剂分析的首项工作。

鉴别的方法、药味和成分的选定，要据方分析。对于含有原生药粉的制剂，可采用显微鉴别法；药味要首选君药与臣药、贵重药与毒剧药，选择有效成分、活性成分或毒性成分进行鉴别。根据不同鉴别对象，采用相应的鉴别方法，其中以薄层色谱法（TLC）最为常用，2020年版《中国药典》进一步强化了特征图谱、指纹图谱在中药鉴别中的应用。

2. 检查

检查系指对中药制剂在生产、加工和储藏过程中可能含有并需要控制的物质或物理参数进行检验，包括安全性、有效性、均一性与纯度要求四个方面。中药制剂的检查主要包括常规物质检查、有害物质检查（内源性有害物质检查、外源性有害物质检查）和中药制剂通则检查，检查内容及方法与检查对象有关，是评价中药制剂优劣的重要指标。

3. 含量测定

含量测定系指用化学、物理或生物学的方法，对中药制剂所含成分的含量进行测定，从而控制中药制剂的内在质量，对于保证临床用药的有效性和安全性具有重要作用。在中药制剂性状合格、鉴别无误、检查符合要求的基础上，再定量测定某些成分的含量，确定其是否符合质量标准的规定，是评价中药制剂优劣的重要手段。中药制剂含量测定时应以中医药理论为指导，选择适宜的药味及其测定指标。其中，药味首选君药与臣药、贵重药与毒剧药，指标选择的一般原则是：药味有效成分明确的，应进行有效成分的含量测定；有效部位大致明确的，可进行有效部位的测定；有效成分不明确的，可选择专属性成分或指标性成分进行含量测定；贵重药或含剧毒成分的药味，尽可能选择其有效成分或毒性成分进行测定。近几版《中国药典》强调多指标、多成分的含量测定，以体现中药多靶点、多途径的整体作用特点。

含量测定方法主要根据待测成分的性质、含量及干扰成分性质等因素，并综合分析方法的灵敏度、准确度及普及性进行选择。中药制剂分析应用最广泛的是色谱法（包括高效液相色谱法、气相色谱法等），其他如各种联用技术［液质联用（LC-MS）、气质联用（GC-MS）、电感耦合等离子体质谱（ICP-MS）］、光谱法、化学分析法等也有应用。

五、原始记录和检验报告

1. 原始记录

原始记录是分析检验过程的真实记录，是出具检验报告的依据，也是进行科学研究与技术总结的原始资料。为保证药品检验工作的科学性和规范性，原始记录必须真实、完整、清晰、具体。

实验记录通常的规定包括：①要用编码的专用记录本或记录纸，并保持完整，不得缺页或漏页；②需用钢笔、中性笔等书写记录，不能用圆珠笔、铅笔等易褪色的笔书写（绘图可用铅笔）；③所有检测数据或观察现象，应有详细记录，一般不得涂改（如记录有误，可在修改处用横线划去，然后在旁边改正，并签字注明修改原因和时间）；

④实验记录应使用规范的专业术语，计量单位应采用国际标准计量单位，有效数字的取舍应符合实验要求和检测仪器精度；⑤失败的实验也应详细记录在案，同时分析失败的原因；⑥原始记录、原始图谱、照片要妥善保存，以便备查。

记录内容一般包括供试药品名称、来源、批号、数量、规格、取样方法、外观性状、包装情况、检验目的、检验方法及依据［指药典、局（部）颁标准等］、收到日期、报告日期、检验中观察到的现象、检验数据、检验结果、结论、实验者、审核者等。若进行质量标准研究，对于方法的选择、样品的处理、研究结果等都用数据、图谱、照片等形式记录下来。

整个检验工作完成后，先由检验人签名，再由主管药师或科室负责人指定的复核人对所采用标准的适用性、检验内容的完整性、计算过程和结果的正确性进行复核并签名。复核后的记录，属于内容和计算错误的，由复核人负责；属于检验操作错误的，由检验人负责。

2. 检验报告

检验报告是对中药制剂质量进行检验后所出具的技术鉴定书，应符合明确、规范、严密、清晰的要求，即检验报告书的结论必须明确，格式和表达用语必须规范，内容必须忠实于实验结果，书写必须整洁，字迹清晰。

检验报告内容一般应包括检品名称、批号、规格、数量、来源、包装情况、取样日期、报告日期、检验目的、检验项目（鉴别、检查、含量测定等）、标准规定（标准中规定的检测结果或数据）、检验结果（实际检验结果或具体数据）、检验结论等内容，最后必须有检验人、复核人及有关负责人签名或盖章。

应该指出，判定一个中药制剂是否合格，必须按照药品标准对其进行全面检验，全面检验后所有项目均符合规定才能判定为合格；若有某一项不符合药品标准规定，该中药制剂即应判定为不合格产品。

第二节
药品质量标准

药品质量标准是国家为保证药品质量，对药品的质量指标、检测方法和生产工艺等所作的技术规定，是药品研究、生产、经营、使用及监督管理等各环节必须共同遵守的、具有强制性的技术准则和法定依据。《中华人民共和国药品管理法》规定，药品应当符合国家药品标准。我国现行的国家药品标准包括《中华人民共和国药典》（简称《中国药典》）和局（部）颁药品标准，是中药制剂质量评价的基本依据。

一、中国药品标准

（一）《中华人民共和国药典》

《中华人民共和国药典》（Pharmacopoeia of the People's Republic of China），简称《中国药典》（Chinese Pharmacopoeia，ChP），是国家为保证药品质量稳定可控，确保人民用药安全有效而依法制定的药品法典，是国家药品标准体系的核心，由国家药典委员会负责制定和修订。药典中收载的是疗效确切、不良反应小、质量稳定可控的常用药物及其制剂，规定其制备要求、鉴别、杂质检查、含量测定方法等质量标准，作为药品生产、检验、经营与使用的依据。

1. 历版《中国药典》简介

中华人民共和国成立以来，我国已修订出版了 11 版《中国药典》，分别为 1953 年版、1963 年版、1977 年版、1985 年版、1990 年版、1995 年版、2000 年版、2005 年版、2010 年版、2015 年版和 2020 年版。新版药典一经颁布实施，其上版标准或原国家标准即同时停止使用。现行版为《中国药典》2020 年版，除特别注明外，本教材中《中国药典》均指 2020 年版。

《中国药典》收载品种从 1953 年版的 531 种，增补到 2020 年版的 5911 种。从 1953 年版所有品种合为一部出版，到 1963 年根据药品属类的不同分为一部和二部，一部收载中药材、饮片及制剂，二部收载化学药品、生化药品、抗生素、放射性药品、生物制品及各类制剂和辅料；再到 2005 年版分为三部，将原二部中收载的生物制品单独成为三部；至 2015 年版，又将凡例、通则（制剂通则、通用检测方法、指导原则）、药用辅料等独立成卷，组成《中国药典》四部——总则。

为加快与国际其他国家药品标准的交流，自 1985 年版始出版《中国药典》英文版。同年还出版了药典二部注释选编。1990 年版《中国药典》在继续 1985 年版药典出版二部注释选编的基础上，增加出版一部注释选编，并开始配套《中药彩色图集》、《中药薄层色谱彩色图集》以及《中国药品通用名称》等图书。1995 年版开始编制出版《药品红外光谱集》第一卷（1995 年版）。2000 年版在二部附录中首次收载了"药品标准分析方法验证要求"等六项指导原则，以指导、规范和统一药品标准试验方法，并进一步扩大现代分析技术的应用。2005 年版首次将《中国生物制品规程》并入《中国药典》，并首次编制了中药饮片《临床用药须知》，收载各地常用饮片及有特色传统炮制工艺的地方习用饮片 500 多种。

2010 年版前各版《中国药典》附录中原编码已不能满足 2015 年版《中国药典》新通则不断增加和药典附录整合的需要，因此，2015 年版《中国药典》采用新的药典通则编码，这套编码是药典中收载的各通则的专用身份证，是在药典和所有药品标准中引用通则的代号。2020 年版《中国药典》进一步完善了通则体系，新增通则 58 项。

2. 《中国药典》2020 年版（一部）的主要内容

《中国药典》2020 年版（一部）收载中药材和饮片、植物油脂和提取物、成方制剂和单味制剂等，共计 2711 种，其内容包括凡例、正文和索引，其中凡例是为正确使用《中国药典》，对品种正文、通用技术要求以及药品质量检验和检定中有关共性问题的统一规定和基本要求，凡例并非只针对药典品种，它也是所有药品标准共性问题的规定。正文部分为药典的主体，包括所收载的全部中药材及饮片、植物油脂和提取物、成方制剂和单味制剂的质量标准。正文前和书末共有中文索引（按汉字笔画顺序）、汉语拼音索引、拉丁名索引和拉丁学名索引等，便于使用者查阅。

《中国药典》2020 年版（一部）凡例明确指出正文所设各项规定是针对符合《药品生产质量管理规范》（GMP）的产品而言的，任何违反 GMP 或有未经批准添加物质所生产的药品，即使符合《中国药典》或按照《中国药典》没有检出其添加剂或相关杂质，亦不能认为其符合规定。凡例内容包括总则、通用技术要求、品种正文、名称及编排、项目与要求（包含药品的干燥方法、近似溶解度的含义、物理常数的范畴、鉴别项下包含的内容、贮藏项下名词的表述含义等）、检验方法和限度（包括药品含量的表示方法、检验方法的依据、纯度和限度数值的有效位数表示方法等）、对照品、对照药材、对照提取物、标准品、计量（包括药典采用的计量单位、浓度表示方法、温度表示方法、百分比表示方法、药筛及粉末的分等方法等）、精确度（规定了取样量的准确度和实验的精密度要求，恒重、空白实验等概念的具体含义）、试药、试液、指示剂等。另外，凡例中还对动物实验以及药品的说明书、包装、标签的要求进行了规定。凡例中药品检验常用的部分内容如下。

（1）药材产地加工及炮制规定的干燥方法　烘干、晒干、阴干均可的，用"干燥"；不宜用较高温度烘干的，则用"晒干"或"低温干燥"（一般不超过60℃）；烘干、晒干均不适宜的，用"阴干"或"晾干"；少数药材需要短时间干燥，则用"曝晒"或"及时干燥"；制剂中的干燥系指烘干，不宜高温烘干的用"低温干燥"。

（2）溶解度　是药品的一种物理性质。各品种项下选用的部分溶剂及其在该溶剂中的溶解性能，可供精制或制备溶液时参考。药品的近似溶解度以下列名词术语表示。

极易溶解：系指溶质1g（ml）能在溶剂不到1ml中溶解；

易溶：系指溶质1g（ml）能在溶剂1ml～不到10ml中溶解；

溶解：系指溶质1g（ml）能在溶剂10ml～不到30ml中溶解；

略溶：系指溶质1g（ml）能在溶剂30ml～不到100ml中溶解；

微溶：系指溶质1g（ml）能在溶剂100ml～不到1000ml中溶解；

极微溶解：系指溶质1g（ml）能在溶剂1000ml～不到10000ml中溶解；

几乎不溶或不溶：系指溶质1g（ml）在溶剂10000ml中不能完全溶解。

（3）物理常数　包括相对密度、馏程、熔点、凝点、比旋度、折射率、黏度、吸收系数、碘值、皂化值和酸值等。其测定结果不仅对药品具有鉴别意义，同时也反映了药品的纯度，是评价药品质量的主要指标之一。

（4）鉴别　包括经验鉴别、显微鉴别和理化鉴别。显微鉴别中的横切面、表面观及粉末鉴别，均指经过一定方法制备后在显微镜下观察的特征。

（5）检查　系指药品在加工、生产和贮藏过程中可能含有并需要控制的物质，包括安全性、有效性、均一性与纯度要求四个方面。

（6）贮藏　系对药品贮藏与保管的基本要求，除矿物药应置干燥洁净处不作具体规定外，一般以下列名词术语表示。

① 遮光　系指用不透光的容器包装，如棕色容器或黑色包装材料包裹的无色透明、半透明容器。

② 避光　系指避免日光直射。

③ 密闭　系指将容器密闭，以防止尘土及异物进入。

④ 密封　系指将容器密封，以防止风化、吸潮、挥发或异物进入。

⑤ 熔封或严封　系指将容器熔封或用适宜的材料严封，以防止空气与水分的侵入并防止污染。

⑥ 阴凉处　系指不超过20℃。

⑦ 凉暗处　系指避光并不超过20℃。

⑧ 冷处　系指2～10℃。

⑨ 常温　系指10～30℃。

凡贮藏项下未规定贮藏温度的系指常温。

（7）温度描述　一般以下列名词术语表示。

① 水浴温度　除另有规定外，均指98～100℃。

② 热水　系指70～80℃。

③ 微温或温水　系指 40～50℃。

④ 室温（常温）　系指 10～30℃。

⑤ 冷水　系指 2～10℃。

⑥ 冰浴　系指约 0℃。

⑦ 放冷　系指放冷至室温。

（8）药品的含量（％）　除另有注明外均按重量计。如规定上限为 100％以上时，系指用该药典规定的分析方法测定时可能达到的数值，为药典规定的限度允许偏差，并非真实含量；如未规定上限时，系指不超 101.0％。制剂中规定的含量限度范围，是根据该药味含量的多少、测定方法、生产过程和贮存期间可能产生的偏差或变化而制定的，生产中应按处方量或成分标示量的 100％投料。

溶液的百分比（％），除另有规定外，系指溶液 100ml 中含有溶质若干克。此外，根据需要可采用下列符号：

％（g/g）　　表示溶液 100g 中含有溶质若干克；

％（ml/ml）　表示溶液 100ml 中含有溶质若干毫升；

％（ml/g）　　表示溶液 100g 中含有溶质若干毫升；

％（g/ml）　　表示溶液 100ml 中含有溶质若干克。

（9）有效数字　试验结果在运算过程中，可比规定的有效数字多保留一位数，而后根据有效数字的修约规定进舍至规定有效位。计算所得的最后数值或测定读数值均可按修约规则进舍至规定的有效位，取此数值与标准中规定的限度值比较，以判断是否符合规定的限度。

（10）对照品、对照药材、对照提取物、标准品　系指用于鉴别、检查、含量测定的标准物质。对照品应按其使用说明书上规定的方法处理后按标示含量使用。

（11）溶液的滴　系在 20℃时，以 1.0ml 的水为 20 滴进行换算。

（12）溶液后标示的 "（1→10）"　系指固体溶质 1.0g 或液体溶质 1.0ml 加溶剂变成 10ml 的溶液，未指明用何种溶剂时，均系指水溶液；两种或两种以上液体的混合物，名称间用半字线 "-" 隔开，其后括号内所示的 "："符号，系指各液体混合时的体积（重量）比例。

（13）药筛和粉末粒度　药典所用药筛，选用国家标准的 R40/3 系列，分等如下：

筛号	筛孔内径（平均值）	目号
一号筛	2000μm±70μm	10 目
二号筛	850μm±29μm	24 目
三号筛	355μm±13μm	50 目
四号筛	250μm±9.9μm	65 目
五号筛	180μm±7.6μm	80 目
六号筛	150μm±6.6μm	100 目
七号筛	125μm±5.8μm	120 目
八号筛	90μm±4.6μm	150 目
九号筛	75μm±4.1μm	200 目

粉末分等如下：

最粗粉　指能全部通过一号筛，但混有能通过三号筛不超过 20％的粉末；

粗　粉　指能全部通过二号筛，但混有能通过四号筛不超过 40％的粉末；

中　粉　指能全部通过四号筛，但混有能通过五号筛不超过 60％的粉末；

细　粉　指能全部通过五号筛，并含能通过六号筛不少于 95％的粉末；

最细粉　指能全部通过六号筛，并含能通过七号筛不少于 95％的粉末；

极细粉　指能全部通过八号筛，并含能通过九号筛不少于 95％的粉末。

（14）试验用水　除另有规定外，均系指纯化水；酸碱度检查所用水，均系指新沸并放冷至室温的水；酸碱性试验时，如未指明何种指示剂，均系指石蕊试纸。乙醇未指明浓度时，均系指 95％（ml/ml）的乙醇溶液。

（15）取样量的精确度　试验中供试品与试药等"称重"或"量取"的量，均以阿拉伯数字表示，其精确度可根据数值的有效数字来确定，如称取"0.1g"，系指称取量可为 0.06～0.14g；称取"2g"，系指称取量可为 1.5～2.5g；称取"2.0g"，系指称取量可为 1.95～2.05g；称取"2.00g"，系指称取量可为 1.995～2.005g。

"精密称定"系指称取重量应准确至所取重量的 1/1000；"称定"系指称取重量应准确至所取重量的 1/100；"精密量取"系指量取体积的准确度应符合国家标准中对该体积移液管的精度要求；"量取"系指可用量筒或按照量取体积的有效数位选用量具；取用量为"约""若干"时，系指取用量不得超过规定量的±10％。

（16）恒重　除另有规定外，系指供试品连续两次干燥或炽灼后称重的差异在 0.3mg 以下的重量。干燥至恒重的第二次及以后各次称重均应在规定条件下继续干燥 1h 后进行；炽灼至恒重的第二次称重应在继续炽灼 30min 后进行。

（17）干燥品　试验中规定"按干燥品（或无水物，或无溶剂）计算"，除另有规定外，应取未经干燥（或未去水，或未去溶剂）的供试品进行试验，并将计算中的取用量按检查项下测得的干燥失重（或水分，或溶剂）扣除。

（18）空白实验　试验中的"空白试验"系指在不加供试品或以等量溶剂替代供试液的情况下，按同法操作所得的结果；含量测定中的"并将滴定的结果用空白试验校正"，系指按供试品所耗滴定液的量（ml）与空白试验中所耗滴定液量（ml）之差进行计算。

《中国药典》2020 年版（一部）正文包括所收载的全部中药材及饮片、植物油脂和提取物、成方制剂和单味制剂的质量标准。每一品种项下根据品种和剂型的不同，按顺序分别列有：中文名称（必要时用括号加注副名）、汉语拼音名或拉丁名，来源，处方，制法，性状，鉴别，检查，浸出物，特征图谱或指纹图谱，含量测定，炮制，性味与归经，功能与主治，用法与用量，注意，规格，贮藏，制剂，附注等。其中用法与用量、注意、贮藏和制剂等项内容为指导性条文，而名称、来源、处方、制法、性状、鉴别、检查、含量测定、规格等项内容是全面评价药品质量的依据，具有严格的法定约束力。这几项法定条文的内涵即药品的真伪、优劣和纯度，保证了药品在临床应用中的安全性和有效性。

3.《中国药典》2020 年版（一部）的主要增修订简介

《中国药典》2020 年版（一部）的主要目标是完善中药质量标准体系和质量评价模式，建立符合中药特点，能从整体上有效反映中药安全性、有效性、质量均一稳定等特征的中药质量评价模式；建立中药有效性、安全性的评价方法，逐步做到每个品种都有科学规范的安全性数据，有与活性直接相关的有效性评价方法和专属的能反映整体特征的质量指标；完善内源性有毒成分和外源性有害物质限度评价方法，建立中药安全性数据库；建立完善有效活性成分测定、多成分同步定量以及特征图谱或指纹图谱检测技术；探索建立以中药对照提取物为对照的质量评价体系；加强指纹图谱和特征图谱、DNA 分子鉴定、一测多评等新的分析方法和检测技术的应用。

《中国药典》2020 年版（一部）收载品种数 2711 种，其中新增品种 117 种，修订品种 452 种，不收录品种 4 种。通过新方法的推广应用，《中国药典》2020 年版（一部）收载品种的增订、修订内容充分体现了对中药安全性和有效性控制的加强，从而提高中药质量的可控性。

（1）全面提升安全性控制水平 《中国药典》2020 年版修订了"0212 药材与饮片检定通则"，规定植物类药材及饮片禁用农药（甲胺磷等 33 种禁用农药）不得检出，并在"2341 农药残留量测定法"中新增第五法"药材及饮片（植物类）中禁用农药多残留测定法"；针对易霉变中药材与饮片，修订了"2351 真菌毒素测定法"，将原来只测定黄曲霉毒素扩大为还要测定赭曲霉毒素 A、玉米赤霉烯酮、呕吐毒素、展青霉素等多种真菌毒素，并在相应品种项下制定了真菌毒素限量标准，如薏苡仁项下，除规定每 1000g 含黄曲霉毒素 B_1（AFB_1）不得过 $5\mu g$，含黄曲霉毒素 G_2（AFG_2）、黄曲霉毒素 G_1（AFG_1）、黄曲霉毒素 B_2（AFB_2）和黄曲霉毒素 B_1（AFB_1）的总量不得过 $10\mu g$ 外，还要求每 1000g 含玉米赤霉烯酮不得过 $500\mu g$；修订了"9302 中药有害残留物限量制定指导原则"，新增第五项"中药中重金属及有害元素一致性限量指导值（植物类）"，在 2015 年版《中国药典》已对黄芪、金银花、西洋参、白芍、甘草、丹参、山楂、枸杞子等规定重金属及有害元素检查按照铅不得过 $5mg \cdot kg^{-1}$，镉不得过 $1mg \cdot kg^{-1}$，砷不得过 $2mg \cdot kg^{-1}$，汞不得过 $0.2mg \cdot kg^{-1}$，铜不得过 $20mg \cdot kg^{-1}$ 的限量基础上，又新增对白芷、当归、葛根、黄精、人参、三七、栀子、桃仁、酸枣仁、山茱萸等品种的相关要求，进一步提高对具潜在风险外源性有害物质的控制。同时，对于内源性毒性控制，通过开展中药中所含成分与肝肾毒性的毒-效关系研究，对于具有较高潜在风险的中药品种，如马兜铃、天仙藤和黄连羊肝丸（含药味夜明砂）等则不再收载。

（2）进一步完善以中医临床应用为导向的中药质量控制技术体系

① 来源表述规范化 依托集中体现中药几千年临床应用经验与智慧的历代本草和文献，结合本草考证，在不引起用药混乱的情况下，根据植物、动物、矿物分类学等领域中被广泛认可的研究成果，2020 年版《中国药典》对部分品种来源项目中中文名称、拉丁学名等进行了规范化修订，如泽泻由 2015 年版的"本品为泽泻科植物泽泻 *Alisma orientale*（Sam.）Juzep. 的干燥块茎"修订为 2020 年版的"本品为泽泻科植物东方泽泻 *Alisma orientale*（Sam.）Juzep. 或泽泻 *Alisma plantago-aquatica* Linn. 的干燥块茎"，恢复《中国药典》（1963 年版）泽泻与 *Alisma plantago-aquatica* Linn. 的对应关系。

② 完善饮片质量标准体系，突出中医药特色 基于饮片是中医临床用药主要方式之一的认识，《中国药典》2020 年版进一步完善了饮片质量标准体系。对于饮片炮制项为净制、切制的，经过对性状、鉴别、检查等项目的系统研究，逐步完善；对于经炮制或其他处理后的饮片，在科学研究的基础上，进一步加强专属性质量控制，突出中药炮制"生熟异治"的传统特色，并稳步推进《全国中药饮片炮制规范》的编制。如根据酒蒸过程中女贞子所含特女贞苷转化为红景天苷的特点，将酒女贞子饮片标准中含量测定指标成分改为红景天苷以反映所控制成分与炮制的相关性，体现中药特色。又如通过对炒苦杏仁炮制机理研究发现炒苦杏仁是通过炒制产生苦杏仁苷异构化反应，炒后 D-苦杏仁苷、L-苦杏仁苷总量虽与燀苦杏仁基本持平，但 D-苦杏仁苷含量明显升高，L-苦杏仁苷下降，与临床报道 D-苦杏仁苷作用强于 L-苦杏仁苷相符合。故将炒苦杏仁饮片标准中苦杏仁苷含量限度提高到与燀苦杏仁一致，即不得少于 2.4%。

③ 以问题为导向提高标准的实用性与适用性 相较于中药材与饮片，中药制剂生产链更长、风险点更多，因此，中药制剂质量标准必须抓住主要矛盾，兼顾次要矛

盾，即在重点关注中成药中的君臣药或贵细药的同时控制与制备工艺等过程相关的指示性项目。如板蓝根颗粒现有批准文号 800 余个，相关生产企业 700 余家。依托前期国家评价性抽验研究成果，发现不同厂家之间产品质量参差不齐。特别是 (R,S)-告依春的含量，其主要原因是该成分易升华散失而导致在板蓝根颗粒中含量下降。因此，考虑到该成分的控制不仅是对原药材与生产工艺的控制，也是对包装材料与储藏条件的控制，在标准中新增以 (R,S)-告依春为对照品的色谱鉴别项目，和以尿苷、鸟苷、腺苷总量计的含量测定限度规定。

④ 加强控制项目与中医临床相结合，充分体现中医药特色 如国家医保目录品种中的冠脉宁胶囊，主要用于治疗心血管疾病，多厂家生产。其中丹参和葛根是活血化瘀的主要药味，丹参中的丹酚酸 B 和葛根中的葛根素是主要的有效成分，2020 年版《中国药典》建立了同时测定丹酚酸 B、葛根素的含量测定方法，将质量标准控制指标与中医临床功效相结合，以体现质量标准与中医临床相结合的标准制修订思路。

（二）局（部）颁标准

除《中国药典》外，我国的国家药品标准还有国家药品监督管理局（原国家食品药品监督管理总局）颁布的药品标准（简称局颁标准），以及原卫生部颁布的药品标准（简称部颁标准）。由于《中国药典》需隔 5 年颁布一次，在此期间新增品种由国家药品监督管理局颁布局（部）颁标准。局（部）颁标准主要有《中成药部颁标准》（170 种，1989 年 2 月）、《中药成方制剂》（20 册，1990 年 12 月～1998 年 12 月）、《卫生部颁药品标准（中药材第一册）》（1992 年）、《国家中成药标准汇编》（地方标准升国家标准，共 13 个分册，2002 年）、《新药转正标准》（已发行 104 册，1993～2015 年）。近年来，国家药品监督管理局持续在网上发布相关药品标准。局（部）颁标准的有关规定均按《中国药典》的凡例和四部总则（旧版的附录）执行。

药品生产企业为控制或提高产品质量往往通过增加检测项目、提高检测限度等优化药品质量，制定高于法定标准要求的企业药品标准作为内控标准，从而提升企业竞争力。

二、世界其他国家及地区药典简介

以《美国药典》《英国药典》《日本药局方》等发达国家的药典为代表，世界上已有近 40 个国家编制了国家药典。此外，尚有《欧洲药典》《北欧药典》《亚洲药典》等区域性药典以及世界卫生组织（WHO）编撰的《国际药典》。上述药典极大地促进了世界医药科技交流和国际医药贸易，可作为中药制剂分析的参考和借鉴。

1. 美国药典

《美国药典》（The United States Pharmacopoeia，USP）由美国药典委员会编辑出版，1820 年出版第一版，初期每 10 年左右修订一次，1942 年起缩短为每 5 年修订一次，2002 年开始改为每年修订出版一次。《美国药典》是美国政府对药品质量标准和检定方法所作的技术规定，也是美国药品生产、使用、管理、检验的法律依据。

美国《国家处方集》（The National Formulary，NF）为《美国药典》补充资料，可视为美国的副药典，1884 年由美国药学会编纂出版第一版，1975 年以后由美国药典委员会负责修订编印。

USP 收载原料药和制剂的质量标准，食物补充剂和成分在 USP 中以独立章节予以收载；NF 则收载辅料，如稀释剂、赋形剂、乳化剂、着色剂、表面活性剂等以及《美国药典》尚未收入的新药、新制剂的质量标准。质量标准包括成分或制剂的名称、结构式、分子式、CAS 登记号、成分和含量说明、包装和贮藏规格、标签要求和检测项目等。检测项目包括测试、程序和合格标准，测试必须采用 USP 法定标准物质，测试方法和程序要求在 USP-NF 附录中有详细说明，可根据 USP 和 NF 的联合索引检索查阅。

1980 年美国药典委员会将《美国药典》20 版与《国家处方集》15 版合并成一卷出版，缩写为 USP20-NF15，它包含关于药物、剂型、原料药、辅料、医疗器械和食物补充剂的标准。近年来，每年更新一次，最新版为 USP-NF2023，于 2022 年 12 月出版，2023 年 5 月 1 日生效，提供互联网在线版。

USP 从第一版起就收载有传统植物药（USP 中称为食品补充剂），其质量标准较为详尽，规定来源（拉丁学名、药用部位及科名）及质量要求（主要成分的含量限度），有的品种还规定产地和采收时间；收载项目一般包括包装与贮藏、标签（法定名称、拉丁学名及药用部位）、USP 参比标准品、植物特性（性状及组织显微特征）、鉴别（TLC 为主）、外来有机物、农药残留量、干燥失重、总灰分、酸不溶性灰分、水溶性或醇溶性浸出物含量、重金属、微生物、含量测定等。

USP-NF 被全球销售药品的制造厂商广泛使用，符合 USP-NF 标准意味着全球认可的质量保证。USP-NF 标准在全球 130 多个国家得到认可和使用，一些没有法定药典的国家通常采用 USP-NF 作为本国药品质量检验的标准，USP-NF 具有一定的国际性。

2. 英国药典

《英国药典》（British Pharmacopoeia，BP）是英国药品委员会正式出版的英国官方医学标准集，是英国制药标准的重要来源，也是药品质量控制、药品生产许可证管理的重要依据。《英国药典》有悠久的历史，最早是 1816 年《伦敦药典》，后有《爱丁堡药典》和《爱尔兰药典》，1864 年合并为《英国药典》第 1 版。《英国药典》自20 世纪 70 年代以后，先后出版了 1980 年版、1988 年版、1993 年版、1998 年版、2002 年版、2004 年版、2007 年版、2009 年版、2011 年版等。近年来，每年更新一次，最新版为 BP2022 年版，共 6 卷，2021 年 8 月出版，2022 年 1 月生效。

《英国药典》从 1980 年版开始分为两卷，第一卷收载原料药品，第二卷收载各种制剂、血液制品、免疫制品及放射性药品等。此外，每年发行一次《英国药典补编》。《英国药典》所采用的检测技术手段与 USP 相当，但更注重实用。《英国药典》在制剂通则方面要求比较齐全，在制剂标准中强调对杂质或降解产物进行控制。各条目均以药品名称字母顺序排列，内容包括药品性质、制法、血液制品、免疫制品及外科材料等部分。《英国药典》书后附有全部内容关键词索引。

按照惯例，《欧洲药典》中的全部专论与要求都收录在《英国药典》中，这些内容一般不作任何编辑修改，只在确实恰当的情况下增加《英国药典》相应的用法要求。《英国药典》不仅在英国使用，加拿大、澳大利亚、新西兰、斯里兰卡及印度等也采用。

3. 欧洲药典

《欧洲药典》（European Pharmacopoeia，EP）由欧洲药典委员会编辑出版，有英文、法文两种法定文本。1977 年出版第一版《欧洲药典》；从 1980 年至 1996 年，每年将增修订的项目与新增品种出一本活页本，汇集为第二版《欧洲药典》各分册，未经修订的仍按照第一版执行；1997 年出版第三版《欧洲药典》合订本，随后每年出版一部增补本；2000 年开始每年出版三部增补本；2001 年后每三年出版一版新版本，除主册外，还出版了 8 个增补版。《欧洲药典》最新版为 EP11 版，于 2022 年 7 月出版发行，2023 年 1 月生效，有印刷版、USB 闪存版和在线版。其西班牙文版正在翻译，将来包括在在线版中，不再另收取费用。EP11 包括两个基本卷，另每年出 3 个增补本，EP11 版累计将有 8 个非累积增补本（11.1～11.8）。

《欧洲药典》的基本组成有凡例、通用分析方法（包括一般鉴别实验，一般检查方法，常用物理、化学测定法，常用含量测定法、生物检查和生物分析、生药学方法）、容器和材料、试剂、正文和索引等。正文品种项下包括：品名、分子结构式、CAS 登录号、化学名称及含量限度、性状、鉴别、检查、含量测定、贮藏、可能的杂质结构等。

《欧洲药典》的内容包括活性物质、辅料、化学、动物、人或植物来源的药用物质或制品、顺势疗法制剂和顺势疗法原料、抗生素以及制剂和容器等。《欧洲药典》还适用于生物制品、血液和血浆制品、疫苗和放射药品。

《欧洲药典》为欧洲药品质量检测的唯一指导文献，其内容具有法律约束力，由行政管理或司法部门强制要求符合《欧洲药典》。所有药品和药用底物的生产厂家在欧洲范围内推销和使用的过程中，必须遵循《欧洲药典》的质量标准。欧盟成员国的国家当局必须首先无条件执行《欧洲药典》，本国药典仅作为《欧洲药典》的补充，必要时可替代相同物质国家标准中的各论。目前采用《欧洲药典》的国家共 37 个，包括部分欧洲国家和亚洲的土耳其等，中国为《欧洲药典》的观察员国。

4. 日本药局方

《日本药局方》（The Japanese Pharmacopoeia，JP），由《日本药局方》编集委员会编纂，日本厚生省颁布执行，是日本规定的药品质量标准。《日本药局方》始于 1886 年，1948 年日本出版了《国民药品集》，其性质相当于美国《国家处方集》。1960 年日本厚生省将《日本药局方》和《国民药品集》统一为《日本药局方》，内容主要包括医药品各条（即化学原料药及其基础制剂）及生药（包括药材、粉末生药、复方散剂、提取物、酊剂、糖浆、精油、油脂等）等。《日本药局方》原定 10 年改版一次，现改为 5 年。JP 最新版为第十八改正版（JP18），于 2021 年 6 月 7 日生效，有日文版和英文版。目前，《日本药局方》作为美、欧、日三方药品标准国际协调工作的一极，对国际药品标准的协调施加影响。

JP 收载生药（天然药物）的质量标准一般包括：品名（日文名、英文名和拉丁名）、来源及成分含量限度、性状、鉴别、纯度（外来有机物、重金属及有害元素、农药残留等）、干燥失重、灰分（总灰分、酸不溶灰分）、浸出物、含量测定等。《日本药局方解说书》由日本公定书协会编辑，广川书局出版，对日本药局方中相关规定有较详细的解释。

5. 国际药典

《国际药典》（The International Pharmacopoeia，Ph. Int）是世界卫生组织（WHO）负责编制的药典，收载原料药、辅料和制剂的质量标准及其检验方法，免费供 WHO 成员国制定药品标准时参考或采用。《国际药典》采用的信息综合了各国实践经验并经广泛协商后整理，现已出版 10 版，第 1 版于 1951 年、1955 年用英、法、西班牙文分两卷出版，1959 年出版增补本。第 2 版于 1967 年用英、法、俄、西班牙文出版。第三版于 1979 年、1981 年、1988 年、1994 年、2003 年分 5 卷出版，第 1 卷收载 42

项分析测试方法；第 2、3 两卷共收载药品 383 种；第 4 卷收载有关试验、方法的信息，药品原料、赋形剂的一般要求和质量说明以及剂型；第 5 卷收载制剂通则以及药品原料和片剂的质量标准，涵盖了目录中的有机合成药物、一些抗疟疾药物及其最广泛应用剂型的所有各论。第四版于 2006 年出版发行，并同步发行光盘版，2008 年、2011 年进行了第一次、第二次增补。现行版为《国际药典》第 10 版（2020 年版），并同步发行网络版和光盘版。

《国际药典》主要收载世界卫生组织所制定的基本药物标准，为发展中国家服务，不具有法定的约束力。在经采用国有关法律明文规定后，才具有法定效力。未来《国际药典》收载品种将优先考虑妇女儿童用药、三抗类药物（抗疟疾、抗结核、抗病毒）及热带病用药。世界卫生组织还制定了一系列的指导原则，由于其特殊的地位，《国际药典》将发挥更为重要的作用。

第三节
中药制剂分析的现状和发展趋势

中药制剂分析的现状和发展趋势

一、中药制剂质量控制的发展历史

中药制剂的质量评价始自中药的发现，随着中药事业的不断发展，人们对中药质量评价的需求亦不断提高，评价方法也经历了一个由主观到客观，由简单浅显到全面深入的过程。

自《神农本草经》始，人们逐渐依据药材的形状、大小、颜色、气味、表面、质地、断面等特征鉴别药材的真伪，有时对部分药材亦辅以简单粗糙的火试法和水试法。但因受限于当时的科技水平，且多以人的感官经验为主，主观性较强，上述方法的应用亦有其自身的限制。尤其对于制剂，因缺乏科学的检测手段，只能感叹"丸、散、膏、丹，神仙难辨"，以"修合虽无人见，存心自有天知"的道德修养来约束。

自 20 世纪 50 年代开始，国内有学者将植物学中的显微鉴别方法大胆尝试于中药的真伪鉴别，并积累了丰富且有意义的数据。1977 年版《中国药典》中更是以法定分析方法确立了显微鉴别在中药真伪鉴别中的地位，作为药材、饮片及含粉末中药制剂的重要鉴别手段。

进入 20 世纪 70 年代，鉴于中药产业对中药制剂质量评价方法及标准提出的更高要求，在继承传统"辨状论质"经验鉴别合理内核和显微鉴别的基础上，中药制剂分析汲取了现代分析化学等学科的研究成果，广泛引入紫外光谱法（UV）、红外光谱（IR）等光谱技术与纸色谱（PC）、薄层色谱（TLC）、高效液相色谱（HPLC）、气相色谱（GC）等色谱分析技术，并借鉴化学药品的质量评价模式，建立针对成分的定性、定量标准，进入"理化分析"、客观定量、综合评价阶段。同时，得益于相关学科的进步，联用技术也在中药制剂分析中得到了有效应用。基于对中药疗效多成分、多靶点协同作用的认识，仅从一个或几个成分进行评价，已无法满足对中药进行全面有效质量评价的需求，因此，中药指纹图谱/特征图谱技术，作为一种中药质量多指标综合评价模式，一经引入，即在中药制剂分析中得到了快速的应用。国家食品药品监督管理局于 2004 年起要求所有中药注射剂均需增加指纹图谱项，近几版《中国药典》在修订中，采用指纹图谱/特征图谱结合指标成分定量进行质量评价的品种大幅增加，2020 年版《中国药典》更是在 67 个中药材、中药饮片、中药提取物及中成药品种项下新增了指纹图谱/特征图谱的质量要求。进入 21 世纪后，整合了色谱法对复杂样品的高分离度与质谱法高选择性、高灵敏度及高定性优势的色谱-质谱联用技术，大大提高了中药微量成分的检测能力。以适用于挥发性成分分析的气相色谱-质谱联用与适用于非挥发性组分分析的液相色谱-质谱联用为代表的各种色谱-质谱联用技术渐已成为中药制剂分析学科的重要技术手段，广泛应用于中药制剂质量评价及体内分析等研究领域。

二、中药制剂分析的发展趋势

理想的药品质量标准应该能够说明物质基础与临床疗效之间的关系，然而目前，中药制剂的质量标准尚存在较多困境，绝大多数中药制剂尚无法像化学药品一样明确说明所含成分的种类、各成分之间的相互关系及其对机体的作用机制，从而导致目前的中药制剂质量标准，尤其是优劣评价标准存在较多的不足。但得益于相关学科理论与方法技术的进步，中药制剂分析方法和中药制剂的质量评价模式也向着科学化、规范化的方向发展，呈现着如下的发展趋势。

1. 联用技术在中药制剂分析中将越来越普及

单味中药所含化学成分已十分复杂，复方中药制剂的干扰更大，在目前的科学技术条件下，往往需要分离成单一成分后进行定性定量研究，但传统的质量评价方法，如单一的色谱法或质谱法不能兼顾成分分离与定性定量两方面的功能，因此，传统单一的质量分析检测方法较难客观准确地评价中药的质量。近年来涌现的各式联用技术，如气相色谱-质谱联用、液相色谱-质谱联用可以有效地实现色谱法高效分离能力和质谱法高灵敏度、高定性能力的完美结合，从而实现对中药复杂体系的分析。高效液相色谱-电感耦合等离子体-质谱联用（HPLC-ICP-MS）更是突破了既往中药制剂中元素只能测总量，不能按分子存在形式进行评价的束缚，实现了对中药制剂中不同存在形式元素的定量分析，从而将大大促进中药作用机理的探讨，进而促进中药制剂质量标准制定的科学性。

2. 自动化、便携式、快速智能在线检测方法将会越来越广泛

中药产业涉及原药材的种植、采收加工、饮片加工、提取物与制剂生产、流通、储藏等多个环节，其中各加工生产与流通环节，亟需现场、在线式的快速检测，但目前现有的中药质量评价方法往往需要大型仪器设备，可移动性差，因此无法满足生产流通过程中的实时质量评价。移动便携式气相色谱仪因其便携的特点，已在中药制剂现场分析中显示特色。近年来，近红外技术因其特有的非接触、实时、无损分析的优势，越来越多地应用于中药制剂生产过程控制。随着中药产业链有效过程质量评价需求的日益增强，便携式、自动化、快速智能在线检测方法将在中药制剂质量评价中得到越来越广泛的应用。

3. 多指标、整体性中药制剂质量评价模式将越来越普遍

既往的中药制剂质量评价较多借鉴化学药物与天然药物分析的思路与手段，仅仅通过单一有效成分或指标性成分进行评价。中药制剂，作为多成分的复杂体系，极少有单一成分超过 1%，因此，所选择的指标较难全面评价中药制剂的质量。同时，近

似的中药往往含有相似的指标成分，如黄连，主要以其中的有效成分小檗碱为评价指标，但小檗碱在多种植物中均存在，因此，以其作为制剂唯一评价指标的专属性较差。因此，突破单一指标评价中药制剂质量的限制，建立符合中医药理论的"多成分、多靶点、整体作用"特性的多指标、专属性成分定性定量分析方法已逐渐成为中药复杂体系分析未来的发展方向。如上述黄连，自 2010 年版《中国药典》起，即采用高效液相一测多评法，通过对小檗碱、药根碱、表小檗碱、黄连碱、巴马汀总量的控制，使其可控成分超过 10%，从而在整体上体现出与黄柏的区别。由酸枣仁、丹参和五味子制成的枣仁安神胶囊，以斯皮诺素丹参酮ⅡA和五味子醇甲共同评价其质量。借鉴法医学学科的中药指纹图谱以其模糊性、整体性的特点，较大程度地表达了药物的信息，现在已成为国际公认的植物药领域常规质量评价方法，因此一经引入中药制剂质量评价中，即得到了广泛的应用。中药指纹图谱所包含的活性成分群特征，既能反映中药成分类群特征，又较好地符合了中医药整体性特点，是实现中药成分整体质量评价的重要技术。随着相关学科的不断发展，多维多息指纹图谱、指纹图谱融合技术、在线指纹图谱等中药指纹图谱技术得到了飞速的发展。今后，结合中药制剂多活性成分的定量评价与中药制剂指纹图谱的质量评价模式，因能提供更丰富、更客观的信息以有效地评价中药的内在质量，必将在中药制剂的质量评价中得到更加广泛的应用。

4. 体内中药分析作为中药制剂分析研究热点将越来越受关注

众所周知，中药制剂作用于生物体，通过体内环节而发挥治疗作用。因此，对中药制剂质量的有效评价，应建立在对中药制剂体内过程及效应作用机理充分认识的基础上。但由于科学技术发展水平的限制，在过去相当长的时间内，人们对中药制剂质量的评价仅仅停留在对其外在品质的认识，即仅仅通过鉴别、检查和含量测定等检验项目来评价中药质量，而很少关注中药在体内的情况。自 20 世纪 70 年代以来，随着分析化学、临床药理学、生物药剂学学科的发展，人们可以借助现代高灵敏度、高选择性的分析手段实现对生物体内微量效应成分的评价，获得中药制剂对体内内源性成分的影响及药物在体内吸收、分布、代谢、排泄等信息，从而促进中药制剂作用机制的探讨及中药制剂质量的评价，该领域的研究已越来越成为中药制剂分析学科的研究热点。

5. 中药制剂的安全性检查将越来越加强

近年来随着人类健康需求意识和对药品安全性认识水平的日益提高，国内外不时有中药中毒的报道和有关传统药物安全性的质疑。相关中药中毒的报道和有关对传统药物安全性的质疑已严重影响中药的临床应用和其在国际市场的份额，中药制剂安全性评价已经日益引起政府、社会和学者的高度重视。《中国药典》自 2000 年版起，不断完善农药残留量检查的范围和方法，以从源头保证中药制剂的安全性。自 2005 年版《中国药典》起新增原子光谱法测定有害元素的方法，2015 年版《中国药典》更新 HPLC-ICP-MS 对中药中不同存在形式的元素进行分析，以及药材和饮片各 14 种的黄曲霉毒素检查，以不断完善内源性有毒成分和外源性有害物质限度评价方法，建立中药安全性数据库。随着检测水平的不断提高，中药的安全性评价能力也将不断加强。

此外，《中国药典》自 2010 年版和 2015 年版相继在蕲蛇、乌梢蛇和川贝的鉴别中引入生物鉴别法，2020 年版《中国药典》又在霍山石斛、金钱白花蛇项下收载生物鉴别法，预示着这种基于药效学和分子生物学技术的鉴别方法，以其适用于复杂体系、多活性成分的生物评价、能较好反映临床疗效、专属性强和准确性高的优点，必将成为现有中药化学成分评价的重要补充，在中药材及其饮片质量评价中得到越来越广泛的应用，也必将在中药制剂的质量评价中发挥更为重要的作用。

重点小结

1. 中药制剂分析的概念和任务。
2. 中药制剂分析的研究内容和特点。
3. 中药制剂分析的基本程序与要求。
4. 《中国药典》2020 年版的基本结构，药典总则主要内容。

复习思考题

一、选择题

1. 中药制剂分析的任务不包括（　　）。

A. 阐明中医药理论　　　　　　　　　B. 建立分析检测方法

C. 制定制剂用原料药质量标准　　　　D. 制定成品的质量控制方法

E. 制定成品的质量控制标准

2. 中药制剂分析的主要内容是（　　）。

A. 定性鉴别、灰分检查和水分测定　　B. 定性鉴别、杂质检查和水分测定

C. 定性鉴别、重金属检查和含量测定　D. 定性鉴别、杂质检查和含量测定

E. 定性鉴别、一般杂质检查和浸出物测定

3. 从以下哪一版药典开始，每隔 5 年颁布新的中国药典（　　）。

A. 1953 年版　　B. 1963 年版　　C. 1977 年版　　D. 1985 年版　　E. 1990 年版

4. 《中国药典》中，乙醇未指明浓度时，是指以下哪个浓度（　　）。

A. 无水乙醇　　B. 95% 乙醇　　C. 75% 乙醇　　D. 50% 乙醇　　E. 30% 乙醇

5. 精密称定系指称取重量准确至所取重量的（　　）。

A. 十分之一　　B. 百分之一　　C. 千分之一　　D. 万分之一　　E. 十万分之一

6. 阴凉处指温度不超过（　　）。

A. 10℃　　B. 20℃　　C. 25℃　　D. 25℃　　E. 30℃

7. 取样的原则是（　　）。

A. 宜多不宜少　　B. 宜少不宜多　　C. 均匀合理　　D. 允许有少量被污染

E. 允许包装略有破损

二、简答题

1. 什么是中药制剂分析？中药制剂分析的研究内容主要包括哪些？

2. 中药制剂分析的特点有哪些？

3. 简述中药制剂分析的基本程序与要求。

4. 中药制剂分析的原始记录应记载哪些内容？

5. 我国现行的国家药品标准有哪些？

6. 中药制剂分析的发展趋势有哪些？

第二章
中药制剂分析供试品的制备

第一节
取样

要点导航

1. 掌握中药制剂样品处理常用的取样、提取和净化方法以及各类中药制剂前处理的特点。

2. 熟悉中药制剂样品的粉碎和衍生化方法。

3. 了解中药制剂样品的浓缩方法。

中药制剂的形态不同，取样时应分别对待（根据中药制剂是固体还是液体，是颗粒还是粉末），要考虑取样的科学性、真实性和代表性。取样应符合均匀、合理的原则。

中药制剂取样是指选取供检定用中药制剂样品的方法。取样的代表性直接影响到检定结果的正确性。如果所取的样品没有代表性，该样品不仅不能正确反映实际情况，还会造成人力、物力的浪费，甚至给生产带来损失。因此，必须重视取样的各个环节。

一、抽样

抽样是从该批备检样品中抽取抽样单元，为进一步取样奠定基础。

（一）常用的术语

（1）批　在规定限度内具有同一性质和质量，并在同一连续生产周期中生产出来的一定数量的药品。

（2）批号　用于识别"批"的一组数字或者字母加数字，用以追溯和审查该批药品的生产历史。

（3）抽样批　施行抽样的一批药品。

（4）抽样单元　施行抽样的包装件。

（5）包装件　库存的或者货架上的可直接被清点、搬运及堆放的药品包装单位。

（6）最小包装　药品大包装套小包装时的最小包装单位。对口服、喷雾、外用制剂和 50ml 以上（含 50ml）注射液而言，系指直接与药品接触的包装单位，如一盒、一支或者一瓶等；对其他灭菌制剂而言，系指盛装 20ml 以下（含 20ml）安瓿或者小瓶固体注射剂的包装单位，如一盒。

（7）均质性药品　不同部分的性质和质量相同的一批药品。抽样过程中的均质性检查，是指检查同一批药品的不同部分的外观性状是否均匀一致。

（8）非均质性药品　不同部分的性质和质量有所不同的一批药品，分为正常非均质性药品和异常非均质性药品。正常非均质性药品是指正常理化属性为非均质性的一批药品，如混悬液和低温下析出部分结晶而温度升高后能恢复液态的液体药品。异常非均质性药品是指因生产工艺掌握不当、生产或者贮运过程中发生混淆等因素造成非均质性的一批药品。

（9）单元样品　从一个抽样单元中抽取的样品。

（10）最终样品　由从不同抽样单元抽取的单元样品汇集制成的样品，供检验、复核、留样和必要时作为查处假劣药品的物证之用。

（二）抽样步骤

（1）拟定抽样计划，准备取样器皿和盛装器具等。

（2）外包装的检查　取样前，应注意品名、产地、规格等级及包件式样是否一致；检查包装的完整性、清洁程度以及有无水迹、霉变或其他物质污染等情况；凡有异常情况的包件，拍照后单独取样检验，并做好详细记录。

（3）确定抽样单元

① 随机抽样法　按照随机的原则，即保证总体中每个单位都有同等机会被抽中的原则。强调抽样的代表性和覆盖面，适用于评价性抽验。

② 偶遇抽样法　研究者根据实际情况，为方便开展工作，选择偶然遇到的样品作为调查对象，或者仅仅选择那些离得最近的、最容易找到的样品作为调查对象。有时为了避免抽样人员受被抽样单位意愿的影响，可采取隐秘购买的方式获取样品。本法适用于外观检查不能判别药品质量而又难以实施随机抽样的情况。但需要了解抽样批药品的平均质量信息时，不宜采用本法。

③ 针对性抽样　当发现某一批或者若干批药品质量可疑或者有其他违法情形时，应当针对性抽样。其目的是尽可能从被抽样品中找到不合格药品或发现是否有其他违法行为。该抽样方法目的性强，强调的是如何选准不合格样品，并将该样品与总体的代表关系从法律意义上给予确定，而不强调统计学意义上的代表性，同时针对性抽样可减少抽验成本，以最小必要量的药品抽验，获取最大程度的药品质量监督效能。

（4）用适宜的器具抽取单元样品，制作最终样品，分3份，分别装入盛样器具并签封。

（5）将被拆分的抽样单元重新包封，并贴签标记。

（三）取样方法

取样则是在确定的抽样单元所含样品中完成。

1.固体制剂的取样方法

（1）抽取样品法　当药品包装为箱或袋，从抽样单元中用专用的取样工具从各个部位取出一定样品，以备检验。

（2）四分法　这种采样方法适用于样品量不大的粉末状、小块状以及小颗粒状样品的取样，其操作方法为：将所有样品摊成正方形，依对角线划"X"，使分为四等份，取用对角两份；再如上操作，反复数次，直至最后剩余量能满足供检验用样品量以及留样数为止。

2. 液体制剂的取样方法

液体制剂各组分的分散均匀性比固体样品好，一般容易得到均匀的样品，检验误差也比固体小。

（1）直接移取　用于均匀性好的液体制剂。当液体制剂中有轻摇易散的沉淀时，摇匀后再取样。

（2）分层取样　用于混浊液和黏度大的溶液制剂（如糖浆剂等）。该类制剂均匀性较差，由于黏稠度较大不易摇匀，可分层取样，然后将取出的样品混合均匀。

（四）取样量

各类中药制剂的取样量至少够 3 次检测的用量，贵重药可酌情取样，每个全检量至少 3 个最小包装。

（1）粉状中药制剂（颗粒剂、散剂）一般取样 100g。

（2）液体中药制剂（口服液、酊剂、酒剂、糖浆剂）　一般取样 200ml，同时应注意容器底部是否有沉淀，如有彻底摇匀，均匀取样。

（3）固体中成药（片剂、丸剂、胶囊剂等）　一般取样 100g。

二、样品的粉碎

样品粉碎

固体中药制剂需经过粉碎才可取样检验。粉碎的目的：一是保证所取样品均匀而有代表性，提高测定结果的精密度和准确度；二是使样品中的被测组分能更快、更充分地被提取出来。样品粉碎时，粒度大小合适。粉碎过细，在提取时会造成过滤困难；粉碎太粗，在提取时不利于被测组分的溶出；同时粉碎过程中应尽量避免设备或其他不干净因素对样品的污染，防止粉尘飞散或挥发性待测成分的损失。过筛时，大于筛孔的样品不能丢弃，要反复粉碎或研磨，让其全部通过筛网，以确保样品的均匀性和代表性。

粉碎固体中药制剂常用的粉碎设备：研钵、铜冲等。片剂、颗粒剂和胶囊剂等制剂可用研钵研碎；水丸等制剂可用铜冲研碎粉碎；蜜丸可用剪刀剪碎或用小刀切碎。

三、样品前处理前的取样

中药制剂从物态上可分为固体、半流体及液体，即使是固体也有粉末和颗粒等形态上的不同。这就要求取样时应分别对待，还要根据分析目的合理取样。在常规的检验项目中尤以含量测定对取样的要求最为严格，要真正体现均匀性和代表性，还有取样准确度的要求。比如，同一片剂分别做鉴别和含量测定实验时均需取样 0.2g，鉴别时可以取三片，研细，混匀，从中取 0.2g；而含量测定时则需取 20 片，研细，混匀，从中取 0.2g，还需要精密称定。因此取样的操作要结合分析目的，选择适合的方法。

1. 固体中药制剂的取样

对固体制剂的取样量一般为测定样品所需量的 10～20 倍。粉状中药制剂（颗粒剂、散剂）采用"四分法"，反复数次，直至最后剩余量能满足供检验用样品量。其他固体中药剂型可根据具体情况抽取一定量的样品。按《中国药典》规定，每份检测取样，片剂不少于 20 片；丸剂不少于 10 丸（袋、瓶）；胶囊剂不少于 20 粒；滴丸不少于 20 丸；膏药不少于 5 张；茶剂不少于 10 块（袋、包）；栓剂不少于 10 粒。

含量测定时，一般称取试样 0.1g 以上，可用万分之一的分析天平称取，精确到 0.1mg；取样 0.1g 以下，则需要用十万分之一的天平称取。

2. 半流体中药制剂的取样

浸膏剂和煎膏剂等较黏稠的半流体样品，不易混匀。为保证取样的均匀性，取浸膏剂和煎膏剂适量，精密称定，精密加入一定量的硅藻土，研磨使成疏散的固体粉末，用"四分法"取样；或者取浸膏剂和煎膏剂适量，精密称定，加入适宜的溶剂稀释并定容至一定体积，按液体样品取样。

3. 液体中药制剂的取样

液体中药制剂，如口服液、酊剂、酒剂、糖浆剂、露剂、水剂等，首先要求混合均匀，取样时特别是底部沉淀的液体制剂要注意振摇均匀后，然后按测定方法中的要求，通常采用移液管精密量取一定体积进行测定。

供试样品检测完毕后，其余样品作为留样观察，保存至有效期，保存期间对该中药制剂的质量情况作定期检查，如有发霉变质或质量变化时，则随机抽样，以便及时检测，分析原因，改善工艺。

第二节
样品的提取

固体中药制剂在分析前往往需要提取，即固体中药制剂粉碎后，取适量，采用适当方法对其进行提取，使被测组分被释放出来，并制成适合分析方法的试样，以对被测组分进行分析。

一、提取方法

常用的提取方法有浸渍法、回流提取法、连续回流提取法、超声提取法和水蒸气蒸馏法等。

（一）浸渍法

浸渍法是将溶剂加入样品粉末中，在规定的温度下，放置一定时间，组分随溶剂扩散从样品粉末中渗出的提取方法。根据浸渍时的温度分为冷浸（10～30℃）、温浸（30～60℃）和热浸（70～80℃）。浸渍法溶剂用量一般为样品重量的 10～50 倍，浸泡时间可根据样品质地及检验要求确定，如红花鉴别供试液的制备方法是加提取溶剂后振摇 15min，而浙贝母鉴别供试液的制备方法是加溶剂放置过夜，浸泡期间应注意经常振摇。浸渍法的优点：操作简单，适用于热不稳定的样品，且提取杂质少；缺点：费时、费溶剂、提取不充分，较少用于含量测定。

（二）回流提取法

回流提取法是将样品粉末置于烧瓶中，加一定有机溶剂，水浴加热使其微沸，进行回流提取。该法适用于固体制剂的提取。提取前应将样品粉碎成细粉，以利于组分的提取。在进行定量分析时，可多次更换溶剂提取，至组分提取完全，合并提取液供分析用。对热不稳定或有挥发性组分的则不宜采用回流提取法。例如，《中国药典》2020 年版（一部）收载的品种乙肝养阴活血颗粒，其中齐墩果酸薄层鉴别的供试溶液的制备采用了该方法。具体方法：取本品 30g 或 15g（无蔗糖），研细，加三氯甲烷 40ml，置水浴上加热回流 1h，滤过，滤液蒸干，残渣加甲醇 1ml 使溶解，作为供试品溶液。

（三）连续回流提取法

连续回流提取法是使用索氏提取器连续提取的方法。该法应选用低沸点的溶剂，如乙醚、甲醇等。例如，《中国药典》2020 年版（一部）收载的品种大山楂丸中熊果酸含量测定用供试溶液的制备采用了该方法。具体方法：取重量差异项下的本品，剪碎，混匀，取约 3g，精密称定，加水 30ml，60℃水浴温热使充分溶散，加硅藻土 2g，搅匀，滤过，残渣用水 30ml 洗涤，100℃烘干，连同滤纸一并置索氏提取器中，加乙醚适量，加热回流提取 4h，提取液回收溶剂至干，残渣用石油醚（30～60℃）浸泡 2 次（每次约 2min），每次 5ml，倾去石油醚液，残渣加无水乙醇-三氯甲烷（3∶2）的混合溶液适量，微热使溶解，转移至 5ml 量瓶中，用上述混合溶液稀释至刻度，摇匀，作为供试品溶液。

（四）水蒸气蒸馏法

水蒸气蒸馏法适用于可随水蒸气蒸出的挥发油、对热稳定的小分子生物碱组分的提取。《中国药典》2020 年版（一部）收载的品种正骨水中挥发油的含量测定采用了该方法。具体方法：精密量取本品 10ml，置分液漏斗中，加饱和氯化钠溶液 100ml，振摇 1～2min，放置 1～2h，分取上层液，移入圆底烧瓶中，用热水洗涤分液漏斗数次，洗液并入圆底烧瓶中，照挥发油测定法（2020 年版《中国药典》四部通则 2204 甲法）测定，读取挥发油量，计算样品中挥发油的含量（%）。

（五）超声提取法

超声波有助溶的作用，提取时间短，是较为常用的一种提取方法。《中国药典》2020 年版（一部）收载的二丁颗粒中秦皮乙素和咖啡酸的鉴别以及秦皮乙素的含量测定、安神胶囊中三颗针的鉴别等均采用了该方法。二丁颗粒中秦皮乙素和咖啡酸的鉴别供试液的制备方法：取本品 15g 或 3g（无蔗糖），研细，加甲醇 40ml，超声处理 30min，滤过，滤液蒸干，残渣加热水 20ml 使溶解，放冷，用乙酸乙酯振摇提取 2 次，每次 20ml，合并乙酸乙醇提取液，蒸干，残渣加甲醇 1ml 使溶解，作为供试品溶液。

（六）超临界流体萃取法

超临界流体既具有与液体相似的密度，又具有与气体相似的扩散系数。该法提取效果较好、提取时间短，通过改变萃取的温度、压力等，可选择性地萃取某些组分。最常使用的超临界流体是超临界 CO_2。

超临界 CO_2 流体的性质稳定，使用安全，价格低廉，临界点低（$T_c = 31℃$，$p_c = 7.4MPa$），易于操作。通过加入极性改性剂（如甲醇、乙醇、丙酮等）增加极性化合物的溶解能力，使得 CO_2 能萃取从低极性的亲脂性化合物至极性化合物，从而使超临界流体萃取（SFE）的应用范围更加广泛。

提取时，将样品置于超临界流体萃取仪的萃取池中，用泵将超临界流体送入萃取池，萃取完毕后，将溶液送入收集器中，降低压力至常压状态，超临界流体立即变为气体逸出，即可收集被萃取的待测物。

（七）消化法

在重金属、砷盐或其他有害元素检查时，因大多数情况下，这些元素离子常常被有机物络合，故需进行有机破坏方可转为可测定的无机金属离子状态。

常用的破坏方法有湿法消化和干法消化。

1. 湿法消化

（1）硝酸-高氯酸法　该法破坏能力强，反应较激烈，破坏时，必须严密注意，切勿将容器中的溶液蒸干，以免发生爆炸。本法适用于破坏血、尿、组织等生物样品和含动植物药的制剂。该法所得的无机金属离子均为高价态，但对含氮杂环类有机物破坏不够完全。

（2）硝酸-硫酸法　该法适用于大多数有机物质的破坏，且破坏后的无机金属离子均被氧化成高价态。但与硫酸形成不溶性硫酸盐的金属离子，不宜采用此法破坏。

（3）硫酸-硫酸盐法　本法加入硫酸钾或无水硫酸钠的目的是提高沸点，以加速样品的破坏，促使样品破坏完全，同时防止硫酸在加热过程中过早分解而损失。经本法破坏所得金属离子，多为低价态。本法常用于含砷或锑的有机样品的破坏，破坏后得到三价砷或锑。

常规湿法消化所用的仪器，一般为硅玻璃或硼玻璃制成的凯氏瓶（直火加热）或聚四氟乙烯消化罐（烘箱中加热）；所用试剂为优级纯；水为去离子水或高纯水；同时应按相同条件进行空白实验校正。注意操作应在通风橱内进行。目前湿法消化也可采用微波消解仪，提高消化效率。

2. 干法消化

本法是将有机物炽灼炭化直至灰化，以达到分解有机物的目的。将适量样品置瓷坩埚、镍坩埚或铂坩埚中，常加少量无水 Na_2CO_3 或轻质 MgO 等以助灰化，混匀后，先小火加热，使样品完全炭化，然后放入高温炉中炽灼，使其灰化完全。本法用于含易挥发性金属（如铅、砷等）有机样品的破坏时，需要注意炽灼的温度应低于 $500 \sim 600℃$。

应用本法时要注意以下几个问题：（1）加热炽灼时，控制温度，以免某些待测金属化合物的挥发。（2）灰化要完全，否则直接影响测定结果的准确度。将炽灼后的灰分放冷，加入稍过量的稀盐酸-水（1:3）或硝酸-水（1:3）溶液，振摇，如果溶液有颜色或有不溶物，应在水浴上将其蒸干，再行炽灼直至完全灰化为止。

（八）微波辅助萃取法

微波辅助萃取法（Microwave-assisted Extraction，MAE）是将样品置于不吸收

微波的容器中，加适当提取溶剂后，用微波加热，进行萃取。近年发展起来的动态MAE可在萃取过程中随时引入新鲜溶剂，萃取效率更高，导出的萃取液可直接进行固相萃取或 HPLC 检测，装置易于自动化。

与传统萃取方法相比，MAE 特点如下：（1）萃取时间短；（2）溶剂用量少；（3）可根据吸收微波能力的大小选择不同的萃取溶剂，控制样品与溶剂间的热交换；（4）可实现多个样品的同时萃取。

二、分析目的与样品提取

样品提取时除了要根据待测成分的理化性质和样品组成选择合适的提取方法外，还要根据分析目的合理设计提取步骤。分析目的不同，对样品提取的要求也不同。

1. 供鉴别用样品的提取

中药鉴别主要是鉴定中药材和饮片的真伪或者判别中药制剂中是否含有处方中所列药味，可采用显微、化学反应、色谱和光谱等手段进行定性分析。显微鉴别无须制备供试溶液，其他的理化鉴别则均需要制备供试溶液。因为鉴别的目的是鉴别真伪或者有无，鉴别用供试品溶液的制备不强调量的准确性，而是针对所含成分的溶解性选择适宜的提取溶剂，提取出所需的化学成分进行鉴别。鉴别用供试溶液的制备方法力求简便、易操作。

例 2-1　三黄片中大黄、黄芩的鉴别——照薄层色谱法（通则 0502）试验

【处方】　大黄 300g　盐酸小檗碱 5g　黄芩浸膏 21g

取本品 5 片，除去包衣，研细，取 0.25g 加甲醇 5ml，超声处理 5min，滤过，滤液作为供试品溶液。

2. 供杂质检查用样品的提取

中药制剂中杂质种类较多，有重金属、砷盐等无机杂质；也有农药残留、马兜铃酸、乌头碱、土大黄苷等有机杂质。对于无机杂质检查，样品的处理常用消化法，以干法或湿法消解植物组织或有机物，使无机杂质释放出来。对有机杂质的检查，可根据检查的要求，来选择样品的提取方法，如果涉及定量，则按含量测定的方法提取，如农药残留量的测定等；如果仅是限量检查，则按鉴别的方法提取，如附子理中丸中乌头碱的检查、三黄片中土大黄苷的检查等。

例 2-2　甘露消毒丸中重金属的检查——重金属检查法（四部通则 0821）

【处方】　滑石 300g　茵陈 220g　石菖蒲 120g　木通 100g　射干 80g　豆蔻 80g　连翘 80g　黄芩 200g　川贝母 100g　藿香 80g　薄荷 80g

【制法】　以上十一味，滑石水飞或粉碎成极细粉；其余茵陈等十味药粉碎成细粉，与上述滑石粉配研，过筛，混匀，用水泛丸或制丸，干燥，即得。

取供试品 1.0g，置已炽灼至恒重的坩埚中，精密称定，缓缓炽灼至完全炭化，放冷；除另有规定外，加硫酸 0.5～1ml 使湿润，低温加热至硫酸蒸气除尽后，在 500～600℃ 炽灼使完全灰化，移至干燥器内，放冷，精密称定后，再在 500～600℃ 炽灼至恒重，放冷，加盐酸 2ml，置水浴上蒸干后加水 15ml，滴加氨试液至酚酞指示液显微粉红色，再加醋酸盐缓冲液（pH3.5）2ml，微热溶解后，移置纳氏比色管中，加水稀释成 25ml，作为供试品溶液。

3. 供含量测定用样品的提取

含量测定时，样品的提取特别强调待测成分要提取完全，另外，含量测定的样品提取过程中还应注意准确度。样品的称量需要精密称定，如果是用部分测定法，可以利用移液管精密加入一定量提取溶剂，通过提取前后的称重补重来确定最终提取溶液的体积，如果用全部测定法，则提取完后，洗涤滤纸和滤渣，洗液并入滤液，最终定容到相应的体积，容量瓶的容积即为最终提取液的体积。

例 2-3　小儿百寿丸中木香烃内酯的含量测定——照高效液相色谱法（通则 0512）测定

【处方】　钩藤 45g　炒僵蚕 45g　胆南星（酒炙）75g　天竺黄 75g　桔梗 30g　木香 75g　砂仁 45g　陈皮 75g　麸炒苍术 75g　茯苓 30g　炒山楂 150g　六神曲（麸炒）45g　炒麦芽 45g　薄荷 45g　滑石 150g　甘草 30g　朱砂 10g　牛黄 10g

【制法】　以上十八味，除牛黄外，朱砂水飞成极细粉；其余钩藤等十六味粉碎成细粉；将牛黄研细，与上述粉末配研，过筛，混匀。每 100g 粉末加炼蜜 100～120g 制成大蜜丸，即得。

取本品 10 丸，剪碎，混匀，取约 3g，精密称定，精密加入甲醇 50ml，密塞，称定重量，超声处理（功率 200W，频率 40kHz）45min，放冷，再称定重量，用甲醇补定减失的重量，摇匀，滤过，取续滤液，即得供试品溶液。

例 2-4　万应胶囊中盐酸小檗碱的含量测定——照高效液相色谱法（通则 0512）测定

【处方】　胡黄连 54g　黄连 54g　儿茶 54g　冰片 3.3g　香墨 108g　熊胆粉 10.8g　人工麝香 2.7g　牛黄 2.7g　牛胆汁 87g

【制法】　以上九味，胡黄连、黄连、儿茶、香墨粉碎成细粉；将牛黄与上述细粉混匀。熊胆粉用适量温水溶化，牛胆汁浓缩至适量，滤过，与熊胆粉液混合，加入上述粉末中，混匀，制成颗粒。将冰片、人工麝香研细，与上述颗粒混匀，装入胶囊，制成 1000 粒（0.3g）或 2000 粒（0.15g），即得。

取装量差异项下的本品内容物，研细，取约 0.3g，精密称定，加盐酸-70％乙醇（1∶100）混合溶液 30ml，加热回流 1h，放冷，滤过，滤液置 50ml 量瓶中，容器与滤渣用盐酸-70％乙醇（1∶100）混合溶液洗涤数次，洗液并入同一量瓶中，加盐酸-70％乙醇（1∶100）混合溶液至刻度，摇匀，离心，精密量取上清液 1ml，置 10ml 量瓶中，用流动相稀释至刻度，摇匀，即得供试品溶液。

第三节

样品的净化

中药制剂一般由多味中药组成，成分十分复杂，样品提取后往往需要净化后进入后续分析步骤，如在薄层色谱鉴别时，样品提取液经净化后可使色谱图中斑点清晰可辨。样品是否需要分离纯化，纯化到什么程度，与测定方法的专属性、分离能力、检测系统对杂质的耐受程度密切相关。

样品净化的原则是尽可能多地除去干扰成分，尽可能少地损失待测成分。常用的净化方法有液-液萃取法、色谱法、沉淀法、盐析法等，净化方法的选择既要依据被测定成分和杂质的理化性质、存在形式、浓度范围的差异，又要结合分析的目的。

一、沉淀法

沉淀法是基于某些试剂与被测成分或杂质能够生成沉淀，或者某些溶剂的加入会大大降低被测成分或杂质在原溶液中的溶解度，分离沉淀或保留溶液以达到精制的目的。使用沉淀法纯化样品时必须注意：（1）过量的试剂若干扰被测组分的测定，则应设法除去。（2）大量杂质以沉淀形式除去时，被测成分不因沉淀而损失。（3）被测组分生成沉淀时，其沉淀经分离后可重新溶解或直接用重量法测定。如西瓜霜润喉片中西瓜霜的含量测定，利用氯化钡试液作沉淀剂，使得氯化钡与西瓜霜结合生成沉淀而与其他杂质分离。

二、液-液萃取法

常用的液-液萃取方法分为有机溶剂直接萃取法和离子对萃取法。

1. 有机溶剂直接萃取法

是利用溶质在互不相溶的溶剂中的分配系数不同，经过多次萃取，来达到分离净化的目的。萃取溶剂的选择主要根据相似相溶的原理，用极性较强的有机溶剂，如：正丁醇等多用于皂苷类成分的提取；中等极性的乙酸乙酯多用于黄酮类成分的提取；易形成氢键的化合物可选用三氯甲烷提取，如生物碱的提取；乙醚、石油醚等非极性的溶剂可用于非极性组分（如挥发油等）成分的提取。弱酸性、弱碱性组分在酸性或碱性条件下主要以非离子化的游离形式存在，在有机相中溶解度增加有利于萃取。因此，对于弱酸、弱碱性成分的萃取，需要调整溶液的 pH 值。酸性组分萃取的 pH 值一般比其 pK_a 低 1～2 个 pH 单位，碱性成分萃取的 pH 值一般比其 pK_a 高 1～2 个 pH 单位。如清开灵注射液中山银花的检查时，供试液的制备方法如下：取本品 20ml，加盐酸 3 滴，边加边搅拌，滤过，滤液加氢氧化钠试液调节 pH 值至 7，用水饱和的正丁醇振摇提取 2 次，每次 30ml，合并正丁醇液，用氨试液洗涤两次，每次 30ml，分取正丁醇层，蒸干，残渣加甲醇 2ml 使溶解，作为供试品溶液。

提取过程中也常利用中性盐的盐析作用，如水相用 NaCl 饱和，有利于被测组分进入有机相，提高提取率。如正骨水中挥发油的测定时，样品的纯化方法如下：精密量取本品 10ml，置分液漏斗中，加饱和氯化钠溶液 100ml，振摇 1～2min，放置 1～2h，分取上层液，移入圆底烧瓶中，用热水洗涤分液漏斗数次，洗液并入圆底烧瓶中，即得供试溶液。

萃取通常在分液漏斗中进行，为了萃取完全，萃取次数一般为 3～5 次，具体的萃取次数依据提取回收率而定，在达到回收率要求的情况下，萃取次数要尽可能少（多次萃取虽然有利于提高回收率和结果的准确度，但多次溶液转移等操作又会带来误差）。同时在萃取过程中应注意防止和消除乳化现象。酒剂、酊剂等含醇量比较高的液体制剂，在萃取前需要先挥发除去乙醇。

2. 离子对萃取法

适用于高度电离的有机酸（碱）性成分。在适当的 pH 值介质中，高度电离的有机酸（碱）性物质形成的离子与电荷相反的离子（也称离子对试剂）定量地结合，生成弱极性的离子对，易溶于有机溶剂而被萃取出来，与其他杂质分离。

在中药制剂分析中主要体现在季铵型生物碱（B）类成分的分析，其离子对试剂常为酸性染料（In⁻），如溴百里酚蓝（BTB）和溴甲酚绿（BCG）等，在水相中 BH^+ 与 In⁻ 定量结合，生成的弱中性离子对 $BH^+ \cdot In^-$，用三氯甲烷或二氯甲烷进行萃取，分离有机相后，若有机相中的微量水分引起混浊，可加入少许乙醇、脱水剂（常用无水 Na_2SO_4）或经滤纸滤过除去微量水分，尽量避免萃取过程中发生乳化现象。

例 2-5 小儿宝泰康颗粒中生物碱含量测定——照紫外-可见分光光度法（通则 0401）测定

【处方】 连翘　地黄　滇柴胡　玄参　桑叶　浙贝母　蒲公英　南板蓝根　滇紫草　桔梗　莱菔子　甘草

【制法】 以上十二味，浙贝母、滇紫草分别用 70%乙醇回流提取二次，滤过，滤液合并，回收乙醇并浓缩至适量，备用。其余连翘等十味，加水煎煮二次，滤过，滤液合并，浓缩至适量，放冷，加乙醇使含醇量达 70%，搅匀，静置，取上清液，回收乙醇并浓缩至适量，加入适量糊精和蔗糖 400～500g 及浙贝母和滇紫草的醇提浓缩液，制成颗粒，干燥，制成 1000g，即得。

取装量差异项下的本品，混匀，取适量，研细，取约 8g，精密称定，加水 30ml，搅拌使溶解，用氨试液调节 pH 值至 11，用乙醚振摇提取 4 次，每次 30ml，合并乙醚液，挥干，残渣加 0.1mol/L 盐酸溶液 0.5ml 和水 2ml，搅拌使溶解，转移至 25ml 量瓶中，加水至刻度，摇匀，过滤，取续滤液 2ml，置分液漏斗中，加溴甲酚绿溶液（取溴甲酚绿 50mg 与邻苯二甲酸氢钾 1.021g，加 0.2mol/L 氢氧化钠溶液 6ml 使溶解，再加水稀释至 100ml）2ml，摇匀，再精密加入三氯甲烷 10ml，剧烈振摇约 2min，静置，分取三氯甲烷液，用干燥滤纸过滤，取续滤液，即得供试溶液。

三、色谱法

经典柱色谱法通常是将样品加到装有合适固定相的色谱柱中（长 5～15cm，内径 0.5～1cm），将被测成分保留于柱上，洗去杂质后，再洗脱被测成分进行分析，或者使杂质保留于柱上，直接洗脱被测成分进行分析。该方法选择性好，操作简单，广泛应用于中药制剂分析中。净化后的样品既可用于薄层鉴别，也可用于 GC 法、HPLC 法和 TLC 法的测定含量。因其设备简单、使用方便、快速、净化效率高等优点而最为常用。

经典柱色谱法常用填料有氧化铝、硅胶、大孔树脂、聚酰胺、硅藻土、活性炭、离子交换树脂以及键合相硅胶 C_8、C_{18} 等，目前市场上也有商品化的色谱小柱。

1. 硅胶

硅胶是传统的吸附剂，多以直径 0.07～0.15mm（200～100 目）的颗粒 1～10g 用于样品的净化处理，其作用机制为溶质在吸附剂表面的极性吸附作用。通常是将溶于有机溶剂的样品加到柱上，非极性或低极性的组分先被洗出色谱柱，再用适当极性的溶剂洗脱被测成分，而强极性的杂质仍保留在柱上，遵循正相色谱规律。硅胶适合于分离中性或酸性化合物，不易分离碱性化合物（硅胶显弱酸性）。

例 2-6 花红胶囊中鸡血藤的鉴别——照薄层色谱法（通则 0502）试验

【处方】 一点红 1667g　白花蛇舌草 1000g　鸡血藤 1333g　桃金娘根 1667g　白背叶根 1000g　地桃花 1667g　菥蓂 1000g

【制法】 以上七味，加水煎煮二次，煎液滤过，合并滤液，浓缩至相对密度为

1.18～1.23（80℃），加乙醇使含醇量达65％，搅匀，静置24h，滤过，滤液回收乙醇并浓缩至相对密度为1.25～1.30（80℃）的稠膏，干燥，粉碎成细粉，加入辅料适量，混匀，制成颗粒，干燥，装入胶囊，制成1000粒，即得。

取本品内容物1.25g，研细，加70％乙醇100ml，加热回流1h，滤过，滤液回收溶剂至干，残渣加甲醇2ml使溶解，加入硅胶1g拌匀，挥干溶剂，加在硅胶柱（100～200目，3g，内径1.0cm，湿法装柱）中，依次用石油醚（60～90℃）50ml、石油醚（60～90℃）-乙酸乙酯（6∶1）50ml洗脱，弃去洗脱液，继用石油醚（60～90℃）-乙酸乙酯（2∶1）50ml洗脱，收集洗脱液，回收溶剂至干，残渣加乙酸乙酯1ml使溶解，作为供试品溶液。

2. 氧化铝

氧化铝与硅胶相似，也是极性吸附剂，属于正相色谱，其颗粒规格、吸附机制和洗脱规律与硅胶相似。在工艺制备中可制成酸性氧化铝、中性氧化铝和碱性氧化铝。中性氧化铝较为常用，主要用于生物碱、苷类等的测定。

例2-7　柴连口服液中连翘苷含量测定——照高效液相色谱法（通则0512）测定

【处方】 麻黄300g　柴胡600g　广藿香200g　肉桂200g　连翘600g　桔梗200g

精密量取本品2ml，置中性氧化铝柱（100～200目，6g，柱内径1cm）上，用乙醇70ml洗脱，收集洗脱液，浓缩至干，残渣加50％甲醇适量，温热使溶解，转移至10ml量瓶中，并稀释至刻度，摇匀，滤过，取续滤液，即得供试品溶液。

3. 大孔树脂

分为极性和非极性。前者为丙烯酰胺聚合物，如商品XAD-7、XAD-8，对极性化合物有相对强的吸附力，后者为苯乙烯和二乙烯苯的共聚物，如商品XAD-1、XAD-2、XAD-4、XAD-5。大孔树脂的主要特点是比表面积极大，传质速率较高，具有不同的极性，适用于吸附较大分子。以D101最为常用，其吸附性质与烷基键合相硅胶相似，通过疏水作用对低极性的有机化合物普遍吸附能力强，适用范围比较广。

树脂为人工合成品，新树脂在使用前需要用甲醇、乙醇、丙酮等有机溶剂除去杂质，有时还需用酸、碱清洗。填料用量视上样量而定，装柱时一般为湿法装柱，用水预洗至树脂无醇味后方可上样，上样的溶剂也应为水性溶剂。大孔树脂颗粒较大，装柱高度一般比上述两种填料要高，由于柱体缝隙大，液体上样时流速一定要慢，以确保样品中的成分能充分吸附在柱子上。洗脱时先以水洗去水溶性的极性杂质，再用一定浓度的醇洗脱待测成分，遵循反相色谱的洗脱规律。

例2-8　四君子颗粒中党参炔苷的鉴别——照薄层色谱法（通则0502）试验

【处方】 党参200g　麸炒白术200g　茯苓200g　炙甘草100g

【制法】 以上四味，另取干姜8.4g、大枣100g，加水煎煮二次，每次2h，合并煎液，滤过，滤液浓缩至相对密度为1.32～1.35（80℃），加适量蔗糖，制成颗粒，干燥，制成1500g，即得。

取本品20g，研细，加水50ml使溶解，离心，取上清液，用水饱和的正丁醇振摇提取3次，每次30ml，合并正丁醇液，用氨试液调节pH值9～10，用水洗涤2次，每次20ml，弃去水液，正丁醇液回收溶剂至干，残渣加水10ml使溶解，通过D101大孔树脂柱（内径为1.5cm，柱高为12cm），依次用水50ml、10％乙醇80ml、50％乙醇80ml洗脱，收集50％乙醇洗脱液，蒸干，残渣加甲醇1ml使溶解，作为供试品溶液。

4. 聚酰胺

主要通过与物质形成氢键而产生吸附作用。常用于检测黄酮、有机酸、醌或具有邻二酚羟基等结构的化学成分的样品净化。如鉴别、测定黄酮时，用样品的醇提取液上柱，水洗去部分杂质，再以95％乙醇洗脱鉴别或测定。

例2-9 女金丸中黄芩的鉴别——照薄层色谱法（通则0502）试验

【处方】 当归140g 白芍70g 川芎70g 熟地黄70g 党参55g 炒白术70g 茯苓70g 甘草70g 肉桂70g 益母草200g 牡丹皮70g 没药（制）70g 醋延胡索70g 藁本70g 白芷70g 黄芩70g 白薇70g 醋香附150g 砂仁50g 陈皮140g 锻赤石脂70g 鹿角霜150g 阿胶70g

【制法】 以上二十三味，粉碎成细粉，过筛，混匀。每100g粉末用炼蜜35～50g加适量的水制丸，干燥，制成水蜜丸；或加炼蜜120～150g制成小蜜丸或大蜜丸，即得。

取本品水蜜丸5g，研碎；或取小蜜丸或大蜜丸9g，剪碎，加硅藻土5g，研匀，加甲醇50ml，超声处理30min，滤过，滤液蒸干，残渣加水5ml使溶解，用脱脂棉滤过，滤液通过D101型大孔吸附树脂柱（16～60目，内径为1.5cm，柱高为15cm），流速为每分钟1.0～1.5ml，依次以水、30％乙醇各50ml洗脱，弃去洗脱液，继用70％乙醇50ml洗脱，收集洗脱液，蒸干，残渣用50％乙醇5ml溶解，通过聚酰胺柱（100～200目，1g，内径为1cm，湿法装柱），用50％乙醇10ml洗脱，弃去洗脱液，继用乙醇10ml洗脱，收集洗脱液，蒸干，残渣加甲醇1ml使溶解，作为供试品溶液。

5. 离子交换树脂

憎水基质的离子交换树脂兼有离子交换剂及大孔树脂的一些性质，所以对于在水中溶解度不大的药物，洗脱剂中需含一定量的有机溶剂。离子交换树脂常用于净化样品提取液中的酸性或碱性化合物，例如对于弱酸性成分，可在中性和碱性条件下用阴离子交换树脂柱，以水及有机溶剂（多用甲醇）清洗，再用酸性溶液洗脱后测定，碱性成分则相反。离子交换树脂选择性较高，但固定相填料的预处理较麻烦、费时。

例2-10 益母草颗粒中盐酸水苏碱的含量测定——照薄层色谱法（通则0502）测定

【处方】 益母草1350g

取装量差异项下的本品，混匀，取适量，研细，取约6g或2g（无蔗糖），精密称定，加沸水10ml使溶解，用稀盐酸调节pH值至1～2，通过732钠型阳离子交换树脂柱（内径为2cm，柱高为15cm），用水洗脱至洗脱液无色，弃去洗脱液，再用氨溶液（2→13）250ml洗脱，收集洗脱液，蒸干，残渣用70％乙醇溶解并转移至10ml量瓶中，加70％乙醇至刻度，摇匀，滤过，取续滤液作为供试品溶液。

6. 硅藻土、纤维素

它们为常用的亲水性填料，其原理为分配作用。填料作为支持剂，多以水基质液作为固定相，以与水不混溶的有机溶剂为流动相。硅藻土柱常用干柱直接上样，柱可再生。纤维素柱的使用与硅藻土相似。例如采用不同pH值缓冲液的硅藻土可分离生物碱、酚类和中性物质。当柱的pH值为4时，多数生物碱被保留，为了分离几种生物碱，可选择缓冲液的pH值比4稍大，流动相常用石油醚、乙醚、二氯甲烷等。

四、固相萃取法

固相萃取（Solid-Phase Extraction，SPE）是以液相色谱的分离原理为基础建立起来的分离纯化方法。特别是反相高效液相色谱的成功应用，使得 SPE 技术在生物样品的制备方面日益受到重视并逐步发展起来。SPE 的特点是，有机溶剂用量少、便捷、安全、高效等，主要用于生物样品的分离、纯化和浓缩。

SPE 小柱由柱管、筛板和固定相三部分组成。其中最重要的部分是固定相，它的选择取决于分析物质、样品基质和样品溶剂的极性，主要依据相似相溶的原理选择，待测组分和固定相的极性越相似越容易保留。常见的固定相是键合的硅胶材料，以十八烷基键合相硅胶（简称 C_{18} 或 ODS）最为常用，其次有烷基、苯基、氰基键合相硅胶，可用来分离脂溶性成分和水溶性杂质，如苷元和苷的分离等；也常用于生物样品的纯化。常用的固定相的质量有 100g、200g、500g、1000g，以 100g 最为常用。固相萃取的一般操作程序为：（1）柱的活化，用甲醇冲洗以润湿键合相和除去杂质，再用水洗去柱中的甲醇；（2）上样，上样量一般为固定相质量的 1%～3%；（3）淋洗，用水清洗除去弱保留的亲水成分，如无机盐、氨基酸、亲水的蛋白质、糖以及中等保留成分的极性化合物、低肽等；（4）洗脱，用甲醇或甲醇-水洗脱大分子的肽、甾体、较亲脂的药物等强保留的待测组分。

例 2-11 乌鸡白凤片中人参的鉴别——照薄层色谱法（通则 0502）试验

【处方】 乌鸡 540g（去毛爪肠）　酯鳖甲 54g　桑螵蛸 40g　黄芪 27g　白芍 108g
天冬 54g　地黄 216g　川芎 54g　丹参 108g　鹿角胶 108g　煅牡蛎 40g　人参 108g
当归 122g　醋香附 108g　甘草 27g　熟地黄 216g　银柴胡 22g　山药 108g　芡实
（炒）54g　鹿角霜 40g

取本品 20 片，研细，加乙醚 40ml，超声处理 10min，滤过，药渣挥干乙醚，加甲醇 80ml，加热回流 1h，滤过，滤液蒸干，残渣加水 20ml 微热使溶解，用水饱和的正丁醇振摇提取 2 次，每次 25ml，合并正丁醇液，用氨试液洗涤 2 次，每次 25ml，合并氨溶液（备用），正丁醇液回收溶剂至干，残渣用甲醇 2ml 使溶解，加入中性氧化铝 2g，在水浴上拌匀，干燥，加在中性氧化铝柱（100～200 目，8g，105℃活化 1h，内径 15mm）上，以 40%甲醇 100ml 洗脱，收集洗脱液，蒸干残渣加水 5ml 使溶解，通过 C_{18} 固相萃取小柱（500mg，用甲醇 10ml 预洗、水 20ml 平衡），依次以水、30%甲醇和甲醇各 20ml 洗脱，收集甲醇洗脱液，蒸干，残渣加乙醇 1ml 使溶解，作为供试品溶液。

五、固相微萃取技术

固相微萃取（Solid-Phase Microextraction，SPME）是近年来兴起的一项试样分析前处理新技术，1993 年推出商品化 SPME 装置。SPME 是目前最好的试样前处理方法之一，无须柱填充物和使用溶剂解吸被测组分，它能直接从样品中采集挥发和非挥发性的化合物，然后直接在 GC、GC/MS、HPLC 等色谱仪上分析，集提取、浓缩、进样于一体。操作简单、省时，无须使用有机溶剂，但萃取头的寿命短，成本相对较高。

SPME 装置针头内有一伸缩杆，上连有一根熔融石英纤维，其表面涂有色谱固定相，通常熔融石英纤维隐藏于针头内，推动进样器推杆可以使石英纤维从针头内伸出。分析时先将试样放入带隔膜塞的固相微萃取专用容器中，必要时可以加入无机盐、衍生剂或对 pH 值进行调节，还可加热或用磁力转子搅拌。SPME 萃取技术分为两步：首先是萃取，将针头插入试样容器中，推出石英纤维，利用其表面的色谱固定相对分析组分的吸附作用，将组分从试样基质中提取出来，并逐渐富集，完成试样前处理过程；然后是色谱进样，将针头插入色谱进样器，推出针头中的石英纤维，利用气相色谱进样器的高温或者液相色谱、毛细管电泳的流动相将吸附的组分从固定相中解吸下来，完成色谱进样操作，再由色谱仪进行分离分析。SPME 有两种提取方式：（1）石英纤维直接插入试样中进行提取，适用于气体与液体中组分的分析；（2）顶空提取，适用于所有基质的试样中挥发性、半挥发性组分的分析。

目前 SPME 技术主要用于分析挥发性、半挥发性物质，因此多与气相色谱联用。现在提取头有很大改进，也可用于非挥发性组分的分析，并可与 HPLC 仪等联用，扩大了应用范围。

第四节
浓缩与衍生化

一、样品提取液的浓缩

在中药制剂分析中，经过提取和净化后的样品，如受分析方法检测灵敏度的限制，待测成分浓度低于检测器的测定范围，或者待测物的溶剂与仪器要求不符合等，无法直接测定，此时需要对样品溶液进行浓缩。常见的浓缩方式有以下几种：

1. 水浴蒸发

常规操作是将提取液置于蒸发皿中，水浴蒸干，残渣加适宜溶剂使溶解。

这种方法只适合于对热稳定的非挥发性成分。这种浓缩方法在中药制剂分析的薄层色谱鉴别供试溶液的制备中最为常用，由于薄层色谱检识的灵敏度比较低，一般情况下供试品溶液均需要浓缩。最常用的方法就是水浴蒸干，残渣加适当溶剂 1ml 使溶解。

例 2-12　益母草膏中盐酸水苏碱的鉴别——照薄层色谱法（通则 0502）试验
【处方】　益母草

取本品 10g，加水 20ml，搅匀，加稀盐酸调节 pH 值至 1~2，离心，取上清液，通过 732 钠型强酸性阳离子交换树脂柱（柱内径为 0.9cm，柱高为 12cm），以水洗至流出液近无色，弃去水液，再以 2mol/L 氨溶液 40ml 洗脱，收集洗脱液，水浴蒸干，残渣加甲醇 2ml 使溶解，作为供试品溶液。

2. 自然挥散

适用于小体积提取液或挥发性强的溶剂，比如乙醚提取液可以在室温下自然挥干而无须加热。

例 2-13　麝香祛痛搽剂麝香酮的鉴别——照气相色谱法（通则 0521）试验
【处方】　人工麝香 0.33g　红花 1g　樟脑 30g　独活 1g　冰片 20g　龙血竭 0.33g　薄荷脑 10g　地黄 20g　三七 0.33g

取本品 50ml，加水 200ml，摇匀，用石油醚（30～60℃）振摇提取 2 次，每次 100ml，合并石油醚液，自然挥干，残渣用无水乙醇 2ml 使溶解，取上清液作为供试品溶液。

3. 减压蒸发

常用装置为旋转蒸发仪，此法具有温度低、浓缩速度快、溶剂可回收的优点，适于对热不稳定的样品。此法是残留分析中最常用的浓缩方法，如农药残留量测定法等。

4. 气流吹蒸法

利用空气或者氮气流将溶剂带出样品，一般在加热条件下进行。常用的是氮气流吹蒸法，可以防止氧化。主要用于少量液体或生物样品的浓缩。

5. 冷冻干燥

冷冻干燥是指将待干燥物快速冻结后，再在高真空条件下将其中的冰升华为蒸汽而去除的干燥方法。冰的升华带走热量，使整个冻干过程保持低温冻结状态，有利于保留一些生物样品（如蛋白质）的活性。提取液多为水溶液，主要用于热不稳定的生物样品。其主要优点是：（1）干燥后的物料保持原来的化学组成和物理性质（如多孔结构、胶体性质等）；（2）热量消耗比其他干燥方法少。缺点是费用较高，不能广泛应用。

二、样品的衍生化

中药制剂分析中含量测定以高效液相色谱法或气相色谱法最为常用，但由于受到检测方法的限制，有些中药成分极性大、挥发性低或对检测器不够灵敏，使用常规的含量测定方法难以有效测定，需要先将样品进行衍生化反应，生成适合检测器要求的衍生物后再测定。衍生化法的主要目的：（1）提高检测的灵敏度；（2）改善色谱分离效果。衍生化反应要求：（1）对反应要求不苛刻，且能迅速定量地进行；（2）对某个样品只能生成一种衍生物；（3）反应副产物以及过量的衍生化试剂不干扰待测组分的分离和检测；（4）化学衍生化试剂方便易得、通用性好。

根据衍生化反应与色谱分离时间的先后，可分为柱前衍生法和柱后衍生法。柱前衍生法是在色谱分离前，预先将样品制成适当的衍生物，然后进行分离和检测。柱前衍生的优点是衍生化反应条件不受色谱系统的限制；缺点是衍生化条件不能准确地控制，容易影响定量的准确性。柱后衍生则是在样品进入色谱系统并经色谱分离后，柱后流出组分直接在管路中与衍生化试剂反应，然后检测衍生化产物。柱后衍生化的优点是操作简便，可连续反应以实现自动化分析；缺点是由于在色谱系统的管道中反应，对衍生试剂及反应条件，特别是反应时间有很多限制，同时，由于色谱管路中的死体积增加还会导致色谱峰展宽。中药中黄曲霉毒素的测定就是采用柱后衍生法，以高效液相色谱荧光检测器检测。

脂肪对人体起着重要作用，不仅是机体最重要的能量来源，还参与多种生理活动。医学研究表明，不饱和脂肪酸具有明显降低血清胆固醇的作用，进而降低高血压、冠状动脉硬化性心脏病及脑卒中等疾病的发病率；软脂酸、硬脂酸能够诱导人肝癌 HepG2 细胞的凋亡，起到抗肿瘤效果，富含脂肪酸的中药莲子、白果仁、核桃仁等更是"药食同源"的中药类食品。

目前，气相色谱方法是中药制剂中脂肪酸类成分分析最常用的方法。但脂肪酸沸点高，极性强，是一种热敏性物质，在高温下不稳定，易发生聚合、脱酸、裂解等副反应，分析中易造成损失，若直接进行分析，需很高的柱温，而耐高温的固定相较少，且色谱峰易拖尾等。因此，脂肪酸一般需经衍生化后生成较易挥发、极性偏弱的酯型衍生物才易进行气相色谱（GC）分析。脂肪酸衍生物中，最常用的是脂肪酸甲酯（FAMEs）衍生物。其分析步骤如下：（1）脂肪酸的甲酯化；（2）脂肪酸甲酯化衍生物的进样和分离；（3）脂肪酸甲酯化衍生物的定性和定量。因为脂肪酸的碳数分布较宽，所以上述几个处理过程都应优化处理，才能保证分析的准确度和精确度。脂肪酸甲酯化常用方法如下：

1. 脂肪酸皂化酯化反应

此方法首先是用 NaOH 或 KOH 将脂肪酸从酯键上断下来形成脂肪酸盐，它是一个水解反应，也叫皂化反应；反应完成后，加酸中和，游离脂肪酸析出，加乙醚或石油醚萃取出脂肪酸，然后在酸性条件下与甲醇反应生成脂肪酸甲酯。常用的酸溶液有 BF_3（14%）、HCl（5%）、H_2SO_4（2%）的甲醇液。脂肪酸的皂化酯化法是传统的甲酯化方法，也是标准方法。以上的萃取步骤也可省略，只加入过量的酸和甲醇也可直接进行甲酯化反应，但直接法应注意不皂化物的干扰。

2. 脂肪酸酯交换反应

经典的皂化酯化法反应时间长，处理步骤多，易造成脂肪酸的损失。而酯交换法（也叫酯的甘油醇解法）将水解和酯化反应合成一步完成，不仅快速而且简单准确，是常用的酯化方法。所以大多数文献都是用酯交换反应对脂肪酸进行甲酯化衍生。常用的酯交换法有酸催化法和碱催化法。

（1）酸催化　酯交换反应通常所用的溶液有：5% HCl 甲醇溶液，2% H_2SO_4 甲醇溶液，14% BF_3 甲醇溶液。其中 BF_3 甲酯化试剂（12%～14%，质量浓度）是最常用的酸催化酯交换试剂，BF_3 是一个路易斯酸，已被证明适用于所有类脂的酯交换反应，而且反应时间快，反应条件较温和，现在已被大量用于实践中。文献报道无水 HCl 甲醇液和无水 H_2SO_4 甲醇液用于类脂的酯化反应时，酸的浓度、反应温度和反应时间的区别是较大的。

酸催化酯交换法还可以应用于含水样品的甲酯化。但所有酸催化的酯交换反应都需要加热，一般反应时间也较长，特别对 BF_3 来说，提高浓度虽然可以缩短反应时间，但也会引起不饱和脂肪酸的降解以及产生一些副反应，如双键位置的移动和异构化。如果样品是缩醛磷酯类，反应时会释放出醛类而产生二甲基乙缩醛（DMAs）衍生物，通常 DMAs 与脂肪酸甲酯（FAMEs）很难分离。其他的路易斯酸还有 BCl_3 和 $AlCl_3$，它们反应条件比较温和，副反应少，也有用高氯酸作催化剂的报道。

（2）碱催化　酯交换反应的时间较短，不易引起副反应。通常所用的催化反应液有 NaOH 甲醇溶液、KOH 甲醇溶液和 $NaOCH_3$ 甲醇溶液，其中 $NaOCH_3$ 的催化能力最强，反应最快，通常在室温也可以进行。因此可有效地避免不饱和脂肪酸的分解。

资料研究表明，提高 CH_3O^- 的浓度而减少 OH^- 的浓度，甲醇浓度尽可能高，提高反应温度或短暂回流等措施可使反应完全。如三酯反应，室温下至少 2min，回流则可缩短。OH^- 类碱性试剂对 $C_{8\sim0}$ 左右的低碳链脂肪酸酯化较适合，对长链脂肪酸的酯化效果差，误差大。而用 CH_3O^- 回流操作则可将宽范围的脂肪酸完全酯化，时间短，结果准确，用于生物样品分析时，不会产生 DMAs。此外，增加碱的浓度和强度也可提高反应速率和转化率。

碱催化酯交换不能对游离脂肪酸（FFAs）和鞘磷脂类进行酯化反应，例如与游离脂肪酸反应只能生成不可逆的脂肪酸盐，所以对于有些含 FFAs 较多的原料，应采取酸催化酯化法。国内的科研人员对脂肪酸的研究多采用 KOH(NaOH)-甲醇法，对 $NaOCH_3$ 的报道较少。

用聚酯和氰基硅橡胶等固定液时，OH^-、CH_3O^- 的存在，会引起固定液的键断裂，产生鬼峰。

（3）有机碱催化　甲酯化反应是碱催化的酯交换反应。比较普遍的甲酯化反应，常用的试剂是强有机碱类，如各种四价铵、三甲基氢氧化硫等，它们对甘油三酯、磷脂起碱性催化酯交换作用，而对游离的脂肪酸，首先形成盐，进样时在色谱进样口的高温下，热分解起烷基化反应生成相应的脂肪酸甲酯。

采用有机碱催化酯化法，可一步分别测定样品中甘油类脂的含量和游离脂肪酸的含量或总酸的含量。该方法无须萃取、回流，有效地防止了脂肪酸的损失，特别是对于有较高水溶性和挥发性的短链脂肪酸；有利于有机碱的热解酯化，可以实现类脂的在线衍生甲酯化（如采取裂解气相色谱法，PY-GC）；可直接用原料来分析而不需太多的处理，如用于微生物脂肪酸的分析。

用四价的铵盐甲酯化分析已有许多报道，如四甲基氢氧化铵（TMAH）、三甲基苯基氢氧化铵（Trimethylphenylammonium Hydroxide，TMPAH）。但 TMAH、TMPAH 用于含有多不饱和脂肪酸（PUFAs）的分析时，高温和过量碱会引起 PUFAs 的损失，甚至完全分解，而 PUFAs 与 TMSH 通过碘甲烷的作用，在室温下就可酯化完全，三甲基氢氧化硫（TMSH）价格便宜，产生的热解产物 $(CH_3)_2S$ 一般与溶剂一起出峰，不干扰分离。

有机碱类 TMAH、TMSH 只产生高挥发性的 $(CH_3)_3N$、$(CH_3)_2S$ 和 CH_3OH，不会影响柱子和分离。但用有机碱反应时不能用卤化烃作溶剂，否则会引起试剂失效。

除了酸催化或碱催化，还有重氮甲烷法、乙酰氯法等酯化方法。对水溶性大、易挥发的短链脂肪酸等可进行丙酯化或丁酯化。

3. 脂肪酸的其他衍生物

脂肪酸的衍生物除了酯化物外，还有许多其他的衍生物（如硅烷化等）。针对特殊脂肪酸的官能团，如羟基、环氧基、双键等都可以衍生化后再进行各种分析。

例 2-14　鱼腥草药材中 9 种脂肪酸的含量（GC-MS）

供试品溶液的制备：将鱼腥草药材粉碎，过 5 号筛，称取药材粉末 50g，加入石油醚（60～90℃）150ml 超声提取 20min，抽滤，滤液减压回收，得到药材的石油醚提取物。取药材石油醚提取物适量，精密称定，置 50ml 锥形瓶中，加 14% 三氟化硼甲醇溶液 2.0ml，水浴保持微沸 30min，加正庚烷 4.0ml，微沸 3min，冷却至室温，加饱和氯化钠溶液 10ml 振摇，静置分层，小心吸取上清液约 2ml 置已加无水硫酸钠的小瓶中脱水 30min，精密吸取 1.0ml 至 10ml 量瓶，正庚烷稀释至刻度，振摇均匀，即得。

第五节

各类中药制剂的前处理特点

以中药材或饮片粉末入药的制剂，其化学成分保留在植物组织、细胞中，不易很快提出；有些中药制剂（如糖浆剂、煎膏剂、口服液等）中含有防腐剂、抗氧剂、矫味剂等，这些添加剂有时对被测成分的分析干扰较大，因此，中药制剂的前处理，应根据制备工艺、剂型和赋形剂的特点，被测成分的理化性质、存在状态以及共存成分的干扰程度等综合考虑。另外，某些添加剂本身含量的高低对制剂质量和人体健康也有影响，必要时对这些添加剂需进行含量测定。

一、固体中药制剂的前处理特点

固体中药制剂包括丸剂、片剂、散剂、颗粒剂、栓剂、滴丸剂等。由于这类中药制剂为固态形式，多数情况下不能直接进行分析，分析前必须选择合适的溶剂将被分析成分溶解或提取出来，再根据被分析成分和共存其他成分的性质以及干扰程度，设法分离精制，使其适应于分析方法的要求。比如以中药材或饮片细粉直接入药的制剂，因化学成分存在于植物组织、细胞中，需要选择合适的溶剂将被分析成分提取出来；如果是中药材或饮片被提取后制成的制剂，则需要选择合适的溶剂将被测成分溶解即可。此外，固体制剂中赋形剂的干扰也不容忽视，例如蜜丸中大量的蜂蜜、颗粒剂中大量糖、片剂中大量的淀粉等都有可能影响分析。

1. 丸剂

水蜜丸、水丸、糊丸、蜡丸、浓缩丸等可直接研细或粉碎。蜜丸中由于含有相当多的蜂蜜，不能直接将其研细或粉碎，可用小刀将其切成小块，直接加溶剂进行提取，如果测定的是脂溶性强的成分，也可用水溶解蜜丸，离心后取药渣，再对药渣进行提取。在含量测定时，为了提高提取率，需要用固体稀释剂处理样品，使样品成离散状态，再进行提取。常用的处理方法是称取一定量蜜丸置研钵中，加入一定量硅藻土研磨直至均匀分散，再用溶剂提取。硅藻土用量大约为 1∶（0.5～2）（质量比）。当对黄酮等含有酚羟基的成分进行含量测定时应注意，如硅藻土含铁离子等，对测定结果有影响，使用前应先用稀盐酸浸泡硅藻土数次，再用纯水洗至中性，干燥后方可使用。此外，硅藻土有一定的吸附能力，当用于蜜丸预处理时，有些成分会被吸附而丢失，造成回收率偏低。

滴丸是将固体或者液体药物与适宜的基质混合加热熔化后，滴制而成。滴丸常用基质有水溶性基质，如聚乙二醇（6000、4000）、硬脂酸钠、甘油等；非水溶性基质，如硬脂酸、虫蜡、蜂蜡、植物油等。基质的存在对滴丸的分析影响较大，因此，在分析前必须先将基质与被检测成分分离，分离方法详见栓剂。

丸剂常用的提取方法有超声提取法、浸渍法、加热回流提取法和连续回流提取法等。由于丸剂往往是由多种原料药直接粉碎制成的固体制剂，所含成分相当复杂，通过上述方法提取后，得到的提取液，一般需经过净化处理后方能分析。常用的净化方法有溶剂萃取法、沉淀法、柱色谱法等。

例 2-15 十全大补丸中黄芪甲苷的鉴别——照薄层色谱法（通则 0502）试验

【处方】 党参 80g 炒白术 80g 茯苓 80g 炙甘草 40g 当归 120g 川芎 40g 酒白芍 80g 熟地黄 120g 炙黄芪 80g 肉桂 20g

【制法】 以上十味，粉碎成细粉，过筛，混匀。每 100g 粉末用炼蜜 35～50g 加适量的水泛丸，干燥，制成水蜜丸；或加炼蜜 100～120g 制成小蜜丸或大蜜丸，即得。

取本品水蜜丸 18g，研细；或取小蜜丸或大蜜丸 18g，剪碎，加硅藻土 10g，研匀，加乙醚 80ml，超声处理 15min，弃去乙醚液，残渣挥去乙醚，加甲醇 80ml，超声处理 30min，滤过，滤液蒸干，残渣加水 20ml 使溶解，用水饱和的正丁醇提取 3 次，每次

20ml，合并正丁醇液，用正丁醇饱和的氨试液洗涤 2 次，每次 50ml，再用水 20ml 洗涤，正丁醇液蒸干，残渣加水 25ml 使溶解，通过 D101 型大孔吸附树脂柱（内径为 1.5cm，柱高为 13cm），先后以水 50ml 和 40％乙醇 40ml 洗脱，弃去洗脱液，再用 70％乙醇 80ml 洗脱，收集洗脱液，蒸干，残渣加甲醇 1ml 使溶解，作为供试品溶液。

2. 片剂

片剂中常含有淀粉、糊精、糖粉、硫酸钙等赋形剂，对分析产生影响，但常用的赋形剂大多是水溶性的，当用有机溶剂提取时，往往可去除它们的干扰。片剂提取前直接研细（糖衣片需去除糖衣），提取方法和净化方法与丸剂类似。

例 2-16　小建中片中桂皮醛的含量测定——照高效液相色谱法（通则 0512）测定

【处方】　桂枝 1110g　白芍 2220g　炙甘草 740g　生姜 1110g　大枣 1110g

取重量差异项下的本品，除去薄膜衣，研细，过 4 号筛，混匀，取约 0.3g，精密称定，精密加入 95％甲醇 50ml，称定重量，加热回流 30min，放冷，再称定重量，用 95％甲醇补足减失的重量，摇匀，滤过，取续滤液，即得供试品溶液。

3. 颗粒剂

不含药材细粉的颗粒剂，在制备过程中原药材已经过提取、净化，除去了大部分杂质，待测成分较易溶出，分析时可根据待测成分的性质选择合适的溶剂直接进行溶解或提取。对于含药材细粉的颗粒剂，由于某些成分还存在于植物细胞中，选择溶剂时要注意溶剂的渗透性，同时还应考虑药材中所含杂质的种类。可采用超声提取法或加热回流提取法等。

颗粒剂中大多含有乳糖、糊精、淀粉等辅料，用水或者低浓度乙醇提取时，提取液黏稠度增加，影响后续样品的处理，甚至影响测定；而用有机溶剂提取时，处理不当容易形成不溶性块状板结物，对分析成分造成包裹和吸附，使提取效率大大降低，因此，提取时应选择合适的溶剂，既要减少乳糖、糊精、淀粉等辅料对分析的影响，又要不造成分析成分的包裹和吸附。当提取液含杂质较多，对分析有影响时，需精制后方可进行分析。精制的方法有萃取法、色谱法等。

例 2-17　小儿解表颗粒中绿原酸的鉴别——照薄层色谱法（通则 0502）试验

【处方】　金银花 300g　连翘 250g　炒牛蒡子 250g　蒲公英 300g　黄芩 300g　防风 150g　紫苏叶 150g　荆芥穗 100g　葛根 150g　人工牛黄 1g

【制法】　以上十味，连翘、紫苏叶、荆芥穗提取挥发油，蒸馏后的水溶液另器收集；金银花、炒牛蒡子、蒲公英、黄芩、防风、葛根加水煎煮二次，第一次 2.5h，第二次 1.5h，滤过，滤液与上述水溶液合并，浓缩至相对密度为 1.32～1.35（50℃）的稠膏。取稠膏 1 份，蔗糖粉 4 份，糊精 1 份，人工牛黄（先与蔗糖粉、糊精配研均匀）及乙醇适量制成颗粒，干燥，加入上述连翘等挥发油，混匀，即得。

取本品 15g，研细，加甲醇 40ml，超声处理 20min，滤过，滤液蒸干，残渣加水 40ml 使溶解，用乙醚提取 2 次，每次 20ml，弃去乙醚液，水液用乙酸乙酯提取 2 次，每次 25ml，合并乙酸乙酯液，蒸干，残渣加甲醇 2ml 使溶解，作为供试品溶液。

4. 散剂

中药的散剂通常由药材或饮片直接粉碎制成，很多成分仍保留在药材组织细胞中，且分布不均匀，所以，在分析取样时应注意样品的均匀性、代表性。同时，因药材粉末直接入药，使得药材中的组织碎片、结构特征、细胞内容物等显微特征存在于制剂中，可利用这些显微特征进行显微鉴别，用于判断制剂的真伪。散剂中由于药材粉末直接入药，为保证制剂的安全性和有效性，分析时除对已知有效成分选择适宜的方法进行定性、定量分析外，还应注意对毒性成分和贵重药味进行分析。含毒性药的散剂中，毒性药多采用单独粉碎，再与其他药粉混匀制成，或添加一定比例量的稀释剂制成，为了保证散剂的均匀性以及便于和未稀释的原药粉区别，往往会使用食用色素（如胭脂红、靛蓝等）进行着色，除了着色剂，散剂中的赋形剂和稀释剂还有淀粉、糊精、乳糖、磷酸钙等，因此，散剂在供试溶液制备时，应注意辅料对分析的影响。

散剂常见的提取方法有冷浸法、加热回流法、连续回流提取法、超声提取法等，必要时还需对样品进行进一步的精制，以满足不同分析方法的需要。

例 2-18 马钱子散中士的宁的含量测定——照薄层色谱法（通则 0502 薄层色谱扫描法）进行扫描

【处方】 制马钱子适量（含士的宁 8.0g） 地龙（焙黄）93.5g

【制法】 以上二味，将制马钱子、地龙分别粉碎成细粉，配研，过筛，即得。

取装量差异项下的本品约 0.5g，精密称定，置具塞锥形瓶中，精密加入三氯甲烷 20ml，浓氨试液 1ml，轻轻摇匀，称定重量后，于室温放置 24h，再称定重量，用三氯甲烷补足减失的重量，充分振摇，滤过，滤液作为供试品溶液。

5. 栓剂

栓剂是中药提取物或者药粉和基质混合制成的一种固体制剂。基质的存在给栓剂分析带来了一定困难，分析前应采取适宜的方法将其除去。栓剂常用的基质分为油脂性基质和亲水性基质：前者有可可脂、半合成甘油脂肪酸酯类、香果脂及氢化油类等；后者有甘油明胶（明胶与甘油等量混合）、聚乙二醇、吐温类等。

除去栓剂基质的方法有：（1）将栓剂与硅藻土等惰性材料混合、研匀，根据被分析成分的性质和基质的类型，用适宜的溶剂提取。若被分析的成分为脂溶性，而基质为亲水性基质，一般用有机溶剂提取；若被分析的成分极性大，而基质为油脂性基质，一般用水或稀醇提取。（2）对于油脂性基质还可将栓剂切成小块，加适量水，于温水浴上加热使其熔化，搅拌一定时间，取出，置冰浴中再使基质凝固，将水溶液滤出，如此反复 2～3 次，可将水溶性成分提取出来。（3）若被分析成分有一定的酸碱性，可使用酸碱萃取法将被分析成分从基质中提取出来。具体操作如下：将切成小块的栓剂用有机溶剂溶解后，置分液漏斗中，如被分析成分有碱性，可用适宜浓度的盐酸或硫酸萃取，提尽后，合并酸液，再碱化，用有机溶剂萃取即可；如被分析成分有酸性，可用适宜浓度碱溶液萃取，提尽后，合并碱液，再酸化，用有机溶剂萃取即可。

例 2-19 银翘双解栓中绿原酸、黄芩苷的鉴别——照薄层色谱法（通则 0502）试验

【处方】 连翘 1860.46g 金银花 930.23g 黄芩 1023.26g 丁香叶 465.12g

【制法】 以上四味，连翘、金银花加水煎煮二次，每次 40min，合并煎液，滤过，滤液浓缩成相对密度为 1.20～1.25（60℃）的清膏，放冷，加入乙醇使含醇量达 70%，静置 12h 滤过，滤液备用；丁香叶加水煎煮二次，每次 40min，合并煎液，滤过，滤液浓缩成相对密度为 1.20～1.25（60℃）的清膏，放冷，加入乙醇使含醇量达 70%，静置 12h，滤过，滤液与上述滤液合并，回收乙醇，浓缩至相对密度为 1.32～1.42（60℃）的稠膏；黄芩粉碎成粗粉（过 20 目筛），加水煎煮三次，第一次 2h，第二次、第三次各 1h，煎液分次滤过，滤液浓缩成相对密度为 1.00～1.05（80℃）的清膏，于 80℃时用 2mol/L 盐酸调节 pH 值至 1.0～2.0，保温 1h，静置 12h，滤过，

药渣加 6～8 倍量水，用 40％氢氧化钠溶液调节 pH 值至 7.0～7.5，并使其溶解，加入等量乙醇，搅拌，滤过，滤液于 80℃时用 2mol/L 盐酸调节 pH 值至 1.0～2.0，保温 1h，静置 12h，滤过，药渣用水洗至 pH 值为 5.0，继用 50％乙醇洗至 pH 值为 7.0，再用乙醇精制，得黄芩提取物。将黄芩提取物加入上述稠膏中，用 40％氢氧化钠溶液调节 pH 值至 7，在水浴中加热，缓缓加入 14.54ml 聚山梨酯 80、羊毛脂 58.15g、山梨醇单棕榈酸酯 46.52g、半合成脂肪酸甘油酯 774.19g，溶解后混匀，注入栓剂模中，冷却，制成 1000 粒（1.5g/粒）或 1500 粒（1.0g/粒），即得。

取本品 1 粒，加水 20ml，温热使溶解，放冷，滤过，滤液蒸干，残渣加 75％乙醇 1ml 使溶解，作为供试品溶液。

6.胶囊剂

胶囊剂分硬胶囊、软胶囊、肠溶胶囊、控释胶囊和缓释胶囊。硬胶囊在分析时，应将药物从胶囊中全部倾出，然后参考颗粒剂或散剂的特点，设计提取、净制方法。软胶囊取样时应剪破囊材，挤出内容物。如果内容物黏附在囊壳内壁，可用提取溶剂洗涤囊壳，洗涤液可与样品一同处理。肠溶胶囊的处理同硬胶囊或软胶囊。

例 2-20　小柴胡胶囊中甘草的鉴别——照薄层色谱法（通则 0502）试验

【处方】　柴胡 445g　姜半夏 222g　黄芩 167g　党参 167g　甘草 167g　生姜 167g　大枣 167g

【制法】　以上七味，党参 45g、甘草 45g 粉碎成细粉；剩余的党参与甘草、柴胡、黄芩、大枣加水煎煮二次，每次 1.5h，合并煎液，滤过，滤液浓缩至相对密度为 1.05～1.10（80℃）的清膏；姜半夏、生姜用 70％乙醇作溶剂，浸渍 24h 后，缓缓渗漉，收集渗漉液 1670ml，回收乙醇，与上述清膏合并，浓缩至相对密度为 1.10～1.20（80℃）的稠膏，加入上述细粉及适量淀粉，混匀，干燥，粉碎成细粉，85％乙醇溶液制成颗粒，干燥，加入硬脂酸镁 1％，混匀，装入胶囊，制成 1000 粒，即得。

取本品内容物 4g，研细，加乙醇 20ml，超声处理 20min，滤过，滤液蒸干，残渣加水 20ml 使溶解，用水饱和的正丁醇振摇提取 1 次，每次 20ml，合并正丁醇液，用正丁醇饱和的水洗涤 2 次，每次 10ml，正丁醇液蒸干，残渣加甲醇 1ml 使溶解，作为供试品溶液。

二、半固体制剂的前处理特点

半固体中药制剂包括煎膏剂（膏滋）、浸膏剂和凝胶剂。

1.煎膏剂

因其黏稠度很大，在预处理时可向煎膏剂中加适量的惰性材料，如硅藻土、纤维素等，低温烘干后，按固体样品处理。也可先加水或稀醇稀释后，按液体中药的方法分离、净化。

例 2-21　川贝雪梨膏中麦冬的鉴别——照薄层色谱法（通则 0502）试验

【处方】　梨清膏 400g　川贝母 50g　麦冬 100g　百合 50g　款冬花 25g

【制法】　以上五味，梨清膏系取鲜梨，洗净，压榨取汁，梨渣加水煎煮 2h，滤过，滤液与上述梨汁合并，静置 24h，取上清液，浓缩成相对密度为 1.30（90℃）。川贝母粉碎成粗粉，用 70％乙醇作溶剂，浸渍 48h 后进行渗漉，收集渗漉液，回收乙醇，备用；药渣与其余麦冬等三味加水煎煮二次，第一次 4h，第二次 3h，合并煎液，滤过，滤液静置12h，取上清液，浓缩至适量，加入上述川贝母渗漉液及梨清膏，浓缩至相对密度为1.30（90℃）的清膏。每100g清膏加入用蔗糖400g制成的转化糖，混匀，浓缩至规定的相对密度，即得。

取本品15g，加水15ml，摇匀，用水饱和的正丁醇提取2次，每次25ml，合并正丁醇液，蒸干，残渣用水10ml溶解，再加盐酸2ml，沸水浴上回流1h，放冷，用三氯甲烷提取2次，每次20ml，合并三氯甲烷液，蒸干，残渣加三氯甲烷1ml使溶解，作为供试品溶液。

2. 浸膏剂

个别浸膏剂由单味药提取物制成，相对杂质较少，可经稀释后直接分析。若杂质较多需净化处理时，可稀释后用萃取法、柱色谱法进行分离纯化等。指标成分尚不清楚，可通过测定浸出物含量或者总固体含量的方法控制其质量。

3. 凝胶剂

凝胶剂基质属单相分散系统，有水性与油性之分，在分析时，需根据基质性质的不同，参照栓剂的预处理方法。

三、液体制剂的前处理特点

液体中药制剂包括合剂、口服液、酒剂、流浸膏剂、糖浆剂、酊剂、注射剂等。对液体中药制剂分析时，需根据被测成分的理化性质、溶剂的种类、杂质的多少，选择合适的分离、净化方法，以消除其他成分或杂质的干扰。另外，还要注意所加入的防腐剂、矫味剂等辅料对分析的影响。液体中药制剂分析的取样一般应摇匀后再取样。

1. 合剂与口服液

合剂因其含杂质量较大，且有一定的黏度，直接分析多有困难，大多需净化后方能分析。常用的净化方法有液-液萃取法及柱色谱法。液-液萃取法中还可利用被测成分的酸碱性，先将提取液调成碱性或酸性，然后再进行萃取，这样被测成分更容易被提取出来。

口服液是按注射剂工艺制成的一种口服液体制剂，杂质含量相对较少，有的可直接进行分析，但当药味较多、成分复杂时，也需经净化分离后尚可分析，净化方法与合剂相似。

2. 酒剂与酊剂

因含醇量较高，药材中的蛋白质、黏液质、树胶、糖类等成分不易溶出，故这类液体制剂中上述杂质较少，澄明度也好，前处理相对较为容易，有的甚至可以直接进行分析。但对于一些成分复杂的样品，仍需经净化后才能进行分析。常用的净化方法是先将样品加热蒸去乙醇，然后再用适当的有机溶剂萃取。当被测成分为生物碱类时，先蒸去制剂中的乙醇，再加碱（氨水）碱化，用有机溶剂萃取即可；当被测成分为酸性成分时，蒸去乙醇，加酸酸化，再用有机溶剂萃取即可。有时也可用柱色谱法对蒸去乙醇后的样品进行净化。

例2-22 小儿化食口服液中槟榔的鉴别——照薄层色谱法（通则0502）试验

【处方】 六神曲（炒焦）10g 焦山楂10g 焦麦芽10g 焦槟榔10g 醋莪术5g

三棱（麸炒）5g 大黄 10g 炒牵牛子 20g

【制法】 以上八味，加水煎煮三次，第一次 2h，第二、三次各 1h，合并煎液，滤过，滤液浓缩至相对密度为 1.01～1.05（60℃），放冷，加水至约 700ml，静置 24h，离心，加炼蜜 300g 及苯甲酸钠 0.8g，搅匀，静置 24h，滤过，加水制成 1000ml，灌封，灭菌，即得。

取本品 50ml，加浓氨试液调节 pH 值至 8～9，加三氯甲烷振摇提取 2 次，每次 40ml，合并三氯甲烷液，蒸至近干，残渣加甲醇 0.5ml 使溶解，作为供试品溶液。

3. 注射剂

中药注射剂分为注射液、注射用无菌粉末和注射用浓溶液，中药注射液和注射用浓溶液由于生产过程中已进行过精制，因此，一般可直接进样分析。但当药味较多、组成复杂时，也需要纯化后方可分析。可采用液-液萃取法或柱色谱法等方法净化样品，其预处理方法与合剂、口服液相似。若为注射用的无菌粉末，相对比较纯净，可直接将样品溶解后进行分析。

例 2-23 注射用双黄连（冻干）中连翘的鉴别——照薄层色谱法（通则 0502）试验

【处方】 连翘 500g 金银花 250g 黄芩 250g

【制法】 以上三味，黄芩加水煎煮二次，每次 1h，滤过，合并滤液，用 2mol/L 盐酸溶液调节 pH 值至 1.0～2.0，在 80℃保温 30min，静置 12h，滤过，沉淀加 8 倍量水，搅拌，用 10%氢氧化钠溶液调节 pH 值至 7.0，加入等量乙醇，搅拌使沉淀溶解，滤过，滤液用 2mol/L 盐酸溶液调节 pH 值至 2.0，在 60℃保温 30min，静置 12h，滤过，沉淀用乙醇洗至 pH 值 4.0，加 10 倍量水，搅拌，用 10%氢氧化钠溶液调节 pH 值至 7.0，每 1000ml 溶液中加入 5g 活性炭，充分搅拌，在 50℃保温 30min，加入等量乙醇，搅拌均匀，滤过，滤液用 2mol/L 盐酸溶液调节 pH 值至 2.0，在 60℃保温 30min，静置 12h，滤过，沉淀用少量乙醇洗涤，于 60℃以下干燥，备用；金银花、连翘分别用水温浸 30min 后煎煮二次，每次 1h，滤过，合并滤液，浓缩至相对密度为 1.20～1.25（70℃），冷却至 40℃，缓缓加入乙醇使含醇量达 75%，充分搅拌，静置 12h 以上，滤取上清液，回收乙醇至无醇味，加入 4 倍量水，静置 12h 以上，滤取上清液，浓缩至相对密度为 1.10～1.15（70℃），冷却至 40℃，加乙醇使含醇量达 85%，静置 12h 以上，滤取上清液，回收乙醇至无醇味，备用。取黄芩提取物，加入适量的水，加热，用 10%氢氧化钠溶液调节 pH 值至 7.0 使溶解，加入上述金银花提取物和连翘提取物，加水至 1000ml，加入活性炭 5g，调节 pH 值至 7.0，加热至沸并保持微沸 15min，冷却，滤过，加注射用水至 1000ml，灭菌，冷藏，滤过，浓缩，冷冻干燥，制成粉末，分装；或取黄芩提取物，加入适量的水，加热，用 10%氢氧化钠溶液调节 pH 值至 7.0 使溶解，加入上述金银花提取物和连翘提取物以及适量的注射用水，每 1000ml 溶液中加入 5g 活性炭，调节 pH 值至 7.0，加热至沸并保持微沸 15min，冷却，滤过，灭菌，滤过，灌装，冷冻干燥，压盖，即得。

取本品 0.1g，加甲醇 10ml，超声处理 20min，静置，取上清液作为供试品溶液。

4. 糖浆剂

糖浆因含有较多的蔗糖，溶液较为黏稠，往往给分析工作带来许多困难，在分析前常需净化处理。稀释后可采用液-液萃取法，根据指标成分的性质，选一合适的溶剂直接进行萃取，使被分析成分与其他成分分离；也可将药液稀释后调至不同的 pH 值，再用合适的溶剂提取，以利于酸、碱性成分的提出。当指标成分具有挥发性时，可将其蒸馏出来，除此之外，有时也可利用柱色谱法对样品进行分离。

例 2-24 川贝枇杷糖浆中枇杷叶的鉴别——照薄层色谱法（通则 0502）试验

【处方】 川贝母流浸膏 45ml 桔梗 45g 枇杷叶 300g 薄荷脑 0.34g

【制法】 以上四味，川贝母流浸膏是取川贝母 45g，粉碎成粗粉，用 70％乙醇作溶剂，浸渍 5d 后，缓缓渗漉，收集初渗漉液 38ml，另器保存，继续渗漉，俟可溶性成分完全漉出，续渗漉液浓缩至适量，与初渗漉液混合，继续浓缩至 45ml，滤过。桔梗和枇杷叶加水煎煮二次，第一次 2.5h，第二次 2h，合并煎液，滤过，滤液浓缩至适量，加入蔗糖 400g 及防腐剂适量，煮沸使溶解，滤过，滤液与川贝母流浸膏混合，放冷，加入薄荷脑和含适量杏仁香精的乙醇溶液，加水至 1000ml，搅匀，即得。

取本品 20ml，用水饱和的正丁醇振摇提取 3 次，每次 15ml，合并正丁醇液，蒸干，残渣加水 3～5ml 使溶解，放冷，通过 D101 型大孔吸附树脂柱（内径为 1.5cm，柱高为 8cm），以水 50ml 洗脱，弃去水洗脱液，再用稀乙醇洗脱至洗脱液无色，收集洗脱液，蒸干，残渣加甲醇 1ml 使溶解，作为供试品溶液。

5. 流浸膏剂

个别流浸膏剂由单味药提取物制成，杂质相对较少，可经稀释后直接分析。若杂质较多，需净化处理时，可稀释后用萃取法、柱色谱法进行分离纯化等。

例 2-25 甘草流浸膏中甘草酸铵的鉴别——照薄层色谱法（通则 0502）试验

【处方】 甘草

【制法】 取甘草浸膏 300～400g，加水适量，不断搅拌，并加热使溶解，滤过，在滤液中缓缓加入 85％乙醇，随加随搅拌，直至溶液中含乙醇量达 65％左右，静置过夜，小心取出上清液，遗留沉淀再加 65％的乙醇，充分搅拌，静置过夜，取出上清液，沉淀再用 65％乙醇提取一次，合并三次提取液，滤过，回收乙醇，测定甘草酸含量后，加水与乙醇适量，使甘草酸和乙醇量均符合规定，加浓氨试液适量调节 pH 值，静置使澄清，取出上清液，滤过，即得。

取本品 1ml，加水 40ml，用正丁醇振摇提取 3 次，每次 20ml（必要时离心），合并正丁醇液，用水洗涤 3 次，每次 20ml，正丁醇液蒸干，残渣加甲醇 5ml 使溶解，作为供试品溶液。

四、外用膏剂的前处理特点

1. 软膏剂

软膏剂常用的基质材料有凡士林、液状石蜡、蜂蜡、植物油、单硬脂酸甘油酯、高级醇、聚乙二醇、乳化剂等及其混合物。有时添加适量的防腐剂、抗氧化剂以增加制剂的稳定性。

对于乳剂型软膏，可采用加热、加电解质、加相反类型乳化剂使乳剂破裂，再使用适当溶剂将药物提取出来后进行定性、定量分析。

一般软膏剂样品的预处理方法：

（1）滤除基质法 称取一定量软膏，加入适当溶剂，加热使软膏液化，再放冷，待基质凝固后，将基质与上清液分开，如此重复多次，合并滤液后测定。

（2）提取分离法 先用不混溶的有机溶剂将基质提取后除去，再进行测定。也可用有机溶剂将样品溶解，再用酸或碱性水溶液进行萃取分离后测定。

（3）灼烧法　如软膏中被测成分为无机物，将样品灼烧，使基质分解除尽，然后对灼烧后的无机化合物进行测定。

（4）离心法　取样品加适宜的溶剂，混匀，再进行离心，滤过，滤液可作为供试品溶液进行分析。

例 2-26　老鹳草软膏中没食子酸的含量测定——照高效液相色谱法（通则 0512）测定

【处方】　老鹳草 1000g

【制法】　取老鹳草，加水煎煮二次，每次 1h，煎液滤过，滤液合并，浓缩至相对密度为 1.05～1.10（80～85℃），加等量的乙醇使沉淀溶解，静置，滤取上清液，浓缩至适量，加入羟苯乙酯 0.3g、羊毛脂 50g 与凡士林适量，混匀，制成 1000g，即得。

取本品约 1g，精密称定，置具塞锥形瓶中，精密加入 50％甲醇 50ml，称定重量，加热回流 30min，放冷，再称定重量，用 50％甲醇补足减失的重量，摇匀，滤过，取续滤液，即得供试品溶液。

2. 膏药

膏药制备时，处方中一部分药在下丹成膏前与植物油一起"熬枯去渣"，还有一部分细料药的细粉是在下丹成膏后，再向膏中兑入，混匀。细料大多为主要药物，是质量分析的主要对象。膏药的质量分析主要是设法排除基质的干扰，可利用膏药基质易溶于三氯甲烷的特点，将基质除去。细料药物中所含不溶于三氯甲烷的成分，也可用适当的理化方法从残渣中检出，作为鉴别依据。也可根据被测成分的性质采用溶剂提取后再分析。

例 2-27　拔毒膏中樟脑的鉴别——照气相色谱法（通则 0521）试验

【处方】　金银花 70g　连翘 70g　大黄 70g　桔梗 70g　地黄 70g　栀子 70g　黄柏 70g　黄芩 70g　赤芍 70g　当归 35g　川芎 35g　白芷 35g　白蔹 35g　木鳖子 35g　蓖麻子 35g　玄参 35g　苍术 35g　蜈蚣 5g　樟脑 28g　穿山甲 35g　没药 18g　儿茶 18g　乳香 18g　红粉 18g　血竭 18g　轻粉 18g

【制法】　以上二十六味，轻粉、红粉分别水飞成极细粉；乳香、没药、儿茶、血竭粉碎成细粉，与上述轻粉等粉末配研，过筛，混匀；除樟脑外，其余金银花等十九味酌予碎断，与食用植物油 4800g，同置锅内炸枯，炼油至滴水成珠，滤过，去渣，取出约 1/5 的炼油于另器中，加入红丹 1500～2100g，搅拌成稀糊状，再与其余 4/5 炼油合并，搅匀，收膏，将膏浸泡于水中。取膏，用文火熔化，加入樟脑及上述轻粉等粉末，搅匀，分摊于布或纸上，即得。

取本品 2.5g，剪碎，加乙醇 10ml，超声处理 20min，滤过，滤液作为供试品溶液。

3. 贴膏剂

贴膏剂分橡胶膏剂、凝胶膏剂和贴剂等。橡胶膏剂的组成比较复杂，主药含量又少，鉴别或含量测定中要注意被测成分与基质的分离，以免影响测定结果。凝胶膏剂的基质为亲水性基质，因此，可用极性溶剂将基质和药物先与盖衬分离，再进行净化，若测定的成分为非极性物质，可用非极性溶剂提取，也可用回流提取法或色谱法进行净化分离。

例 2-28　活血止痛膏中当归的鉴别——照薄层色谱法（通则 0502）试验

【处方】　干姜 28.6g　山柰 16.1g　白芷 16.1g　甘松 14.3g　大黄 14.3g　生天

南星 9g　生半夏 14.3g　没药 3.6g　乳香 3.6g　冰片 7.2g　薄荷脑 7.2g　樟脑 7.2g　陈皮 16.1g　当归 9g　丁香 9g　胡椒 9g　香加皮 7.2g　细辛 7.2g　荆芥 7.2g　桂枝 7.2g　辛夷 5.4g　川芎 5.4g　独活 5.4g　牡丹皮 3.6g　辣椒 3.6g　苍术 3.6g　颠茄流浸膏 10.7g　水杨酸甲酯 10.7g

【制法】 以上二十八味，除薄荷脑、冰片、水杨酸甲酯、颠茄流浸膏、樟脑外；其余白芷等二十三味粉碎成粗粉，用 90％乙醇作溶剂，浸渍，渗漉，收集渗漉液，回收乙醇并浓缩成相对密度约为 1.05（80℃）的清膏，加入上述薄荷脑等五味，搅匀，另加 4.5～5 倍重量由橡胶、松香等制成的基质，制成涂料，进行涂膏，切断，盖衬，切片，即得。

取本品 10 片［规格（1）］或 5 片［规格（2）］，除去盖衬，加三氯甲烷 100ml，浸泡 30min，搅拌使脱膏，倾取膏液，加甲醇 50ml 搅拌，静置 5min，倾出药液，80℃以下蒸干，残渣加甲醇 2ml 充分搅拌，离心（转速为 10000r/min）2min，上清液作为供试品溶液。

五、其他类型中药制剂的前处理特点

气雾剂、喷雾剂应根据内容物的类型（溶液型、乳液或混悬型）及待测成分的理化性质来设计分析方案。对溶液型样品，体系澄清，一般比较纯净，样品前处理相对较简单，可选择适宜的溶剂，采用超声法直接提取，制备供试品溶液，有的甚至可直接稀释后使用。对混悬型样品，取样前应振摇，以保证取样的均匀性。

例 2-29　宽胸气雾剂中檀香油的鉴别——照薄层色谱法（通则 0502）试验

【处方】 细辛油 23ml　檀香油 70ml　高良姜油 32ml　荜茇油 15ml　冰片 22.5g

【制法】 以上五味，除冰片外，其余细辛油等四味，混匀，置 40℃水浴上，加入冰片，微热使溶解，以无水乙醇调整总量至 625ml，混匀，过滤，灌封，压入抛射剂，即得。

取本品，喷出适量，加无水乙醇制成每 1ml 含 0.5ml 的溶液，作为供试品溶液。

重点小结

1. 样品的取样原则。
2. 样品常用的提取、浓缩方法。
3. 合剂、口服液、注射剂、栓剂或滴丸等各类中药制剂样品处理的特点。

复习思考题

一、选择题

1. 中药制剂分析中最常用的提取方法是（　　）。

A. 溶剂提取法　　　B. 煎煮法　　　C. 升华法　　　D. 超临界流体萃取

2. 取样的原则是（　　）。

A. 具有一定的数量　　　　　　　B. 在有效期内取样

C. 均匀合理　　　　　　　　　　D. 不能被污染

3. 可从水提液中萃取皂苷的溶剂为（　　）。

A. 三氯甲烷　　　B. 正丁醇　　　C. 乙醇　　　D. 甲醇

4. 对中药制剂分析不产生干扰的因素是（　　　）。

A. 取样量　　　　　　B. 赋形剂　　　　　C. 抗氧化剂　　　　D. 矫味剂

5. 溶剂法提取时，溶剂的选择原则是（　　　）。

A. 无毒　　　　　　　B. 易挥发　　　　　C. 廉价　　　　　　D. 相似相溶

6. 供试溶液是否需要分离纯化，和（　　　）有关。

A. 分析方法的专属性　　　　　　　　B. 检测系统耐受杂质的程度

C. 分析方法的分离能力　　　　　　　D. 提取方法

7. 什么情况下，样品溶液需要浓缩（　　　）。

A. 待测成分浓度低于检测器的测定范围　B. 样品溶液所用溶剂与仪器要求不符

C. 分析方法的分离能力较低　　　　　D. 采用柱色谱的净化方法

8. 样品溶液常用的浓缩方法有（　　　）。

A. 水浴蒸发　　　　　B. 自然挥散　　　　C. 减压蒸发　　　　D. 冷冻干燥

9. 样品衍生化法的主要目的是（　　　）。

A. 提高检测的灵敏度　　　　　　　　B. 改善色谱分离效果

C. 使样品适合检测方法　　　　　　　D. 使样品具有挥发性

10. 样品粉碎中操作正确的是（　　　）。

A. 过筛时够用即可，样品无须全部通过筛网

B. 防止挥发性待测成分的损失

C. 尽量避免设备对样品的污染

D. 过筛时确保样品全部通过筛网

二、简答题

1. 请简述合剂、口服液样品预处理的特点。

2. 请简述酒剂、酊剂样品预处理的特点。

3. 请简述注射剂样品的预处理特点。

4. 请简述栓剂样品预处理的特点。

第三章
中药制剂的鉴别

🔆 **要点导航**

1. 掌握中药的色谱鉴别方法。

2. 熟悉中药的性状鉴别、化学反应鉴别法、光谱鉴别法、指纹图谱和特征图谱。

3. 了解中药的显微鉴别和生物鉴别方法。

中药制剂的鉴别是采用一定的方法和技术，来确定中药制剂中原料药的组成，从而判断制剂的真伪性。主要包括性状鉴别、显微鉴别、理化鉴别等。中药制剂的鉴别是中药制剂质量检验的首要任务，只有在确定了药品真实性的前提下，对其他项目进行分析时才有实际意义。

第一节
性状鉴别

中药制剂的性状是对制剂的颜色和外表的感官描述，包括形状、大小、颜色、气味、表面特征、质地等外观性状方面。性状鉴别主要是通过用眼看、手摸、鼻闻、口尝等感官经验来进行判断的；主要是指除去包装后制剂的性状。少数制剂还可以通过测量某些物理常数作为性状鉴别的一部分。一种制剂的性状往往与投料的中药饮片质量及制剂工艺有关，中药饮片质量合格，制剂工艺稳定，则成品的性状应该基本一致。故性状鉴别在中药制剂的鉴别中有着重要的地位。

一、性状鉴别的主要项目

性状鉴别

1. 颜色

颜色指中药制剂显示的颜色。中药制剂的颜色与中药饮片的质量、制剂中所含化学成分、制备工艺等都有一定的关系。中药制剂的颜色从单一色到组合色不等，如果是以两种颜色组合的，描述时以后者为主，如红棕色是以棕色为主。中药制剂的颜色可根据实际情况规定一定的色度范围，如黄棕色至棕褐色。

2. 形态

形态指中药制剂具有的物理聚集态，如固体、半固体、液体，液体还可分为澄清液体、澄明液体和黏稠液体等。

3. 形状

形状指中药制剂具有的形体状态。如栓剂，由于使用不同的腔道，压制的模具不同，分为球形、鱼雷形、卵形、鸭嘴形等。

4. 大小

大小指中药制剂外观的大小。如丸剂有大蜜丸、小蜜丸。

5. 气

气指中药制剂被嗅觉所感知的气味。气味描述分为香、芳香、清香、腥、臭、特异等；气味不明显的可用气微表示，香气浓厚时用芳香浓郁描述。

6. 味

味指中药制剂被味蕾所感知的味道。味的描述可分为甜、酸、苦、涩、辛、凉、咸、辣、麻等，也可用混合味描述，如苦涩、麻辣等。可取少量直接口尝，或加水浸泡后尝其浸出液。外用药、剧毒药一般不描述"味"。

7. 表面特征

表面特征指中药制剂表面的光滑或粗糙以及表面是否均一完整等。

8. 其他

手试、水试、火试等。通过对中药制剂的手触摸感知，或在水中，或用火烧产生的现象进行鉴别。如无烟灸条点燃后有极少量的烟，且不熄灭；含有滑石的制剂，手捻有滑腻感；有些因工艺和药物组成的原因具有光泽感等。

一些中药提取物，挥发油和脂肪油或以其为主要成分生产的中药制剂，某些相关的物理常数在药品标准中也常作为性状判别依据之一，放在【性状】项下。

二、常用中药制剂的性状描述

《中国药典》2020年版（一部）附录收载中药成方制剂各种剂型有26种，常用剂型的性状要求和实例如下：

1. 丸剂

外观应圆整均匀、色泽一致。蜜丸应细腻滋润、软硬适中。蜡丸表面应光滑无裂纹，丸内不得有蜡点和颗粒。

例3-1 人参健脾丸：本品为棕褐色至棕黑色的水蜜丸或大蜜丸；气香，味甜、微苦。

例3-2 杞菊地黄丸（浓缩丸）：本品为棕色至棕黑色的浓缩丸；味甜而酸。

例3-3 芎菊上清丸（水丸）：本品为棕黄色至棕褐色的水丸；味苦。

例3-4 复方丹参滴丸：本品为棕色的滴丸，或为薄膜衣滴丸，除去包衣后显黄棕色至棕色；气香，味微苦。

2. 片剂

外观应完整光洁、色泽均匀，有适宜的硬度和耐磨性。

例 3-5　乌鸡白凤片：本品为薄膜衣片，除去包衣后显棕色；味甜、微苦。

例 3-6　柏子养心片：本品为糖衣片，除去糖衣后显红棕色；味苦、微麻。

3. 颗粒剂

应干燥，颗粒均匀，色泽一致，无吸潮、结块、潮解等现象。

例 3-7　复方金钱草颗粒：本品为棕黄色至棕褐色的颗粒；气香，味甜。

例 3-8　六味地黄颗粒：本品为棕褐色的颗粒；味微甜、酸、微苦，有特异香气。

4. 散剂

应干燥、疏松、混合均匀、色泽一致。

例 3-9　九一散：本品为黄褐色至深黄褐色的粉末，遇热或重压易黏结；气微香，味微苦。

例 3-10　安宫牛黄散：本品为黄色至黄橙色的粉末；气芳香浓郁，味苦。

5. 胶囊剂

应整洁，不得有黏结、变形、渗漏或囊壳破裂现象，并应无异臭。

例 3-11　牛黄上清胶囊：本品为硬胶囊，内容物为棕黄色至深棕色的粉末；气香，味苦。

例 3-12　十滴水软胶囊：本品为棕色的软胶囊，内容物为含有少量悬浮固体浸膏的黄色油状液体；气芳香，味辛辣。

6. 糖浆剂

糖浆剂应澄清。在贮存期间不得有发霉、酸败、产生气体或其他变质现象，允许有少量摇之易散的沉淀。

例 3-13　川贝枇杷糖浆：本品为棕红色的黏稠液体；气香，味甜、微苦、凉。

例 3-14　小儿止咳糖浆：本品为红棕色的半透明黏稠液体；味甜。

7. 合剂

应为澄清的液体；在贮存期间不得有发霉、酸败、异物、变色、产生气体或其他变质现象，允许有少量摇之易散的沉淀。

例 3-15　血府逐瘀口服液：本品为棕红色的液体；味甜、苦、微辛辣。

例 3-16　小建中合剂：本品为棕黄色的液体；气微香，味甜、微辛。

8. 酒剂

应静置澄清。

例 3-17　冯了性风湿跌打药酒：本品为棕黄色至红棕色的液体；气香，味微苦、甘。

例 3-18　舒筋活络酒：本品为棕红色的澄清液体；气香，味微甜、略苦。

9. 注射剂

溶液型注射剂应澄明。乳状液型注射剂应稳定，不得有油水相分离现象；静脉用乳状液型注射液中乳滴的粒度 90% 应在 $1\mu m$ 以下，不得有大于 $5\mu m$ 的乳滴。

例 3-19　清开灵注射液：本品为棕黄色或棕红色的澄明液体。

例 3-20　灯盏细辛注射液：本品为棕色的澄明液体。

三、物理常数的测定

中药及其制剂要求测定的物理常数主要包括相对密度、pH值、溶解度、熔点、凝点、馏程、比旋度、折射率、黏度等。

例 3-21　薄荷脑：本品为无色针状或棱柱状结晶或白色结晶性粉末；有薄荷的特殊香气，味初灼热后清凉。乙醇溶液显中性反应。本品在乙醇、三氯甲烷、乙醚中极易溶解，在水中极微溶解。熔点应为 42～44℃。比旋度应为 −49°～−50°。

例 3-22　牡荆油胶丸：本品为牡荆油与适量稀释剂经加工制成的胶丸。本品依法测定折射率应为 1.485～1.500。

第二节

显微鉴别

显微鉴别

显微鉴别是指利用显微镜对含中药饮片粉末的中药制剂中饮片的组织构造、细胞形状以及内含物等微观特征进行观察，以此鉴别中药制剂质量的一种方法。中药制剂的显微鉴别适用于含有中药饮片粉末、保留了原药味显微特征的中药制剂的鉴别，可利用制剂中原药粉末的组织、细胞或内含物等特征来鉴别处方药味组成的真实性。显微鉴别方法操作简便、直观、耗费少，是《中国药典》鉴别含饮片粉末中药制剂的常用方法之一。近年来，荧光显微技术、X射线相衬显微技术和计算机图像技术的引入，使显微鉴别向着更加科学、完善的方向发展。

一、中药制剂显微鉴别的特点

中药制剂的显微鉴别，与单味药材相比要更复杂。中药制剂一般多由两味及两味以上中药饮片制成，可能会存在有几种药味具有相似的显微特征，或者由于制备方法的影响，一些在药材中易检的显微特征会消失或难以检出的现象。因此在选择中药制剂处方中各味药的显微鉴别特征时，要考虑到所选取显微特征在复方中的专属性，有时药材鉴别的主要特征不一定能作为制剂中药味的鉴别依据，而某些较为次要的特征有时却能起到重要的鉴别作用。如杞菊地黄丸、六味地黄丸中牡丹皮的显微鉴别选择了薄壁细胞中草酸钙簇晶为鉴别特征，而归芍地黄丸中牡丹皮的显微鉴别采用了淡红色至微紫色的长方形木栓细胞为鉴别特征。又如大黄药材粉末的显微鉴别特征是导管和草酸钙结晶，而在牛黄解毒丸中导管因制剂加工已有所破坏，因而只将草酸钙簇晶作为鉴别依据。

中药制剂显微鉴别原则上应对处方中所有以粉末投料的药味逐一进行，选择容易观察（制片5张，可检出规定特征的应不少于3张，镜检出现概率达到60%）、与处方中其他药味无交叉干扰的显微特征作为鉴别依据。对于处方中的中药饮片全部经提取制成的中药制剂，由于显微特征缺失而不适宜采用显微鉴别方法。

二、中药制剂显微鉴别的制片方法

中药制剂显微鉴别中的制片方法与中药材（饮片）粉末的制片方法不尽相同，必须按不同剂型特点，经过适当处理后装片观察。

1. 蜜丸

将丸剂切开，从切面由外至中央挑出适量，透化装片；或将蜜丸切碎，加水搅拌、洗涤后，离心，沉淀物如此反复处理以除去蜂蜜，取少量沉淀物装片。

2. 片剂

取2~3片（包衣者除去包衣），研碎后取少量粉末装片。

3. 散剂、胶囊剂

取适量粉末（应研细），置于载玻片上，摊平，选用适当的试液处理后直接进行显微观察。必要时在酒精灯上加热透化处理。

4. 水丸、水蜜丸、颗粒剂

取适量，分别置乳钵中研成粉末，取适量粉末，选适当试剂透化装片。

在进行中药制剂显微鉴别时，首先应了解制剂处方及制法、明确相关原料的药用部位，然后根据饮片部位的组织、细胞及内含物显微特征来进行鉴别。

三、应用实例

例 3-23 六味地黄丸的显微鉴别

【处方】 熟地黄 160g　酒萸肉 80g　牡丹皮 60g　山药 80g　茯苓 60g　泽泻 60g

【制法】 以上六味，粉碎成细粉、过筛、混匀。每100g粉末加炼蜜 35~50g 与适量的水，制丸，干燥；或加炼蜜 80~110g 制成小蜜丸或大蜜丸，即得。

【显微鉴别】 取本品，置显微镜下观察：

（1）淀粉粒三角状卵形或矩圆形、直径 24~40μm，脐点短缝状或人字状（山药鉴别特征）。

（2）不规则分枝状团块无色、遇水合氯醛试液溶化；菌丝无色，直径 4~6μm（茯苓鉴别特征）。

（3）薄壁组织灰棕色至黑棕色，细胞多皱缩，内含棕色核状物（熟地黄鉴别特征）。

（4）草酸钙簇晶存在于无色薄壁细胞中，有时数个排列成行（牡丹皮鉴别特征）。

（5）果皮表皮细胞橙黄色，表面观类多角形、垂周壁链珠状增厚（酒萸肉鉴别特征）。

（6）薄壁细胞类圆形，有椭圆形纹孔；集成纹孔群；内皮层细胞垂周壁波状弯曲，较厚，木化，有稀疏细孔沟（泽泻鉴别特征）。

例 3-24 龙胆泻肝丸（水丸）的显微鉴别

【处方】 龙胆 120g　柴胡 120g　黄芩 60g　栀子（炒）60g　泽泻 120g　木通 60g　盐车前子 60g　酒当归 60g　地黄 120g　炙甘草 60g

【制法】 以上十味，粉碎成细粉，过筛，混匀，用水泛丸，干燥，即得。

【显微鉴别】 取本品，置显微镜下观察：

（1）纤维束周围薄壁细胞含草酸钙方晶，形成晶纤维（炙甘草鉴别特征）。

（2）韧皮纤维淡黄色，梭形，壁厚，孔沟细（黄芩鉴别特征）。

（3）种皮石细胞黄色或淡棕色，多破碎，完整者长多角形、长方形或形状不规则，壁厚，有大的圆形纹孔，胞腔棕红色（栀子鉴别特征）。

（4）薄壁细胞类圆形，有椭圆形纹孔，集成纹孔群；内皮层细胞垂周壁波状弯曲，较厚，木化，有稀疏细孔沟（泽泻鉴别特征）。

（5）种皮内表皮细胞表面观类长方形，壁微波状，以数个细胞为一组，略作镶嵌状排列（盐车前子鉴别特征）。

（6）薄壁组织淡灰棕色至黑棕色，细胞多皱缩，内含棕色核状物（地黄鉴别特征）。

（7）油管含淡黄色或黄棕色条状分泌物，直径 8～25μm（柴胡鉴别特征）。

<h2 style="text-align:center">第三节</h2>

<h1 style="text-align:center">理化鉴别</h1>

中药制剂的理化鉴别是利用中药所含化学成分或化学成分群的某些理化性质，通过某种化学反应或光谱法、色谱法等现代分析方法和技术来检测中药制剂中的某些成分，以此判断该制剂真伪性。中药制剂多为复方，化学组成非常复杂，可根据被测定成分的理化性质及共存物的干扰情况，采用专属性强、灵敏度高、简便快速、结果可靠的鉴别方法。常用的理化鉴别方法有：化学反应鉴别法、微量升华鉴别法、光谱鉴别法、色谱鉴别法以及指纹图谱和特征图谱鉴别技术等。

一、化学反应鉴别法

利用中药制剂中单一药味中的化学成分或成分群与适宜试剂发生化学反应，根据所产生的颜色变化或生成沉淀等现象，来判断该药味或成分（群）的存在，以此判断该制剂的真实性。显色反应通常利用中药组方药味中化学成分与适宜试剂生成有颜色的特征反应作为该制剂的鉴别依据之一。常用的显色反应有：黄酮类成分的盐酸-镁粉反应、皂苷类成分的醋酐-浓硫酸反应（Liebermann-Burchard 反应）、蒽醌类成分遇碱性试剂的呈色反应（Bornträger 反应）、香豆素和内酯类成分的异羟肟酸铁反应、酚类成分的三氯化铁反应、氨基酸的茚三酮反应、糖的 Molish 反应等。沉淀反应则是利用中药中化学成分与适宜试剂生成沉淀物作为该制剂的鉴别依据之一，如生物碱类与碘化铋钾试液的沉淀反应、鞣质加明胶的沉淀反应等。

理化鉴别时，供试品溶液的制备应根据中药制剂的剂型及其所含化学成分的性质，采用合适的溶剂，将待鉴别的成分提取出来。如丸剂、散剂、片剂、胶囊剂等固体制剂，用乙醚等有机溶剂提取，滤液可供检识醌、内酯、苷元等成分；药渣挥去乙醚，再用甲醇回流提取，滤液可供检识各种苷类成分；用酸性乙醇溶液回流提取，滤液一般可供检识酚类、有机酸、生物碱等；检识氨基酸、蛋白质成分时，可用水在室温下浸泡过夜进行处理；检识单糖、多糖、鞣质及皂苷等成分时，样品可用 60℃热水浸泡提取；用水蒸气蒸馏法提取制备供试品溶液，可鉴别具有挥发性的成分。液体制剂，如注射剂、糖浆剂、合剂、酒剂、酊剂等，可以直接取样分析，有的则需要通过萃取法、沉淀法、柱色谱法等纯化方法处理后制成供试品溶液进行鉴别。供试品溶液制备中，要最大程度地把被鉴别成分提取出来，同时尽可能地除去其他干扰成分以得到正确的判断。

例 3-25　大山楂丸的鉴别

【处方】　山楂 1000g　六神曲（麸炒）150g　炒麦芽 150g

【制法】　以上三味，粉碎成细粉，过筛，混匀；另取蔗糖 600g，加水 270ml 与炼蜜 600g，混合，炼至相对密度约为 1.38（70℃）时，滤过，与上述粉末混匀，制成大蜜丸，即得。

【鉴别】 取本品 9g，剪碎加乙醇 40ml，加热回流 10min，滤过，滤液蒸干，残渣加水 10ml，加热使溶解，加正丁醇 15ml 振摇提取，分取正丁醇液，蒸干，残渣加甲醇 5ml 使溶解，滤过。取滤液 1ml，加少量镁粉与盐酸 2～3 滴、加热 4～5min 后，即显橙红色。

大山楂丸处方由山楂、六神曲（麸炒）和炒麦芽组成。山楂中含有黄酮类成分，本方法是利用黄酮类成分的盐酸-镁粉显色反应来鉴别方中的山楂。

例 3-26 天王补心丸的鉴别

【处方】 丹参 25g 当归 50g 石菖蒲 25g 党参 25g 茯苓 25g 五味子 50g 麦冬 50g 天冬 50g 地黄 200g 玄参 25g 制远志 25g 炒酸枣仁 50g 柏子仁 50g 桔梗 25g 甘草 25g 朱砂 10g

【制法】 以上十六味，朱砂水飞成极细粉；其余丹参等十五味粉碎成细粉，与上述粉末配研，过筛，混匀。每 100g 粉末用炼蜜 20～30g 加适量的水泛丸，干燥，制成水蜜丸；或加炼蜜 50～70g 制成小蜜丸或大蜜丸，即得。

【鉴别】 取本品 4.5g，用水淘洗，得少量朱红色沉淀，取出，用盐酸湿润，在光洁铜片上轻轻摩擦，铜片表面即显银白色光泽，加热烘烤后，银白色即消失。

本方法用于鉴别天王补心丸组方中的朱砂。朱砂为矿物药，主要成分是 HgS，加盐酸生成 $HgCl_2$，后者与铜反应生成 $CuCl_2$ 和 Hg，显银白色光泽，加热烘烤后 Hg 升华、银白色消失。

例 3-27 小儿惊风散的鉴别

【处方】 全蝎 130g 炒僵蚕 224g 雄黄 40g 朱砂 60g 甘草 60g

【制法】 以上五味，雄黄、朱砂分别水飞成极细粉；其余全蝎等三味粉碎成细粉，与上述粉末配研，过筛，混匀，即得。

【鉴别】 取本品 0.2g，置坩埚中，加热至产生白烟，用玻璃片覆盖后，有白色冷凝物；将此玻璃片置烧杯中，加水 10ml，加热使溶解。取溶液 5ml，加硫化氢试液数滴，即显黄色，加稀盐酸生成黄色絮状沉淀，加入碳酸铵试液后沉淀复溶解。

本法用于鉴别小儿惊风散方中雄黄。雄黄主要成分是 As_2S_2，在加热时氧化生成 As_2O_3（白色冷凝物），再与 H_2S 反应生成黄色的 As_2S_3，后者在稀 HCl 中生成黄色絮状沉淀，溶于 $(NH_4)_2CO_3$ 试液之中。

例 3-28 大黄流浸膏的鉴别

本品为大黄经加工制成的流浸膏。

【制法】 取大黄（最粗粉）1000g，用 60% 乙醇作溶剂，浸渍 24h 后，以每分钟 1～3ml 的速度缓缓渗漉，收集初滤液 850ml，另器保存，继续渗漉，至渗漉液色淡为止，收集续漉液，浓缩至稠膏状，加入初滤液，混匀，用 60% 乙醇稀释至 1000ml，静置，俟澄清，滤过，即得。

【鉴别】 取本品 1ml，加 1% 氢氧化钠溶液 10ml，煮沸、放冷、滤过。取滤液 2ml，加稀盐酸数滴使成酸性，加乙醚 10ml，振摇，乙醚层显黄色；分取乙醚液、加氨试液 5ml，振摇，乙醚层仍显黄色，氨液层显持久樱红色。

大黄流浸膏由大黄制成。本法是利用大黄中蒽醌成分在碱性条件下溶解于水，酸性条件下溶解于乙醚，并在碱性溶液中显红色的性质来鉴别大黄。

例 3-29 马钱子散的鉴别

【处方】 制马钱子适量（含士的宁 8.0g）、地龙（焙黄）93.5g

【制法】　以上二味，将制马钱子、地龙（焙黄）分别粉碎成细粉，配研，过筛，即得。

【鉴别】　取本品 1g，加浓氨试液数滴及三氯甲烷 10ml，浸泡数小时，滤过，取滤液 1ml 蒸干，残渣加稀盐酸 1ml 使溶解，加碘化铋钾试液 1～2 滴，即生成黄棕色沉淀。

本法是利用生物碱的沉淀反应，碘化铋钾试液与方中马钱子所含士的宁、马钱子碱等生物碱成分生成黄棕色沉淀物，以此来鉴别方中马钱子。为避免蛋白质、多肽等的干扰，本法采用碱性条件下用三氯甲烷提取，然后用酸水溶解生物碱进行沉淀反应。

例 3-30　脑立清丸的鉴别

【处方】　磁石 200g　赭石 350g　珍珠母 100g　清半夏 200g　酒曲 200g　牛膝 200g　冰片 50g　酒曲（炒）200g　薄荷脑 50g　猪胆汁 350g（或猪胆粉 50g）

【制法】　以上十味，先将磁石、赭石、珍珠母、清半夏、牛膝、酒曲、炒酒曲分别粉碎成细粉，过筛，取出赭石粉 100g 留作包衣用。薄荷脑、冰片研成细粉，与上述粉末配研，过筛。猪胆汁加水适量，煮沸，滤过，用胆汁水泛丸；或薄荷脑、冰片研成细粉，与上述粉末及猪胆粉配研均匀，过筛，用水泛丸。用赭石粉包衣，40℃ 干燥，即得。

【鉴别】　取本品 0.6g，研细，置具塞离心管中，加 6mol/L 盐酸 4ml，振摇，离心（转速为 3000r/min）5min，取上清液 2 滴，加硫氰酸铵试液 2 滴，溶液即显血红色；另取上清液 0.5ml，加亚铁氰化钾试液 1～2 滴，即生成蓝色沉淀；再加 25％氢氧化钠溶液 0.5～1ml，沉淀变成棕色。

脑立清丸方中磁石、赭石为矿物药，磁石主要成分是 Fe_3O_4，赭石主要成分是 Fe_2O_3。本方法是利用上清液中铁离子配位显色反应和沉淀反应来鉴别方中磁石和赭石。

例 3-31　参茸保胎丸的鉴别

【处方】　党参 66g　龙眼肉 20g　菟丝子（盐炙）33g　香附（醋制）41g　茯苓 58g　山药 50g　艾叶（醋制）41g　白术（炒）50g　黄芩 66g　熟地黄 41g　白芍 41g　阿胶 41g　炙甘草 28g　当归 50g　桑寄生 41g　川芎（酒制）41g　羌活 20g　续断 41g　鹿茸 20g　杜仲 58g　川贝母 20g　砂仁 33g　化橘红 41g

【制法】　以上二十三味，粉碎成细粉，过筛，混匀。每 100g 粉末用炼蜜 30～45g，加适量的水泛丸，干燥，即得。

【鉴别】　取本品 2g，研细，加水 10ml，置水浴上温热 10min，放冷，滤过，滤液滴在滤纸上，加茚三酮试液 1 滴在 105℃加热约 2min，斑点显紫色。

本法是利用氨基酸和茚三酮的显色反应来鉴别方中鹿茸。

由于化学反应鉴别法只是某种或某类成分官能团的反应，相对于中药制剂这种多成分的复杂体系来说，无法对各成分进行逐一鉴别；同时还有一些中药含有同样的化学成分，因而无法准确说明化学反应鉴别的是哪一药味。为了提高化学反应鉴别中药制剂的可靠性和专属性，应该注意以下几点：

（1）慎重使用专属性不强的化学反应，如泡沫生成反应、三氯化铁显色反应等，因为在中药制剂中蛋白质、酚类成分较为普遍存在。

（2）分析前需要对样品进行必要的前处理，以除去干扰鉴别反应的物质，提高鉴别方法的专属性。前处理中分离、净化方法要与被鉴别成分、干扰成分的性质以及鉴别反应的条件要求相适应。

（3）在制定中药制剂质量标准时，要采用阴性对照和阳性对照试验，对拟定的方法进行反复验证，防止出现假阳性和假阴性。

随着分析技术的发展，化学反应法逐渐成为一种辅助鉴别手段，需要与其他鉴别方法相结合来加强中药制剂整体的鉴别能力。

二、微量升华鉴别法

当中药制剂中存在具有升华性质的化学成分时，可采用微量升华法进行鉴别。先通过加热得到升华物，然后与合适的试液发生显色等化学反应而加以鉴别。若制剂中有两种以上的药味都含有可升华成分，且升华的温度不同时，则可以通过控制加热温度、分段收集升华物进行鉴别。因升华物纯度较高，使得微量升华鉴别法具有良好的专属性。

例 3-32　大黄流浸膏的鉴别

取本品 1ml，置瓷坩埚中，在水浴上蒸干后，坩埚上覆以载玻片，置石棉网上直火徐徐加热，至载玻片上呈现升华物后，取下载玻片，放冷，置显微镜下观察，有菱形针状、羽状和不规则晶体，滴加氢氧化钠试液，结晶溶解，溶液显紫红色。

三、光谱鉴别法

光谱鉴别法是利用中药中特定的光谱特性，对中药制剂进行真伪鉴别的方法。光谱法用于中药制剂的鉴别，主要有荧光法（FS）、紫外-可见分光光度法（UV-Vis）、红外光谱法（IR）、X 射线衍射法（XRD）等。

1. 荧光法

中药制剂中的某些化学成分（通常具有共轭双键体系及芳香环结构，如黄酮类、蒽醌类、香豆素类等）在可见光或紫外线照射下能发射不同颜色的荧光，具有这一特性的中药制剂可用荧光法进行鉴别。荧光法灵敏度高，操作简便。鉴别时，可将样品用适当溶剂提取后，点在滤纸或试纸上，或直接置紫外灯下（365nm 或 254nm）检识。有的成分本身不具有荧光性，但加酸、碱处理后，或经过其他化学方法处理后产生荧光也可供鉴别用。

例 3-33　天王补心丸的鉴别

【处方】与**【制法】**参见例 3-26。

【鉴别】　取本品 1g，水蜜丸捣碎；小蜜丸或大蜜丸剪碎，平铺于坩埚中，上盖一长柄漏斗，徐徐加热，至粉末微焦时停止加热，放冷，取下漏斗，用水 5ml 冲洗内壁，洗液置紫外灯（365nm）下观察，显淡蓝绿色荧光。本法是利用当归中挥发性成分的荧光特性进行鉴别的。

2. 紫外-可见分光光度法

中药制剂所含中药中若含有芳香族或不饱和共轭结构的化学成分，在紫外-可见光区有选择性吸收，显示特征吸收光谱，在一定条件下吸收光谱的特征差异可作为紫外-可见分光光度法鉴别依据。由于中药制剂所含的化学成分非常复杂，多种成分的混合物由于各自的吸收光谱相互叠加会产生干扰，若对样品进行适当前处理，除去干扰成分，则可有效地提高该法的专属性。

例 3-34　木香槟榔丸的鉴别

【处方】　木香 50g　枳壳（炒）50g　青皮（醋炒）50g　醋三棱 50g　黄连 50g

大黄 150g　芒硝 100g　槟榔 50g　陈皮 50g　香附（醋制）150g　莪术（醋炙）50g　黄柏（酒炒）150g　炒牵牛子 200g

【制法】　以上十三味，粉碎成细粉，过筛，混匀，用水泛丸，干燥，即得。

【鉴别】　取本品粉末 4g，加水 10ml，水蒸气蒸馏，收集馏液约 100ml，照紫外分光光度法（通则 0401）测定，在 253nm 波长处有最大吸收。

本法是鉴别方中挥发性成分。

3. 红外光谱法

中药制剂是含有多种成分的混合物，一般认为其红外光谱是其所含多种成分中各成分吸收光谱的叠加，混合物化学成分组成的变化将会导致红外光谱发生变化，只要中药制剂中各成分相对稳定，样品处理方法一致，其红外光谱吸收也基本稳定，因此红外光谱也具有一定的特征性，凭借红外光谱的峰位、峰强度和峰形状，可用于中药制剂的真伪鉴别。如六味地黄丸的红外光谱鉴别研究，在一定条件下，将六味地黄丸制成红外光谱图，比较不同厂家或不同批次样品的红外光谱图差异特征，通过确定图谱特征峰对六味地黄丸作出定性鉴别；还可以对不同厂家、不同剂型、不同批次的六味地黄丸进行鉴别区分，以达到鉴别样品真伪的目的。因中药制剂所含化学成分复杂，组分吸收峰之间会产生相互干扰，往往表现出较高的相似度而难以区分，使得单纯的红外光谱法鉴别中药制剂存在一定的局限性。

近红外光谱（NIR）是应用化学计量学方法将近红外光谱反映的样品结构或性质信息与标准方法测得的信息建立校正模型，从而快速预测样品组成或性质的一种分析方法。

近红外光谱是指介于可见光和中红外线之间的电磁波，其波长范围为 780～2526nm。与中红外光谱相比，近红外光谱具有不破坏样品、分析速度快、分析效率高、分析成本低、分析重现性好、可实现在线分析等特点，而样品一般无须预处理，分析过程不破坏样品。该法除可以得到化合物的组成和结构信息外，还可以得到一系列物理性质，如密度、粒子尺寸、大分子聚合度等特殊信息。因此，可用于中药的真伪鉴别、判断药材产地、鉴定中药的品种、检测有效成分含量，还可用于中药生产的在线检测，提高生产过程的可控性，保证中药制剂产品的均一性。

如采用近红外光谱结合聚类分析法鉴别小儿抽风散，该制剂 5 种缺味样品的近红外光谱相似度较高，难以从表观上进行指纹特征提取，而在聚类模型上，各缺味样品间没有重叠，互不干扰，差异明显，从而实现了快速无损鉴别。

4. X 射线衍射法

X 射线衍射法是一种对物质结构和成分进行分析的一种分析方法。当对某物质（晶体或非晶体）进行衍射分析时，该物质被 X 射线照射产生不同程度的衍射现象，物质组成、晶型、分子内成键方式、分子的构型、构象等决定该物质产生特有的衍射图谱。如果物质是混合物（如中药材或中成药），则所得衍射图是各组分衍射效应的叠加，只要混合物组成恒定，该衍射图谱就可作为该混合物的特征图谱。由于所含成分不同，其衍射图谱亦各不相同，以此达到对中药材及中药制剂鉴别的目的。其中 X 射线衍射傅里叶（Fourier）指纹图谱既能反映出中药制剂的整体结构特征，又能表现其局部成分的变化，根据衍射图谱的几何拓扑图形及特征标记峰值可实现对中药的鉴别，在中药制剂鉴别中具有一定的应用前景。

四、色谱鉴别法

（一）纸色谱法

纸色谱法系以滤纸为载体，以纸上所含水或其他物质为固定相，用与水不相混溶的有机溶剂为展开剂进行展开的分配色谱。供试品溶液经展开剂展开后，用比移值（R_f）表示各组成成分的位置，由于影响比移值的因素较多，故一般采用在相同实验条件下，在同一张纸色谱上与对照品进行对比，以确定其异同。进行制剂鉴别时，供试品在色谱中所显主斑点的位置、颜色（或荧光），应与对照物相同。由于纸色谱法分离效果差等，现中药制剂鉴别中极少应用。

例3-35 化癥回生片中益母草的纸色谱法鉴别

【处方】 益母草112g　红花14g　花椒（炭）14g　烫水蛭14g　当归28g　苏木14g　醋三棱14g　两头尖14g　川芎14g　降香14g　醋香附14g　人参42g　高良姜14g　姜黄8.4g　没药（醋炙）14g　炒苦杏仁21g　大黄56g　人工麝香14g　盐小茴香21g　桃仁21g　五灵脂（醋炙）14g　虻虫14g　鳖甲胶112g　丁香21g　醋延胡索14g　白芍28g　蒲黄炭14g　乳香（醋炙）14g　干漆（煅）14g　制吴茱萸14g　阿魏14g　肉桂14g　醋艾炭14g　熟地黄28g　紫苏子14g

【制法】 以上三十五味，除人工麝香、阿魏、熟地黄、益母草、鳖甲胶外，其余三十味混匀，取出430g，粉碎成细粉，剩余部分和益母草用水煎煮二次，滤过，合并滤液，加入鳖甲胶，溶化后，浓缩成稠膏。阿魏用水加热溶化，熟地黄水煎取汁，分别滤过，合并滤液，浓缩成稠膏。两膏合并，加入细粉拌匀，干燥，研细，用乙醇制粒，干燥，再加入研细的人工麝香，混匀，压制成1000片即得。

【鉴别】取本品20片，研细，加80%乙醇50ml，加热回流1h，滤过，滤液蒸干，残渣加1%盐酸溶液5ml使溶解，滤过，滤液滴加碳酸钠试液调pH值至8，滤过，滤液蒸干，残渣加80%乙醇3ml使溶解，作为供试品溶液。另取盐酸水苏碱对照品，加乙醇制成每1ml含0.5mg的溶液，作为对照品溶液。照薄层色谱法（通则0502）试验，吸取上述两种溶液各10~20μl，分别点于同一色谱滤纸上上行展开，使成条状，以正丁醇-醋酸-水（4:1:1）的上层溶液为展开剂，上行展开，取出，晾干，喷以稀碘化铋钾试液，放置6h。供试品色谱中，在与对照品色谱相应的位置上，显相同颜色的斑点。

（二）薄层色谱法

薄层色谱

薄层色谱法系将适宜的吸附剂或载体涂布于玻璃板、塑料或铝基片上，成一均匀薄层。待点样、展开后，与适宜的对照物按同法在同板上所得的色谱图对比，并可用薄层扫描仪进行扫描，用于中药制剂的鉴别。薄层色谱鉴别中药制剂的原理是基于相同物质在同一色谱条件下，表现出相同的色谱行为这一基本规律，在同一块薄层板上点加供试品和对照物，在相同条件下展开，显色检出色谱斑点后，将所得供试品与对照物的色谱图进行对比分析，从而对中药制剂进行定性鉴别。

薄层色谱法具有分离和分析双重功能，简便、快速、易普及，是目前中药鉴别中最常用的方法。为了保证实验的重现性、准确性及分离度，薄层色谱需进行规范化操作。

1. 操作方法

（1）供试品溶液的制备　薄层色谱法虽然有一定的分离作用，但分离能力有限，有的被检成分含量相对较低，有的成分展开后可能仍与其他成分斑点混合在一起难以检出。因此，有必要对样品进行适当的提取和净化，以除去干扰成分，提高被检成分浓度，以获得清晰的色谱图。

（2）对照物的选择　薄层色谱鉴别用的对照物有对照品、对照药材、对照提取物三种。一般情况下，选用对照品结合对照药材或对照提取物同时作对照，才能确定制剂的真实性。

① 对照品对照　用已知中药制剂中某一药材的某一有效成分或特征性成分对照品制成对照品溶液，与样品在同一条件下展开，显色，比较在相同位置上有无同一颜色（或荧光）的斑点，以此来检测制剂中是否含有某原料药材。

② 阴阳对照法　由于中药制剂中化学成分复杂，在薄层板上分离度有限的前提下，采用阴阳对照以验证薄层色谱鉴别方法的专属性。

阳性对照液（对照药材溶液）制备：以要鉴别的某味药的对照药材按制剂的制法处理后，以与供试品溶液相同的比例、条件、方法提取，制成该药的阳性对照液。

阴性对照溶液制备：从处方中减去要鉴别的该味药材，剩下的其他各味药，按照处方比例，以供试品溶液相同方法进行处理，所得的溶液即为该药的阴性对照溶液。

将供试品溶液、阳性对照溶液、阴性对照溶液点加在同一块薄层板上，展开，观察供试品与阳性对照液相同位置上有无相同颜色的斑点，以确定样品中有无该药的成分，同时观察阴性对照液在与阳性对照液相同位置上有无相应的斑点出现，判断阴性对照液有无干扰，以确定该鉴别的专属性。

③ 采用对照药材和对照品同时对照　为了能够准确检验出制剂投料的真实性，有时只用对照品无法作出判断，增加对照药材作对照就可以克服这一不足之处。如鉴别制剂中黄连、黄柏，如只设小檗碱对照品，而小檗碱是多种植物中普遍含有的一种成分，且有合成的盐酸小檗碱，因而无法确认制剂中的投料是黄连还是黄柏，或是合成的盐酸小檗碱。因此在设小檗碱对照品的同时增设对照药材，按规定的展开条件展开，由于黄连药材中含有多种生物碱成分，薄层板上应出现多个荧光斑点，且黄连、黄柏的化学成分不同，色谱图也不尽相同，从而可以检验出投料的情况，控制制剂的内在质量。

（3）薄层板的制备与选择　薄层板有预制薄层板和自制薄层板，预制薄层板又可分普通薄层板和高效薄层板。常用规格有 20cm×20cm、20cm×10cm、10cm×10cm或 10cm×5cm 等。预制薄层板临用前一般应在 105～110℃ 活化约 30min，置干燥器中备用。聚酰胺薄层板不需要活化。高效薄层板具有分离效能高的特点，主要适用于分析较难分离的供试品。

（4）点样　用专用毛细管手动点样或专用半自动、全自动点样器点样，接触点样时注意勿损伤薄层表面。点样体积，普通薄层板一般为 1～10μl，高效薄层板为 0.1～0.5μl。点样形状可以为圆点或窄细的条带状，普通薄层板圆点直径一般≤3mm，高效薄层板≤2mm；普通薄层板条带状宽度一般为 0.5～1cm，高效薄层板为 0.4～0.8cm。两点间距可视斑点扩散情况而定，一般以相邻斑点互不干扰、互不影响为宜，普通薄层板两点间距一般≥0.8cm，高效薄层板≥0.5cm；点样线距底边普通板为 1～1.5cm，高效板为 0.8～1cm。

（5）展开　将点样后的薄层板置入加有展开剂的色谱缸中，密闭，展开，当溶剂前沿达到规定的展距（普通板上行展开 8～15cm，高效板上行展开 5～8cm）时，取出薄层板，晾干或电吹风吹干。必要时可进行二次展开或双向展开。

（6）结果显色与检视　有些成分本身有颜色，可直接在日光下进行检视；无色或浅色的成分多用喷雾法或浸渍法以适宜的显色剂显色，或再加热使之显色，在日光下检视。加热显色应注意加热时间和温度，尤其是含羧甲基纤维素钠的薄层板，加热温度过高或加热时间过长，容易引起板面焦化，若用硫酸或含硫酸的试剂加热显色，更易造成板面的炭化而影响检视。有些成分在紫外线激发下可发射荧光或遇某些试剂可激发荧光的物质，可据此在紫外灯（365nm）下观察荧光色谱。有的成分可用试剂的蒸气（如碘蒸气、氨蒸气）熏蒸显色。某些无色有紫外吸收且不产生荧光的成分可用荧光猝灭法显色，即在含有荧光剂的硅胶板（如硅胶 GF_{254} 板），在紫外灯（254nm）下观察板面上该成分荧光猝灭形成的暗斑。

（7）结果记录与保存　一般用数码照相等方法尽快将显色或荧光检测后拍下的彩色照片保存，也可在扫描仪上扫描记录扫描图谱等方法保存色谱结果。

2. 薄层色谱的主要影响因素

薄层色谱法是一种"半敞开系统"的色谱技术，影响薄层色谱的因素较多，例如供试液预处理的净化程度、吸附剂的活性、薄层板的点样、展开剂的极性和饱和程序、薄层板展开的距离、相对湿度和温度等。主要影响因素有以下几方面：

（1）样品的预处理　由于中药制剂所含的成分复杂，供试液中溶出的物质较多，其中有被测成分也有其他的干扰物质，从而难以得到满意的分离效果，甚至难以辨认，所以样品需要经过提取净化预处理。

（2）展开剂的极性　展开剂是被检成分是否具有良好分离度的关键因素。根据"相似相溶"原则，一般分离亲脂性较强的成分，宜用极性较小的展开剂，分离亲水性较强的成分，宜用极性较大的展开剂，即展开剂的极性应与被分离成分的极性相适应。

（3）吸附剂的活性与相对湿度的影响　当活化后硅胶（或氧化铝）薄层板从干燥器中取出，自开始点样到展开前，薄层板暴露在实验室的大气中，其活性取决于实验室环境的相对湿度。在其他条件相同的情况下，相对湿度对许多样品色谱质量的影响是明显的。试验结果必须有展开时的相对湿度的记录。

（4）温度的影响　温度也是影响色谱行为的因素之一。最直观的影响是被分离物质的分离度以及斑点的形状等，在温差较大的不同地点或时间，其他条件相同，展开同样的样品，所得色谱可能会有差异。因此在实验过程中应记录展开时的温度。

3. 实例

例 3-36　一捻金中大黄的薄层色谱鉴别

【处方】　大黄 100g　炒牵牛子 200g　槟榔 100g　人参 100g　朱砂 30g

【制法】　以上五味，朱砂水飞成极细粉；其余大黄等四味粉碎成细粉，与上述粉末配研，过筛，混匀，即得。

【鉴别】　取本品 1.5g，加甲醇 25ml，浸渍 1h，滤过，滤液蒸干，残渣加水 20ml 使溶解，加盐酸 2ml，置水浴中加热 30min，立即冷却，用乙醚振摇提取 2 次，每次 20ml，合并乙醚液，蒸干，残渣加乙酸乙酯 1ml 使溶解，作为供试品溶液；另取大黄对照药材 0.1g，同法制成对照药材溶液，再取芦荟大黄素、大黄酸、大黄素、大黄酚、大黄素甲醚对照品适量，分别加甲醇制成每毫升含 1mg 的溶液，作为对照品溶液。照薄层色谱法（通则 0502）试验，吸取上述溶液各 1～2μl，分别点于同一硅胶 G 薄层板上，以石油醚（30～60℃）-甲酸乙酯-甲酸（15：5：1）的上层溶液为展开剂，展开，取出，晾干，置紫外灯（365nm）下检视。供试品色谱中，在与对照药材色谱相应的位置上，显相同的五个橙黄色荧光主斑点；置氨蒸气中熏后，日光下检视，显相同的红色斑点。结果见图 3-1。

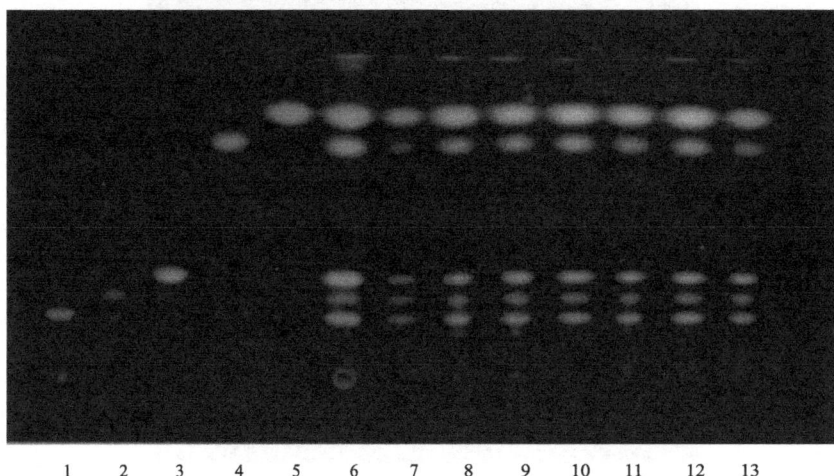

图 3-1　一捻金中大黄的薄层色谱鉴别图（温度 33℃，湿度 66％）
1—芦荟大黄素；2—大黄酸；3—大黄素；4—大黄酚；5—大黄素甲醚；
6—大黄对照药材；7—混合对照品；8～13—供试品

例 3-37　六味地黄丸中牡丹皮的薄层色谱鉴别

【处方】　熟地黄 160g　酒萸肉 80g　牡丹皮 60g　山药 80g　茯苓 60g　泽泻 60g

【制法】　以上六味，粉碎成细粉，过筛，混匀。用乙醇泛丸，干燥，制成水丸，或每 100g 粉末加炼蜜 35～50g 与适量的水，制丸，干燥，制成水蜜丸；或加炼蜜 80～110g 制成小蜜丸或大蜜丸，即得。

【鉴别】　取本品水丸 4.5g 或水蜜丸 6g，研细；或取小蜜丸或大蜜丸 9g，剪碎，加硅藻土 4g，研匀。加乙醚 40ml，回流 1h，滤过，滤液挥去乙醚，残渣加丙酮 1ml 使溶解，作为供试品溶液；另取丹皮酚对照品，加丙酮制成每 1mL 含 1mg 的溶液，作为对照品溶液。照薄层色谱法（通则 0502）试验，吸取上述两种溶液各 10μl，分别点于同一硅胶 G 薄层板上，以环己烷-乙酸乙酯（3∶1）为展开剂，展开，取出，晾干，喷以盐酸酸性 5％三氯化铁乙醇溶液，加热至斑点显色清晰。供试品色谱中，在与对照品色谱相应的位置上，显相同颜色的斑点。结果见图 3-2。

（三）气相色谱法

气相色谱法（GC）在中药制剂的鉴别中也较为常用，其鉴别的原理是在一定的色谱条件下，相同的物质应具有相同的色谱特性（分配系数）和色谱行为（保留值）。因此，在同一色谱条件下，将供试品溶液和对照品溶液分别注入气相色谱仪，对二者的气相色谱图进行比对，根据供试品是否具有与对照品保留时间相同的色谱峰，从而对样品作出鉴别。《中国药典》即采用此法对某些中成药进行真伪鉴别。

气相色谱法具有高分辨率、高灵敏度、快速、准确等特点，尤其适合分析中药制剂中的挥发性成分，如斑蝥素、麝香酮、薄荷醇、冰片等。一般情况下气相色谱法不适合分析挥发性较小的成分。

例 3-38　安宫牛黄丸中麝香酮的鉴别

【处方】　牛黄 100g　麝香或人工麝香 25g　朱砂 100g　黄连 100g　栀子 100g　冰片 25g　水牛角浓缩粉 200g　珍珠 50g　雄黄 100g　黄芩 100g　郁金 100g

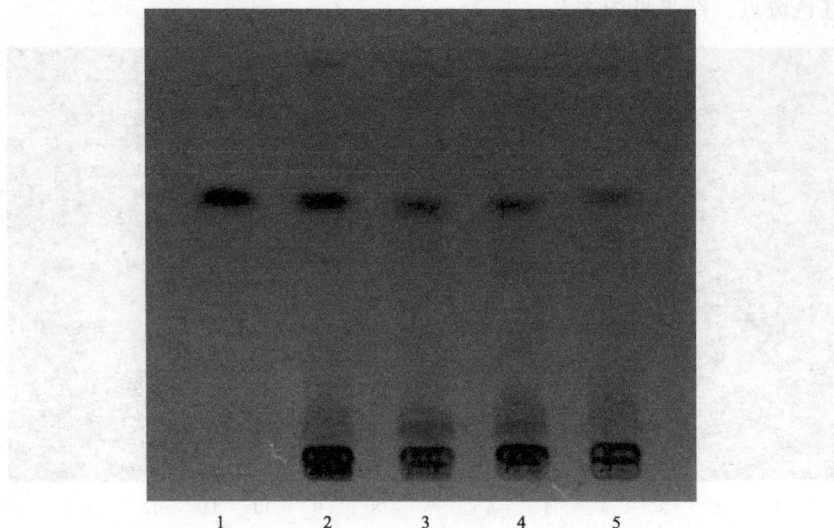

图 3-2　六味地黄丸中牡丹皮的薄层色谱鉴别图（温度 26℃，湿度 47%）
1—丹皮酚对照品溶液；2～5—供试品溶液

【制法】　以上十一味，珍珠水飞或粉碎成极细粉；朱砂、雄黄分别水飞成极细粉；黄连、黄芩、栀子、郁金粉碎成细粉；将牛黄、水牛角浓缩粉、麝香或人工麝香、冰片研细，与上述粉末配研，过筛，混匀，加适量炼蜜制成大蜜丸 600 丸或 1200 丸，或包金衣，即得。

【鉴别】　取本品 3g，剪碎，照挥发油测定法（通则 2204）试验，加环己烷 0.5ml，缓缓加热至沸，并保持微沸约 2.5h，放置 30min 后，取环己烷液作为供试品溶液。另取麝香酮对照品，加环己烷制成每 1ml 含 2.5mg 的溶液，作为对照品溶液。照气相色谱法（通则 0521）试验，以苯基（50%）甲基硅酮（OV-17）为固定相，涂布浓度为 9%，柱长为 2m，柱温为 210℃，分别吸取对照品溶液和供试品溶液适量，注入气相色谱仪。供试品色谱中应呈现与对照品色谱峰保留时间相同的色谱峰。

（四）高效液相色谱法

高效液相色谱法（HPLC）鉴别与气相色谱法有很多相似之处，即利用化合物在特定的色谱柱上，在相同的色谱条件下，比较样品和对照品色谱峰的保留时间（t_R）是否一致，从而对被检成分（药味）的存在情况作出判断。对于复杂未知成分，也可以加入对照品，观察被测峰是否增高，以便初步作定性结论。为慎重起见，至少应选用两种不同的固定相和分离条件与对照品比较保留时间。对于复杂组分尚可采用联用技术，如本法与质谱联用，先分离后作定性鉴别。

高效液相色谱法不受样品挥发性的限制，流动相、固定相可选择的种类多，检测手段多样，所以应用范围比气相色谱法广泛。

例 3-39　四物颗粒中毛蕊花糖苷的鉴别

【处方】　当归 625g　川芎 625g　白芍 625g　熟地黄 625g

【制法】　以上四味，当归、川芎蒸馏提取挥发油，用倍他环糊精包合，包合物备用；蒸馏后的水溶液另器收集；药渣与白芍、熟地黄用蒸馏后的水溶液配成的 50% 乙醇溶液作溶剂，回流提取 2 次，第一次 2h，第二次 1.5h，合并提取液，滤过，滤液回收乙醇，浓缩成相对密度为 1.30（60℃）的稠膏，加入包合物、可溶性淀粉 150g、糊精 350g、阿司帕坦 10g、香兰素 2.5g 和乙基麦芽酚 2.5g，制成颗粒，干燥，制成 1000g，即得。

　　【鉴别】　取本品 10g，研细，加甲醇 25ml，超声处理 30min，滤过，滤液作为供试品溶液。另取毛蕊花糖苷对照品适量，加甲醇制成每 1ml 含 2μg 的溶液，作为对照品溶液。照高效液相色谱法（通则 0512）试验，以十八烷基硅烷键合硅胶为填充剂；以乙腈-0.1％乙酸溶液（16∶84）为流动相，检测波长为 334nm。分别吸取对照品溶液与供试品溶液各 10μl，注入液相色谱仪，测定。供试品色谱中应呈现与对照品色谱保留时间相对应的色谱峰。

　　例 3-40　百令胶囊的鉴别

　　本品为发酵冬虫夏草菌粉［Cs-C-Q80 中华被毛孢 *Hirsutella sinensis* Liu，Guo，Yu-et Zeng（1989）经液体深层发酵所得菌丝体的干燥粉末］制成的胶囊。

　　色谱条件与系统适用性试验：以十八烷基键合硅胶为填充剂；以乙腈为流动相 A，以 0.04mol/l 磷酸二氢钾溶液为流动相 B，梯度洗脱（如下表）；检测波长为 260nm；理论塔板数按腺苷峰计算应不低于 3000。

时间/min	流动相 A/％	流动相 B/％
0～15	0	100
15～45	0→15	100→85

　　供试品溶液的制备：取装量差异项下的本品内容物，混匀，取约 0.5g，精密称定，置具塞锥形瓶中，加乙醚 20ml，密塞，浸泡 30min，滤过，弃去乙醚液，取药渣，挥干，连同滤纸一并置具塞锥形瓶中，精密加入 0.5％磷酸溶液 50ml 密塞，称定重量，超声处理（功率 250W，频率 33kHz）30min，放冷，再称定重量，用 0.5％磷酸溶液补足减失的重量，摇匀，静置，取上清液，滤过，取续滤液，即得。

　　对照药材溶液与对照品溶液的制备：取发酵冬虫夏草菌粉对照药材 0.5g，同供试品溶液制备方法制成对照药材溶液。另取尿苷对照品，加 10％甲醇制成每 1ml 含 5μg 的溶液；取腺苷对照品适量，精密称定，加 0.5％磷酸溶液制成每 1ml 含 12μg 的溶液，作为对照品溶液。

　　照高效液相色谱法（通则 0512）试验，分别吸取上述四种溶液各 20μl 注入液相色谱仪，记录色谱图。供试品色谱中应呈现与对照药材色谱中的六个主色谱峰保留时间相同的色谱峰，与尿苷、腺苷对照品的色谱峰保留时间相同的色谱峰，结果见图 3-3。

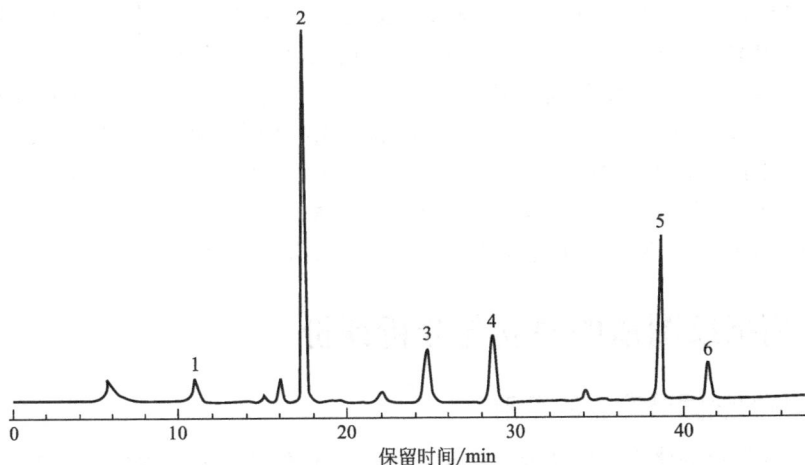

图 3-3　百令胶囊 HPLC 鉴别图（2—腺苷；5—尿苷）

第四节
中药指纹图谱

中药指纹图谱是指某种（或某产地）中药材或中药制剂经适当处理后，采用一定的分析手段，得到的能够标示其中药特性的图谱。中药指纹图谱是一种综合的、可量化的鉴定手段，它是建立在中药化学成分系统研究的基础上，主要用于评价中药材、饮片、中药制剂半成品以及制剂质量的真实性、稳定性和一致性。中药指纹图谱的基本属性是"整体性"和"模糊性"。

中药及其制剂均为多组分复杂体系，因此评价其质量应采用与之相适应的、能提供丰富鉴别信息的检测方法，但现行的显微鉴别、理化鉴别和含量测定等方法都不足以解决这一问题，建立中药指纹图谱将能较为全面地反映中药及其制剂中所含化学成分的种类与数量，对中药内在质量进行整体描述和表征，符合中药质量控制整体性的特点，目前指纹图谱已成为国际公认的控制中药或天然药物质量的最有效手段。因此，越来越多的中药通过建立中药指纹图谱进行质量控制。

一、中药指纹图谱的分类

中药指纹图谱可按应用对象、研究方法、测定技术手段的不同进行分类。中药指纹图谱按应用对象可分为中药材（原料药材）指纹图谱、中药原料药（包括饮片、配方颗粒）指纹图谱、中间体指纹图谱和中药制剂指纹图谱；按研究方法可分为中药化学指纹图谱和中药生物学指纹图谱。中药化学指纹图谱系指采用光谱、色谱和其他分析方法建立的用以表征中药化学成分特征的指纹图谱，是中药分析中应用较为广泛的技术手段。狭义的中药指纹图谱是指中药化学（成分）指纹图谱。中药生物学指纹图谱系指采用生物技术方法建立的用以表征中药生物学特征的指纹图谱，包括中药材DNA指纹图谱、中药基因组学指纹图谱、中药蛋白组学指纹图谱等。

建立中药指纹图谱技术已涉及众多方法。按照测定技术手段，中药指纹图谱大致分为色谱法、光谱法及其他方法。色谱法包括高效液相色谱法（HPLC）、气相色谱法（GC）、薄层扫描（TLCS）和高效毛细管电泳法（HPCE）等；光谱法包括紫外光谱法（UV）、红外光谱法（IR）、近红外光谱法（NIR）；另外还可采用质谱法（MS）、核磁共振法（NMR）和X-射线衍射法等。其中HPLC、TLCS和GC已成为公认的三种常规分析手段。由于HPLC具有分离效能高、选择性高、检测灵敏度高、分析速度快、应用范围广等特点，中药成分绝大多数可在高效液相色谱仪上进行分析检测，且积累了较丰富的应用经验，因此高效液相色谱法已成为中药指纹图谱技术的首选方法。随着HPLC-MS、GC-MS等联用技术的应用，中药指纹图谱技术更趋完善。

二、中药指纹图谱的建立与分析评价

1. 中药指纹图谱建立的原则

中药指纹图谱的建立应以系统的化学成分研究和药理学研究为依托，体现系统性、特征性和稳定性三个基本原则，以保证中药指纹图谱的标准化、规范化、客观化，有

指纹图谱
概念及分类

指纹图谱
建立原则及
程序

利于在中药质量控制过程中进行推广和应用。

（1）系统性　中药指纹图谱中反映的化学成分应包括该中药有效部位所含大部分成分，或指标性成分的全部，如中药两头尖中抗肿瘤的有效成分为皂苷类化合物，其指纹图谱应尽可能地反映其中的皂苷类成分；银杏叶的有效成分是黄酮类和银杏内酯类，其指纹图谱可采用两种方法，针对这两类成分分别分析，达到系统全面控制银杏叶的质量。

（2）特征性　中药指纹图谱中反映的化学成分信息（如保留时间）应具有较强的选择性，这些信息的综合结果，将特征性地区分中药的真伪与优劣，成为中药自身的"化学条码"。如黄连的 HPLC 指纹图谱和 TLC 指纹图谱，不仅包括多种黄连生物碱类成分，而且具有许多未知类成分，这些成分的峰位顺序、比值在一定范围内是固定的，并且随药材品种不同而产生差异，依此可以很好地区别其来源、产地，判别药材的真伪优劣。

（3）稳定性　稳定性指所建立的中药指纹图谱在规定的方法、条件下的耐用程度，即不同操作者、不同实验室所重复做出的指纹图谱应在所允许的误差范围内，以体现指纹图谱共有模式的通用性和实用性。因而要求在建立中药指纹图谱过程中，包括样品制备、分析方法、实验过程及数据采集、处理、分析等全过程都要规范化操作，同时，还应建立相应的评价方法，对其进行客观评价。

2.中药指纹图谱建立的程序

中药指纹图谱研究的基本程序包括：方案设计、样品收集、方法建立、数据分析、样品评价和方法检验等。

（1）方案设计

① 研究对象的确定　在调研有关文献、新药申报资料（质量部分和工艺部分）及其他研究结果的基础上，尽可能详尽地了解药材、中间体及成品中所含成分的种类及其理化性质，综合分析后找出成品中的药效成分或有效成分，作为成品和中间体指纹图谱的研究对象，即分析检测目标。例如，黄芪含黄酮、皂苷及多糖等有效成分，黄芪多糖注射液及其中间体的指纹图谱则以多糖为研究对象，黄芪原药材的指纹图谱应把黄酮、皂苷及多糖作为研究对象。复方注射剂应根据君臣佐使的原则，以君药、臣药中的有效成分作为指纹图谱的研究对象，佐使药中的成分可采用其他指纹图谱方法进行辅助、补充研究。

② 分析方法的选择　分析方法应根据研究对象的物理化学性质来选择。大多数化合物可采用 HPLC，如黄芪中黄酮、皂苷、多糖等。挥发性成分应采用 GC，如鱼腥草中的鱼腥草素等成分群以及土木香中的土木香内酯、异土木香内酯和二氢土木香内酯等成分群。某些有机酸经甲酯化后亦可用 GC 分析。一个中药制剂的指纹图谱可以同时采用多种方法进行研究。选择方法时，还需考虑药品检验系统复核时的设备、技术等因素。

③ 研究内容　根据国家药品监督管理局《中药注射剂指纹图谱研究的技术要求（暂行）》的规定，主要研究对象有原药材、中间体、注射剂的指纹图谱，涉及内容包括样品名称、来源、供试品溶液的制备、参照物的选择、测定方法、指纹图谱及技术参数等。

（2）样品收集　样品收集是指纹图谱研究最初的也是最关键的步骤。收集的样品必须有真实性和足够的代表性。由于中药来源广泛，所含化学成分的种类及数量常会受到产地、采制等环节的影响。因此，为了确保指纹图谱的系统性，必须进行具有广泛代表性的样品的收集，尤其是不同产地、不同采收加工方式的样品的收集，只有保证样品的代表性，才能保证建立的指纹图谱的有效性。

研究指纹图谱用的原药材、饮片、提取物及各类制剂和相关产品的收集量均不应少于20个批次，每批样品取样量应不少于3次检验量，并留有足够的观察样品。20批的意义是为了保证测试样品的代表性，实际操作中应尽量收集多批次的样品，包括不同产地、不同采收季节及不同物候条件获得的样品，以掌握所用原料药材的内在质量情况和规律。

样品收集时需注意：①不可将同一批次样品分散成数个批次，充当样品。②原药材尽可能固定产地（GAP基地药材，道地药材）、采收期和炮制方法。对光线稳定、疗效稳定、无临床不良反应的药材批次应重点选择。③中间体、注射剂样品的收集应重点选择工艺稳定、疗效稳定、无不良反应的批次。④留样应不少于实验用量的3倍。

（3）供试品溶液的制备　根据中药中所含化学成分的理化性质和检测方法的要求，选择适宜的方法进行制备，确保该中药中的主要化学成分或有效成分在指纹图谱中得以体现。对于仅提取其中某类或数类成分的制剂和相关产品，可按化学成分的性质并参考生产工艺提取相应类别的成分。

各类制剂根据样品的具体情况，采用直接使用、稀释或溶剂提取的方法制备相应的供试品溶液。如液体注射剂一般可稀释或直接作为供试品溶液，必要时也可用适宜的溶剂提取、纯化后制备成一定量的溶液；固体制剂和相关产品（冻干粉）需注意成品的附加剂对分析方法有无干扰，若有干扰，需采取适宜的样品预处理方法消除干扰。此外单方制剂或复方制剂中各药材成分类别如果差别较大，分析条件要求不同，进行样品预处理时，应分别进行试验，以获得2张或2张以上的图谱。

① 原药材、饮片供试品溶液的制备　选用适宜的溶剂（尽可能与生产工艺的提取溶剂一致或接近）和提取方法，定量操作进行，分离富集样品，尽量使较多成分在谱图中反映出来，并达到较好的分离。如黄芪中黄酮类成分通过碱的萃取、皂苷类通过大孔吸附树脂吸附；苦参中总生物碱通过阳离子交换树脂分离；挥发性样品常用水蒸气蒸馏法制备。样品富集后，还可通过氧化铝柱、C_{18}柱、硅胶柱、聚酰胺柱等除去色素等杂质。

② 中间体供试品溶液的制备　根据提取物或中间体所含化学成分的理化性质和检测方法的要求，参考制剂和相关产品的制备工艺，选择适宜的溶剂和提取方法进行制备，确保提取物或中间体中的主要化学成分在指纹图谱中得以体现。

③ 制剂及相关产品供试品溶液的制备　各类制剂根据样品的具体情况，可以选择直接使用、稀释或溶剂提取制备供试品溶液。如液体注射剂一般可直接或稀释后进样分析，必要时可以用适宜的溶剂提取、纯化后分析。固体制剂需注意附加剂对分析方法有无干扰，如果有干扰，需要采用适宜的方法对样品进行提取净化以消除干扰。此外，如果中药制剂中所含成分理化性质差别较大，分析条件不同，进行样品预处理时应分别进行试验，以获得2张或2张以上的图谱进行综合评价。

（4）参照物的选择和参照物溶液的制备　建立中药指纹图谱，必须设立参照物或参照峰，一般根据样品中所含化学成分的性质，选取样品中容易获得且稳定的一个以上主要活性成分或指标成分作为参照物（S）。参照物主要用于指纹图谱技术参数的确定，如特征峰（共有峰）的相对保留时间、峰面积比值等，并有助于图谱的稳定性、重现性考察。在与临床药效未能取得确切关联的情形下，参照物起着辨认和评价指纹图谱特征的指引作用，不等同于含量测定的对照品。参照物应说明名称、来源和纯度。如果没有适宜的对照品，也可选取指纹图谱中结构已知、稳定的色谱峰作为参照峰，说明其色谱行为和有关数据。如情况需要，也可考虑选择适宜的内标物作为参照物。

参照物溶液的制备方法：精密称取适量参照物的对照品，根据对照品的理化性质和检测的要求，用适宜的溶剂配成标示浓度的参照物溶液（g/ml，mg/ml）。

（5）指纹图谱获取实验　指纹图谱获取方法首选色谱法，主要有高效液相色谱法、薄层色谱法、气相色谱法、联用技术及其他色谱技术。色谱指纹图谱实验方法和条件的选择，是通过比较试验，从中选取相对简便易行的方法和条件，获取足以代表品种特征的指纹图谱，以满足指纹图谱的专属性、重现性和普遍适用性的要求，并需经过严格的方法学验证（如稳定性试验、精密度试验、重现性试验等）。指纹图谱试验条件应能满足指纹图谱的需要，指纹图谱分析不同于含量测定，不宜简单套用含量测定用的试验条件，提高其分离度应以不牺牲色谱的整体特征为前提，故不应孤立地苛求分离度达到含量测定的要求，并需根据指纹图谱的特点进行试验条件的优化选择。

指纹图谱的建立和应用关键在于分析方法，包括仪器、试剂、测定条件等，以色谱法最为常用，一般首选 HPLC 法。HPLC 色谱条件选择主要包括色谱柱、流动相、检测器的选择与优化等。建立的最佳色谱条件要使供试品中所含成分尽可能地获得分离，即分得的色谱峰越多越好，使中药的内在特性都显现出来，为中药的指纹图谱评价及其品质鉴定提供足够的信息。

但需注意：供试液的制备和色谱分析时均需定量操作，以保证图谱在整体特征上进行半定量（差异程度或相似程度）的比较，体现色谱指纹图谱具备量化的特点。采用高效液相色谱法和气相色谱法建立指纹图谱，其指纹图谱的记录时间一般为 1h，实验中应记录 2h 的色谱图，以考察 1h 以后的色谱峰情况。采用薄层扫描法建立指纹图谱，必须提供从原点至溶剂前沿的图谱；采用光谱方法建立指纹图谱，必须按各种光谱的相应规定提供全谱。对于化学成分类型复杂的中药注射剂、有效部位和中间体，特别是中药复方注射剂，必要时建立多张指纹图谱。

（6）对照指纹图谱的建立及技术参数　根据已确定的试验方法和条件，对所有供试样品（10 批次以上）进行测定，根据足够样品数（10 批次以上）测试结果所给出的峰数、峰值（积分值）和峰位（保留时间）等相关参数，据参照物的保留时间，计算指纹峰的相对保留时间，标定共有指纹峰（亦称特征蜂）。用"S"标示参照物峰，用阿拉伯数字标示共有指纹峰。特征峰选取原则是：与相邻峰的分离度达到 1.2 以上，其他特征峰也达到一定分离，峰尖到峰谷的距离至少大于该峰高的 2/3 以上，如果未达到，则 2 个峰可以合并为 1 个峰计算。采用相关软件，对以上图谱进行拟合，建立对照指纹图谱（共有式），以此作为药品指纹图谱检验的依据。

指纹图谱的技术参数主要包括总峰面积、共有峰相对保留时间（$RRT = RT_i / RT_s$）、共有峰峰面积比（$RA = A_i / A_s$）、非共有峰面积等，这些技术参数可用作方法学验证。共有峰系指所有被检批次中均含有的相同色谱峰，主要来源于样品中主要有效成分或指标成分。共有峰的化学归属，可采用对照品加入法或 HPLC/DAD/MS/MS 联用技术进行鉴别，后者可在无对照品的情况下使用。

3. 指纹图谱方法认证

指纹图谱所表达的信息是否能代表样品的化学特征，是否能将样品中各药味都能反映在图谱上，要经过认证，确定指纹图谱的系统性和特征性。

（1）需要证明获取的指纹图谱能够表征该中药产品的化学组成。

（2）各原药材的化学组成特征应该在中药产品的谱图中得到体现。

指纹图谱的
方法认证及
评价

4. 指纹图谱方法学验证

指纹图谱实验方法验证的目的是考察和证明采用的指纹图谱测定方法具有可靠性和可重复性，符合指纹图谱测定的要求。中药指纹图谱测定是一个复杂的分析过程，影响因素多，条件繁杂，合理的实验方法有效性评价是对测定整体过程和分析系统的综合验证，需要在制定指纹图谱方法时充分考虑。

中药指纹图谱实验方法验证所包括的项目有：专属性、精密度（重复性）及耐用性（稳定性）等。

（1）精密度试验　主要考察仪器的精密度。取同一供试品，连续进样 5 次以上，考察色谱峰的相对保留时间、峰面积比值的一致性。采用高效液相色谱和气相色谱建立指纹图谱时，在指纹图谱中规定共有峰面积比值的各色谱峰，其峰面积比值的相对标准偏差（RSD）不得大于 3%，其他方法不得大于 5%，各色谱峰的相对保留时间应在平均保留时间±1min 内。

（2）重复性试验　主要考察实验方法的重复性。取同一批号的样品 5 份以上，分别按照选定的提取分离条件制备供试品溶液，并在选定的色谱条件下进行检测，考察色谱峰相对保留时间、峰面积比值的一致性。采用高效液相色谱和气相色谱建立指纹图谱时，在指纹图谱中规定共有峰面积比值的各色谱峰，其峰面积比值的相对标准偏差不得大于 3%，其他方法不得大于 5%，各色谱峰的相对保留时间应在平均保留时间±1min 内。

（3）稳定性试验　主要考察供试品的稳定性。取同一供试品溶液，分别在不同时间（0h、1h、2h、4h、8h、12h、24h、36h、48h）检测，考察色谱峰相对保留时间、峰面积比值的一致性、确定检测时间。

5. 指纹图谱的评价

中药指纹图谱的评价系指将样品指纹图谱与建立起来的该品种对照指纹图谱（共有模式）进行相似性比较，从而对药品质量进行评价和控制。但中药指纹图谱的评价不同于含量测定，它强调的是相似性（similarity），而不是相同性（identity），也即着重辨识完整图谱"面貌"，而不是求索细枝末节。分析比较的结果是对供试品与对照品之间的差异或一致性作出的评价。

相似性的比较可以用"相似度"表达，相似度可借助国家药典委员会推荐的"中药指纹图谱计算机辅助相似度评价软件"计算，一般情况下相似度在 0.9~1.0 之间即认为符合要求。采用相似度评价软件计算相似度时，若峰数多于 10 个，且最大峰面积超过总峰面积的 70%，或峰数多于 20 个，且最大峰面积超过总峰面积的 60%，计算相似度时应考虑去除该色谱峰。

对于用于鉴别的指纹图谱，若能够提供对照提取物，则优先考虑采用对照提取物作对照，也可以采用标准中给出的对照指纹图谱作对照进行目测比较，比较其色谱峰的峰数、峰位、峰与峰之间的比例等简单易行的方法。

为确保特征或指纹图谱具有足够的信息量，必要时可使用二张以上特征或指纹图谱。

6. 药材、中间体和制剂指纹图谱的相关性

制剂的指纹图谱与半成品（提取物）、原药材的指纹图谱应有一定的相关性和可追溯性，允许原药材中的某些特征峰在提取物、制剂指纹图谱中因生产工艺而有规律地丢失。制剂中各特征峰均可在药材及中间体的指纹图谱中得到追踪，中间体与制剂

的指纹图谱应非常接近，药材图谱中的色谱峰应比制剂多。必要时可采用加入某一药材、有效部位或中间体的供试品，或制备某一药材、有效部位或中间体阴性供试品的方法，标定各指纹图谱之间的相关性，提供相关性研究的指纹图谱。

7. 中药指纹图谱的应用实例

（1）补肺活血胶囊 UPLC 指纹图谱　处方组成：黄芪、赤芍、补骨脂。

色谱条件：以十八烷基硅烷键合硅胶为填充剂；以乙腈为流动相 A 及 0.1％甲酸水溶液为流动相 B，梯度洗脱，流速为 0.4ml/min；检测波长为 246nm；柱温为 35℃。

对照品溶液的制备：称取氧化芍药苷、芍药内酯苷、补骨脂苷、芍药苷、异补骨脂苷、毛蕊异黄酮苷、没食子酰芍药苷、芒柄花苷、毛蕊异黄酮、补骨脂素、异补骨脂素、苯甲酰芍药苷、芒柄花素对照品适量，精密称定，加甲醇溶解，配制成一定质量浓度的对照品储备液。分别精密吸取对照品储备液适量，以 50％甲醇稀释，定容，制成氧化芍药苷、芍药内酯苷、补骨脂苷、芍药苷、异补骨脂苷、毛蕊异黄酮苷、没食子酰芍药苷、芒柄花苷、毛蕊异黄酮、补骨脂素、异补骨脂素、苯甲酰芍药苷、芒柄花素 质量浓度分别为 2.144μg/ml、4.440μg/ml、1.560μg/ml、4.040μg/ml、2.680μg/ml、1.312μg/ml、2.032μg/ml、1.744μg/ml、1.640μg/ml、3.672μg/ml、3.616μg/ml、2.364μg/ml、2.280μg/ml 的溶液，即得。

供试品及单味药溶液的制备：精密称取补肺活血胶囊内容物粉末 0.5g，置于 50ml 具塞锥形瓶中，加入 50％甲醇 25ml，称定重量，超声处理 1h（功率 400W，频率 40kHz），温度为 50℃，放置至室温，称定重量，以 50％甲醇补足减失的重量，摇匀，0.22μm 微孔滤膜滤过，取续滤液，即得供试品溶液。取黄芪、赤芍、补骨脂单味对照药材适量，按上述供试品溶液制备方法制备各单味药供试品溶液。

测定：精密吸取参照物溶液和供试品溶液各 4μl，注入液相色谱仪，测定，记录色谱图，即得。

（2）实验方法及条件的选择　检测波长的选择：用 PDA（光电二极管阵列）检测器对 190～400nm 全波长扫描，通过比较不同波长下的图谱中色谱峰的数目、高度及面积，选取 246nm 作为检测波长。虽然黄芪药材中黄芪甲苷等皂苷类成分存在末端吸收难以检测到，但其黄酮类成分毛蕊异黄酮、芒柄花素等色谱信息均可体现，在此条件下能较多表达补肺活血胶囊中化合物的色谱峰，且各色谱峰峰形较好、基线平稳、相邻色谱峰分离度较高（图 3-4）。

色谱图记录时间选定：记录 25min 的色谱图，20min 后无色谱峰出现，因此选择 20min 作为补肺活血胶囊的液相分析时间。

（3）方法学验证　精密度考察：取编号为 S1 的补肺活血胶囊供试品溶液连续进样测定 6 次，记录色谱图。结果表明，各共有峰的相对保留时间的 RSD 值均小于 0.08％，相对峰面积的 RSD 值均小于 1.42％，精密度良好。

重复性考察：取编号为 S1 的补肺活血胶囊 6 份，分别制备供试品溶液，进样测定，记录色谱图。各共有峰相对保留时间的 RSD 值均小于 0.12％，相对峰面积的 RSD 值均小于 1.76％，表明该方法的重复性较好。

稳定性考察：取用于精密度考察的供试品溶液，分别于室温下放置 0h、2h、4h、8h、12h、24h 后进样测定，记录色谱图。各共有峰相对保留时间的 RSD 值均小于 0.18％，相对峰面积的 RSD 值均小于 2.31％，表明供试品溶液的稳定性符合要求。

（4）指纹图谱的建立　在上述条件下，取编号为 S1～S11 的 11 批供试品，分别

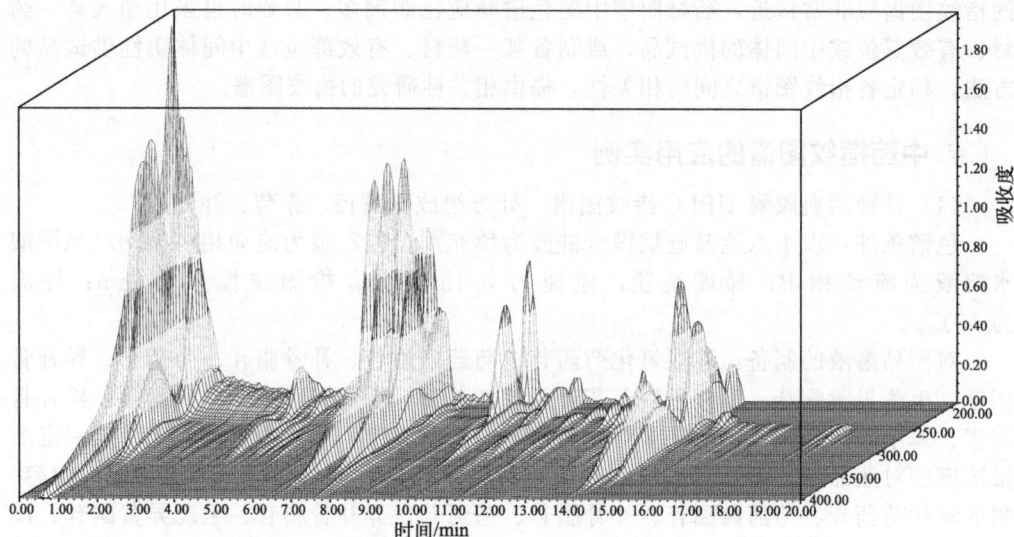

图 3-4　补肺活血胶囊全波长扫描的 UPLC 色谱图

制备供试品溶液并进样测定，分别记录色谱图，将色谱图导入"中药色谱指纹图谱相似度评价系统"（2012 版）软件。截取 1～20 min 色谱图进行分析，选取 S1 号样品色谱图为参照（参照图谱生成方法：中位数法；时间窗宽度：0.2），多点校正后进行自动匹配分析，生成补肺活血胶囊样品的 UPLC 指纹图谱叠加图及对照图谱（图 3-5），标定共有峰，计算相似度。共确定 20 个共有峰，其中 14 号峰为补骨脂素峰，为本指纹图谱的参照峰。

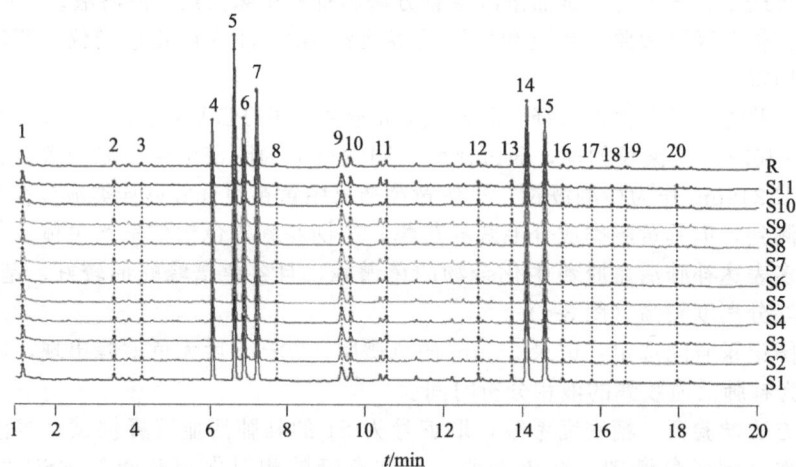

图 3-5　补肺活血胶囊 UPLC 叠加图谱和对照指纹图谱

供试品溶液的色谱图应具有补肺活血胶囊标准指纹图谱中的全部 20 个共有峰，且顺序一致。按中药色谱指纹图谱相似度评价系统计算，供试品指纹图谱与对照指纹图谱相似度不得低于 0.90。

（5）中药饮片与制剂相关性研究　通过对补肺活血胶囊及各原药材指纹图谱的相关性对比分析，确定了样品指纹图谱各共有峰的归属。峰 10、12、13、18 归属于黄芪药材，峰 1、3、4、6、9、11、16 归属于赤芍药材，峰 2、5、7、8、14、15、17、

19、20 归属于补骨脂药材。根据混合对照品各色谱峰保留时间并结合紫外光谱，指认出其中 13 个色谱峰，分别为氧化芍药苷（3 号峰）、芍药内酯苷（4 号峰）、补骨脂苷（5 号峰）、芍药苷（6 号峰）、异补骨脂苷（7 号峰）、毛蕊异黄酮苷（10 号峰）、没食子酰芍药苷（11 号峰）、芒柄花苷（12 号峰）、毛蕊异黄酮（13 号峰）、补骨脂素（14 号峰）、异补骨脂素（15 号峰）、苯甲酰芍药苷（16 号峰）、芒柄花素（18 号峰）。

——— 第五节 ———

中药特征图谱

中药特征
图谱

一、中药特征图谱的概念与特点

中药特征图谱是指样品经过适当的处理后，采用一定的分析方法和仪器，检测得到能够标识其中各种组分群体特征的共有峰图谱。它和中药指纹图谱相似，也是一种综合的、可量化的鉴别手段，可用于鉴别中药的真伪，评价中药质量的均一性和稳定性。中药特征图谱可分为化学（成分）特征图谱和生物特征图谱。化学（成分）特征图谱是建立在中药化学成分系统研究的基础上，借助于色谱（HPLC、GC、TLCS、HPCE 等）、光谱（IR、NMR、MS 等）及联用技术等现代分析手段和软件的应用，寻找同一药群体化学成分的相似性，以此反映药材化学成分组成和种类上的特征。中药化学特征图谱既能有效鉴别中药材的品种、真伪、产地等，又可以通过主要特征峰面积、比例、吸收峰的强度、相似度等量化指标检测药材的量。生物特征图谱则多采用分子标记技术测定，以研究和建立 DNA 特征图谱为主，反映药材生物遗传学上的特征。DNA 特征图谱在道地药材的鉴定以及动、植物中药种质资源的研究中具有良好的应用前景。目前常用的 DNA 特征图谱技术主要有 RAPD（随机扩增多态性 DNA）、RFLP（限制性内切酶片段长度多态性）、AFLP（扩增片段长度多态性）、DNA 测序法等。

中药特征图谱与指纹图谱的区别在于：指纹图谱是基于图谱的整体信息，用于中药质量的整体评价；特征图谱是根据图谱中某些成分的特征信息，表征被测样品的专属性和特征性，从而对中药的质量进行鉴别。

中药特征图谱是中药领域新兴的一种综合的、可量化的鉴别手段，与传统中药鉴定法相比，它不受样品形态的限制，原药材、饮片、粉末乃至含有生药原型的中成药亦可应用，准确性高，重现性好，所需检样量少，特征性明显。如采用 HPLC 法构建乌灵胶囊的化学特征图谱，并据此提取分离得到其特征性成分 5-甲基蜂蜜曲霉素。随着中药分析技术的快速发展和特征图谱分析软件的完善以及数据库系统的建立，中药特征图谱将在中药制剂鉴定领域发挥举足轻重的作用。

二、中药特征图谱的建立与分析评价

中药特征图谱建立的技术要求应包括中药饮片、提取物（中间体）相关的特征图谱研究的主要内容，应同时建立中药饮片、中间体的相应特征图谱，并对中药制剂与饮片、中间体之间的相关性进行分析。

中药饮片、有效部位、中间体和制剂的特征图谱应具有相关性。中药饮片的特征图谱在中间体和制剂的特征图谱上应能指认，必要时可采用加入某一中药材、有效部位或中间体的供试品或制备某一中药材、有效部位或中间体阴性供试品的方法标定各图谱之间的相关性。特征图谱中具有特殊意义的峰应予以编号，对色谱峰的个数及指认色谱峰的相对保留时间应作出规定。为了确保特征图谱具有足够的信息量，在必要时可采用2张以上的图谱进行分析。

三、研究实例

例 3-41　山楂叶提取物

本品为蔷薇科植物山里红 *Crataegus pinnatifida* Bge. var. *major* N. E. Br. 或山楂 *Crataegus pinnatifida* Bge. 的干燥叶经加工制成的提取物。

特征图谱：照高效液相色谱法（通则0512）测定。

（1）色谱条件与系统适用性试验　以十八烷基硅烷键合硅胶为填充剂；以四氢呋喃-甲醇-乙腈-乙酸-水（38∶3∶3∶4∶152）为流动相；检测波长为330nm。理论塔板数按牡荆素鼠李糖苷峰计算应不低于2500。

（2）供试品溶液的制备　取山楂叶，粉碎成粗粉，加50%乙醇提取两次（55～60℃），每次2h，第一次加10倍量，第二次加8倍量，滤过，合并滤液，回收乙醇至滤液无醇味，用等量水稀释，通过D101大孔吸附树脂柱，依次用水及不同浓度的乙醇洗脱，收集相应的洗脱液，回收乙醇，浓缩至相对密度约1.10（60℃）的清膏，喷雾干燥后取50mg，精密称定，置50ml量瓶中，加60%乙醇溶解并稀释至刻度，即得。

（3）参照物溶液的制备　取牡荆素鼠李糖苷对照品适量，精密称定，加60%乙醇制成每1ml含100μg的溶液，即得。

（4）测定法　分别精密吸取参照物溶液与供试品溶液各10μl，注入液相色谱仪，测定，记录色谱图，即得。山楂叶提取物特征图谱见图3-6。

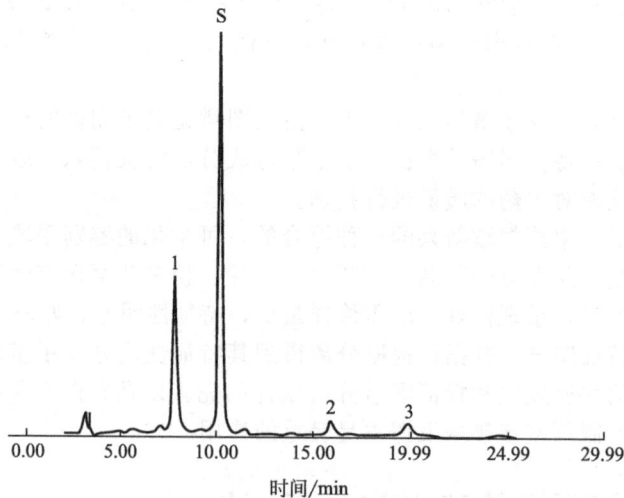

图3-6　山楂叶提取物特征图谱

1—牡荆素葡萄糖苷；S—牡荆素鼠李糖苷；2—牡荆素；3—金丝桃苷

供试品特征图谱中应呈现4个特征峰，与参照物峰相应的峰为S峰，计算各特征峰与S峰的相对保留时间，应在规定值的±5%范围之内。相对保留时间规定值为：0.76（峰1）、1.00（峰S）、1.55（峰2）、1.94（峰3）。

积分参数：斜率灵敏度为 5，峰宽为 0.04，最小峰面积为 10，最小峰高为 S 峰峰高的 1%。

例 3-42　连翘提取物的特征图谱

本品为木犀科植物连翘 *Forsythia suspensa*（Thunb.）Vahl 的干燥果实经加工制成的提取物。

特征图谱：照高效液相色谱法（通则 0512）测定。

（1）色谱条件与系统适用性试验　以十八烷基硅烷键合硅胶为填充剂；以甲醇为流动相 A，以水为流动相 B，按下表进行梯度洗脱；检测波长为 235nm。理论塔板数按连翘酯苷 A 峰计算应不低于 4000。

时间/min	流动相 A/%	流动相 B/%
0～10	10→25	90→75
10～40	25→40	75→60
40～60	40→60	60→40

（2）供试品溶液的制备　取本品 25mg，精密称定，置 5ml 量瓶中，加甲醇适量使溶解并稀释至刻度，滤过，取续滤液，即得。

（3）参照物溶液的制备　取连翘苷对照品适量，精密称定，加甲醇制成每 1ml 含连翘苷 30μg 的溶液，即得。

（4）测定法　分别精密吸取参照物溶液与供试品溶液各 10μl，注入液相色谱仪，测定，即得。连翘提取物特征图谱见图 3-7。

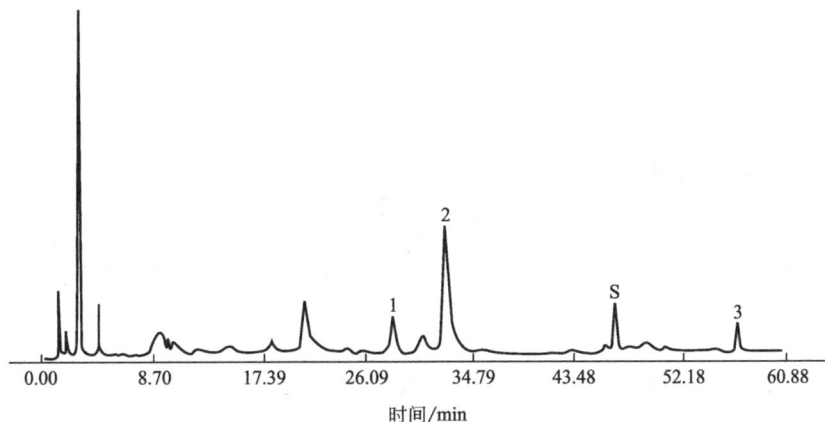

图 3-7　连翘提取物特征图谱
1—松脂醇-*β*-D-葡萄糖苷；2—连翘酯苷 A；S—连翘苷；3—连翘酯素

供试品特征图谱中应有 4 个特征峰，与参照物峰相应的峰为 S 峰，计算各特征峰与 S 峰的相对保留时间，其相对保留时间应在规定值的 ±5% 之内。规定值为：0.61（峰 1）、0.71（峰 2）、1.00（峰 S）、1.22（峰 3）。

积分参数：斜率灵敏度为 50，峰宽为 0.1，最小峰面积为 1.0×10^5，最小峰高为 0。

例 3-43　五子衍宗丸的特征图谱

【处方】　枸杞子　菟丝子（炒）　覆盆子　五味子（蒸）　盐车前子

【制法】　以上五味，粉碎成细粉，过筛，混匀。每 100g 粉末，用炼蜜 35～50g 和适量的水制丸，干燥，制成水蜜丸；或加炼蜜 80～90g 制成小蜜丸或大蜜丸，即得。

特征图谱：照高效液相色谱法（通则 0512）测定。

（1）色谱条件与系统适用性试验　以十八烷基硅烷键合硅胶为填充剂；以乙腈-

甲醇（10：1）为流动相A，0.4%磷酸溶液为流动相B，按下表中的规定进行梯度洗脱；金丝桃苷检测波长为360nm，五味子醇甲检测波长为250nm。理论塔板数按金丝桃苷峰计算应不低于5000。

时间/min	流动相A/%	流动相B/%	时间/min	流动相A/%	流动相B/%
0～5	5→15	95→85	15～25	19→21	81→79
5～15	15→19	85→81	25～70	21→90	79→10

（2）供试品溶液的制备　取本品水蜜丸，研细，取约2g精密称定；或取本品小蜜丸或重量差异项下的大蜜丸适量，剪碎，精密称定，精密加入等量硅藻土，混匀，取约5g，精密称定；置具塞锥形瓶中，精密加入70%甲醇50ml，称定重量，超声处理（功率250W，频率30kHz）60min，取出，放冷，用70%甲醇补足减失的重量，摇匀，滤过，取续滤液，作为供试品溶液。

（3）参照物溶液的制备　取覆盆子对照药材2.0g，置具塞锥形瓶中，加入70%甲醇50ml，超声处理60min，取出，放冷，摇匀，滤过，取续滤液，作为对照药材参照物溶液。另取金丝桃苷对照品、毛蕊花糖苷对照品、山奈酚对照品和五味子醇甲对照品适量，用70%甲醇制成每1ml各含25μg的混合溶液，作为对照品参照物溶液。

（4）测定法　精密吸取参照物溶液与供试品溶液各5μl，注入液相色谱仪，记录色谱图，即得。五子衍宗丸特征图谱见图3-8。

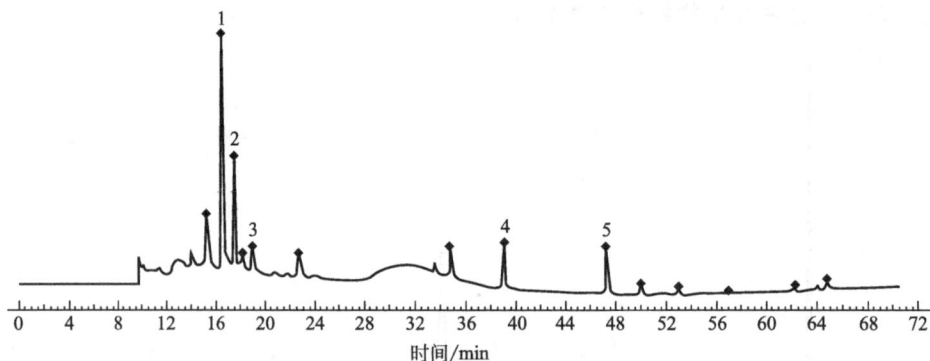

图3-8　五子衍宗丸特征图谱

1—覆盆子特征峰；2—金丝桃苷；3—毛蕊花糖苷；4—山奈酚；5—五味子醇甲

供试品特征图谱中应呈现5个特征峰，其中4个峰应分别与相应的对照品参照物溶液的保留时间一致，峰1应与对照药材参照物溶液主峰的保留时间一致。

例3-44　心可舒片的特征图谱

【处方】　丹参294g　葛根294g　三七19.6g　山楂294g　木香19.6g

【制法】　以上五味，取三七、木香及部分山楂粉碎成粉，剩余的山楂、葛根加入60%乙醇温浸30min，回流提取二次，合并醇提液，回收乙醇，备用；丹参加水煎煮二次，合煎液，滤过，滤液与上述备用液合并，混匀，浓缩至适量，加上述细粉制成颗粒，干燥，压制成1000片（小片）或500片（片），包薄膜衣，即得。

特征图谱：照高效液相色谱法（通则0512）测定。

（1）色谱条件与系统适用性试验　以十八烷基硅烷键合硅胶为填充剂；以乙腈为流动相A，以0.1%的三氟乙酸溶液为流动相B，按下表中的规定进行梯度洗脱；柱温为25℃；检测波长为287nm。理论塔板数按丹酚酸B峰计算应不低于100000。

时间/min	流动相 A/%	流动相 B/%	时间/min	流动相 A/%	流动相 B/%
0～20	5	95	60～80	9→22	91→78
20～30	5→9	95→91	80～120	22	78
30～60	9	91			

（2）供试品溶液的制备　供试品溶液的制备取重量差异项下的本品，研细，取约 0.5g 精密称定，置具塞锥形瓶中，精密加入 70％甲醇 50ml，密塞，称定重量，超声处理（功率 250W，频率 40kHz）30min，取出，放冷，再称定重量，用 70％甲醇补足减失的重量，摇匀，滤过，取续滤液，即得。

（3）参照物溶液的制备　取葛根对照药材 0.5g，置具塞锥形瓶中，加 70％甲醇 50ml，超声处理 30min，摇匀，滤过，取续滤液作为对照药材参照物溶液。再取［含量测定］丹参、葛根项下对照品溶液，作为对照品参照物溶液。

（4）测定法　精密吸取参照物溶液与供试品溶液各 10μl，注入液相色谱仪，测定，即得。心可舒片的特征图谱见图 3-9。

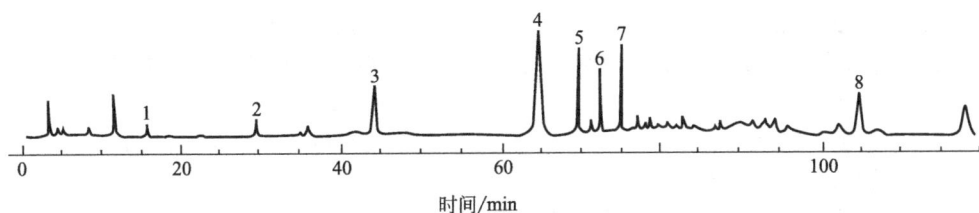

图 3-9　心可舒片的特征图谱

1—丹参素钠；2—原儿茶醛；3—3′-羟基葛根素；4—葛根素；5—3′-甲氧基葛根素；
6—葛根素-7-木糖苷；7—大豆苷；8—丹酚酸 B

供试品色谱中应呈现 8 个与对照特征图谱相对应的色谱峰；其中 1、2、4、8 号的峰保留时间应与丹参素钠、原儿茶醛、葛根素、丹酚酸 B 对照品色谱峰的保留时间相对应；3、4、5、6、7 号峰的保留时间应与对照药材参照物色谱中的 5 个主色谱峰的保留时间相对应。

重点小结

1. 中药制剂理化鉴别常用的方法及原理。
2. 中药制剂的薄层鉴别对照物的选择。
3. 建立中药制剂的指纹图谱的原则和步骤。

复习思考题

一、选择题

1. 在六味地黄丸的显微定性鉴别中，薄壁组织呈灰棕色至黑色，细胞多皱缩，内含棕色核状物，为（　　）的特征。

　　A. 山药　　　　　　　B. 牡丹皮　　　　　　C. 熟地　　　　　　　D. 茯苓

2. 在牛黄解毒片显微鉴别中，草酸钙簇晶大，直径约 60～140μm，为（　　）的特征。

　　A. 牛黄　　　　　　　B. 大黄　　　　　　　C. 冰片　　　　　　　D. 雄黄

3.在中药制剂的理化鉴别中，最常用的方法为（　　）。

A.GC法　　　　　　　B.UV法　　　　　　　C.HPLC法　　　　　　D.TLC法

4.气相色谱法最适宜测定下列哪种成分（　　）。

A.挥发性成分　　　　　　　　　　　　B.不具有挥发性的成分

C.无机成分　　　　　　　　　　　　　D.含有大分子又不能分解成分

5.应用GC法鉴别安宫牛黄丸中麝香酮成分，为鉴别方中哪种药材（　　）。

A.牛黄　　　B.水牛角　　　C.麝香　　　D.冰片　　　E.珍珠

6.中药制剂在薄层色谱法定性鉴别中，铺制薄层板要求（　　）。

A.玻璃板光滑平整，洗净后不附水珠，不需晾干

B.玻璃板光滑平整，洗净后不附水珠，晾干

C.玻璃板光滑平整，洗净后应有水珠，晾干

D.玻璃板光滑平整，洗净后可挂少量水珠，晾干

7.在薄层色谱鉴别中，硅胶薄层板的活化条件是（　　）。

A.110℃烘30min　　　　　　　　　　B.210℃烘30min

C.310℃烘30min　　　　　　　　　　D.410℃烘30min

8.在薄层色谱鉴别中，如制剂中同时含有黄连、黄柏原药材，宜采用（　　）。

A.阳性对照　　　　　　　　　　　　B.阴性对照

C.化学对照品对照　　　　　　　　　D.对照药材和化学对照品同时对照

9.中药指纹图谱是指（　　）。

A.中药制剂经适当处理后，得到的光谱图

B.中药制剂经适当处理后，得到的色谱图

C.中药材经适当处理后，得到的色谱图

D.中药材或中药制剂经适当处理后，得到的能够标示其中药特性的图谱

10.中药指纹图谱研究中样品采集应（　　）。

A.大于5批　　　　B.小于5批　　　　C.大于10批　　　　D.小于10批

二、简答题

1.举例说明薄层色谱鉴别对照品如何选择。

2.薄层色谱鉴别法中为何有时采用对照药材和对照品同时对照？

3.薄层色谱鉴别中，采用阴性对照的目的是什么？

4.简述气相色谱法定性鉴别的依据。

5.什么是中药指纹图谱？其基本属性有哪些？

6.建立中药指纹图谱的原则和步骤是什么？

第四章

中药制剂的检查

要点导航

1. 掌握中药制剂杂质的概念与杂质限量的计算方法，重金属、砷盐、水分、干燥失重、炽灼残渣、灰分等的检查原理、方法和注意事项。

2. 熟悉二氧化硫残留量、乙醇量、甲醇量、内源性有害物质、残留溶剂、农药残留的检查原理与方法及《中国药典》制剂通则的检查项目。

3. 了解氯化物与铁盐检查法以及膨胀度、真菌毒素和酸败度测定法。

中药制剂的检查是指中药制剂在加工、生产、储藏、运输和应用等过程中可能含有并须控制的物质或其限度指标，包括安全性、有效性、均一性（纯度检查，也称杂质检查）和稳定性检查等。安全性检查是指某些药物需进行异常毒性、细菌内毒素（或热原）、降压物质（包括组胺类物质）、过敏反应、溶血和无菌等项目的检查，如止喘灵注射液的异常毒性和无菌检查等。有效性检查是针对某些药物的特殊药效需进行的特定检查项目，如坎离砂的热效应检查。均一性检查，即纯度检查或杂质检查，包括常规物质检查和有害物质检查等。中药制剂杂质来源较多，既有按既定工艺进行生产和正常储藏过程中可能含有或产生并需要控制的杂质（如残留溶剂、有关物质等），又有如心悦胶囊，因处方是西洋参茎叶总皂苷，为避免原料中带入杂质，药品标准中将人参茎叶作为杂质进行检查。通过杂质检查，可判断药物的纯净程度。《中国药典》2020 年版（一部）各制剂品种项下的制剂通则检查是按照药物剂型分类，针对剂型特点所规定的基本技术要求，是为了确保药物制剂的安全性、有效性、稳定性和均一性，检查药物制剂是否达到制剂学方面的有关要求，如重量差异、崩解时限、装量差异检查等。本章主要讨论中药制剂的杂质检查和制剂通则检查。

第一节

概述

纯度检查即对制剂中的杂质进行检查，是药品质量标准中检查项下的主要内容，以保证用药的安全、有效和稳定，同时也为中药制剂生产及流通过程中药物的质量保证和企业管理的考核、监督等提供依据。

一、药品的纯度要求

药物的纯度，即药物的纯净程度，是反映药物质量的一项重要指标。对于药物纯度的认识是在防病、治病的实践中积累起来的，随着现代分析检测技术的发展，人们对药物纯度的认识和要求也在不断提高。目前，药物的纯度主要通过杂质检查来确定。中药制剂由于原料来源多种多样，处方组成、组分性质、生产过程等可能引入的杂质各不相同，因此，必须对中药制剂的杂质进行检查，以保证质量可控。

凡符合药物纯度要求的药品、辅料、试剂属药用规格，不同于化学试剂规格。化学试剂中的杂质是指能够对化学使用目的与使用范围产生影响的物质，对于那些可能引起生理和毒副作用的物质均未加考虑。因此，不允许用一般的化学试剂规格替代药用规格，更不能将化学试剂作为药品用于临床。

二、杂质的来源与种类

1. 杂质的来源

中药制剂的杂质是指存在于中药制剂中，对人体健康有害或对药物的稳定性和疗效产生影响的物质。这些物质的存在，不仅影响中药制剂质量，还可反映出生产、贮藏中存在的问题。因此了解中药杂质的来源，根据可能存在的杂质来确定检查项目，才能制定有针对性的杂质检查方法。中药制剂中存在的杂质主要来源于原料药材和饮片、制剂的生产制备过程以及药品贮藏过程。

（1）来源于药材和饮片的杂质　药材中混存的杂质系指下列各类物质，即：药材来源与药典规定相同，但其性状或药用部位与药典规定不符；来源与药典规定不同的物质；药材中混存的无机杂质，如砂石、泥块、尘土等。中药品种众多、来源广泛，其本身的质量受产地、生长环境、采收季节、炮制加工及贮藏条件等多种因素的影响。因此，在药材采集、收购的过程中就有可能混入掺杂物，这些掺杂物在炮制或制剂制备前未除尽或除不尽，都有可能在饮片或制剂成品中再次引入。如收购的大黄药材中混入土大黄苷，以其为原料生产的中药制剂（如三黄片）中就有可能引入土大黄苷杂质。另外，一些中药因土壤及其外来污染物（如农药、化肥）等，还可能带来重金属、砷盐、有机磷、有机氯、钾离子、钙离子、硫酸盐、草酸等杂质。各类杂质检查按药材正文标准项下规定的方法或指定的有关附录方法进行。

（2）来源于生产制备过程的杂质　药材使用受到污染的水清洗，会引入污染物；饮片炮制过程炭化、产生药屑或辅料污染等也属于杂质；在中药制剂的生产过程中，常需使用溶剂、试剂等，若不能完全除去，溶剂残留物就会进入产品中；也可能因中药制剂制备过程中组分变化引入新的杂质；由中药分离的单体成分制剂，因其多含有与药物组分化学结构、性质相似的组分，可能因分离不完全而引入药品中成为杂质。此外，粉碎用的机器磨损以及制备用的金属器皿、设备等也可能引入某些金属杂质等。

（3）来源于贮藏过程的杂质　中药因贮藏或运输过程保管不当，可能造成产品包装破损、分解、霉变、腐败，甚至鼠咬、虫蛀等现象，从而引入大量的杂质。一些中药的化学成分在外界条件如日光、空气、温度、湿度等影响下，可能发生水解、分解、氧化还原、聚合等变化，使药品产生相关杂质。在适宜的条件下，药物在微生物的作用下也会产生杂质，如真菌能使一些含糖、蛋白质、淀粉较多的中药霉变且药效降低。《中国药典》2020年版规定，一般药物在室温阴凉干燥处于避光容器内密闭（或密封）保存，对于一些易发生变化的制剂，需加入一定量稳定剂，在允许的范围内不得认为添加剂是杂质，但超过规定量则视为杂质存在。因此，应严格控制药品的贮藏条件，保证临床用药的安全有效。

2. 杂质的种类

中药制剂的杂质一般分为常规物质和有害物质。常规物质检查主要是检查在中药的采集、收购、加工以及制剂的生产和贮藏过程中容易引入的杂质，这些杂质在自然界中分布比较广泛，如水分、氯化物、铁盐、灰分等。这些杂质虽然无毒，但其含量的多少可反映出药物纯度的情况，对生产工艺和生产质量控制有预警作用。有害物质检查主要是检查中药制剂中存在的、能引起明显不良作用的杂质，如铬、汞、砷、真菌毒素等。依据来源，有害物质检查又可分为药物中本身含有的内源性杂质检查和从外界环境中引入的外源性杂质检查。如小活络丸中检查乌头碱限量就是内源性杂质检查；制剂中农药残留、重金属检查属于外源性杂质检查。

根据杂质的理化性质可分为无机杂质、有机杂质及残留溶剂。无机杂质可能来源于生产过程，如反应试剂、配位体、催化剂、元素杂质、无机盐和其他物质（例如过滤介质，活性炭等），一般是已知和确定的。由于许多无机杂质直接影响药品的稳定性，并可反映生产工艺本身的情况，了解中药制剂中无机杂质的情况对评价药品生产工艺的状况有重要意义。有机杂质可在药品的生产或贮存中引入，也可由药物与辅料或包装结构的相互作用产生，这些杂质可能是已鉴定或者未鉴定的、挥发性的或非挥发性的，包括起始物、副产物、中间体、降解产物、试剂、配位体和催化剂；其中化学结构与活性成分类似或具渊源关系的有机杂质，通常称为有关物质。药品中的残留溶剂系指原料药或辅料的生产中，以及制剂制备过程中使用的，但在工艺操作过程中未能完全去除的有机溶剂，一般具有已知的毒性，均需检查。

三、杂质的限量检查

1. 杂质检查的要求

将中药制剂中的杂质完全去除，目前尚存在一定难度，且当杂质含量控制在一定范围内，不致对人体产生危害，也没有必要完全除去。在确保药物的疗效、安全、稳定和质量可控的原则下，对药品中可能存在的杂质进行限量检查。药物中所含杂质的最大允许量称为杂质限量。因此，药典中的杂质检查方法多为限度检查（limit test）。杂质限量通常用百分之几（%）或百万分之几（parts per million, ppm）来表示。

杂质检查方法一般分为杂质限量检查法和杂质含量测定法。

杂质限量检查法通常不要求测定其准确含量，只需检查杂质是否超过限量。杂质限量检查法常见有三种，即对照法、灵敏度法和比较法。

对照法指取一定量与被检杂质相同的纯物质或对照品配制成标准对照溶液，同时取一定量供试品溶液，在相同处理条件下试验，比较反应结果，确定杂质含量是否超过限量规定。中药制剂杂质限量多数采用对照法检查，使用此方法时，应注意平行原则，即供试品溶液和标准对照溶液必须在完全相同的条件下操作，如所加入的试剂、反应的温度、放置的时间等均应相同，这样结果才具有可比性。如小金片中采用薄层色谱法检查双酯型生物碱限量。

灵敏度法是在供试品溶液中加入一定量的试剂，在一定反应条件下，观察不得有阳性结果出现，即从该检测条件下的反应灵敏度来控制杂质的限量，由此判断供试品中所含杂质是否符合限量规定，该法不需用杂质标准对照溶液对比。如肉桂油中的重金属检查，取肉桂油 10ml，加水 10ml 与盐酸 1 滴，振摇后，通硫化氢气体使饱和，水层与油层均不得变色。

比较法是利用被检杂质的某些特征参数，如吸光度等，与规定的限量比较，不得更大。

杂质含量测定法通常要求测定其准确含量。可根据杂质的性质和特点选择测定方法，常用高效液相色谱法。如心脑健片采用高效液相色谱法测定咖啡因和没食子酸的含量，规定每片含咖啡因不得超过 2.0mg 和没食子酸不得超过 3.0mg。

《中国药典》2020 年版在每个药品标准项下规定了相应的杂质检查，未规定检查的项目，可能是在正常生产和贮藏过程中不可能引入，或者虽引入，但含量甚微，对人体无不良影响，也不影响药物质量，故不予检查。有些由于从生产实践到检验方法对其认识尚不够，有待进一步研究，故暂缓列入检查项目下。凡药典未规定检查的杂质，一般不需要检查，但遇到特殊情况，如检查某药品时发现外观性状不正常，检验时反应不正常，则应根据需要对问题进一步追踪检查。如药厂在生产中改变了原料和方法，或在生产中发生了差错，则应根据实际情况检查可能引入的杂质。在食品药品监督管理部门了解到，某药品的质量有问题或对其纯度有怀疑时，也需做除《中国药典》规定以外的检查。

2. 杂质限量检查的计算

药物中的杂质限量可用下式计算：

$$杂质限量 = \frac{杂质最大允许量}{供试品量} \times 100\% \tag{4-1}$$

由于供试品中所含杂质的最大允许量是通过与一定量杂质标准对照溶液比较而得到的，在数值上应是标准溶液的浓度（c）和体积（V）的乘积，故杂质限量（L）的计算公式为：

$$杂质限量（L） = \frac{标准溶液的体积（V）\times 标准溶液的浓度（c）}{供试品量（S）} \times 100\%$$

$$L = \frac{Vc}{S} \times 100\% \tag{4-2}$$

例 4-1 丹参总酚酸提取物中重金属检查

取本品 2.0g，精密称定，照炽灼残渣检查法［《中国药典》2020 年版（四部）（通则 0841）］炽灼至完全灰化，取炽灼残渣项下残留的残渣，依照《中国药典》2020 年版（四部）（通则 0821）第二法，检查标准铅溶液中的重金属（每 1ml 含 10μg 的 Pb）。问重金属限量为多少？

解：已知 $S = 2.0 \times 1000\text{mg}$ $c = 0.01\text{mg/ml}$ $V = 2.0\text{ml}$

$$重金属限量 L = \frac{2.0 \times 0.01}{2.0 \times 1000} \times 100\% = 0.001\%（百万分之十）$$

例 4-2 阿胶中砷盐检查

取本品 2.0g，加无砷氢氧化钙 1g，混合，加少量水，搅匀，干燥后，先用小火烧灼使炭化，再在 500～600℃炽灼使完全灰化，放冷，加盐酸 3ml 与水适量使溶解成 30ml，分取溶液 10ml，加盐酸 4ml 与水 14ml，依法检查砷盐［《中国药典》2020 年版（四部）（通则 0822）第一法］，含砷盐量不得超过百万分之三。问应取标准砷溶液（每 1ml 相当于 1μg 的 As）多少毫升？

解：已知 $L = 3 \times 10^{-6}$ $c = 10^{-6}\text{g/ml}$ $S = 2.0 \times 10/30\text{g}$

$$3 \times 10^{-6} = \frac{V \times 10^{-6}}{2.0 \times 10/30}$$

应取标准砷溶液体积：

$$V=\frac{3\times10^{-6}\times2\times10/30}{10^{-6}}=2.0\ (\text{ml})$$

例 4-3　琥珀抱龙丸中砷盐检查

取本品适量，加等量氢氧化钙，混匀，加水适量，搅匀，干燥后用小火烧灼至炭化，再在 500～600℃炽灼使完全灰化，放冷，残渣加盐酸 5ml 与适量的水使溶解成28ml，依法检查〔《中国药典》2020 年版（四部）（通则 0822）第一法〕，含砷量不得过百万分之五，标准砷溶液每 1ml 相当于 1μg 的 As。问应取供试品多少克？

解：已知　$L=5\times10^{-6}$　$c=10^{-3}\text{mg/ml}$　$V=2.0\text{ml}$

$$0.0005\%=\frac{2\times0.001}{S\times1000}$$

应取供试品量：　$$S=\frac{2\times0.001}{5\times10^{-6}\times1000}=0.4\ (\text{g})$$

第二节

中药制剂中常规物质检查

一、氯化物的检查

1. 基本原理

在硝酸溶液中，氯化物与硝酸银试液作用，生成氯化银的白色浑浊液，在相同条件下，通过与一定量标准氯化钠溶液生成的氯化银浑浊液比较，检查供试品中氯化物限量。

$$Cl^- + Ag^+ \!=\!=\! AgCl \downarrow$$

氯化物的检查

2. 检查方法

取规定量的供试品，加水溶解使成 25ml（溶液如显碱性，可滴加硝酸使成中性），再加稀硝酸 10ml；溶液如不澄清，应滤过；置 50ml 纳氏比色管中，加水使成约40ml，摇匀，即得供试品溶液。另取该品种项下规定量的标准氯化钠溶液，置 50ml纳氏比色管中，加稀硝酸 10ml，加水使成 40ml，摇匀，即得对照溶液。于供试品溶液与对照溶液中，分别加入硝酸银试液 1.0ml，用水稀释使成 50ml，摇匀，在暗处放置 5min，同置黑色背景上，从纳氏比色管上方向下观察、比较。

3. 注意事项及讨论

（1）标准氯化钠溶液的配制：称取氯化钠 0.165g，置 1000ml 容量瓶中，加水适量使溶解并稀释至刻度，摇匀，作为贮备液。临用前，精密量取贮备液 10ml，置 100ml 容量瓶中，加水稀释至刻度，摇匀，即得（每 1ml 相当于 10μg 的 Cl^-）。

（2）在测定条件下，氯化物浓度应控制在 50ml 中含 50～80μg 的 Cl^-，所显浑浊梯度明显，相当于标准氯化钠溶液 5～8ml，故供试品的取用量应使氯化物的含量在此范围内。

（3）加入硝酸的目的，可避免 Ag_2CO_3、Ag_3PO_4 及 Ag_2O 沉淀对检查的干扰，

同时还可加速 AgCl 沉淀的生成并形成较好的乳浊液。酸度以 50ml 供试品溶液中含稀硝酸 10ml 为宜。

（4）反应温度一般控制在 30～40℃，这时溶液的浑浊度最大，便于观察。低于 20℃，氯化银生成速度较慢，形成浑浊也不稳定。

（5）供试品溶液如果有颜色，可取供试品溶液两份，分置 50ml 纳氏比色管中，一份加 AgNO₃ 试液 1.0ml，摇匀，放置 10min，如显浑浊，可反复滤过，至滤液完全澄清，再加规定量的氯化钠标准溶液与水适量使成 50ml，摇匀，在暗处放置 5min，作为对照溶液；另一份加 AgNO₃ 试液 1.0ml 与水适量使成 50ml，摇匀，在暗处放置 5min，按上述方法与对照溶液比较，即得。供试品溶液不澄清，可用滤纸滤过，滤纸应预先用硝酸水溶液洗净其中的氯化物，防止干扰。

（6）加入 AgNO₃ 试液后，应将纳氏比色管置暗处放置 5min，否则光线的作用可使单质银析出。由于氯化银为白色沉淀，比较时应将纳氏比色管置黑色背景上，自上向下透视观察、比较。

二、铁盐的检查

1. 基本原理

在酸性溶液中硫氰酸盐与三价铁生成可溶性红色硫氰酸铁的配位离子，比较供试品溶液与标准铁对照溶液在同一条件下所显硫氰酸铁颜色的深浅，检查供试品中铁盐的限量。

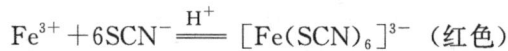

$$Fe^{3+} + 6SCN^- \xrightarrow{H^+} [Fe(SCN)_6]^{3-} \text{（红色）}$$

2. 检查方法

取各品种项下规定量的供试品，加水溶解使成 25ml，移至 50ml 纳氏比色管中，加稀盐酸 4ml 与过硫酸铵 50mg，用水稀释使成 35ml 后，加 30％硫氰酸铵溶液 3ml，再加水适量稀释成 50ml，摇匀；如显色，立即与标准铁溶液一定量制成的对照溶液（取该品种项下规定量的标准铁溶液，置 50ml 纳氏比色管中，加水使成 25ml，加稀盐酸 4ml 与过硫酸铵 50mg，用水稀释使成 35ml，加 30％硫氰酸铵溶液 3ml，再加水适量稀释成 50ml，摇匀）比较。

3. 注意事项及讨论

（1）标准铁溶液的配制：称取硫酸铁铵 [FeNH₄(SO₄)₂·12H₂O] 0.863g，置 1000ml 容量瓶中，加水溶解后，加硫酸 2.5ml，用水稀释至刻度，摇匀，作为贮备液。临用前，精密量取贮备液 10ml，置 100ml 容量瓶中，加水稀释至刻度，摇匀，即得（每 1ml 相当于 10μg 的 Fe）。配制标准铁储备液时加入硫酸 2.5ml，可防止硫酸铁铵水解，易于保存。

（2）50ml 溶液中 Fe³⁺ 含量为 20～50μg 时，色泽梯度较明显。如果供试品溶液与对照溶液色调不一致时，可加正丁醇 20ml 萃取，消除背景干扰，提高灵敏度，因为硫氰酸铁配位离子在正丁醇等有机溶剂中的溶解度较大。

（3）Fe³⁺ 在中性或碱性溶液中可水解形成棕色的 $[Fe(H_2O)_6OH]^{2+}$ 或红棕色的 $Fe(OH)_3$ 沉淀，故显色反应宜在酸性溶液中进行；硝酸有氧化性，可使 SCN⁻ 受到破坏。

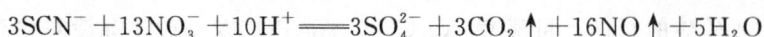

$$3SCN^- + 13NO_3^- + 10H^+ = 3SO_4^{2-} + 3CO_2\uparrow + 16NO\uparrow + 5H_2O$$

此外，若硝酸中含有亚硝酸，能与 SCN^- 作用生成红色亚硝酰硫氰化物（NO·SCN）。因此，宜用稀盐酸进行酸化。经试验，以 50ml 溶液中含稀盐酸 4ml 为宜。

（4）加入氧化剂过硫酸铵 $[(NH_4)_2S_2O_8]$ 可将供试品中的 Fe^{2+} 氧化成 Fe^{3+}；另外，$Fe(SCN)_3$ 还原或分解褪色与光照时间的长短成正比，为了减少褪色现象，可加入氧化剂 $(NH_4)_2S_2O_8$。某些药物（如葡萄糖、碳酸氢钠、糊精等）在检查过程中需加硝酸处理，可不加 $(NH_4)_2S_2O_8$，但必须加热煮沸除去氧化氮，否则 HNO_2 与 SCN^- 作用生成红色亚硝酰硫氰化物（NOSCN）而影响比色测定。温度升高，硫氰酸铁褪色加快。供试品溶液与对照溶液的测定应平行操作，避免误差。

（5）铁盐与硫氰酸根离子的反应为可逆反应，加入过量的硫氰酸铵，不仅可以减少生成的配离子解离，提高反应灵敏度，还能消除氯化物（可使 Cl^- 干扰减少）和其他在酸性溶液中能与铁盐生成配位化合物的物质所引起的干扰。

知识拓展

纳氏比色管

纳氏比色管是比色管中的一种，又称奈斯勒比色管，英文名为 Nessler glasses（tube），根据德国化学家 Julius Neßler（1827—1905）命名。最先用于奈斯勒比色法（Nesslerization）测定氨。纳氏比色管目前在药物分析、中药制剂分析等操作中主要用于杂质检查中的目视比色，供试品和对照溶液经平行处理后，分别放在比色管中对比颜色的深浅程度来确定供试品中某些成分的量是不是超过对照溶液的限量。比色管分为具塞和无塞两种，常见的规格有 25ml、50ml 等，一般呈圆柱形，平底。

三、干燥失重测定法

药品中若含有较多的水分或其他挥发性物质时，不仅使其他成分的含量降低，且会引起药品中某些成分水解或发霉变质。同时，含水量还可反映制剂的生产工艺是否稳定，因此干燥失重主要是检查药物中的水分和其他挥发性物质，对保证药品质量极为重要。

药品的干燥失重系指药品在规定的条件下，经干燥后所减失的重量，减失的重量主要为水分、结晶水及其他挥发性的物质（如乙醇）等。干燥失重测定法适用于受热稳定的供试品。

干燥失重
测定法

1. 检查方法

取供试品，混合均匀（如为较大的结晶，应先迅速捣碎，使成 2mm 以下的小粒），取约 1g 或各药品项下规定的重量，置于干燥至恒重的扁形称量瓶中，精密称定，除另有规定外，在 105℃干燥至恒重。根据减失的重量和取样量计算供试品的干燥失重。

根据药品的耐热性、水分挥发难易程度，所采用的干燥方法也各异，下文为常用的测定方法。

（1）常压加热干燥法　适于测定受热较稳定，不易挥发、氧化、分解或变质的供试

品。本法又叫烘干法，通常将供试品置于电热干燥箱中，在规定温度（一般为105～110℃）下加热干燥。干燥时间除另有规定外，根据含水量的多少，一般在达到指定温度±2℃干燥2～4h，再称至恒重。

（2）减压干燥法　适用于常压下高温加热易分解变质、水分难挥发或熔点低的药品检查。将供试品置真空干燥箱（减压电热干燥箱）内，减压至2.67kPa（20mmHg）以下，在较低温度（一般为60～80℃）下干燥至恒重。在减压条件下，有利于水分的挥发，缩短干燥时间，提高干燥效率。

（3）干燥剂干燥法　适用于能升华、受热易分解变质的药品检查。将供试品置于盛有干燥剂的密闭容器内，干燥剂吸收供试品中的水分，干燥至恒重。常用干燥剂及相对干燥效率见表4-1。

表4-1　常见干燥剂的干燥效率

干燥剂	每升空气中残留水分的体积/ml	干燥剂	每升空气中残留水分的体积/ml
$CaCl_2$（无水粒状）	1.5	$CaSO_4$（无水）	3×10^{-3}
NaOH	0.8	H_2SO_4	3×10^{-3}
硅胶	3×10^{-2}	CaO	2×10^{-3}
KOH（熔融）	2×10^{-3}	$Mg(ClO_4)_2$（无水）	5×10^{-4}
Al_2O_3	5×10^{-3}	P_2O_5	2×10^{-5}

2. 注意事项及讨论

（1）一般取供试品约1g，将供试品颗粒控制在2mm以下，便于干燥。供试品干燥时，应平铺在扁形称量瓶中，厚度不可超过5mm，如为疏松物质，厚度不可超过10mm。

（2）供试品放入烘箱或干燥器进行干燥时，应将瓶盖取下，置称量瓶旁，或将瓶盖半开进行干燥；取出时，需将称量瓶盖好。置烘箱内干燥的供试品，应在干燥后取出置干燥器内放冷至室温，然后称定重量。供试品如未达到规定的干燥温度即熔化时，应先将供试品于较低的温度下干燥至大部分水分除去后，再按规定条件干燥。生物制品应将供试品于较低的温度下干燥至大部分水分除去后，再按规定条件下干燥。

（3）当用减压干燥器或恒温减压干燥器时，除另有规定外，压力应在2.67kPa（20mmHg）以下，但不可太低，否则干燥器会有爆破危险。初次使用新干燥器时，宜用较厚的布包在外部，以防玻璃破碎时飞溅，引起伤害。

（4）干燥器中常用的干燥剂为无水氯化钙、硅胶或五氧化二磷，恒温减压干燥器中常用的干燥剂为五氧化二磷。干燥剂应保持在有效状态。

四、水分测定法

水分测定法是指采用规定的方法测定中药固体制剂或药材（或饮片）中的水分含量（％）。常见测定方法有五种，包括费休氏法、烘干法、甲苯法、减压干燥法和气相色谱法。

（一）检查方法

要求供试品，一般先破碎成直径不超过3mm的颗粒或碎片；直径和长度在3mm以下的花类、种子和果实类药材，可不破碎；减压干燥法需先经2号筛。由于药品的性质不同，水分测定方法也各异，常用的测定方法如下。

第一法（费休氏法）

（1）容量滴定法　基本原理：本法是根据碘和二氧化硫在吡啶和甲醇溶液中与水定量反应的原理来测定水分的。根据样品的热稳定性和吸湿性不同，分别制备供试品，测定水分。

费休氏试液参照《中国药典》2020 年版（四部）（通则 0832）制备与标定，或使用稳定的市售费休氏试液。

测定法：精密称取供试品适量（约消耗费休氏试液 1～5ml），除另有规定外，溶剂为无水甲醇，用水分测定仪直接测定。或精密称取供试品适量，置干燥的具塞锥形瓶中，加溶剂适量，在不断振摇（或搅拌）下用费休氏试液滴定至溶液由浅黄色变为红棕色，或用永停滴定法（通则 0701）指示终点；另做空白试验，按下式计算：

$$供试品中水分的含量=\frac{(A-B)\cdot F}{W}\times100\%\qquad(4\text{-}3)$$

式中，A 为供试品所消耗费休氏试液的体积，ml；B 为空白所消耗费休氏试液的体积，ml；F 为每 1ml 费休氏试液相当于水的重量，mg；W 为供试品的重量，mg。

若供试品吸湿性较强，可称取供试品适量置干燥的容器中，密封（可在干燥的隔离箱中操作），精密称定，用干燥的注射器注入适量无水甲醇或其他适宜溶剂，精密称定总重量，振摇使供试品溶解，测定该溶液水分。洗净并烘干容器，精密称定其重量。同时测定溶剂的水分。按下式计算：

$$供试品中水分含量=\frac{(W_1-W_3)C_1-(W_1-W_2)C_2}{W_2-W_3}\times100\%\qquad(4\text{-}4)$$

式中，W_1 为供试品、溶剂和容器的重量，g；W_2 为供试品、容器的重量，g；W_3 为容器的重量，g；C_1 为供试品溶液的水分含量，g/g；C_2 为溶剂的水分含量，g/g。

对热稳定的供试品，亦可将水分测定仪和市售卡氏干燥炉联用测定水分。即将一定量的供试品在干燥炉或样品瓶中加热，并用干燥气体将蒸发出的水分导入水分测定仪中测定。

注意：所用仪器应干燥，避免空气中水分的侵入；测定应在干燥处进行。

（2）库仑滴定法　基本原理：本法以卡尔·费休氏（Karl-Fischer）反应为基础，应用永停滴定法（通则 0701）测定水分。与容量滴定法相比，库仑滴定法中滴定剂碘不是从滴定管加入的，而是由含有碘离子的阳极电解液电解产生的。一旦所有的水被滴定完全，阳极电解液中就会出现少量过量的碘，使铂电极极化而停止碘的产生。根据法拉第定律，产生碘的量与通过的电量成正比，因此可以通过测量电量总消耗的方法来测定水分总量。

本法主要用于测定含微量水分（0.0001％～0.1％）的供试品，特别适用于测定化学惰性物质如烃类、醇类和酯类中的水分。

费休氏试液按卡尔·费休氏库仑滴定仪的要求配制或使用市售费休氏试液，无须标定滴定度。

测定法：于滴定杯加入适量费休氏试液，先将试液和系统中的水分预滴定除去，然后精密量取供试品适量（含水量约为 0.5～5mg 或仪器建议的使用量），迅速转移至滴定杯中，以永停滴定法（通则 0701）指示终点，从仪器显示屏上直接读取供试品中水分的含量，其中每 1mg 水相当于 10.72 库仑电量。

注意：所用仪器应干燥，并能避免空气中水分的侵入；测定操作应在干燥处进行。

第二法（烘干法）

适用于不含或少含挥发性成分的药品。取供试品 2～5g，平铺于干燥至恒重的扁形称量瓶中，厚度不超过5mm，疏松供试品不超过10mm，精密称定，打开瓶盖在100～105℃干燥5h，将瓶盖盖好，移至干燥器中，冷却30min，精密称定，再在上述温度干燥1h，冷却，称重，至连续两次称重的差异不超过5mg为止。根据减失的重量，计算供试品中含水量（％）。

第三法（减压干燥法）

适用于含有挥发性成分的贵重药品。测定时取直径12cm左右的培养皿，加入新鲜五氧化二磷干燥剂适量，使铺成0.5～1cm的厚度，放入直径30cm的减压干燥器中。取供试品2～4g，混合均匀；分取约0.5～1g，置于与供试品相同条件下干燥并称重的称量瓶中，精密称定，打开瓶盖，放入上述减压干燥器中，减压至2.67kPa（20mmHg）以下持续0.5h，室温放置24h，在减压干燥器出口连接无水氯化钙干燥管，打开活塞，待内外压一致，关闭活塞，打开干燥器，盖上瓶盖，取出称量瓶迅速精密称定重量，计算供试品中的含水量（％）。

第四法（甲苯法）

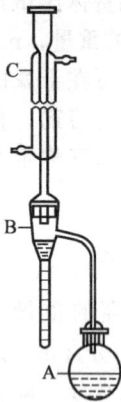

图 4-1　甲苯法水分测定装置

适用于含挥发性成分的药品。仪器装置见图4-1。图4-1中，A为500ml的短颈圆底烧瓶；B为水分测定管；C为直形冷凝管，外管长40cm。使用前，全部仪器应清洁，并置烘箱中烘干。测定时，取供试品适量（约相当于含水量1～4ml）精密称定，置A瓶中，加甲苯约200ml，必要时加入干燥、洁净的沸石（无釉小瓷片数片）或玻璃珠数粒，将各部分仪器连接，自冷凝管顶端加入甲苯，至充满B管的狭细部分。将A瓶置电热套中或用其他适宜方法缓缓加热，待甲苯开始沸腾时，调节温度，使每秒钟馏出2滴。待水分完全馏出，即测定管刻度部分的水量不再增加时，将冷凝管内部先用甲苯冲洗，再用饱蘸甲苯的长刷子或其他适当方法，将管壁上附着的甲苯推下，继续蒸馏5min，放冷至室温，拆卸装置，如有水黏附在B管的管壁上，可用蘸甲苯的铜丝推下，放置，使水分与甲苯完全分离（可加亚甲蓝粉末少量，使水染成蓝色，以便分离观察）。检读水量，并计算供试品中含水量（％）。

第五法（气相色谱法）

适用于各种类型药品中微量水分的准确测定。色谱条件与系统适用性试验，用直径为0.25～0.18mm的二乙烯苯-乙基乙烯苯型高分子多孔小球作为载体，柱温为140～150℃，热导检测器检测。注入无水乙醇，照气相色谱法（通则0521）测定，应符合下列要求：①理论塔板数按水峰计算应大于1000，理论塔板数按乙醇峰计算应大于150；②水和乙醇两峰的分离度应大于2；③用无水乙醇进样5次，水峰面积的相对标准偏差不得大于3.0％。取纯化水约0.2g，精密称定，置25ml容量瓶中，加无水乙醇至刻度，摇匀，即得对照品溶液。取供试品适量（含水量约0.2g），剪碎或研细，精密称定，置具塞锥形瓶中，精密加入无水乙醇50ml，密塞，混匀，超声处理20min，放置12h，再超声处理20min，密塞放置，待澄清后倾取上清液，即得供试品溶液。取无水乙醇、对照品溶液及供试品溶液各1～5μl，注入气相色谱仪，测定。用外标法计算供试品中的含水量，计算时应扣除无水乙醇中的含水量。

对照品溶液中实际加水的峰面积＝对照溶液中总水峰面积－K×对照溶液中乙醇峰面积

供试品溶液中水的峰面积＝供试品溶液中总水峰面积－K×供试品溶液中乙醇峰面积

$$K = \frac{\text{无水乙醇中水峰面积}}{\text{无水乙醇中乙醇峰面积}} \qquad (4\text{-}5)$$

（二）注意事项及讨论

（1）甲苯法测定水分通常用化学纯甲苯直接测定，必要时甲苯可先加水少量，充分振摇，使水在甲苯中达到饱和，放置，将水层分离弃去，经蒸馏后可使用，以减少因甲苯与微量水混溶而引起水分测定结果偏低。馏出液甲苯和水进入水分测定管中，因水的相对密度大于甲苯，沉于底部，甲苯流回 A 瓶中。

（2）减压干燥法常用五氧化二磷和无水氯化钙为干燥剂，干燥剂应保持有效状态。减压干燥时，压力宜逐渐降低，不可骤然大幅度递减。

（3）气相色谱法测定水分不受供试品组分和环境湿度的影响，配制对照品溶液与供试品溶液时需用新开启的同一瓶无水乙醇。

五、炽灼残渣检查法

炽灼残渣系指药物中的有机物经炽灼炭化，或经加热使挥发性无机物分解后，高温炽灼至完全灰化，有机质被分解破坏，转变为挥发性物质逸出，残留的非挥发性无机杂质（多为金属的氧化物或无机盐类）成为硫酸盐。

1. 检查方法

取供试品 1.0～2.0g 或各品种项下规定的重量，置已炽灼至恒重的坩埚中，精密称定，缓缓炽灼至完全炭化，放冷至室温；除另有规定外，加硫酸 0.5～1ml 使湿润，低温加热至硫酸蒸气除尽后，在 700～800℃ 炽灼使完全灰化，移置干燥器内，放冷至室温，精密称定后，再在 700～800℃ 炽灼至恒重，即得。

$$\text{炽灼残渣} = \frac{\text{残渣及坩埚重} - \text{空坩埚重}}{\text{供试品重}} \times 100\% \qquad (4\text{-}6)$$

2. 注意事项及讨论

（1）取样量可根据炽灼残渣限量来决定，取样量过多，炭化及灰化时间长；取样量少，炽灼残渣量少，称量误差大。由于炽灼残渣限量一般在 0.1%～0.2%，所以取样量一般为 1～2g。

（2）加热时，需先用小火加热，避免供试品溅出坩埚外，直接用大火加热坩埚底部，供试品全部受热可引起暴沸或燃烧。

（3）生药的灰化可加入一定量已恒重的纯砂或混以乙醇、甘油，使药品分散并增大与氧接触的面积，促进灰化完全。

（4）如需将残渣留作重金属检查，则炽灼温度必须控制在 500～600℃。

（5）具有挥发性的无机成分的中药受热挥发或分解，残留非挥发性杂质，也可用炽灼残渣法检查。如中药轻粉来源主要为水银、胆矾、食盐升华而制成的氯化亚汞结晶体，具有挥发性。

六、灰分测定法

总灰分是指将中药粉碎，加热，高温炽灼，药物中的有机物被灰化氧化，挥散后所残留的不挥发性无机物。同一种中药材，若无外来掺杂物（泥土、砂石等杂质），其总灰分含量应在一定范围内。因此，规定中药的总灰分限度，对于保证中药的品质和洁净程度，有一定的意义。如《中国药典》2020年版规定总灰分限量，根据品种不同，要求的限量不同。如大枣不得超过2.0%，大血藤不得超过4.0%，山茱萸不得超过6.0%，女贞子不得超过5.5%，甘草浸膏不得超过12.0%。

酸不溶性灰分是指中药经高温炽灼得到的总灰分加稀盐酸处理，得到的不溶于盐酸的灰分。由于在盐酸中泥土、砂石等（主要含硅酸盐等成分）不溶解，而钙盐等无机物可溶，因此，对于那些总灰分本身差异较大，特别是在组织中含有草酸钙较多的中药，酸不溶性灰分的测定能更准确地表明其中泥土、砂石等杂质的掺杂含量。如三白草薄壁细胞大多含草酸钙簇结晶，总灰分可高达12.0%，在这种情况下，总灰分的测定就不能说明是否有外来无机杂质的存在，而需测定其酸不溶性灰分。如《中国药典》2020年版规定土鳖虫总灰分不得过13.0%，酸不溶性灰分不得过5.0%；三七总灰分不得过6.0%，酸不溶性灰分不得过3.0%；五加皮总灰分不得过11.5%，酸不溶性灰分不得过3.5%。

（一）检查方法

1. 总灰分测定法

供试品粉碎，使通过2号筛，混合均匀后，取供试品2~3g（如需测定酸不溶性灰分，可取供试品3~5g），置炽灼至恒重的坩埚中，称定重量（准确至0.01g），缓缓炽热，注意避免燃烧，至完全炭化时，逐渐升高温度至500~600℃，使完全灰化并至恒重。根据残渣重量，计算供试品中总灰分的含量（%）。

2. 酸不溶性灰分测定法

供试品先按总灰分测定法测定其总灰分，然后取所得的灰分，在坩埚中小心加入稀盐酸约10ml，用表面皿覆盖坩埚，置水浴上加热10min，表面皿用热水5ml冲洗，洗液并入坩埚中，用无灰滤纸滤过，坩埚内的残渣用水洗于滤纸上，并洗涤至洗液不显氯化物反应为止。滤渣连同滤纸移至同一坩埚中，干燥，炽灼至恒重。根据残渣重量，计算供试品中含酸不溶性灰分的含量（%）。

（二）注意事项及讨论

如供试品不易灰化，可将坩埚放冷，加热水或10%硝酸铵溶液2ml，使残渣湿润，然后置水浴上蒸干，得到的残渣再按上面所说的方法炽灼至坩埚内容物完全灰化。

七、酸败度测定法

在贮藏过程中，油脂或含油脂的种子类药材和饮片发生复杂的化学变化，生成游离脂肪酸、过氧化物和低分子醛类、酮类等产物，出现特异臭味，影响药材和饮片的感官和质量即为酸败。酸败度通过测定酸值、羰基值和过氧化值来反映。酸值系指中和脂肪、脂肪油或其他类似物质1g中含有的游离脂肪酸所需氢氧化钾的重量（mg），但在测定时可采用氢氧化钠滴定液（0.1mol/l）进行滴定。羰基值系指每1kg油脂中含羰基化合物的物质的量（mmol）。过氧化值系指油脂中过氧化物与碘化钾作用，生成游离碘的百分数。

（一）检查方法

1. 油脂提取

除另有规定外，取供试品30～50g（根据供试品含油脂量而定），研碎成粗粉，置索氏提取器中，加正己烷100～150ml（根据供试品取样量而定），置水浴上加热回流2h，放冷，用3号垂熔玻璃漏斗滤过，滤液置水浴上减压回收溶剂至尽，所得残留物即为油脂。

2. 酸败度测定

（1）酸值测定　除另有规定外，按表4-2中规定的重量，精密称取供试品，置250ml锥形瓶中，加乙醇-乙醚（1:1）混合液［临用前加酚酞指示液1.0ml，用氢氧化钠滴定液（0.1mol/l）调至微显粉红色］50ml，振摇使完全溶解（如不易溶解，可缓慢加热回流使溶解），用氢氧化钠滴定液（0.1mol/l）滴定，至粉红色持续30s不褪。以消耗氢氧化钠滴定液（0.1mol/l）的容积（ml）为A，供试品的重量（g）为W，按下式计算酸值。

$$供试品的酸值 = \frac{A \times 5.61}{W} \tag{4-7}$$

表 4-2　酸值与称重的对应表

酸值	0.5	1	10	50	100	200	300
称重/g	10	5	4	2	1	0.5	0.4

（2）羰基值测定　除另有规定外，取油脂0.025～0.5g，精密测定，置25ml容量瓶中，加甲苯适量溶解并稀释至刻度，摇匀。精密量取5ml，置25ml具塞刻度试管中，加4.3%三氯乙酸的甲苯溶液3ml及0.05% 2,4-二硝基苯肼的甲苯溶液5ml，混匀，置60℃水浴加热30min，取出冷却，沿管壁缓缓加4%氢氧化钾的乙醇溶液10ml，加乙醇至25ml，密塞，剧烈振摇1min，放置10min，以相应试剂作空白，照紫外-可见分光光度法，在453nm波长处测定吸光度，按下式计算。

$$供试品的羰基值 = \frac{A \times 5}{854 \times W} \times 1000 \tag{4-8}$$

式中，A为吸光度；W为油脂的重量，g；854为各种羰基化合物的2,4-二硝基苯肼衍生物的摩尔吸收系数平均值。

（3）过氧化值测定　除另有规定外，取油脂2～3g，精密称定，置250ml的干燥碘瓶中，加三氯甲烷-冰醋酸（1:1）混合溶液30ml，使溶解。精密加新制碘化钾饱和溶液1ml，密塞，轻轻振摇半分钟，在暗处放置3min，加水100ml，用硫代硫酸钠滴定液（0.01mol/l）滴定至溶液呈浅黄色时，加淀粉指示液1ml，继续滴定至蓝色消失；同时做空白实验，按下式计算。

$$供试品的过氧化值 = \frac{(A-B) \times 0.001269}{W} \times 100 \tag{4-9}$$

式中，A为油脂消耗硫代硫酸钠滴定液的体积，ml；B为空白实验消耗硫代硫酸钠滴定液的体积，ml；W为油脂的重量，g；0.001269为硫代硫酸钠滴定液（0.01mol/l）1ml相当于碘的重量，g。

（二）注意事项及讨论

本方法通过测定酸值、羰基值和过氧化值，以检查药材和饮片中油脂的酸败度。酸值系指中和脂肪、脂肪油或其他类似物质 1g 中含有的游离脂肪酸所需要氢氧化钾的重量（mg），但在测定时可采用氢氧化钠滴定液（0.1mol/l）进行滴定，测定酸值在 10 以下的油脂时，可用 10ml 的半微量滴定管。羰基值系指每 1kg 油脂中含羰基化合物的物质的量（mmol），测定时以相应试剂作空白。过氧化值系指油脂中过氧化物与碘化钾作用，生成游离碘的百分数，测定时应同时做空白试验。

关于中药的膨胀度测定法、氮测定法、乙醇量测定法、脂肪与脂肪油测定法、不溶性微粒检查法等内容可参照《中国药典》2020 年版。

八、乙醇量检查法

由于不同浓度的乙醇对药材中各种化学成分的溶解能力不同，制剂中乙醇含量的高低对制剂中有效成分的含量、所含杂质的类型和数量及制剂的稳定性等都有影响，因此，酒剂、酊剂均要规定乙醇含量。《中国药典》2020 年版采用气相色谱法和蒸馏法测定含乙醇制剂中乙醇的含量。

（一）气相色谱法

本法系采用气相色谱法（通则 0521）测定各种含乙醇制剂在 20℃时乙醇（C_2H_5OH）的含量（％）（体积分数）。根据色谱柱不同，可分为两种方法。

1.第一法　毛细管柱法

该法采用（6％）氰丙基苯基-(94％) 二甲基聚硅氧烷为固定液的毛细管柱，程序升温，顶空分流进样，以正丙醇为内标物进行测定。

2.第二法　填充柱法

该法采用直径为 0.18～0.25mm 的二乙烯苯-乙基乙烯苯型高分子多孔小球作为载体，以正丙醇为内标物进行测定。

（二）蒸馏法

本法系用蒸馏后测定相对密度的方法测定各种含乙醇制剂在 20℃时乙醇（C_2H_5OH）的含量（％）（体积分数）。按照制剂的性质不同，选用下列三法中之一进行测定。

1.第一法

该法适用于测定多数流浸膏、酊剂及甘油制剂中的乙醇含量。根据制剂中含乙醇量低于或者高于 30％，蒸馏水的加入量和馏出液定容的体积则不相同。

2.第二法

该法适用于供测定含有挥发性物质如挥发油、三氯甲烷、乙醚、樟脑等的酊剂、醑剂等制剂中的乙醇量。该法系先采用石油醚萃取制剂中的挥发性物质，再采用蒸馏后测定相对密度的方法测定各种制剂在 20℃时乙醇的含量（％）（体积分数）。根据制剂中含乙醇量高于或低于30%，可照上述第一法处理。

注意事项：供试品中加石油醚振摇后，如发生乳化现象，或经石油醚处理后，馏出液仍很浑浊时，可另取供试品，加水稀释，照第一法蒸馏，再将得到的馏出液照本法处理，蒸馏并测定。

供试品如为水棉胶剂，可用水代替饱和氯化钠溶液。

3. 第三法

本法系供测定含有游离氨或挥发性酸的制剂中的乙醇量。供试品中含有游离氨，可酌加稀硫酸，使成微酸性；如含有挥发性酸，可酌加氢氧化钠试液，使成微碱性。再按第一法蒸馏、测定。如同时含有挥发油，除按照上述处理外，并照第二法处理。供试品中如含有肥皂，可加过量硫酸，使肥皂分解，再依法测定。

（三）注意事项及讨论

（1）气相色谱法采用毛细管柱法时，毛细管柱建议选择大口径、厚液膜色谱柱，规格为30m×0.53mm×3.00μm。

（2）气相色谱法采用填充柱法时，在不含内标物质的供试品溶液的色谱图中，与内标物质峰相应的位置处不得出现杂质峰。

（3）除另有规定外，若蒸馏法测定结果与气相色谱法不一致，以气相色谱法测定结果为准。

（4）蒸馏法的任何一法的馏出液如显浑浊，可加滑石粉或碳酸钙振摇，滤过，使溶液澄清，再测定相对密度。

（5）蒸馏法蒸馏时，如发生泡沫，可在供试品中酌加硫酸或磷酸，使成强酸性，或加稍过量的氯化钙溶液，或加少量石蜡后再蒸馏。

九、相对密度

相对密度系指在相同的温度、压力条件下，某物质的密度与水的密度之比。除另有规定外，温度为20℃，纯物质的相对密度在特定的条件下为不变的常数。但如物质的纯度不够，则其相对密度的测定值会随着纯度的变化而改变。因此，测定药品的相对密度，可用以检查药品的纯杂程度。

液体药品的相对密度，一般用比重瓶（图4-2）测定；测定易挥发液体的相对密度，可用韦氏比重秤（图4-3）。用比重瓶测定时的环境（指比重瓶和天平的放置环境）温度应略低于20℃或各品种项下规定的温度。

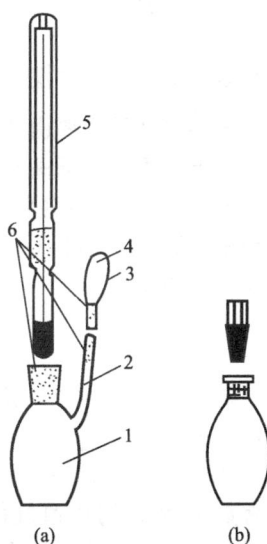

图4-2 比重瓶
1—比重瓶主体；2—侧管；3—侧孔；
4—罩；5—温度计；6—玻璃磨口

1. 比重瓶法

（1）取洁净、干燥并精密称定重量的比重瓶［图4-2（a）］，装满供试品（温度应低于20℃或各品种项下规定的温度）后，装上温度计（瓶中应无气泡），置20℃（或各品种项下规定的温度）的水浴中放置若干分钟，使内容物的温度达到20℃（或各品种项下规定的温度），用滤纸擦净溢出侧管的液体，立即盖上罩。然后将比重瓶自水浴中取出，再用滤纸将比重瓶的外面擦净，精密称定，减去比重瓶的重量，求得供试品的重量后，将供试品倾去，洗净比重瓶，装满新沸过的冷水，再照上法测得同一温度时水的重量，按下式计算，即得。

$$供试品的相对密度 = \frac{供试品的重量}{水重量} \tag{4-10}$$

（2）取洁净、干燥并精密称定重量的比重瓶 [图 4-2（b）]，装满供试品（温度应低于 20℃ 或各品种项下规定的温度）后，插入中心有毛细孔的瓶塞，用滤纸将从塞孔溢出的液体擦干，置 20℃（或各品种项下规定的温度）恒温水浴中，放置若干分钟，随着供试液温度的上升，过多的液体将不断从塞孔溢出，随时用滤纸将瓶塞顶端擦干，待液体不再由塞孔溢出，迅速将比重瓶自水浴中取出，照上述（1）法，自"再用滤纸将比重瓶的外面擦净"起，依法测定，即得。

2. 韦氏比重秤法

取 20℃ 时相对密度为 1 的韦氏比重瓶（图 4-3），用新沸过的冷水将所附玻璃圆筒装至八分满，置 20℃（或各品种项下规定的温度）的水浴中，搅动玻璃圆筒内的水，调节温度至 20℃（或各品种项下规定的温度），将悬于秤端的玻璃锤浸入圆筒内的水中，秤臂右端悬挂游码于 1.0000 处，调节秤臂左端平衡用的螺旋使平衡，然后将玻璃圆筒内的水倾去，拭干，装入供试液至相同的高度，并用同法调节温度后，再把拭干的玻璃锤浸入供试液中，调节秤臂上游码的数量与位置使平衡，读取数值，即得供试品的相对密度。

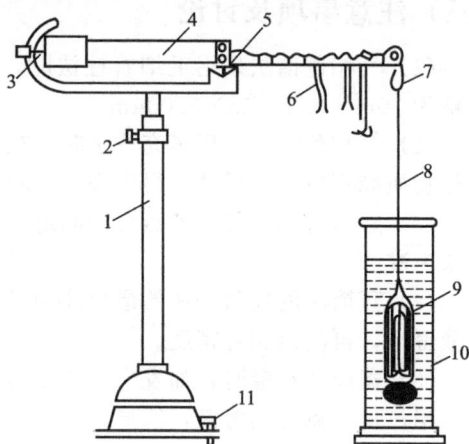

图 4-3　韦氏比重秤

1—支架；2—调节器；3—指针；4—横梁；
5—刀口；6—游码；7—小钩；8—细薄丝；
9—玻璃锤；10—玻璃圆筒；11—调整螺丝

3. 振荡型密度计法

振荡型密度计主要由 U 型振荡管（一般为玻璃材质，用于放置样品）、电磁激发系统（使振荡管产生振荡）、频率计数器（用于测定振荡周期）和控温系统组成。

通过测定 U 型振荡管中液体样品的振荡周期（或频率）可以测得样品的密度。振荡频率（T）与密度（ρ）、测量管常数（c）、振荡管的重量（M）和体积（V）之间存在下述关系：

$$T^2 = \frac{M + \rho \times V}{c} \times 4\pi^2$$

如果将 $c/(4\pi^2 \times V)$ 定义为常数 A，M/V 定义为常数 B，则上述公式可简化如下：

$$\rho = A \times T^2 - B$$

常数 A 和 B 可以通过往振荡管中加入两种已知密度的物质进行测定，常用的物质为脱气水（如新沸过的冷水）和空气。分别往样品管中加入干燥空气和脱气水（如新沸过的冷水），记录测得的空气的振动周期 T_a 和水的振动周期 T_w，由下式计算出空气的密度值 d_a：

$$d_a = 0.001293 \times \frac{273.15}{t} \times \frac{p}{101.3}$$

式中，d_a 为测试温度下的空气密度，g/ml；t 为测试温度，K；p 为大气压，kPa。

照下述公式可分别计算出常数 A 和常数 B：

$$A = \frac{T_w^2 - T_a^2}{d_w - d_a}$$

$$B = T_a^2 - A \times d_a$$

式中，T_w 为试样管内为水时观测的振荡周期，s；T_a 为试样管内为空气时观测的振荡周期，s；d_w 为测试温度下水的密度，g/ml；d_a 为测试温度下空气的密度，g/ml。

如果使用其他校准液体，则使用相应的振荡周期 T 值和 d 值。

如果仪器具有从常数 A 和 B 以及样品测得的振动周期计算密度的功能，则常数 A 和 B 无需计算，按照仪器生产商的操作说明直接读取供试品的密度值。

物质的相对密度可根据下式计算：

$$相对密度 = \rho / 0.9982$$

式中，ρ 为被测物质在 20℃时的密度；0.9982 为水在 20℃时的密度。

① 对仪器的一般要求　用于相对密度测定的仪器的读数精度应不低于±0.001g/ml，并应定期采用已知密度的两种物质（如空气和水）在 20℃（或各品种正文项下规定的温度）下对仪器常数进行校准。建议每次测量前用脱气水（如新沸过的冷水）对仪器的读数准确性进行确认，可根据仪器的精度设定偏差限度，例如精确到±0.0001g/ml 的仪器，水的测定值应在 0.9982g/ml±0.0001g/ml 的范围内，如超过该范围，应对仪器重新进行校准。

② 测定法　照仪器操作手册所述方法，取供试品，在与仪器校准时相同的条件下进行测定。测量时应确保振荡管中没有气泡形成，同时还应保证样品实际温度和测量温度一致。如必要，测定前可将供试品温度预先调节至约 20℃（或各品种正文项下规定的温度），这样可降低在 U 型振荡管中产生气泡的风险，同时可缩短测定时间。

黏度是影响测量准确度的另一个重要因素。在进行高黏度样品的测定时，可选用具有黏度补偿功能的数字式密度计进行测定，或者选取与供试品密度和黏度相近的密度对照物质（密度在供试品的±5%、黏度在供试品的±50%的范围内）重新校准仪器。

4.注意事项及讨论

（1）韦氏比重秤法如比重秤系在 4℃时相对密度为 1，则用水校准时游码应悬挂于 0.9982 处，并将在 20℃测得的供试品相对密度除以 0.9982。

（2）对不含饮片细粉的煎膏剂，其相对密度检查需适当稀释后进行。除另有规定外，一般情况下的具体操作为：取供试品适量，精密称定，加水约 2 倍，精密称定，混匀，作为供试品溶液。照相对密度测定法（通则 0601）测定，按下式计算，应符合各品种项下的有关规定。

$$供试品相对密度 = \frac{W_1 - W_1 f}{W_2 - W_1 f} \tag{4-11}$$

$f =$ 加入供试品中的水重量/（供试品重量＋加入供试品中的水重量）

式中，W_1 为比重瓶内供试品溶液的重量，g；W_2 为比重瓶内水的重量，g。

十、固体总量测定法

本法系在一定温度下，使供试品的液体成分蒸发，用剩余的固体成分计算供试品的固体总量。

1. 第一法　105℃干烤法

精密量取一定体积供试品于干燥至恒重的适宜的玻璃称量瓶中，置干烤箱中于105℃烘至恒重。

2. 第二法　50℃干烤法

精密量取一定体积供试品于干燥至恒重的适宜的玻璃称量瓶中，置干烤箱中于50℃烘至恒重。

按下式计算：

$$C_x（\%，g/ml）=\frac{W\times100}{V} \tag{4-12}$$

式中，C_x 为供试品的固体总量，g/ml；W 为供试品恒重后的重量，g；V 为供试品的体积，ml。

知识拓展

中药制剂溶出度

溶出度系指在规定的介质和条件下，药物从片剂、胶囊剂或颗粒剂等普通制剂中溶出的速率和程度。溶出度检查是一种模拟口服固体制剂在胃肠道中的崩解和溶出的体外试验法。药物在体内的吸收速度与其溶解快慢密切相关，一般溶解度小的药物，在体内吸收会受到影响，因而一些难溶性药物片剂需要测定溶出度。《中国药典》2020 年版收载的溶出度测定方法有转篮法、浆法、小杯法、桨碟法、转筒法。中药制剂由于组成成分复杂，指标性成分含量较低，现行中药制剂质量标准中，大多数依靠崩解时限检查作为所有片剂、胶囊等固体制剂在体内吸收的评定标准，但崩解仅仅是溶解的最初阶段，不能真实地反映药物的溶解吸收程度。因此，中药固体制剂应将溶出度作为常规质控方法。中药制剂溶出度检测方法主要包括比色法、分光光度法、高效液相色谱法、气相色谱法等。例如，穿心莲内酯滴丸的溶出度检查如下：取本品1袋，照溶出度测定法的第二法（浆法），以 1% 十二烷基硫酸钠溶液 1000ml 为溶出介质，转速为75r/min，依法操作，经 45min 时，取溶液适量，滤过，取续滤液，作为供试品溶液。另取穿心莲内酯对照品适量，精密称定，加甲醇适量使溶解，用溶出介质定量稀释制成每1ml 约含穿心莲内酯 0.15mg 的溶液，作为对照品溶液。照高效液相色谱法测定，计算每袋的溶出量。限度为标示量的 75%，应符合规定。

第三节

中药制剂中有害物质检查

在中药质量评价中，有害物质的检查是控制药材、饮片、提取物及其制剂质量的一项重要内容。中药有害物质按来源分为内源性有害物质和外源性有害物质，前者主要源于某些中药本身含有的一些有毒化学成分，如乌头碱、马兜铃酸、土大黄苷等，误用或过量服用会对人体造成危害；后者主要源于中药在种植、加工、生产过程中从外部环境中引入的重金属、砷盐、农药残留及溶剂残留等有害物质。对中药中可能存在的有害物质进行检查，是中药质量评价的重要方面。

一、内源性有害物质检查

内源性有害
物质检查

药材及饮片中常含有一些源于药材自身的对人体产生不良反应的化学成分，而这类成分中某些还可能是药材的有效成分，但治疗剂量和中毒剂量非常接近，在使用不当时会对机体组织产生一定的危害作用，甚至威胁人的生命安全，所以有必要对含上述毒性成分的中药各种类型产品的质量进行严格控制。

1. 乌头酯型生物碱类成分检查

毛茛科乌头属植物草乌、川乌、附子等中药中含有的二萜类双酯型生物碱（如乌头碱、次乌头碱、新乌头碱）毒性较大，尽管炮制加工后双酯型生物碱水解产生单酯型生物碱毒性有所减弱，但因炮制工艺差异使毒性成分的含量存在差异，因此在饮片及制剂的检查项下，均要求检查双酯型生物碱。常用的检查方法有高效液相色谱法、比色法和薄层色谱法等。

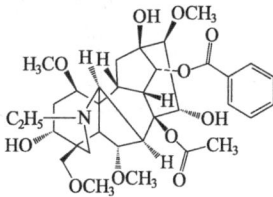

乌头碱

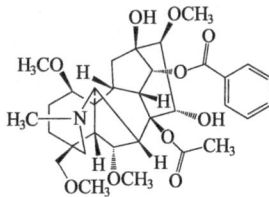

次乌头碱

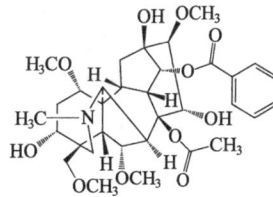

新乌头碱

例 4-4　木瓜丸中双酯型生物碱的检查——高效液相色谱法（通则 0512）

《中国药典》2020 年版（一部）采用高效液相色谱法对木瓜丸中双酯型生物碱进行限量检查，具体过程如下。

（1）色谱条件与系统适用性试验　以十八烷基硅烷键合硅胶为填充剂；以乙腈-四氢呋喃（25∶15）为流动相 A，以 0.1mol/l 乙酸铵溶液（每 1000ml 加冰醋酸 0.5ml）为流动相 B，按表 4-3 中的规定进行梯度洗脱；检测波长为 235nm。理论塔板数按新乌头碱峰计算应不低于 2000。

表 4-3　草乌及其饮片中乌头双酯型生物碱检查流动相洗脱梯度

时间/min	流动相 A/%	流动相 B/%	时间/min	流动相 A/%	流动相 B/%
0～25	18→22	82→78	55～55.1	25→18	75→82
25～55	22→25	78→75	55.1～65	18	82

（2）对照品溶液的制备　取乌头碱对照品、次乌头碱对照品、新乌头碱对照品适量，精密称定，加 0.05mol/l 硫酸溶液制成每 1ml 含乌头碱、次乌头碱、新乌头碱各 50μg 的混合溶液，作为对照品溶液。

（3）供试品溶液的制备　取本品 100 丸，除去包衣，精密称定，研细（过 3 号筛），取 6.5g，精密称定，置具塞锥形瓶中，精密加入盐酸-甲醇（1∶100）的混合溶液 50ml，称定重量，超声处理（功率 250W，频率 33kHz；温度不超过 25℃）40min，放冷，再称定重量，用盐酸-甲醇（1∶100）的混合溶液补足减失的重量，摇匀，滤过，精密量取续滤液 25ml，在 40℃以下减压回收溶剂至干，残渣精密加入 0.05mol/l 硫酸溶液 25ml，振摇使溶解，离心（转速为 8000r/min）20min，精密量取上清液 20ml，置分液漏斗中，用二氯甲烷洗涤 4 次（20ml，20ml，15ml，15ml），弃去二氯甲烷液，待上层溶液澄清后，用氨试液调 pH 值至 8～9，再用乙醚振摇提取 5 次，每次 20ml，合并乙醚液，挥干，残渣用 0.05mol/l 硫酸溶液溶解，转移至 2ml 量瓶中，摇匀，滤过，取续滤液作为供试品溶液。

（4）测定法　分别精密吸取对照品溶液与供试品溶液各 10μl，注入液相色谱仪，测定，即得。

木瓜丸中含双酯型生物碱以乌头碱（$C_{34}H_{47}NO_{11}$）、次乌头碱（$C_{33}H_{45}NO_{10}$）和新乌头碱（$C_{33}H_{45}NO_{11}$）的总量计，每丸不得过 10μg。

例 4-5　三七伤药胶囊中乌头碱的检查——薄层色谱法（通则 0502）

三七伤药胶囊的处方中含有制草乌，需要对乌头碱进行检查。《中国药典》2020 年版（一部）采用薄层色谱法对其进行限量检查，具体过程如下。

取本品内容物适量，研细，取约 9g，精密称定，置具塞锥形瓶中，加乙醚 150ml，密塞，不断振摇 10min，加氨试液 10ml，再振摇 30min，放置 2h，滤过，残渣用乙醚 10ml 洗涤，滤过，合并滤液，低温挥干，残渣加无水乙醇溶解并转移至 2ml 量瓶中，加无水乙醇至刻度，摇匀，作为供试品溶液。另取乌头碱对照品，加无水乙醇制成每 1ml 含 1.0mg 的溶液，作为对照品溶液。照薄层色谱法（通则 0502），吸取供试品溶液 10μl、对照品溶液 2μl，分别点于同一硅胶 G 薄层板上，以环己烷-乙酸乙酯-二乙胺（4∶3∶1）为展开剂，展开，取出，晾干，喷以稀碘化铋钾试液，置日光下检视。供试品色谱中，在与对照品色谱相应位置上出现的斑点应小于对照品的斑点，或不出现斑点。

2. 马兜铃酸类成分的检查

马兜铃酸是硝基菲羧酸类成分，代表性化合物马兜铃酸Ⅰ和马兜铃酸Ⅱ，主要存在于马兜铃属和细辛属等药材中，如青木香、关木通、广防己、朱砂莲、马兜铃、寻骨风等。由于这类化合物具有较强的肾毒性、致癌及致突变等不良反应，因此对含有马兜铃酸类成分的中药及其制剂，需要对马兜铃酸类成分进行限量检查。《中国药典》2020 年版（一部）采用高效液相色谱法对天仙藤中马兜铃酸Ⅰ进行限量检查。

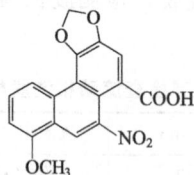

马兜铃酸Ⅰ

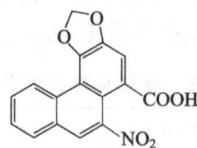

马兜铃酸Ⅱ

例 4-6　天仙藤中马兜铃酸Ⅰ的检查——高效液相色谱法（通则 0512）

（1）色谱条件与系统适用性试验　以十八烷基硅烷键合硅胶为填充剂；以乙腈为流动相 A，以 1% 冰醋酸溶液-0.3% 三乙胺溶液（10∶1）为流动相 B，按表 4-4 中的规定进行梯度洗脱；检测波长为 250nm。理论塔板数按马兜铃酸Ⅰ峰计算应不低于 7000。

（2）对照品溶液的制备　取马兜铃酸Ⅰ对照品适量，精密称定，加甲醇制成每 1ml 含 1.0μg 的溶液，即得。

表 4-4　天仙藤中马兜铃酸Ⅰ限量检查流动相洗脱梯度

时间/min	流动相 A/%	流动相 B/%	时间/min	流动相 A/%	流动相 B/%
0～13	35	65	14～27	45→47	55→53
13～14	35→45	65→55	27～28	47→100	53→0

（3）供试品溶液的制备　取本品粉末（过 3 号筛）约 2g，精密称定，置具塞锥形瓶中，精密加入甲醇 50ml，密塞，称定重量，超声处理（功率 250W，频率 33kHz）30min，放冷，再称定重量，用甲醇补足减失的重量，摇匀，滤过，取续滤液，即得。

（4）测定法　分别精密吸取对照品溶液与供试品溶液各 20μl，注入液相色谱仪，测定，即得。

本品按干燥品计算，含马兜铃酸Ⅰ（$C_{17}H_{11}NO_7$）不得过 0.01%。

3. 土大黄苷的检查

大黄为常用中药，性寒，味苦，具有泻热攻下、行瘀化积、凉血解毒的作用，《中国药典》2020 年版（一部）收载的大黄为蓼科植物掌叶大黄、唐古特大黄或药用大黄的干燥根和根茎。正品大黄富含蒽醌苷、番泻苷等成分，不含或含有痕量土大黄苷，当掺杂有土大黄时会引入土大黄苷，故要求大黄药材及相关制剂中不得检出土大黄苷。常用的检查方法有薄层色谱法、荧光法。

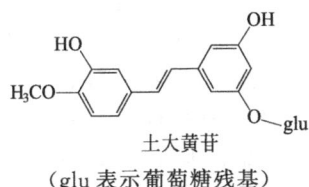

土大黄苷

（glu 表示葡萄糖残基）

例 4-7　三黄片中土大黄苷的检查——薄层色谱法（通则 0502）

（1）对照品溶液的制备　取土大黄苷对照品，加甲醇制成每 1ml 含 0.3mg 的溶液，即得。

（2）供试品溶液的制备　取本品小片 2 片或大片 1 片，糖衣片除去糖衣，研细，加甲醇 15ml，加热回流 30min，放冷，滤过，即得。

（3）测定法　照薄层色谱法（通则 0502）试验，吸取上述两种溶液各 2μl，分别点于同一硅胶 G 薄层板上，以三氯甲烷-甲醇-甲酸-水（100：30：2：3）为展开剂，展开，取出，晾干，置紫外灯（365nm）下检视，供试品色谱中，在与对照品色谱相应的位置上，不得显相同颜色的荧光斑点。

二、外源性有害物质检查

近年来，中药制剂外源性有害物质引起的安全性问题日益受到重视。外源性有害物质多指药材在生长过程中从自然环境中吸附或蓄积所导致的污染，也可能是种植环节、采收加工环节、储运环节的不规范操作所引入的污染。目前，影响中药、饮片及其制剂的安全性的外源性有害物质主要包括重金属与有害元素、农药残留、真菌毒素、二氧化硫残留等。

由于中药制剂中外源性有害物质的种类复杂、含量较低，且中药制剂自身的成分也很复杂、本身干扰严重，因此对外源性有害物质的检测方法要求非常高。检查方法需满足以下三个方面：首先，应具有较高的灵敏度，能够适合分析痕量物质；其次，应具有较好的专属性，尽量避免因中药自身成分引起干扰；最后，应具有通用性，使之能够适用于部分同类残留物的多种成分检测，例如农药残留量检查时，农药的种类比较复杂，应加强方法的通用性研究，使之能适用于多种农药残留物的分析检测。

（一）重金属的检查

重金属是指在规定实验条件下能与硫代乙酰胺或硫化钠作用显色的金属（和类金属）杂质，如 Pb^{2+}、Ag^+、Hg^{2+}、Bi^{3+}、Cu^{2+}、Cd^{2+}、Ni^{2+}、As^{3+}、As^{5+}、Sb^{2+}、Sn^{2+}、Sn^{4+}、Fe^{3+}、Zn^{2+} 等离子。在中药制剂的生产过程中铅最为常见，且铅易积蓄中毒，故在重金属检查时以铅为代表，以铅的限量表示重金属限度。《中国药典》2020 年版收载了硫代乙酰胺法、炽灼后的硫代乙酰胺法和硫化钠法三种重金属检查方法。

1. 第一法　硫代乙酰胺法

（1）原理　硫代乙酰胺在弱酸性（pH 3～3.5）条件下发生水解产生硫化氢，与重金属反应生成黄色到棕黑色的硫化物，与一定量标准铅溶液经同法处理后所呈颜色进行比较，判断供试品中重金属是否符合限量规定。

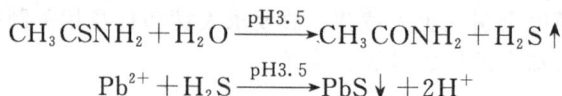

$$CH_3CSNH_2 + H_2O \xrightarrow{pH3.5} CH_3CONH_2 + H_2S \uparrow$$

$$Pb^{2+} + H_2S \xrightarrow{pH3.5} PbS \downarrow + 2H^+$$

（2）方法　除另有规定外，取 25ml 纳氏比色管三支（分别命名为甲、乙、丙管），甲管中加标准铅溶液一定量与乙酸盐缓冲液（pH 3.5）2ml 后，加水或各品种项下规定的溶剂稀释成 25ml，乙管中加入按各品种项下规定的方法制成的供试品溶液 25ml，丙管中加入与乙管相同重量的供试品，加配制供试品溶液的溶剂适量使溶解，再加与甲管相同量的标准铅溶液与乙酸盐缓冲液（pH 3.5）2ml 后，用溶剂稀释成 25ml；再在甲、乙、丙三管中分别加硫代乙酰胺试液各 2ml，摇匀，放置 2min，同置白纸上，自上向下透视，当丙管中显出的颜色不浅于甲管时，乙管中显示的颜色与甲管比较，不得更深。

标准铅溶液的制备：称取硝酸铅 0.1599g，置 1000ml 量瓶中，加硝酸 5ml 与水 50ml 溶解后，用水稀释至刻度，摇匀，作为贮备液。精密量取贮备液 10ml，置 100ml 量瓶中，加水稀释至刻度，摇匀，即得（每 1ml 相当于 10μg 的 Pb）。标准铅溶液仅供当日使用。

（3）适用范围　本法适用于不经有机破坏，在弱酸性条件下可溶解的药物中重金属限量的检查，又称硫代乙酰胺法。

（4）注意事项　①配制与贮存用的玻璃容器均不得含铅。②如丙管中显出的颜色浅于甲管，说明药物对重金属的检查有干扰，应取样按第二法重新检查。③若供试品溶液带颜色，可在甲管中滴加少量的稀焦糖溶液或其他无干扰的有色溶液，仍不能使颜色一致，应取样按第二法检查。④供试品如含高铁盐影响重金属检查时，可在甲、乙、丙三管中分别加入相同量的维生素 C 0.5～1.0g，再按照上述方法检查。⑤反应的 pH 值为 3.5 时，硫代乙酰胺可以匀速释放出硫化氢。pH 值过低时硫代乙酰胺水解太快，硫化氢来不及与重金属反应就会进入大气；pH 值过高则硫代乙酰胺不易水解，看不到反应现象。⑥配制供试品溶液时，如使用的盐酸超过 1ml，氨试液超过 2ml，或加入其他试剂进行处理者，除另有规定外，甲管溶液应取同样同量的试剂置瓷皿中蒸干后，加乙酸盐缓冲液（pH 3.5）2ml 与水 15ml，微热溶解后，移至纳氏比色管中，加标准铅溶液一定量，再用水或各品种项下规定的溶剂稀释成 25ml。

2.第二法　炽灼后硫代乙酰胺法

（1）原理　将供试品炽灼破坏，残渣加硝酸进一步破坏后蒸干硝酸，再加盐酸使残留的无机盐转化为易溶于水的氯化物，最后加氨水中和，排除药物对重金属检查的干扰。再按第一法的试验步骤检查。由于排除了药物的干扰，故不再设置参照管（丙管）。

（2）方法　除另有规定外，取各品种项下规定量的供试品，按炽灼残渣检查法（通则0841）进行炽灼处理，然后取遗留的残渣；或直接取炽灼残渣项下遗留的残渣；如供试品为溶液，则取各品种项下规定量的溶液，蒸发至干，再按上述方法处理后取遗留的残渣；加硝酸0.5ml，蒸干，至氧化氮蒸气除尽后（或取供试品一定量，缓缓炽灼至完全炭化，放冷，加硫酸0.5～1ml，使恰湿润，低温加热至硫酸除尽后，加硝酸0.5ml，蒸干，至氧化氮蒸气除尽后，放冷，在500～600℃炽灼使完全灰化），放冷，加盐酸2ml，置水浴上蒸干后加水15ml，滴加氨试液至酚酞指示液显微粉红色，再加乙酸盐缓冲液（pH 3.5）2ml，微热溶解后，移至纳氏比色管中，加水稀释成25ml，作为乙管；另取配制供试品溶液的试剂，置瓷皿中蒸干后，加乙酸盐缓冲液（pH 3.5）2ml与水15ml，微热溶解后，移至纳氏比色管中，加标准铅溶液一定量，再用水稀释成25ml，作为甲管；再在甲、乙两管中分别加硫代乙酰胺试液2ml，摇匀，放置2min，同置白纸上，自上而下透视，乙管中显出的颜色与甲管比较，不得更深。

（3）适用范围　本法适用于在弱酸性或碱性条件下不溶解的药物中重金属的检查。

3.第三法　硫化钠法

（1）原理　碱性条件下S^{2-}较稳定，遇重金属生成有色的硫化物，可用于检查。

$$Pb^{2+}+S^{2-}\longrightarrow PbS\downarrow$$

（2）方法　除另有规定外，取供试品适量，加氢氧化钠试液5ml与水20ml溶解后，置纳氏比色管中，加硫化钠试液5滴，摇匀，与一定量的标准铅溶液同样处理后的颜色比较，不得更深。

（3）适用范围　本法适用于易溶于碱性水溶液而不溶于稀酸的药物中重金属的检查。

（4）注意事项　硫化钠对玻璃有腐蚀作用，久置产生絮状物，应临用时配制。

（二）砷盐的检查

砷是自然界中分布较广泛的有害元素，在中药的栽培和加工过程中容易引入，必须严格控制其限量。《中国药典》2020年版收载了古蔡氏法和二乙基二硫代氨基甲酸银法两种砷盐检查方法。

砷盐检查法

1.第一法　古蔡氏法

（1）原理　利用金属锌和盐酸反应产生新生态的氢，与供试品中微量砷盐反应生成具有挥发性的砷化氢，砷化氢再与溴化汞试纸作用生成黄色至棕色的砷斑，与一定量标准砷溶液在同一条件下所生成的砷斑进行比较，判断供试品中砷盐是否符合限量规定。

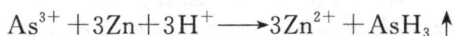

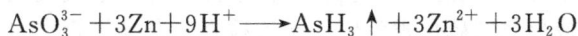

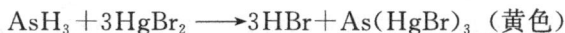

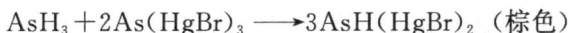

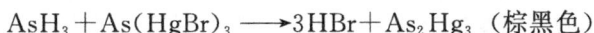

$$As^{3+}+3Zn+3H^+\longrightarrow 3Zn^{2+}+AsH_3\uparrow$$
$$AsO_3^{3-}+3Zn+9H^+\longrightarrow AsH_3\uparrow+3Zn^{2+}+3H_2O$$
$$AsH_3+3HgBr_2\longrightarrow 3HBr+As(HgBr)_3（黄色）$$
$$AsH_3+2As(HgBr)_3\longrightarrow 3AsH(HgBr)_2（棕色）$$
$$AsH_3+As(HgBr)_3\longrightarrow 3HBr+As_2Hg_3（棕黑色）$$

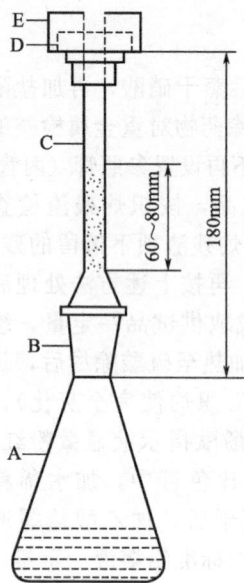

图 4-4 古蔡氏法检砷装置

（2）方法 仪器装置如图 4-4 所示，A 为 100ml 标准磨口锥形瓶；B 为中空的标准磨口塞，上连导气管 C（外径 8.0mm，内径 6.0mm），全长约 180mm；D 为具孔的有机玻璃旋塞，其上部为圆形平面，中央有一圆孔，孔径与导气管 C 的内径一致，其下部孔径与导气管 C 的外径相适应，将导气管 C 的顶端套入旋塞下部孔内，并使管壁与旋塞的圆孔相吻合，黏合固定；E 为中央具有圆孔（孔径 6.0mm）的有机玻璃旋塞盖，与 D 紧密吻合。

测试时，于导气管 C 中装入乙酸铅棉花 60mg（装管高度为 60～80mm），再于旋塞 D 的顶端平面上放一片溴化汞试纸（试纸大小以能覆盖孔径而不露出平面外为宜），盖上旋塞盖 E 并旋紧，即得。

标准砷斑的制备：精密量取标准砷溶液 2ml，置 A 瓶中，加盐酸 5ml 与水 21ml，再加碘化钾试液 5ml 与酸性氯化亚锡试液 5 滴，在室温放置 10min 后，加锌粒 2g，立即将照上法装妥的导气管 C 密塞于 A 瓶上，并将 A 瓶置 25～40℃水浴中，反应 45min，取出溴化汞试纸，即得。

检查法：取按各品种项下规定方法制成的供试品溶液，置 A 瓶中，照标准砷斑的制备，自"再加碘化钾试液 5ml"起，依法操作。将生成的砷斑与标准砷斑比较，不得更深。

（3）注意事项 标准砷溶液的制备：称取三氧化二砷 0.132g，置 1000ml 量瓶中，加 20％氢氧化钠溶液 5ml 溶解后，用适量的稀硫酸中和，再加稀硫酸 10ml，用水稀释至刻度，摇匀，作为贮备液，其存放时间一般不宜超过一年。临用前，精密量取贮备液 10ml，置 1000ml 量瓶中，加稀硫酸 10ml，用水稀释至刻度，摇匀，即得（每 1ml 相当于 1μg 的 As）。

五价砷在酸性溶液中也能被金属还原为砷化氢，但生成砷化氢的速度较三价砷慢，故在反应液中加入碘化钾及氯化亚锡试液将五价砷还原为三价砷，碘化钾被氧化生成的碘又可被氯化亚锡还原为碘离子，后者与反应中产生的锌离子能形成稳定的配位离子，有利于生成砷化氢的反应不断进行。

药物或锌粒中可能含有少量的锑，能被新生态的氢还原生成锑化氢，再与溴化汞试纸作用生成锑斑干扰检查。氯化亚锡与碘化钾存在，可抑制锑化氢的生成。亚锡离子又可被锌还原成锡，在锌粒表面形成锌锡齐，起到去极化的作用，使氢气均匀而连续地发生。

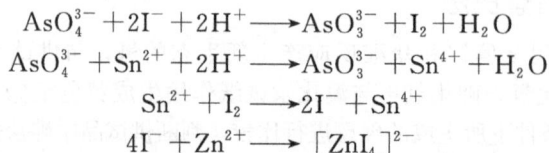

$$AsO_4^{3-} + 2I^- + 2H^+ \longrightarrow AsO_3^{3-} + I_2 + H_2O$$
$$AsO_4^{3-} + Sn^{2+} + 2H^+ \longrightarrow AsO_3^{3-} + Sn^{4+} + H_2O$$
$$Sn^{2+} + I_2 \longrightarrow 2I^- + Sn^{4+}$$
$$4I^- + Zn^{2+} \longrightarrow [ZnI_4]^{2-}$$

锌粒及供试品中可能含有少量硫化物，在酸性条件下生成硫化氢气体，能与试纸上的溴化汞反应生成黑色的硫化汞色斑，干扰检查。在导气管中加入乙酸铅棉花可以吸收产生的硫化氢。乙酸铅棉花填充的松紧度需要严格控制（乙酸铅棉花 60mg，装管高度 60～80mm），既能避免硫化氢的干扰，又可使砷化氢以适宜的速度通过导气管。测砷管中的乙酸铅棉花应保持干燥状态，距上端管口至少 3cm，乙酸铅棉花吸水后会使砷斑的灵敏度降低，影响砷斑的形成。

锌粒大小影响反应速率，一般选用能通过1号筛的细粒为宜，如使用的锌粒较大时，用量应酌情增加，反应时间亦应延长至1h。

可溶于水或可溶于酸的药物中的砷盐检查，一般不经破坏，直接依法检查砷盐；中药中的有机物可与砷以共价键状态结合为金属有机化合物，如不经破坏则砷不易析出，故通常先进行有机破坏。常见的有机破坏法有碱破坏法（氢氧化钙破坏法、无水碳酸钠破坏法、硝酸钠-无水碳酸钠破坏法）、酸破坏法（溴-稀硫酸破坏法、硫酸-过氧化氢破坏法）及直接炭化法等，以氢氧化钙破坏法较为常用。

若供试品需经有机破坏后再行检砷，则应取标准砷溶液代替供试品，照该品种项下规定的方法同法处理后，依法制备标准砷斑。

2. 第二法　二乙基二硫代氨基甲酸银法

（1）原理　通过利用金属锌和盐酸反应产生新生态的氢，与供试品中微量砷盐反应生成具有挥发性的砷化氢，砷化氢被二乙基二硫代氨基甲酸银［Ag(DDC)］溶液吸收，使 Ag(DDC) 中的银还原生成红色胶态银。比较供试品与标准砷溶液在同一条件下生成红色胶态银的颜色深浅或在510nm波长处测定的吸光度大小，判断供试品中砷盐是否符合限量规定。

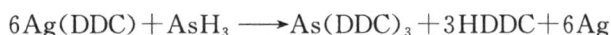

$$6Ag(DDC) + AsH_3 \longrightarrow As(DDC)_3 + 3HDDC + 6Ag$$

Ag(DDC)的结构式：

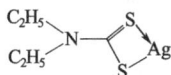

（2）检查方法　仪器装置见图4-5。A为100ml标准磨口锥形瓶，B为中空的标准磨口塞，上连导气管C（一端外径为8mm，内径为6mm；另一端长为180mm，外径为4mm，内径为1.6mm，尖端内径为1mm），D为平底玻璃管（长为180mm，内径为10mm，于5.0ml处有一刻度）。

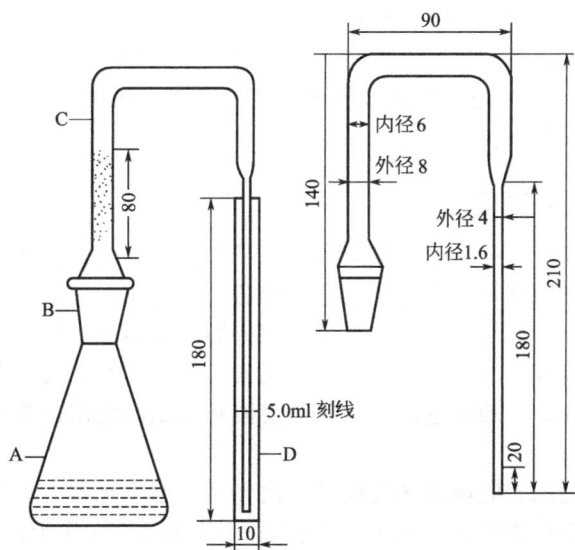

图 4-5　Ag(DDC) 法测砷装置（单位：mm）

测试时，于导气管 C 中装入乙酸铅棉花 60mg（装管高度约 80mm），并于 D 管中精密加入二乙基二硫代氨基甲酸银试液 5ml。

标准砷对照液的制备：精密量取标准砷溶液 2ml，置 A 瓶中，加盐酸 5ml 与水 2ml，再加碘化钾试液 5ml 与酸性氯化亚锡试液 5 滴，在室温放置 10min 后，加锌粒 2g，立即将导气管 C 与 A 瓶密塞，使生成的砷化氢气体导入 D 管中，并将 A 瓶置 25～40℃ 水浴中反应 45min，取出 D 管，添加三氯甲烷至刻度，混匀，即得。

检查法：取照各品种项下规定方法制成的供试品溶液置 A 瓶中，照标准砷对照液的制备，自"再加碘化钾试液 5ml"起，依法操作。将所得溶液与标准砷对照液置白色背景上，从 D 管上方向下观察、比较，所得溶液的颜色不得比标准砷对照液更深。必要时，可将所得溶液转移至 1cm 吸收池中，照紫外-可见分光光度法（通则 0401）在 510nm 波长处以二乙基二硫代氨基甲酸银试液作空白，测定吸光度，与标准砷对照液按同法测得的吸光度比较，即得。

（3）注意事项及讨论

① 本法采用的吸光度法可避免目视误差，灵敏度较高，在 1～10μg/40ml 范围内线性关系良好，显色在 2h 内稳定，重现性好。

② 锑化氢与 Ag(DDC) 的反应灵敏度较低，在反应液中加入 40％氯化亚锡溶液 3ml 和 15％碘化钾溶液 5ml 时，500μg 的锑不干扰测定。

③ 配制二乙基二硫代氨基甲酸银试液所用溶剂为三氯甲烷，同时加入三乙胺，加入的三乙胺可以中和砷化氢与二乙基二硫代氨基甲酸银显色反应产生的二乙基二硫代氨基甲酸（HDDC），有利于显色反应的进行。

④ 本法以 25～40℃水浴中反应 45min 为宜。在此温度下，反应过程中有部分三氯甲烷挥发损失，比色前应添加三氯甲烷至 5.00ml，摇匀后再进行测定。

⑤ 二乙基二硫代氨基甲酸银试液呈浅黄绿色，测吸光度时要用此试液作空白。

（三）铅、镉、砷、汞、铜测定法

铅、镉、砷、汞是目前公认的对人体有害的微量元素，超过人体所需量的铜对人体亦有危害。许多国家对此均有明确限度规定。中药材由于产地、栽培及加工条件不同，所含铅、镉、砷、汞、铜元素的量差别较大。《中国药典》2020 年版采用原子吸收分光光度法（AAS 法）与电感耦合等离子体质谱法（ICP-MS）测定中药及制剂中铅、镉、砷、汞、铜含量。

1. 原子吸收分光光度法

原子吸收分光光度法是基于测量蒸气中原子对特征电磁辐射的吸收强度进行定量分析的方法，其基本原理是将待测元素原子化后，由待测元素灯发出的特征谱线通过供试品经原子化产生的原子蒸气时，被蒸气中待测元素的基态原子所吸收，通过测定辐射光强度减弱的程度，求出供试品中待测元素的含量。原子吸收分光光度法遵循分光光度法的吸收定律，一般通过比较对照品溶液和供试品溶液的吸光度，求得供试品中待测元素的含量。

本法所用仪器为原子吸收分光光度计，由光源、原子化器、单色器、背景校正系统、自动进样系统和检测系统等组成。光源常采用待测元素作为阴极的空心阴极灯；原子化器主要有四种类型，分别是火焰原子化器、石墨炉原子化器、氢化物发生原子化器及冷蒸气发生原子化器；测量方法有标准曲线法和标准加入法两种。

根据待测元素不同选择不同的原子化器。《中国药典》2020 年版采用石墨炉法测定铅、镉的含量：将供试品溶液干燥、灰化，以石墨作为发热体，经高温原子化使待测元素形成基态原子。采用氢化物法测定砷的含量：使用氢化物发生原子化器，将待测元素在酸性介质中还原成低沸点、易受热分解的氢化物，再由载气导入原子吸收池，在吸收池中加热分解形成基态原子。采用冷蒸气吸收法测定汞的含量：使用冷蒸气发生原子化器，将供试品溶液中的汞离子还原成汞蒸气，再由载气导入石英原子吸收池，进行测定。采用火焰法测定铜的含量：使用火焰原子化器，将供试品溶液雾化成气溶胶后，再与燃气（乙炔-空气）混合，进入燃烧灯头产生的火焰中，以干燥、蒸发、离解供试品，使待测元素形成基态原子。

2. 电感耦合等离子体质谱法

电感耦合等离子体质谱法是一种将被测样品用电感耦合等离子体离子化后，按离子的质荷比分离，可用于元素和同位素分析以及元素价态分析的新型分析方法。样品由载气（氩气）引入雾化系统进行雾化后，以气溶胶形式进入等离子体中心区，在高温和惰性气体中被去溶剂化、气化解离和电离，转化成带正电荷的正离子，经离子采集系统进入质谱仪，质谱仪根据质荷比进行分离，根据元素质谱峰强度测定样品中相应元素的含量。

本法灵敏度高、专属性强、检出限低、线性范围宽、谱线简单、干扰少、精密度高、分析速度快，可同时对多种元素进行定性、定量分析，适用于各类药品从痕量到微量的元素分析，尤其是痕量有害元素的测定。

例 4-8 紫雪散中重金属及有害元素的检查——原子吸收分光光度法（通则 2321）

照铅、镉、砷、汞、铜测定法测定，铅不得过 5mg/kg，镉不得过 0.3mg/kg，砷不得过 2mg/kg，铜不得过 10mg/kg。

（四）农药残留的检查

农药残留是农药的过量使用或非法使用禁用品后残存于中药材中的微量农药原体、有毒代谢物、降解物和杂质的总称。常用的农药按其化学结构可分为有机氯类、有机磷类和拟除虫菊酯类农药。其中有机氯类与有机磷类农药性质稳定、不易降解且毒性较大，在人体内易产生蓄积，因此必须对中药及制剂中的农药残留量进行测定。农药种类多，化学结构和性质各异，待测组分复杂，在中药中的残留量属于微量或超微量，因此，选用高选择性、高灵敏度的仪器才能检测出来。

1. 原理

《中国药典》2020 年版采用气相色谱法（通则 0521）和质谱法（通则 0431）测定药材、饮片及制剂中部分农药残留量。对于大多数性质稳定、受热可气化而不被破坏的农药，采用气相色谱进行分离，对于热不稳定的农药选择液相色谱进行分离。

2. 方法

《中国药典》2020 年版收载了四类农药残留测定方法：第一法，有机氯类农药残留量测定法——色谱法；第二法，有机磷类农药残留量测定法——色谱法；第三法，拟除虫菊酯类农药残留量测定法——色谱法；第四法，农药多残留量测定法——质谱法。

（1）气相色谱法 《中国药典》2020 年版采用气相色谱法建立了六六六（BHC）等

9种有机氯类农药残留量测定法，六氯苯等22种有机氯类农药残留量测定法，对硫磷等12种有机磷农药残留量测定法和氯氰菊酯等3种拟除虫菊酯类农药残留量测定法。气相色谱法测定农药残留时，分析柱及验证柱均采用弹性石英毛细管柱（30m×0.25mm×0.25μm）。9种有机氯类农药残留量测定时，以（14％氰丙基-苯基）甲基聚硅氧烷或（5％苯基）甲基聚硅氧烷为固定液，检测器采用^{63}Ni-ECD（电子捕获检测器）；22种有机氯类农药残留量测定时，分析柱以50％苯基-50％二甲基聚硅氧烷为固定液，验证柱以100％二甲基聚硅氧烷为固定液，检测器采用^{63}Ni-ECD（电子捕获检测器）；有机磷类农药残留量测定时，以50％苯基-50％二甲基聚硅氧烷或（5％苯基）甲基聚硅氧烷为固定液的弹性石英毛细管（30m×0.25mm×0.25μm），检测器为氮磷检测器（NPD）或火焰光度检测器（FPD）；拟除虫菊酯类农药残留量测定时，以（5％苯基）甲基聚硅氧烷为固定液，检测器采用^{63}Ni-ECD电子捕获检测器。

（2）质谱法 《中国药典》2020年版采用气相色谱-串联质谱法和液相色谱-串联质谱法，结合各化合物的保留时间、检测离子对、碰撞电压（CE）可大幅度提高定性和定量能力，可同时测定多种农药残留。气相色谱-串联质谱法以氘代莠去津和氘代倍硫磷为内标物可测定74种农药残留量，其色谱条件如下：以（5％苯基）甲基聚硅氧烷为固定液的弹性石英毛细管柱（30m×0.25mm×0.25μm色谱柱）；进样口温度240℃，不分流进样；载气为高纯氦气；程序升温，温度范围70～280℃。质谱条件为：离子源为电子轰击（EI）源，碰撞气为氮气或氩气，流速1.5ml/min。质谱检测模式为多反应监测。

对于受热易分解，挥发性差或极性较大的农药残留，可采用液相色谱-串联质谱法进行测定。以氘代莠去津和氘代倍硫磷为内标物可测定153种农药残留量。色谱条件为：以十八烷基硅烷键合硅胶为填充剂（15cm×3mm，3.5μm）；以甲酸（含10mmol/l甲酸铵）溶液为流动相A，以乙腈为流动相B，梯度洗脱；柱温为35℃，流速为0.4ml/min。质谱条件为：离子源为电喷雾（ESI）离子源，使用正离子扫描模式，检测模式为多反应监测（MRM）。

（五）黄曲霉毒素测定法

黄曲霉毒素是化学结构相似的一类化合物，由黄曲霉菌属黄曲霉菌、寄生曲霉菌产生的代谢物，剧毒，可致癌、致畸、致突变，主要引起肝癌，还可能诱发骨癌、肾癌、直肠癌、乳腺癌、卵巢癌等。黄曲霉毒素的基本结构都是香豆素和二呋喃，最重要的是6种黄曲霉毒素（AFB_1、AFB_2、AFG_1、AFG_2、AFM_1、AFM_2），以AFB_1最为常见，也是已知最强的化学致癌物之一。

黄曲霉毒素耐热，在280℃时发生裂解，在一般药品生产加工的温度条件下很少被破坏。湿热致死温度为80℃，时间为30min；干热致死温度为120℃，时间为60min；低浓度黄曲霉毒素B_1易受紫外线破坏，遇氧化性物质（如次氯酸钠、过氧化氢、高锰酸钾）和氢氧化钠、氨水等均可被破坏。

《中国药典》2020年版一部采用高效液相色谱法和高效液相色谱-串联质谱法对莲子、槟榔、肉豆蔻、柏子仁、使君子、麦芽、远志、大枣、决明子、薏苡仁、地龙、水蛭、蜈蚣和全蝎14种中药材及其饮片品种项下增加"黄曲霉毒素"检查项目，规定每1000g药材中含黄曲霉毒素B_1不得过5μg，含黄曲霉毒素G_2、黄曲霉毒素G_1、黄曲霉毒素B_2和黄曲霉毒素B_1的总量不得过10μg。

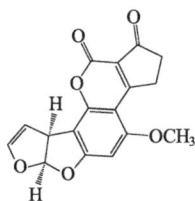

黄曲霉毒素B₁ 黄曲霉毒素B₂

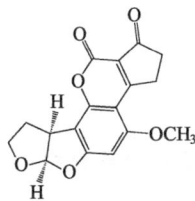

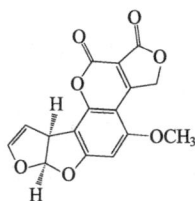

黄曲霉毒素G₁ 黄曲霉毒素G₂

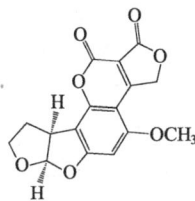

1. 第一法 高效液相色谱法（通则0512）

（1）原理 免疫亲和柱连接有 AFB$_1$、AFB$_2$、AFG$_1$、AFG$_2$ 的专一性抗体，当供试品溶液通过免疫亲和柱时，其中的黄曲霉毒素与抗体可产生特异性结合，达到提取分离的目的。黄曲霉毒素在紫外线照射时能产生荧光，但荧光较弱，用高效液相色谱柱对黄曲霉毒素进行分离后，采用柱后碘衍生法或光化学衍生法使荧光增强，用荧光检测器进行检测提高了检测的灵敏度。

（2）方法 色谱条件与系统适用性试验 以十八烷基硅烷键合硅胶为填充剂；以甲醇-乙腈-水（40：18：42）为流动相；采用柱后衍生法检测：①碘衍生法，衍生溶液为 0.05% 的碘溶液（取碘 0.5g，加入甲醇 100ml 使溶解，用水稀释至 100ml 制成），衍生化泵流速每分钟 0.3ml，衍生化温度 70℃；②光化学衍生法，光化学衍生器（254nm），以荧光检测器检测，激发波长 $\lambda_{ex} = 360nm$（或 365nm），发射波长 $\lambda_{em} = 450nm$。两个相邻色谱峰的分离度应大于 1.5。

混合对照品溶液的制备：精密量取黄曲霉毒素混合对照品溶液（黄曲霉毒素 B$_1$、黄曲霉毒素 B$_2$、黄曲霉毒素 G$_1$、黄曲霉毒素 G$_2$ 标示浓度分别为 1.0μg/ml、0.3μg/ml、1.0μg/ml、0.3μg/ml）0.5ml，置 10ml 量瓶中，用甲醇稀释至刻度，作为贮备溶液。精密量取贮备溶液 1ml，置 25ml 量瓶中，用甲醇稀释至刻度，即得。

供试品溶液的制备：取供试品粉末约 15g（过 2 号筛），精密称定，置于均质瓶中，加入氯化钠 3g，精密加入 70% 甲醇溶液 75ml，高速搅拌 2min（搅拌速度大于 11000r/min），离心 5min（离心速度 2500r/min），精密量取上清液 15ml，置 50ml 量瓶中，用水稀释至刻度，摇匀，用微孔滤膜（0.45μm）滤过，量取续滤液 20ml，通过免疫亲和柱，流速每分钟 3ml，用水 20ml 洗脱，洗脱液弃去，使空气进入柱子，将水挤出柱子，再用适量甲醇洗脱，收集洗脱液，置 2ml 量瓶中，并用甲醇稀释至刻度，摇匀，即得。

测定法：分别精密吸取上述混合对照品溶液 5μl、10μl、15μl、20μl、25μl，注入液相色谱仪，测定峰面积，以峰面积为纵坐标，进样量为横坐标，绘制标准曲线。另精密吸取上述供试品溶液 20～25μl，注入液相色谱仪，测定峰面积，从标准曲线上读出供试品中相当于黄曲霉毒素 B$_1$、黄曲霉毒素 B$_2$、黄曲霉毒素 G$_1$、黄曲霉毒素 G$_2$ 的量，计算，即得。

知识拓展 📖

亲和色谱

亲和色谱法是利用或模拟生物分子之间的专一性作用，从生物样品中分离和分析一些特殊物质的色谱方法。生物分子之间的专一作用包括抗原与抗体、酶与抑制剂、激素和药物与细胞受体、维生素与结合蛋白、基因与核酸之间的特异亲和作用等。亲和色谱的固定相是将配基连接于适宜的载体上制成的，利用样品中各种物质与配基亲和力的不同而达到分离。当样品溶液通过色谱柱时，待分离物质 X 与配基 L 形成 X-L 复合物，而被结合在固定相上，其他物质由于与配基无亲和力而直接流出色谱柱，用适宜的流动相将结合的待分离物质洗脱，如采用一定浓度的乙酸或氨溶液为流动相，减小待分离物质与配基的亲和力，使复合物离解，从而将被纯化的物质洗脱下来。

2. 第二法　高效液相色谱-串联质谱法

本法系用高效液相色谱-串联质谱法测定药材、饮片及制剂中的黄曲霉毒素，具有快速、灵敏、专属性强的特点。以十八烷基硅烷键合硅胶为填充剂，以 10mmol/L 乙酸铵溶液为流动相 A，以甲醇为流动相 B，柱温 25℃，流速每分钟 0.3ml 梯度洗脱进行检测。以三重四级杆质谱仪作为检测器，电喷雾离子源（ESI），采集模式为正离子模式。

系列混合对照品溶液的制备：精密量取黄曲霉毒素混合对照品溶液（黄曲霉毒素 B_1、黄曲霉毒素 B_2、黄曲霉毒素 G_1、黄曲霉毒素 G_2 的标示浓度分别为 1.0μg/ml、0.3μg/ml、1.0μg/ml、0.3μg/ml）适量，用 70％甲醇稀释成含黄曲霉毒素 B_2、黄曲霉毒素 G_2 浓度为 0.04～3ng/ml，含黄曲霉毒素 B_1、黄曲霉毒素 G_1 浓度为 0.12～10ng/ml 的系列对照品溶液，即得（必要时可根据样品实际情况，制备系列基质对照品溶液）。

供试品溶液的制备与第一法相同。

测定法：精密吸取上述系列混合对照品溶液各 5μl，注入高效液相色谱-质谱仪，测定峰面积，以峰面积为纵坐标，进样浓度为横坐标，绘制标准曲线。另精密吸取上述供试品溶液 5μl，注入高效液相色谱-串联质谱仪，测定峰面积，从标准曲线上读出供试品中相当于黄曲霉毒素 B_1、黄曲霉毒素 B_2、黄曲霉毒素 G_1、黄曲霉毒素 G_2 的浓度，计算，即得。

3. 注意事项

（1）本实验应有相应的安全、防护措施，并不得污染环境。

（2）残留有黄曲霉毒素的废液或废渣的玻璃器皿，应置于专用贮存容器（装有 10％次氯酸钠溶液）内，浸泡 24h 以上，再用清水将玻璃器皿冲洗干净。

（3）当测定结果超出限度时，采用第二法进行确认。

（六）二氧化硫残留量测定法

在传统炮制过程中采用硫黄熏蒸，具有防虫、防霉、防腐、改善药材外观等作用，然而硫黄熏制过的药材及其制剂可能会残留少量的硫，在中药烘干时采用原煤，而原煤中含有较多的硫成分，也可能带入大量的二氧化硫。长期服用，硫在人体内蓄积，严重危害身体健康。另外熏蒸用的工业硫黄由于纯度不高，可能还含有汞、砷等有害元素，对人体的危害也较大。FAO、WHO联合食品添加剂专家委员会（JECFA）对二氧化硫类物质作为食品添加剂的危险性评估指出，以二氧化硫计，每日允许摄入量（ADI）为0~0.7mg/kg（以体重计）。

《中国药典》2020年版采用酸碱滴定法、气相色谱法、离子色谱法测定经硫黄熏蒸处理过的药材或饮片中二氧化硫的残留量。根据具体的品种选择适宜方法进行二氧化硫残留量测定。

1. 第一法　酸碱滴定法

本方法系将中药材以蒸馏法进行处理，样品中的亚硫酸盐系列物质加酸处理后转化为二氧化硫后，随氮气流带入到含有双氧水的吸收瓶中，双氧水将其氧化为硫酸根离子，采用酸碱滴定法测定，计算药材及饮片中的二氧化硫残留量。

仪器装置见图4-6。A为1000ml两颈圆底烧瓶，B为竖式回流冷凝管，C为（带刻度）分液漏斗，D为连接氮气流入口，E为二氧化硫气体导出口。另配磁力搅拌器、电热套、氮气源及气体流量计。

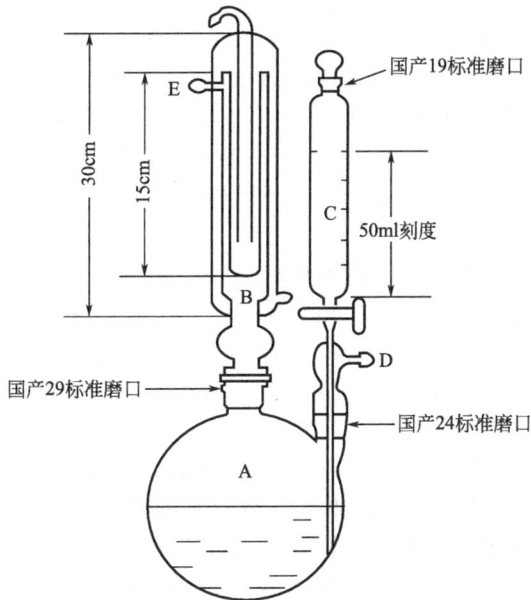

图4-6　酸碱滴定法蒸馏仪器装置

测定法：取药材或饮片细粉约10g（如二氧化硫残留量较高，超过1000mg/kg，可适当减少取样量，但应不少于5g），精密称定，置两颈圆底烧瓶中，加水300~400ml。打开回流冷凝管开关给水，将冷凝管的上端E口处连接一橡胶导气管置于100ml锥形瓶底部。锥形瓶内加入3%过氧化氢溶液50ml作为吸收池（橡胶导气管的末端应在吸收液液面以下）。使用前，吸收液中加入3滴甲基红乙醇溶液指示剂（2.5mg/ml），并用0.01mol/l氢氧化钠滴定液滴定至黄色（即终点；如果超过终点，则应舍弃该吸收溶液）。开通氮气，使用流量计调节气体流量至约0.2l/min；打开分液漏斗C的活塞，使盐酸溶液（6mol/l）10ml流入蒸馏瓶，立即加热两颈烧瓶内的溶液至沸，并保持微沸；烧瓶内的水沸腾1.5h后，停止加热。吸收液放冷后，置于磁力搅拌器上不断搅拌，用氢氧化钠滴定液（0.01mol/l）滴定，至黄色持续时间20s不褪，并将滴定的结果用空白实验校正。

按下式计算：

$$供试品中二氧化硫残留量（\mu g/g）=\frac{（A-B）\times c\times 0.032\times 10^6}{W}\tag{4-13}$$

式中，A 为供试品溶液消耗氢氧化钠滴定液的体积，ml；B 为空白消耗氢氧化钠滴定液的体积，ml；c 为氢氧化钠滴定液物质的量浓度，mol/l；0.032 为 1ml 氢氧化钠滴定液（1mol/l）相当的二氧化硫的重量，g；W 为供试品的重量，g。

2. 第二法　气相色谱法

本方法系用气相色谱法（通则0521）测定药材及饮片中的二氧化硫残留量。

（1）色谱条件与系统适用性试验　采用 GS-GasPro 键合硅胶多孔层开口管色谱柱（如 GS-GasPro，柱长30m，柱内径0.32mm）或等效柱，热导检测器，检测器温度为250℃。程序升温：初始50℃，保持2min，以每分钟20℃升至200℃，保持2min。进样口温度为200℃，载气为氦气，流速为每分钟2.0ml。顶空进样，采用气密针模式（气密针温度为105℃）的顶空进样，顶空瓶的平衡温度为80℃，平衡时间均为10min。系统适用性试验应符合气相色谱法要求。

（2）对照品溶液的制备　精密称取亚硫酸钠对照品500mg，置10ml量瓶中，加入含0.5％甘露醇和0.1％乙二胺四乙酸二钠的混合溶液溶解，并稀释至刻度，摇匀，制成每1ml含亚硫酸钠50.0mg的对照品贮备溶液。分别精密量取对照品贮备溶液0.1ml、0.2ml、0.4ml、1ml、2ml，置10ml量瓶中，用含0.5％甘露醇和0.1％乙二胺四乙酸二钠的溶液分别稀释成每1ml含亚硫酸钠0.5mg、1mg、2mg、5mg、10mg的对照品溶液。

分别准确称取1g氯化钠和1g固体石蜡（熔点52～56℃）于20ml顶空进样瓶中，精密加入2mol/ml盐酸溶液2ml，将顶空瓶置于60℃水浴中，待固体石蜡全部溶解后取出，放冷至室温使固体石蜡凝固密封于酸液层之上（必要时用空气吹去瓶壁上冷凝的酸雾）；分别精密量取上述0.5mg/ml、1mg/ml、2mg/ml、5mg/ml、10mg/ml的对照品溶液各100μl置于石蜡层上方，密封，即得。

（3）供试品溶液的制备　分别准确称取1g氯化钠和1g固体石蜡（熔点52～56℃）于20ml顶空进样瓶中，精密加入2mol/l盐酸溶液2ml，将顶空瓶置于60℃水浴中，待固体石蜡全部溶解后取出，放冷至室温使固体石蜡重新凝固，取样品细粉约0.2g，精密称定，置于石蜡层上方，加入含0.5％甘露醇和0.1％乙二胺四乙酸二钠的混合溶液100μl，密封，即得。

（4）测定法　分别精密吸取经平衡后的对照品溶液和供试品溶液顶空瓶气体1ml，注入气相色谱仪，记录色谱图。按外标工作曲线法定量，计算样品中亚硫酸根含量，测定结果乘以0.5079，即为二氧化硫含量。

3. 第三法　离子色谱法

本方法将中药材以水蒸气蒸馏法进行处理，样品中的亚硫酸盐系列物质加酸处理后转化为二氧化硫，随水蒸气蒸馏，并被双氧水吸收、氧化为硫酸根离子后，采用离子色谱法（通则0513）检测，并计算药材及饮片中的二氧化硫残留量。

（1）仪器装置　离子色谱法水蒸气蒸馏装置见图4-7。蒸馏部分装置需定做，另配电热套。

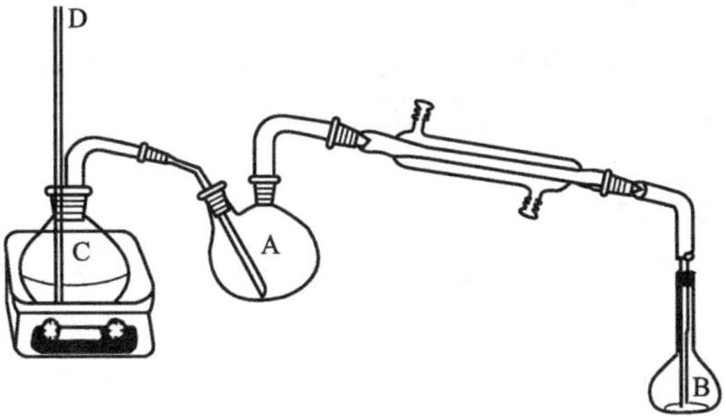

图 4-7　离子色谱法水蒸气蒸馏装置

（2）色谱条件与系统适用性试验　采用离子色谱法，色谱柱采用以烷醇季铵为功能基的乙基乙烯基苯-二乙烯基苯聚合物树脂作为填料的阴离子交换柱（如 AS11-HC，250mm×4mm）或等效柱，保护柱使用相同填料的阴离子交换柱（如 AG11-HC，50mm×4mm），洗脱液为 20mmol/l 氢氧化钾溶液（由自动洗脱液发生器产生）；若无自动洗脱液发生器，洗脱液采用终浓度为 3.2mmol/l Na₂CO₃、1.0mmol/l NaHCO₃ 的混合溶液；流速为 1ml/min，柱温为 30℃。阴离子抑制器和电导检测器，系统适用性试验应符合离子色谱法要求。

（3）对照品溶液的制备　取硫酸根标准溶液，加水制成每 1ml 分别含硫酸根 1μg/ml、5μg/ml、20μg/ml、50μg/ml、100μg/ml、200μg/ml 的溶液，各进样 10μl，绘制标准曲线。

（4）供试品溶液的制备　取供试品粗粉 5～10g（不少于 5g），精密称定，置瓶 A（两颈烧瓶）中，加水 50ml，振摇，使分散均匀，接通水蒸气蒸馏瓶 C。吸收瓶 B（100ml 纳氏比色管或量瓶）中加入 3% 过氧化氢溶液 20ml 作为吸收液，吸收管下端插入吸收液液面以下。A 瓶中沿瓶壁加入 5ml 盐酸，迅速密塞，开始蒸馏，保持 C 瓶沸腾并调整蒸馏火力，使吸收管端的馏出液的流出速率约为 2ml/min。蒸馏至瓶 B 中溶液总体积约为 95ml（时间 30～40min），用水洗涤尾接管并将其转移至吸收瓶中，并稀释至刻度，摇匀，放置 1h 后，以微孔滤膜滤过，即得。

（5）测定法　分别精密吸取相应的对照品溶液和供试品溶液各 10μl，进样，测定，计算样品中硫酸根含量，按 $SO_2/SO_4^{2-}=0.6669$ 计算样品中二氧化硫的含量。

（七）甲醇量检查法

本法系用气相色谱法（通则 0521）测定酒剂或酊剂等含乙醇制剂中甲醇的含量。除另有规定外，按下列方法测定。

1. 第一法　毛细管柱法

（1）色谱条件与系统适用性试验　采用（6%）氰丙基苯基-（94%）二甲苯聚硅氧烷为固定液的毛细管柱；起始温度为 40℃，维持 2min，以每分钟 3℃ 的速率升温至 65℃，再以每分钟 25℃ 的速率升温至 200℃，维持 10min；进样口温度 200℃；检测器（FID）温度 220℃；分流进样，分流比为 1:1；顶空进样平衡温度为 85℃，平衡时间为 20min。理论塔板数按甲醇峰计算应不低于 10000，甲醇峰与其他色谱峰的分离度应大于 1.5。

（2）测定法　取供试液作为供试品溶液。精密量取甲醇 1ml，置 100ml 量瓶中，加水稀释至刻度，摇匀，精密量取 5ml，置 100ml 量瓶中，加水稀释至刻度，摇匀，作为对照品溶液。分别精密量取对照品溶液与供试品溶液各 3ml，置 10ml 顶空进样瓶中，密封，顶空进样。按外标法以峰面积计算，即得。

2. 第二法　填充柱法

（1）色谱条件与系统适用性试验　用直径为 0.18～0.25mm 的二乙烯苯-乙基乙烯苯型高分子多孔小球作为载体；柱温 125℃。理论塔板数按甲醇峰计算应不低于 1500；甲醇峰、乙醇峰与内标物质各相邻色谱峰之间的分离度应符合规定。

（2）校正因子测定　精密量取正丙醇 1ml，置 100ml 量瓶中，用水溶解并稀释至刻度，摇匀，作为内标溶液。另精密量取甲醇 10ml，置 100ml 量瓶中，用水稀释至刻度，摇匀，精密量取 10ml，置 100ml 量瓶中，精密加入内标溶液 10ml，用水稀释至刻度，摇匀，取 1μl 注入气相色谱仪，连续进样 3～5 次，测定峰面积，计算校正因子。

（3）测定法精密量取内标溶液 1ml，置 10ml 量瓶中，加供试液至刻度，摇匀，作为供试品溶液，取 1μl 注入气相色谱仪，测定，即得。

除另有规定外，供试液含甲醇量不得过 0.05％（体积分数）。

3. 注意事项

（1）如采用填充柱法时，内标物质峰相应的位置出现杂质峰，可改用外标法测定；
（2）建议选择大口径、厚液膜色谱柱，规格为 30m×0.53mm×3.00μm。

第四节

中药制剂通则检查

一、制剂通则检查的目的和意义

中药制剂通则检查是确保药物制剂的稳定性、均一性和有效性所进行的检查，是中药制剂检查的重要组成部分，根据不同剂型的不同存在形式、不同给药途径、不同使用方法、不同释药方式等特点，对中药制剂进行的理化检查或微生物学检查。《中国药典》2020 年版总则中"制剂通则"项下收载了包含中药制剂各剂型在内的 38 类剂型，并对剂型相关的检查项目进行了规定。

二、常见中药剂型的制剂通则检查

中药制剂按形态可以分为固体制剂、液体制剂和半固体制剂。各类常见剂型检查项目见表 4-5～表 4-7。

表 4-5　常见固体制剂的制剂通则检查项目

剂型类别	制剂通则检查项目
丸剂	水分、重量差异(或装量差异)、装量、溶散时限、微生物限度、残留溶剂(薄膜包衣滴丸)
散剂	粒度、外观均匀度、水分、干燥失重、装量差异、装量、无菌、微生物限度
颗粒剂	粒度、水分、干燥失重、溶化性、溶出度(混悬颗粒剂)、释放度(肠溶颗粒、缓释颗粒、控释颗粒)、装量差异、装量、微生物限度、残留溶剂(包衣颗粒)

续表

剂型类别	制剂通则检查项目
片剂	重量差异、崩解时限、发泡量(阴道泡腾片)、分散均匀性(分散片)、微生物限度、释放度(缓释片、控释片、肠溶片)、溶出度(口崩片)、残留溶剂(薄膜包衣片)、脆碎度(非包衣片)、含量均匀度(小剂量)
锭剂	重量差异、微生物限度、均一性
胶囊剂	水分、装量差异、崩解时限、释放度(缓释胶囊、控释胶囊、肠溶胶囊)、微生物限度、残留溶剂(内容物包衣)
胶剂	水分、微生物限度、总灰分、重金属、砷盐、稳定性、可见异物
茶剂	水分、溶化性、重量差异(或装量差异)、微生物限度
栓剂	重量差异、融变时限、微生物限度、抑菌效力
植入剂	装量差异、释放度、无菌
膜剂	外观、包材毒性、重量差异、含量均匀度(小剂量)、装量、微生物限度

表 4-6　常见液体制剂的制剂通则检查项目

剂型类别	制剂通则检查项目
糖浆剂	装量、微生物限度、相对密度、pH 值、抑菌效力、稳定性
合剂	装量、微生物限度、相对密度、pH 值、稳定性
酒剂	总固体、乙醇量、甲醇量、装量、微生物限度、澄清度
酊剂	乙醇量、甲醇量、装量、微生物限度、稳定性
流浸膏剂与浸膏剂	乙醇量、甲醇量、装量、微生物限度、稳定性
露剂	装量、微生物限度、pH 值、抑菌效力、稳定性
注射剂	装量、装量差异、渗透压物质的量浓度(静脉输液及椎管注射用)、可见异物、不溶性微粒、中药注射剂有关物质、重金属及有害元素残留、无菌、细菌内毒素或热原(供静脉注射用)、残留水分(冻干制剂)
搽剂	装量、微生物限度、相对密度、pH 值、乙醇、折射率、抑菌效力、稳定性
洗剂	装量、微生物限度、相对密度、pH 值、稳定性
冲洗剂	装量、无菌、细菌内毒素、热原、澄清度、可见异物
涂膜剂	装量、无菌、微生物限度、刺激性、抑菌效力
鼻用制剂	沉降体积比、递送剂量均一性、装量差异、装量、无菌、微生物限度、抑菌效力(多剂量)
眼用制剂	可见异物、粒度、沉降体积比、金属性异物、装量差异、装量、渗透压物质的量浓度、无菌、抑菌效力(多剂量)
气雾剂	每瓶总掀次、递送剂量均一性、每掀主药含量、微细粒子剂量、喷射速率、喷出总量、每掀喷量、粒度、装量、无菌、微生物限度、抑菌效力、水分、递送剂量(吸入气雾剂)
喷雾剂	每瓶总掀次、每喷喷量、每瓶主药含量、装量差异、装量、无菌、微生物限度、抑菌效力、分散性、递送均一性(吸入用制剂、鼻用制剂)
灌肠剂	装量、微生物限度、稳定性
口服溶液剂、口服混悬剂、口服乳剂	装量、装量差异、干燥失重、沉降体积比、微生物限度、抑菌效力、稳定性
涂剂	装量、无菌、微生物限度、折射率、稳定性、抑菌效力
耳用制剂	沉降体积比、重量差异、装量差异、装量、无菌(伤口或手术用制剂)、微生物限度、抑菌效力、容器毒性、pH 值、重新分散性、刺激性

表 4-7　常见半固体制剂的制剂通则检查项目

剂型类别	制剂通则检查项目
煎膏剂	相对密度、不溶物、装量、微生物限度、含糖量、含水量、稳定性
贴膏剂	含膏量、耐热性、赋形性、黏着力、含量均匀度、释放度、微生物限度、均一性、残留溶剂(有机溶剂涂布)

剂型类别	制剂通则检查项目
凝胶剂	粒度、装量、无菌、微生物限度、pH值、抑菌效力、稳定性
软膏剂	粒度、装量、无菌、微生物限度、抑菌效力、稳定性
糊剂	装量、微生物限度、稳定性
膏药	软化点、重量差异、稳定性
贴剂	黏附力、含量均匀度（小剂量）、重量差异、释放度、微生物限度、涂布均匀性（粘贴层）、残留溶剂（有机溶剂涂布）、释放速率（透皮贴剂）

三、注射剂有关物质检查法

注射剂有关物质是指中药经提取、纯化制成注射剂后，残留在注射剂中可能含有并需要控制的物质。除另有规定外，一般应检查蛋白质、鞣质、树脂等，静脉注射剂还应检查草酸盐、钾离子等。

1. 检查方法

（1）蛋白质　除另有规定外，取注射液1ml，加新配制的30%磺基水杨酸溶液1ml，混匀，放置5min，不得出现浑浊。注射液中如含有遇酸能产生沉淀的成分，可改加鞣酸试液1～3滴，不得出现浑浊。

（2）鞣质　除另有规定外，取注射液1ml，加新配制的含1%鸡蛋清的生理盐水溶液5ml，必要时用微孔滤膜（0.45μm）滤过，放置10min，不得出现浑浊或沉淀。如出现浑浊或沉淀，取注射液1ml，加稀乙醇1滴，再加氯化钠明胶试液4～5滴，不得出现浑浊或沉淀。

含有聚乙二醇、聚山梨酯等聚氧乙烯基物质的注射液，虽有鞣质也不产生沉淀，对这类注射液应取未加附加剂前的半成品检查。

（3）树脂　除另有规定外，取注射液5ml，加盐酸1滴，放置30min，不得出现沉淀。如出现沉淀，另取注射液5ml，加三氯甲烷10ml振摇提取，分取三氯甲烷，置水浴上蒸干，残渣加冰醋酸2ml使溶解，置具塞试管中，加水3ml，混匀，放置30min，不得出现浑浊。

（4）草酸盐　除另有规定外，取溶液型静脉注射液适量，用稀盐酸调节pH至1～2，滤过，取滤液2ml，滤液调节pH至5～6，加3%氯化钙溶液2～3滴，放置10min，不得出现浑浊或沉淀。

（5）钾离子　除另有规定外，取静脉注射液2ml，蒸干，先用小火炽灼至炭化，再在500～600℃炽灼至完全灰化，加稀盐酸2ml使溶解，置25ml量瓶中，加水稀释至刻度，混匀，作为供试品溶液。取10ml纳氏比色管两支，甲管中精密加入标准钾离子溶液0.8ml，加碱性甲醛溶液（取甲醛溶液，用0.1mol/l氢氧化钠溶液调节pH至8.0～9.0）0.6ml、3%乙二胺四乙酸二钠溶液2滴、3%四苯硼钠溶液0.5ml，加水稀释成10ml，乙管中精密加入供试品溶液1ml，与甲管同时依法操作，摇匀；甲、乙两管同置黑纸上，自上而下透视，乙管中显出的浊度与甲管比较，不得更浓。

2. 有关说明及注意事项

（1）蛋白质　中药注射剂生产过程中若未能将蛋白质除尽，则有可能影响注射剂的稳定性、澄明度，有的还可能在注入人体后引起过敏反应。

（2）鞣质　注射剂中若含有鞣质，则易产生沉淀而影响澄明度，或注射后引起疼痛，甚至引起肌肉组织坏死。

（3）树脂　树脂进入机体除了会产生疼痛反应外，也可能参与增强变态反应，故制法中采用大孔吸附树脂进行纯化的注射剂需作树脂检查。值得注意的是，如果中药注射剂颜色越深越不利于阳性结果沉淀观察，未进行离心也较难观察到阳性现象。

（4）草酸盐　进入血液可使血液脱钙，产生抗凝血作用，甚至引起痉挛，并由于生成不溶于水的草酸钙，可引起血栓，所以中药注射剂（特别是供静脉注射用的中药注射剂）必须进行草酸盐检查。药材中所含的草酸通常以钙盐的形式存在，一般不被提取出来，但若用酸水或酸性乙醇提取时，则因能生成草酸而被水或乙醇提出，混入药液。

（5）钾离子　钾离子浓度过高，肌肉注射后可引起明显局部疼痛，对心脏的损害也较大。用于静脉注射时，会引起体内血钾浓度偏高，使电解质平衡失调。

重点小结

分类	检查项目	检查方法
常规物质	氯化物	硝酸银法
	铁盐	硫氰酸盐法
	干燥失重	1.常压恒温干燥法 2.减压干燥法与恒温减压干燥法 3.干燥剂干燥法
	水分	1.烘干法 2.甲苯法 3.减压干燥法 4.气相色谱法
	灰分	1.总灰分测定法 2.酸不溶性灰分测定法
	酸败度测定法	测定酸值、羰基值和过氧化值
	乙醇量	1.气相色谱法 2.蒸馏法
	相对密度	1.比重瓶法 2.韦氏比重秤法
	总固体量	1.第一法 105℃干烤法 2.第二法 50℃干烤法
内源性有害物质	乌头酯型生物碱	1.高效液相色谱法 2.薄层色谱法 3.比色谱法
	马兜铃酸类成分	高效液相色谱法
	土大黄苷	1.薄层色谱法 2.荧光法
外源性有害物质	重金属	1.硫代乙酰胺法 2.炽灼后硫代乙酰胺法 3.硫化钠法
	砷盐	1.古蔡氏法 2.二乙基二硫代氨基甲酸银法
	铅、镉、砷、汞、酮	1.原子吸收分光光度法 2.电感耦合等离子体质谱法

分类	检查项目	检查方法
外源性有害物质	农药残留	1.气相色谱法 2.质谱法
	黄曲霉素	1.高效液相色谱法 2.高效液相色谱-串联质谱法
	二氧化硫残留量	1.酸碱滴定法 2.气相色谱法 3.离子色谱法
	甲醇量	1.毛细管柱法 2.填充柱法

复习思考题

一、选择题

1.中药制剂的杂质来源途径较多，不属于杂质来源途径的是（　　）。

A.原料不纯　　B.包装不当　　C.服用错误　　D.产生虫蛀　　E.粉碎机器磨损

2.于供试品溶液中加入某种试剂，在一定条件下反应，观察有无阳性结果出现，以判断杂质是否超标的方法属于（　　）。

A.对照法　　B.比较法　　C.含量测定法　　D.灵敏度法　　E.鉴别法

3.水分的测定方法不包括（　　）。

A.烘干法　　B.挥发法　　C.甲苯法　　D.减压干燥法　　E.气相色谱法

4.中药内源性有害物质包括（　　）。

A.农药残留　　B.马兜铃酸　　C.重金属　　D.生物毒素　　E.黄曲霉毒素

5.在弱酸性条件（pH 3～3.5）下，重金属检查用的显色剂是（　　）。

A.氯化钠　　B.硫代乙酰胺　　C.稀盐酸　　D.硫化钠　　E.硫酸钠

6.下列属于内源性有害物质的是（　　）。

A.土大黄苷　　B.重金属　　C.二氧化硫　　D.农药残留　　E.黄曲霉毒素

7.天仙藤中的马兜铃酸属于（　　）。

A.有效成分　　B.常规物质　　C.外源性有害物质

D.内源性有害物质　　　　E.无机杂质

8.在干燥剂干燥法中，常用的干燥剂有（　　）。

A.变色硅胶　　B.五氧化二磷　　C.浓硫酸　　D.无水氯化钙　　E.氯化钾

二、简答题

1.中药制剂杂质来源的主要途径是什么？

2.为什么中药制剂的杂质只进行限量检查，一般不测定其准确含量？

3.简述总灰分和酸不溶性灰分的概念。

4.干燥失重测定和水分测定有何区别？

5.简述中药制剂检查包括的主要内容。

6.试述《中国药典》有关重金属检查的主要方法及其应用范围。重金属检查中为什么常以铅为代表？

第五章
中药制剂的含量测定

要点导航

　　1. 掌握紫外-可见分光光度法、高效液相色谱法、气相色谱法在中药制剂含量测定中的应用及中药制剂质量标准方法学验证的内容和要求。

　　2. 熟悉化学分析法、薄层色谱扫描法、原子吸收分光光度法在中药制剂含量测定中的应用。

　　3. 了解荧光分析法、ICP-MS、LC-MS、GC-MS 等在中药制剂含量测定中的应用。

第一节
中药制剂含量测定常用方法

　　含量测定是中药制剂质量控制的重要指标。中药制剂的含量测定是指采用化学、物理学或生物学等方法对中药制剂中含有的有关成分进行的定量分析，并以测定结果是否符合药品标准的规定来判断药品的优劣，是中药制剂质量评价及质量标准研究的重点和难点。

　　中药制剂中生物活性成分的含量与其质量优劣、有效性和安全性都有直接关系，只有有效成分达到一定量才能保证疗效。另外，对其含有的毒性成分，必须严格控制其含量及限度，才能确保临床用药的安全，对有些中药制剂中所含的既是有效成分又是毒性成分的成分，必须规定其含量范围。因此，一般应根据中药制剂的功能主治或活性试验结果优先选择相应的专属性成分、活性成分作为含量测定的指标；避免选择非专属性的指标成分或低活性的成分，同时应首选样品中原本含有的成分，避免选用水解成分作为测定指标。当单一成分不能反映该药的整体活性时，应采用多成分或多组分的检测方法。目前，用于中药制剂含量测定的方法主要有化学分析法、光谱法、色谱法、生物活性测定法以及联用技术等。

一、化学分析法

　　化学分析法是以物质的化学反应为基础的分析方法，又称为经典分析法，主要包括重量分析法和滴定分析法。化学分析法具有仪器简单、结果准确、成本较低等优点，但其灵敏度较低，专属性不强，特别是分析微量成分的准确性不高。因此，化学分析法主要用于中药制剂中无机成分及含量较高的某类成分的测定，比如总生物碱、总有机酸等。

1. 重量分析法

重量分析法是通过称量物质的某种称量形式的重量来确定被测组分含量的一种定量分析方法。重量分析的过程包括了分离和称量两个过程。在重量分析中，一般首先采用适当的方法，使被测组分以单质或化合物的形式从试样中与其他组分分离。重量法通常以沉淀反应为基础，也可利用挥发、萃取等手段来进行分析。重量法用于常量分析时准确度较高，但是操作复杂，对低含量组分的测定误差较大。

沉淀法含量（x）计算公式如下：

$$x = \frac{m'F}{m_s} \times 100\%$$ (5-1)

例 5-1 中药西瓜霜中硫酸钠的含量测定——重量分析法

测定方法：取本品 0.4g，精密称定（m_s），加水 150ml，振摇 10min，滤过，沉淀用水 50ml 分 3 次洗涤，滤过，合并滤液，加盐酸 1ml，煮沸，不断搅拌，并缓缓加入热氯化钡试液（约 20ml），至不再生成沉淀，置水浴上加热 30min，静置 1h，用无灰滤纸或称定重量的古氏坩埚滤过，沉淀用水分次洗涤，至洗液不再显氯化物的反应，干燥，并炽灼至恒重，精密称定（m'），与 0.6086（F）相乘，即得供试品中含有硫酸钠（Na_2SO_4）的重量。

本品按干燥品计算，含硫酸钠（Na_2SO_4）不得少于 90.0%。

2. 滴定分析法

滴定分析法又称容量分析法，是将标准溶液滴加到被测供试品溶液中，根据标准溶液和被测物完全反应时所消耗的体积计算被测物含量的方法。滴定分析法是一种简便、快速和应用广泛的定量分析方法，在常量分析中有较高的准确度。

根据标准溶液与被测物质间所发生的化学反应类型不同，可将滴定分析法分为四大类，即酸碱滴定法（又称中和法）、沉淀滴定法（利用沉淀反应进行滴定的方法）、配位滴定法（利用配位反应进行滴定的方法）、氧化还原滴定法（利用氧化还原反应进行滴定的方法）。滴定分析法具有结果准确、操作方便、设备简单等特点，其应用较重量法更为广泛，在中药制剂分析中可用于总生物碱类、总有机酸类、总酚类、糖类以及动物药和矿物药的无机成分等的含量测定。

直接滴定法待测成分含量（x）的计算公式如下：

$$x = \frac{TV_T F}{m_s} \times 100\% \quad (\text{式中，化学因数 } F = \frac{\text{实际浓度}}{\text{规定浓度}})$$ (5-2)

采用返滴定法，被测物质的浓度为：

$$x = \frac{T \times F \times (V_0 - V)}{W} \times 100\%$$ (5-3)

式（5-2）、式（5-3）中，T 为第一种滴定剂相对被测物质的滴定度；F 为第二种滴定液的浓度校正因子；V_T 代表滴定剂的体积；V_0 为空白溶液消耗第二种滴定液的体积，ml；V 为供试品溶液消耗第二种滴定液的体积，ml。

例 5-2 一捻金中朱砂的含量——硫氰酸铵法

测定方法：取本品 2g，精密称定，置 250ml 锥形瓶中，加硫酸 40ml 与硝酸钾 6g，缓缓加热使成乳白色，放冷，加水 50ml，滴加 1% 高锰酸钾溶液至显粉红色，再滴加 2%

硫酸亚铁溶液至粉红色消失后，加硫酸铁铵指示剂 2ml，用硫氰酸铵滴定液（0.1mol/l）滴定。每1ml硫氰酸铵滴定液（0.1mol/l）相当于 11.63mg 的硫化汞（HgS）。

本品每袋含朱砂以硫化汞（HgS）计，应为 55～75mg。

本法系用强氧化剂将朱砂中的 HgS 生成 Hg^{2+}，在酸性溶液中用 NH_4SCN 标准溶液直接滴定 Hg^{2+}，用 Fe^{3+} 作指示剂，当 $Hg(SCN)_2$ 沉淀完全后，Fe^{3+} 即与过量的 SCN^- 生成红色的硫氰酸铁络离子 $Fe(SCN)^{2+}$ 以指示到达终点，反应如下：

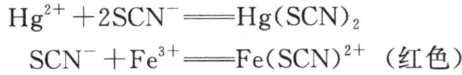

$$Hg^{2+}+2SCN^- \Longrightarrow Hg(SCN)_2$$
$$SCN^-+Fe^{3+} \Longrightarrow Fe(SCN)^{2+} \text{（红色）}$$

二、光谱分析法

1. 紫外-可见分光光度法

紫外-可见分光光度法用于中药制剂中单体成分或总成分的含量测定，是依据制剂中被测物质分子对波长为 200～760nm 的紫外-可见光区电磁辐射的特征吸收，包括紫外直接测定法和比色法。该法灵敏度高、准确度好、操作简便。

紫外-可见分光光度法定量分析的依据是 Lambert-Beer 定律，即：

$$A=\lg \frac{1}{T}=Ecl \tag{5-4}$$

式中，A 为吸光度；T 为透光率；c 为溶液浓度；l 为液层厚度；E 为测定波长处的吸收系数，中药制剂分析中常用百分吸收系数（$E_{1cm}^{1\%}$）。

紫外-可见分光光度法定量分析中较常用的是以被测物质最大吸收峰波长（λ_{max}）为测定波长的单波长光谱法。常见的有以下三种方法：

（1）吸收系数法　该法依据 Lambert-Beer 定律，测定供试品溶液在规定波长下的吸光度值（A），根据被测成分的吸收系数 $E_{1cm}^{1\%}$ 计算其含量（c）。本法的优点是简单方便，无须配制对照品溶液；缺点是如果杂质在该波长有吸收，则易导致结果偏高。应用此法时需注意 $E_{1cm}^{1\%}$ 应大于 100，并注意仪器的校正和检定。

$$c=\frac{A}{E_{1cm}^{1\%}l} \tag{5-5}$$

例 5-3　中药紫草中羟基萘醌总色素的含量测定——紫外-可见分光光度法（通则 0401）

取本品适量，在50℃干燥 3h，粉碎（过 3 号筛），取约 0.5g，精密称定，置 100ml 量瓶中，加乙醇至刻度，4h 内时时振摇，滤过。精密量取续滤液 5ml，置 25ml 量瓶中，加乙醇至刻度，摇匀。照紫外-可见分光光度法（通则 0401），在 516nm 波长处测定吸光度，按左旋紫草素（$C_{16}H_{16}O_5$）的吸收系数（$E_{1cm}^{1\%}$）为 242 计算，即得。

本品含羟基萘醌总色素以左旋紫草素（$C_{16}H_{16}O_5$）计，不得少于 0.80%。

（2）标准曲线法　使用标准曲线法测定含量，需先采用待测组分的对照品溶液 5～7 个浓度绘制标准曲线，再在相同的条件下测定供试品溶液的吸光度，即可求得供试品中被测成分的浓度或含量。此法通常用于比色法定量，需注意的是，供试品溶液的吸光度应在标准曲线的线性范围内。

例 5-4　抗骨髓炎片中总黄酮的含量测定——紫外-可见分光光度法（通则 0401）

【处方】　金银花　蒲公英　紫花地丁　半枝莲　白头翁　白花蛇舌草

【含量测定】　对照品溶液的制备：取芦丁对照品适量，精密称定，置 100ml 量瓶中，加60％乙醇适量，微热使溶解，放冷，用60％乙醇稀释至刻度，摇匀，精密量取25ml，置50ml量瓶中，加水稀释至刻度，摇匀，即得（每1ml含无水芦丁0.1mg）。

标准曲线的制备：精密量取对照品溶液1ml、2ml、3ml、4ml、5ml，分别置10ml量瓶中，各加30％乙醇使成5.0ml，分别精密加入5％亚硝酸钠溶液0.3ml，摇匀，放置6min，再加入10％硝酸铝溶液0.3ml，摇匀，放置6min，加1mol/l的氢氧化钠溶液4ml，分别加30％乙醇稀释至刻度，摇匀，放置10min，以相应的溶剂为空白，照紫外-可见分光光度法（通则0401），在510nm波长处测定吸光度，以吸光度为纵坐标，浓度为横坐标，绘制标准曲线。

测定法：取本品20片，除去包衣，研细，取约4g，精密称定，精密加30％乙醇100ml，称定重量，加热回流提取60min，放冷，再称定重量，用30％乙醇补足减失的重量，离心，倾取上清液。精密量取上清液5ml，置50ml量瓶中，加30％乙醇稀释至刻度，摇匀，作为供试品溶液。精密量取供试品溶液2ml置10ml量瓶中，照标准曲线的制备项下的方法，自"精密加入5％亚硝酸钠溶液0.3ml"起，依法测定吸光度。同时精密量取供试品溶液2ml，置10ml量瓶中，加30％乙醇稀释至刻度，摇匀，作为空白溶液。从标准曲线上读出供试品溶液中无水芦丁的重量，计算，即得。

本品每片含总黄酮以无水芦丁（$C_{27}H_{30}O_{16}$）计，不得少于9mg。

（3）对照品比较法　即外标一点法，是在同样条件下分别配制供试品溶液和对照品溶液，在规定波长下测定两者的吸光度，通过比较计算供试品中被测成分的浓度或含量的方法。应用此法时需注意：对照品溶液所含被测成分的浓度应为供试品溶液中被测成分浓度的100％±10％，所用溶剂也应完全一致。

例5-5　华山参中生物碱的含量测定——紫外-可见分光光度法（通则0401）

生物碱对照品溶液的制备：取在120℃干燥至恒重的硫酸阿托品对照品适量，精密称定，加水制成每1ml相当于含莨菪碱75μg的溶液。

供试品溶液的制备：取本品中粉约0.25g，精密称定，置具塞锥形瓶中，精密加入枸橼酸-磷酸氢二钠缓冲液（pH 4.0）25ml，振摇5min，放置过夜，用干燥滤纸滤过，取续滤液，即得。

测定法：精密量取供试品溶液与对照品溶液各2ml，分别置分液漏斗中，各精密加枸橼酸-磷酸氢二钠缓冲液（pH 4.0）10ml，再精密加入用上述缓冲液配制的0.04％溴甲酚绿溶液2ml，摇匀，用三氯甲烷10ml振摇提取5min，待溶液完全分层后，分取三氯甲烷液，用三氯甲烷湿润的滤纸滤入25ml量瓶中，再用三氯甲烷提取3次，每次5ml，依次滤入量瓶中，并用三氯甲烷洗涤滤纸，滤入量瓶中，加三氯甲烷至刻度，摇匀，照紫外-可见分光光度法（通则0401）在415mn的波长处分别测定吸光度，计算，即得。

本品含生物碱以莨菪碱（$C_{17}H_{23}NO_3$）计算，不得少于0.20％。

2. 原子吸收分光光度法

原子吸收分光光度法用于定量测定是基于被测元素基态原子在蒸气状态下对特征电磁辐射的吸收而进行的元素定量分析。该法具有选择性好、灵敏度高（绝对检出限可达到10^{-14}g）、准确度好（相对误差一般可控制在2％以内）、简便快速等优点，已广泛应用于各类中药制剂中重金属及有害元素、无机成分和微量元素的测定。

原子吸收分光光度法通常选择待测元素的共振线（即原子由基态至第一激发态跃迁时所产生的吸收线）作为分析线（测定波长），其波长区域在近紫外区。光源选择空心阴极灯。被测元素由试样转入气相，并解离为基态自由原子的过程称为原子化。

常用原子化方法有 4 种：火焰原子化（利用化学火焰的热能将被测试样原子化）、石墨炉原子化（以石墨作为发热体使被测试样原子化）、氢化物发生原子化（将被测元素在酸性介质中还原成低沸点的氢化物，再由载气导入吸收池进行原子化）、冷蒸气发生原子化（将供试品溶液中的汞原子还原成游离汞，再由载气将汞蒸气导入石英吸收池原子化）。

原子吸收分光光度法定量分析的基本关系式如式（5-6），即在确定的实验条件下，样品的吸光度（A）与试样中待测元素的浓度（c）呈线性关系。

$$A = KcL \qquad (5-6)$$

常用的定量方法有标准曲线法和标准加入法。

（1）标准曲线法　标准曲线法是原子吸收光谱分析中最常用的分析方法。它是由标准工作液，按测定方法配制标准系列，以空白为参考，测定其吸光度，以吸光度对浓度绘制标准曲线；在相同的条件下，测定未知试样的吸光度，由标准曲线上内插法求得试样中被测元素的浓度或含量。为了减少测量误差，吸光度值应在 0.2～0.8 范围内。

（2）标准加入法　当试样基体影响较大，又无纯净的基体空白，或测定纯物质中极微量的元素时，往往采用标准加入法。具体方法：分取若干份体积相同的供试溶液，以 4 份为例，其中 3 份按比例加入不同量的待测元素的标准溶液，并稀释至一定体积。设试样中待测元素的浓度为 c_x，加入标准溶液后的浓度分别为 c_x、$c_x + c_0$、$c_x + 2c_0$、$c_x + 4c_0$，分别测得其吸光度为 A_x、A_1、A_2、A_3，以 A 对 c 作图，得到如图 5-1 所示的直线，与横坐标交于 c_x，c_x 即为所测试样中待测元素的浓度。使用标准加入法时，被测元素的浓度应与其对应的吸光度呈线性关系；最少采用四个点（包括不加标准溶液的试样溶液）来作外推曲线，其斜率不要太小，以免引入较大误差；必须用标准加入法进行试剂空白的扣除；此法只能消除分析中的基体干扰，不能消除背景干扰，使用标准加入法时，要考虑消除背景的影响。标准溶液的组成要尽可能接近未知试样的组成，一般来说，先用基准物质（纯度大于 99.99% 的金属或组成一定的化合物）配制成浓度较大的贮备液，再由标准贮备液配制标准工作液。为保持浓度稳定，不宜长期存放。由于溶液中总盐量对雾粒的形成和蒸发速度都有影响，当试样中总盐量大于 0.1% 时，标准溶液中也应加入等量的同一盐类，以保证标准溶液组成与试样溶液相似。

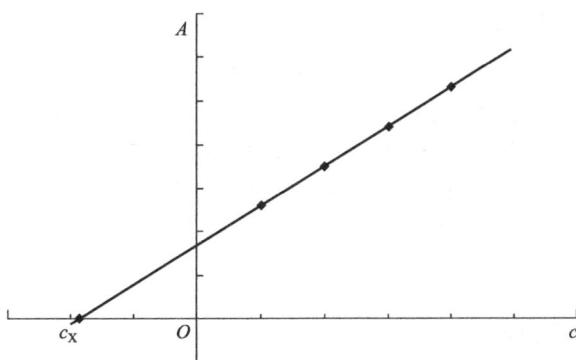

图 5-1　标准加入法标准曲线

原子吸收分光光度法分析通常需要把不同形态的样品转化为合适的溶液进样，常用样品预处理方法有：①无机固体试样，应用合适的溶剂和溶解方法，将被测元素完全转入溶液中。在溶解金属及其化合物（如矿物类药物）时，常用溶解法，对于水不溶物可用酸溶解，常用盐酸、硝酸和高氯酸，有时也用磷酸与硫酸的混合酸，如果将少量的氢氟酸与其他酸混合使用，有助于试样成为溶液状态；不易被分解的试样，也可使用熔融法，必须使用熔融法的是那些共存物质中二氧化硅含量高的试样，但要防止无机离子污染。②有机固体试样，一般先用干法或湿法破坏有机物，再将破坏后的残留物溶解在合适的溶剂中，被测元素如果是易挥发元素（如 Hg、As、Cd、Pd、Sb、Se 等）则不宜采用干法灰化。③对于液体试样，若浓度过大，必须用适当的溶剂进行稀释。无机试样用水稀释到适宜的浓度即可，有机试样常用甲基异丁酮或石油醚溶剂进行稀释，使其接近水的黏度，当试样中被测元素浓度过低时，可以进行富集以提高浓度，如果试样基体干扰太大，必要时也可进行分离处理。

如果使用非火焰原子化法，如石墨炉原子化法，则可以直接进固体试样，采用程序升温，以分别控制试样干燥、灰化和原子化过程，使易挥发或易热解基体在原子化阶段之前除去。

例 5-6 健脾生血颗粒中铁的含量测定——原子吸收分光光度法（通则 0406）

【处方】 党参 45g　茯苓 45g　炒白术 27g　甘草 13.5g　黄芪 22.5g　山药 54g　炒鸡内金 22.5g　醋龟甲 13.5g　山麦冬 45g　醋南五味子 27g　龙骨 13.5g　煅牡蛎 13.5g　大枣 22.5g　硫酸亚铁（$FeSO_4 \cdot 7H_2O$）20g

【含量测定】 对照品溶液的制备：取铁单元素标准溶液适量，用水稀释成每 1ml 含铁 100μg 的溶液，作为标准溶液。精密量取标准溶液 1.0ml、1.5ml、2.0ml、2.5ml 和 3.0ml，分别置 25ml 量瓶中，用水稀释至刻度，摇匀，即得。

供试品溶液的制备：取装量差异项下的本品，混匀，取适量，研细，取 1g，精密称定，置 100ml 量瓶中，用水溶解并稀释至刻度，摇匀，滤过，精密量取续滤液 5ml，置瓶中，加水至刻度，摇匀，即得。

测定法：取对照品溶液与供试品溶液，照原子吸收分光光度法（通则 0406 第一法），在 248.3nm 的波长处测定，计算，即得。

本品每 1g 含硫酸亚铁（$FeSO_4 \cdot 7H_2O$）以铁（Fe）计，应为 3.6～4.6mg。

三、色谱分析法

（一）高效液相色谱法

高效液相色谱法（High Performance Liquid Chromatography，HPLC）是采用高压输液泵将规定的流动相泵入装有填充剂的色谱柱，对供试品进行分离测定的色谱方法。注入的供试品，由流动相带入色谱柱内，各组分在色谱柱内被分离，并依次进入检测器，由积分仪或数据处理系统记录和处理色谱信号。高效液相色谱法是一种高效、快速的分离分析方法，应用非常广泛，发展特别迅速，已成为中药制剂定量分析最常用的方法之一。

1. 分类及条件选择

（1）HPLC 分析类型

① 吸附色谱　常用的流动相是以烷烃为底剂（如正己烷、三氯甲烷、二氯甲烷等），加入适量的极性调节剂组成的二元或多元溶剂系统，溶剂系统的极性越强，洗脱能力越强，有时也加入微量水分来改善峰形和改善拖尾情况。液固吸附色谱对结构异构体和几何异构体有良好的选择性。对芳香烃和卤代烃的异构体也具有较好的分离能力。

② 分配色谱 根据固定相和流动相极性的不同可分为正相分配色谱和反相分配色谱。反相色谱法是目前在中药制剂含量测定中应用最广的高效液相色谱法，尤其以使用非极性固定相十八烷基键合硅胶（ODS）配合极性的流动相（如甲醇-水或乙腈-水）最为常见。

键合相色谱流动相的选择：a. 对于正相键合相色谱的流动相通常用烷烃（如正己烷）加适量极性调节剂构成，可先用薄层色谱来探索合适的流动相。b. 反相键合相色谱的流动相常以水为基础溶剂，再加入一定量能与水互溶的极性调节剂，如甲醇-水、乙腈-水系统。c. 离子抑制色谱法可通过在流动相中加入缓冲溶液，通过调整溶液的pH 值来抑制溶质的解离，调整保留时间，常用的缓冲溶液有三乙胺磷酸盐、磷酸盐、乙酸盐等溶液。使用以硅胶为载体的键合固定相时，流动相的pH 值应控制在 $2\sim8$ 之间；温度一般应控制在 40℃ 以下，最高不宜超过 60℃。d. 反相离子对色谱法即在流动相中加入离子对试剂，使被分析的组分在流动相中与离子对试剂生成电中性离子对，以增加溶质在非极性固定相中的溶解度，增大分配系数，改善分离效果。主要用于有机酸、碱、盐成分的分离。分离碱类常用烷基磺酸盐，如正戊基磺酸钠、正己基磺酸钠、正庚基磺酸钠、正辛基磺酸钠及十二烷基磺酸钠；分离酸类常用磷酸四丁基季铵盐。一般离子对试剂的碳链增加，可以使容量因子增大。离子对试剂的浓度通常为 $0.003\sim0.010\text{mol/l}$。

③ 离子交换色谱法（Ion Exchange Chromatography） 用于分离在测定条件下呈离解状态的组分，如具有酸性或碱性的化合物。反相离子对色谱法在药物分析中的应用非常广泛，例如生物碱、磺胺类药物、某些抗生素及维生素等的分析均可采用此方法。

④ 空间排阻色谱法（Steric Exclusion Chromatography） 也称为凝胶色谱法，主要用来分离高分子化合物，如蛋白质、多糖等。由于分子量和分子体积有关，凝胶色谱还可以用来测定组分的分子量。以水或缓冲溶液为流动相的凝胶适用于分离水溶性样品，又称凝胶过滤色谱；以有机溶剂为流动相的适用于非水性样品，称凝胶渗透色谱；它们都是根据试样组分的尺寸大小和形状不同来实现分离的。

⑤ 亲和色谱法（Affinity Chromatography） 用于生物活性物质的分离、纯化和测定，还可以用来研究生物体内分子间的相互作用及其机理等。

（2）洗脱方式 HPLC 按其洗脱方式分为等度洗脱和梯度洗脱。等度洗脱是在同一分析周期内流动相的组成保持恒定，使所有组分的 K 值都处于这个范围内，适用于组分较少、性质差别不大的样品，梯度洗脱是在一个分析周期内程序地改变流动相的组成（如溶剂的种类、配比、极性、离子强度、pH 值等），适用于分离极性差别较大的复杂混合物样品。

梯度洗脱中一般采用二元流动相，其中强溶剂的浓度在运行过程中逐渐增加。梯度洗脱包括线性梯度、曲线梯度和分段梯度三种。梯度洗脱主要用于具有较宽 K 值范围的样品，大分子样品，样品中含有晚流出的干扰物，它们会污染色谱柱或在后续运行中流出。选择梯度洗脱的一般原因是样品具有较大的保留值范围。梯度洗脱适用于组分较多、性质差异较大的复杂混合体系的分析。对于混合体系复杂的多组分同时分析，可采用梯度洗脱与波长梯度的分析方法，既能达到基线分离，又可提高检出的灵敏度。

（3）检测器的选择 紫外检测器（Ultraviolet Detector，UVD）是 HPLC 应用最广泛的检测器，具有灵敏度高、噪声低、线性范围宽、对温度和流速变化不敏感、可用于梯度洗脱等优点，最低检出限可达 $10^{-12}\sim10^{-7}\text{g}$，但只能用于检测紫外-可见光区有吸收的物质，且要求检测波长大于流动相的截止波长。目前主要有可变波长和光电二极管阵列检测器（Photo-Diode Array Detector，PDAD；或 Diode Array Detector，

DAD）。DAD属多道型检测器，能同时获得吸光度-波长-时间三维图谱。该检测器不仅可以定量分析，还可用于定性分析，在中药制剂成分研究中有越来越多的应用。

荧光检测器（Fluorescence Detector，FLD）的灵敏度比紫外检测器高，选择性好，检出限可达 10^{-10} g/ml，但只适用于能产生荧光或经衍生化后能产生荧光的物质的检测。主要用于氨基酸、多环芳烃、维生素、甾体化合物及酶等生物活性物质的分析，尤其适合于体内药物分析。激光荧光检测器以激光为激发光源，该光源具有强聚焦性和单色性，大大提高了检测的灵敏度，特别适合窄径柱 HPLC 和毛细管电泳对痕量组分的分析，对于强荧光效率的物质，可进行单分子检测。

蒸发光散射检测器（Evaporative Light Scattering Detector，ELSD）是一种通用型检测器，对各种物质几乎有相同的响应，其工作原理是用载气（如 N_2）将色谱流分引入雾化器进行雾化，经加热的漂移管蒸发除去流动相，而样品组分形成气溶胶，然后进入检测室，在强光源或激光照射下，产生散射，用光电二极管检测，散射光的强度（I）与组分重量（m）的关系为：

$$I = km^b \qquad (5-7)$$

式中，b、k 为与蒸发室温度、雾化气体压力及流动相性质等实验条件有关的常数，要求流动相的挥发性大于组分的挥发性，且不能含有缓冲盐类，适用于没有特征紫外吸收或紫外吸收很弱的待测物，无需衍生化而直接测定，避免了衍生带来的误差。尤其对组分复杂的样品，可以进行梯度洗脱，基线平稳。对不同物质，ELSD 响应因子的变化比其他检测器要小得多。由于散射光强度与组分重量成对数关系，通常需经对数换算后使用，定量时采用外标两点法计算。

$$\lg I = b \lg m + \lg k \qquad (5-8)$$

示差折光检测器（Refractive Index Detector，RID）是一种通用型检测器，其工作原理是利用组分与流动相的折射率不同，其响应信号（R）与组分浓度（c_i）的关系进行定量。

$$R = Zc_i(n_i - n_0) \qquad (5-9)$$

式中，Z 为仪器常数；n_i、n_0 分别为组分与流动相的折射率。只要组分与流动相的折射率有足够的差别，即可进行检测，其对大多数物质检测的灵敏度较低，受流动相组成、温度波动影响较大，不适合梯度洗脱。但对某些少数物质（如糖类）有较高的灵敏度，检出限高达 10^{-8} g/ml，操作方便，稳定性较好。

电化学检测器（Electrochemical Detector，ECD）包括极谱、库仑、安培和电导检测器。前三种统称伏安检测器，适合于具有氧化还原活性化合物的检测。电导检测器主要用于离子色谱。以安培检测器应用最广，其检出限可达 10^{-12} g/ml，尤其适合于痕量组分的分析。

2. 系统适用性

为考察所用仪器的使用是否正常、设定参数是否正确以及试验条件的选择是否合适，首先需要进行系统适用性试验的考察。HPLC 的系统适用性试验通常用四个参数来确定：分离度、柱效、重复性和拖尾因子。其中分离度和柱效是最重要，也更具有实用意义的参数。

（1）分离度（Resolution，R）　用于评价待测组分与相邻共存物或难分离物质之间的分离程度，是衡量色谱系统效能的关键指标。可以通过测定待测物质与已知杂质的分离度，也可以通过测定待测组分与某一添加的指标性成分（内标物质或其他难分离物质）的分离度，或将供试品或对照品用适当的方法降解，通过测定待测组分与某一降解产物的分离度，对色谱系统进行评价与控制。分离度一般以下式计算：

$$R = \frac{2(t_{R2} - t_{R1})}{W_1 + W_2} = \frac{2(t_{R2} - t_{R1})}{1.70(W_{1,h/2} + W_{2,h/2})} \tag{5-10}$$

式中，t_{R2} 为相邻两峰中后一峰的保留时间；t_{R1} 为相邻两峰中前一峰的保留时间；W_1、W_2、$W_{1,h/2}$、$W_{2,h/2}$ 分别为此相邻两峰的峰宽及半高宽。除另有规定外，待测组分与相邻共存物之间的分离度应大于 1.5。

（2）色谱柱的理论塔板数（number of theoretical plates，n）　用于评价色谱柱的效能。由于不同物质在同一色谱柱上的色谱行为不同，采用理论塔板数作为衡量柱效能的指标时，应指明测定物质，一般为待测物质或内标物质的理论塔板数。

在选定的条件下，注入供试品溶液或各品种项下规定的内标物质溶液，记录色谱图，由供试品主成分或内标物质峰的保留时间 t_R 和峰宽（W）或半高峰宽（$W_{h/2}$），按下式计算色谱柱的理论塔板数：

$$n = 16\left(\frac{t_R}{W}\right)^2 = 5.54\left(\frac{t_R}{W_{h/2}}\right)^2 \tag{5-11}$$

应用上式时应注意保留时间和峰宽取相同单位。如果测得理论塔板数低于各品种项下规定的最小理论塔板数，应改变色谱柱的某些条件（如柱长、载体性能、色谱柱充填的优劣等），使理论塔板数达到要求。

（3）重复性　用于评价连续进样后，色谱系统响应值的重复性能。采用外标法时，通常取各品种项下的对照品溶液或供试品溶液，连续进样 5 次，除另有规定外，其峰面积测量值的相对标准偏差应不大于 2.0%；采用内标法时，也可按各品种校正因子测定项下，配制相当于 80%、100% 和 120% 的对照品溶液，加入规定量的内标溶液，配成 3 种不同浓度的溶液，分别进样 3 次，计算平均校正因子，其相对标准偏差也应不大于 2.0%。

（4）拖尾因子（tailing factor，T）　用于评价色谱峰的对称性。为保证测量精度，特别当采用峰高法测量时，应检查待测峰的拖尾因子（T）是否符合各品种项下的规定，或不同浓度进样的校正因子误差是否符合要求。除另有规定外，峰高法定量时 T 应在 0.95~1.05 之间。峰面积法测定时，若拖尾严重，将影响峰面积的准确测量。

拖尾因子计算公式为：

$$T = \frac{W_{0.05h}}{2d_1} \tag{5-12}$$

式中，$W_{0.05h}$ 为 5% 峰高处的峰宽；d_1 为峰顶点至峰前沿之间的距离（图 5-2）。

3. 定量分析方法

HPLC 分析常用的定量方法有外标法和内标法。

（1）外标法　由于 HPLC 法采用定量环控制进样且进样量较大，进样量可以准确控制，因此常用外标法定量。根据所需对照品浓度系列可以分为工作曲线法、外标一点法和外标二点法。

外标工作曲线法：用对照品配成系列浓度的对照品溶液，准确进样，测得峰面积（A）或峰高（h），对浓度（c）做工作曲线，利用此曲线或回归方程计算样品的浓度。

外标一点法：如果工作曲线通过原点，可以用外标一点法进行定量。如使用紫外检测器时，因为进样量少，成分浓度低，符合 Lambert-Beer 定律，所以可以用外标一点法计算含量。

外标二点法：如果工作曲线不通过原点，则需用外标二点法进行定量，如采用

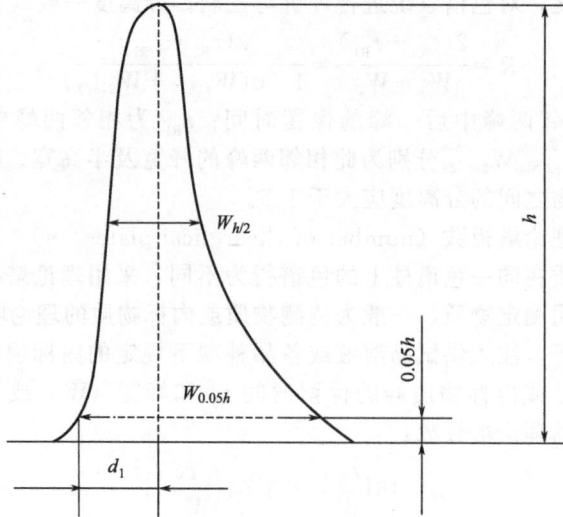

图 5-2 拖尾因子示意图

ELSD 检测时即需要用外标二点法计算含量。

例 5-7 补中益气丸的含量测定——高效液相色谱法（通则 0512）

【处方】 炙黄芪200g 炙甘草100g 当归60g 柴胡60g 党参60g 炒白术60g
升麻60g 陈皮60g

【含量测定】 色谱条件与系统适用性试验：以十八烷基硅烷键合硅胶为填充剂；
以乙腈-水（35∶65）为流动相；用蒸发光散射检测器检测。理论塔板数按黄芪甲苷
峰计算应不低于 4500。

对照品溶液的制备：取黄芪甲苷对照品 10mg，精密称定，加甲醇制成每 1ml 含
0.5mg 的溶液，即得。

供试品溶液的制备：取本品小蜜丸适量或重量差异项下的大蜜丸，剪碎，混匀，
取 27.0g，加入硅藻土 13.5g，研匀，粉碎成粗粉，取 13.5g，精密称定，置索氏提取
器中，加入甲醇适量，加热回流至提取液无色，提取液回收甲醇至干，残渣加水 25ml
微热使溶解，用水饱和的正丁醇振摇提取 6 次，每次 20ml，合并正丁醇提取液，用氨
试液洗涤 3 次，每次 40ml，正丁醇液回收溶剂至干，残渣用甲醇溶解，转移至 10ml
量瓶中，加甲醇至刻度，摇匀，滤过，取续滤液，即得。

测定法：分别精密吸取对照品溶液 5μl、10μl、15μl、20μl 与供试品溶液 20μl，
注入液相色谱仪，测定，以标准曲线法对数方程计算，即得。

本品含炙黄芪以黄芪甲苷（$C_{41}H_{68}O_{14}$）计，小蜜丸每 1g 不得少于 0.20mg；大
蜜丸每丸不得少于 1.80mg。

（2）内标法 因为中药成分复杂，同一 HPLC 色谱条件下往往出现多个色谱峰，
内标物的选择难度较大，加之内标法要测定校正因子，过程烦琐，所以使得内标法在
HPLC 含量测定中应用较少。

（3）一测多评法 一测多评法是近年来在内标法的基础上衍生而来的含量测定方
法。一测多评技术系指用一个对照品对多个成分进行定量，也可作为复杂体系量效关
系评价的测定方法，是 HPLC 同时测定中药中多个成分的新方法。其原理为：在一定
范围内（线性范围内），成分的量［重量（W）或浓度］与检测响应（A）成正比，即
$W=fA$，在多指标质量评价时，以中药中某一组分（有对照品）为内标，建立该组

分与其他组分之间的相对校正因子，通过相对校正因子计算其他组分的含量。这种测定一个成分，实现多个成分定量的方法被命名为一测多评法。

例 5-8　一测多评法测定黄连中的味连——高效液相色谱法（通则 0512）

【含量测定】　色谱条件与系统适用性试验：以十八烷基硅烷键合硅胶为填充剂；以乙腈-0.05mol/l 磷酸二氢钾溶液（50∶50）（每 100ml 中加十二烷基硫酸钠 0.4g，再以磷酸调节 pH 值为 4.0）为流动相；检测波长为 345nm。理论塔板数按盐酸小檗碱峰计算应不低于 5000。

对照品溶液的制备：取盐酸小檗碱对照品适量，精密称定，加甲醇制成每 1ml 各含 90.5μg 的混合溶液，即得。

供试品溶液的制备：取本品粉末（过 2 号筛）约 0.2g，精密称定，置具塞锥形瓶中，精密加入甲醇-盐酸（100∶1）的混合溶液 50ml，密塞，称定重量，超声处理（功率 250W，频率 40kHz）30min，放冷，再称定重量，用甲醇补足减失的重量，摇匀，滤过，精密量取续滤液 2ml，置 10ml 量瓶中，加甲醇至刻度，摇匀，即得。

测定法：分别精密吸取对照品溶液与供试品溶液各 10μl，注入液相色谱仪，测定，以盐酸小檗碱对照品的峰面积为对照，分别计算小檗碱、表小檗碱、黄连碱和巴马汀的含量，用待测成分色谱峰与盐酸小檗碱色谱峰的相对保留时间确定。

表小檗碱、黄连碱、巴马汀、小檗碱的峰位，其相对保留时间应在规定值的 ±5% 范围之内，即得。相对保留时间见表 5-1。

表 5-1　相对保留时间

待测成分（峰）	相对保留时间	待测成分（峰）	相对保留时间
表小檗碱	0.71	巴马汀	0.91
黄连碱	0.78	小檗碱	1.00

本品按干燥品计算，以盐酸小檗碱（$C_{20}H_{18}ClNO_4$）计，含小檗碱（$C_{20}H_{17}NO_4$）不得少于 5.5%，表小檗碱（$C_{20}H_{17}NO_4$）不得少于 0.80%，黄连碱（$C_{19}H_{13}NO_4$）不得少于 1.6%，巴马汀（$C_{21}H_{21}NO_4$）不得少于 1.5%。

4. 超高效液相色谱简介

超高效液相色谱（Ultra Performance Liquid Chromatography，UPLC）是 20 世纪末发展起来的新型色谱技术。填料的合成技术、颗粒的筛分技术、筛板及色谱柱硬件技术的提高，是 UPLC 色谱柱性能提高的关键。UPLC 分离在新型的、耐压且颗粒度分布范围很窄的颗粒填料合成之后，性能及质量才有了质的飞跃。

UPLC 采用半径（d_p）仅为 1.7μm 的新型固定相，色谱仪提供的压力差（Δ_p）达 140MPa（20000psi）。可使在普通 HPLC 上需要 30min 分析时间的样品，缩短为仅需 5min。并且色谱柱柱效可达 20 万片/米理论塔板数。同时亦使检测灵敏度得到大大提高。因此，大大拓宽了 LC 的应用范围，尤其在复杂组分分析中突显优势。

UPLC 保持了 HPLC 的基本原理，根据 Van Deeamter 方程（$H = A + B/U + Cu$），如果仅考虑固定相粒度 d_p 对 H 的影响，上式可表达为：$H = a(d_p) + b/u + c(d_p)^2 u$。由此可见：①颗粒度越小柱效越高，特别是流动相在高线速度时，色谱柱也有较高的效率；②不同的颗粒度有各自最佳的流动相线速度；③颗粒度越小，最高柱效点越向高线速度方向移动，而且有更宽的线速度范围；④当填料的颗粒度低于 2μm 时，不仅柱效更高，而且随着流速的提高，在更宽的线速度范围内不会使柱效降低。

　　UPLC 色谱柱规格一般为 2.1mm×100mm，既保持了与传统 HPLC 固定相相似的保留行为及样品容量，又可耐受超过 140MPa（20000psi）高压，适用 pH 值的范围达 2～12。色谱柱目前主要采用的是硅胶反相柱的原料四乙氧基硅烷（TEOS）与 1/3 的甲基三乙氧基硅烷（MTEOS）交联合成的新型全多孔球形填料的反相填料——Xterra 及将 TEOS 与 1/5 双（三乙氧基硅）乙烷（BTEE）进行杂化交联合成的全多孔球形的有机-无机杂化颗粒，再经十八烷基三氯硅烷表面改性和三甲基氯硅烷封尾后制成反相固定相等。因基体颗粒内乙基基团构成桥联式交联，使之具有更高的化学稳定性和机械强度。

　　UPLC 应用独立柱塞驱动，可进行 4 种溶剂切换的二元高压梯度泵，具有补偿溶剂压缩性变化的重现性。另外，经过集成改进的真空脱气技术，可使 4 种流动相溶剂得到良好的脱气。采用低扩散、低交叉污染的自动进样器，实现了快速进样，配合专用样品组织器，增大了 10 倍样品容量。同时匹配高速检测器，可获得小于 1s 的半峰宽，减小流通池死体积，提高检测的灵敏度，亦更适合于与 MS 联用。UPLC 的灵敏度及分离度均是传统 HPLC 的数倍，分析速度是 HPLC 的 5～9 倍，检测灵敏度是 HPLC 的 3 倍，因此，在中药制剂分析领域受到极大关注，且有着越来越多的应用。

　　例 5-9　护肝丸的含量测定——高效液相色谱法（通则 0512）

　　【处方】　柴胡 417.3g　茵陈 417.3g　板蓝根 417.3g　五味子 224g　猪胆粉 26.7g　绿豆 170.7g

　　【含量测定】　色谱条件与系统适用性试验：用 ACQUITY UPLC HSS T3（柱长为 100mm，内径为 2.1mm，粒径为 1.8μm）色谱柱；以乙腈为流动相 A，以水为流动相 B，按表 5-2 中的规定进行梯度洗脱；检测波长为 250nm；柱温为 40℃；流速为每分钟 0.4ml。理论塔板数按五味子乙素峰计算应不低于 15000。

表 5-2　梯度洗脱时间表

时间/min	流动相 A/%	流动相 B/%
0～3	45	55
3～15	45→80	55→20

　　对照品溶液的制备：取五味子醇甲对照品、五味子甲素对照品和五味子乙素对照品适量，精密称定，加甲醇制成每 1ml 含五味子醇甲 80μg、五味子甲素 20μg、五味子乙素 50μg 的混合溶液，即得。

　　供试品溶液的制备：取本品适量，粉碎，研匀，取约 1.5g，精密称定，置具塞锥形瓶中，精密加入水饱和的乙酸乙酯 25ml，密塞，称定重量，超声处理（功率 500W，频率 60kHz）30min，放冷，再称定重量，用乙酸乙酯补足减失的重量，摇匀，滤过，精密量取续滤液 10ml，低温回收溶剂至干，残渣加甲醇溶解，转移至 5ml 量瓶中，加甲醇至刻度，摇匀，滤过，取续滤液，即得。

　　测定法：分别精密吸取对照品溶液与供试品溶液各 2μl，注入液相色谱仪，测定，即得。

　　本品每 1g 含五味子以五味子醇甲（$C_{24}H_{32}O_7$）计，不得少于 0.40mg；以五味子甲素（$C_{24}H_{32}O_6$）计，不得少于 70μg；以五味子乙素（$C_{23}H_{28}O_6$）计，不得少于 0.20mg。

（二）气相色谱法

　　气相色谱法（Gas Chromatography，GC）是以气体作为流动相，利用试样中各组分在色谱柱中的流动相和固定相间的分配系数不同达到分离目的的色谱方法。具有

气相色谱法

分离效率高、操作简便、灵敏度高等特点，主要用于中药制剂中的挥发性成分或经衍生化后能气化的物质以及水分、农药残留、提取物中有机溶剂残留等的测定。

1. 分析条件选择

色谱柱及固定相、柱温及检测器温度、载气、检测器、进样量等是气相色谱法中重要的分析条件。

（1）色谱柱及固定相的选择　气相色谱柱可分为填充柱（packed column）和毛细管柱（capillary column）两大类。

气固色谱用多孔型固体（如活性炭、碳多孔小球、分子筛、高分子多孔小球等）为固定相，中药制剂分析中常采用高分子多孔小球（GDX），如水分及含羟基化合物（醇）的测定。

在气液色谱中，被测样品被载气携带进入色谱柱并溶解到固定液中，因各组分的分配系数不同而得以分离。在固定液中溶解度大的组分在色谱柱中的保留时间就长些，而溶解度小且易挥发的组分，保留时间就短些。因而，固定液的选择十分重要，一般按极性相似的原则来选择，对于复杂样品的分离，若组分沸点差别较大，可选非极性固定液，若极性差别较大，可选择极性固定液。

（2）温度条件的选择　①气化室温度：气化室温度取决于样品的挥发性、沸点及进样量，应保证组分能瞬间气化，同时又要防止样品分解。②检测室温度：检测室温度一般高于柱温 30～50℃或等于气化室温度为宜，以防止流出物在检测器中冷凝而对其造成污染。③柱温：实际工作中，通常按待测组分沸点来选择柱温，简单体系，可选择恒温；对于宽沸程样品，如大多数中药制剂，组成复杂，需选择程序升温方式进行。实际工作中，为缩短分析时间，在满足分离度要求的情况下，往往选择尽可能高的柱温。

（3）载气及流速的选择　载气的选择主要从对峰展宽（柱效）、柱压和对检测灵敏度的影响三方面考虑，当采用低流速时，宜用分子量较大的 N_2，当高流速时，宜用分子量低、黏度小的 H_2 或 He。当色谱柱较长时，宜采用 H_2，当使用热导检测器时，宜用 H_2 或 He，氢焰离子化检测器、电子捕获检测器等一般常用 N_2。考虑到实际的实验成本，对于常规 GC 分析，多数实验室采用价格低廉的 N_2，借助于毛细管色谱的高柱效，仍然可以实现较好的分离效果。可通过实验选择最佳流速，但为缩短分析时间，载气流速通常高于最佳流速。

（4）进样方式与进样量　进样方式一般可采用溶液直接进样或顶空进样。

直接进样时，进样口温度应高于柱温 30～50℃，对于填充柱，气体样品进样 0.1～1ml，液体样品进样 0.1～1μl，最大不超过 4μl；毛细管柱气相色谱法往往采用分流器进样，分流后的进样量为填充柱的 1/100～1/10。

顶空进样是将液体或固体样品中所含挥发性成分进样进行气相色谱分析的间接进样方法。将被分析的样品放在一个密闭容器中（通常为密封的小玻璃瓶），在恒定的温度下达到热力学平衡，测定样品基质上方的气体成分来确定那些在一定温度下可以气化的组分在样品中含量。它是一种基于气相萃取的方法，在一定的条件下，某些物质的气相和凝聚相（液相或固相）之间存在着分配平衡，此时测定气相的组成就可知凝聚相的组成。由于仅取了凝聚相上方的气相部分进行分析，还可以大大减少样品基质对分析的干扰，因此顶空分析是一种理想的样品净化方法，特别适合复杂样品中低沸点成分的测定。

顶空进样技术包括静态顶空进样、动态顶空进样（或称吹扫-捕集法）两种方式。

静态顶空 GC 分析是将样品密封在一个容器中，在一定温度下放置一段时间，使两相达到平衡，然后取气相进行分析。动态顶空 GC 分析是用流动的气体将样品中的挥发性成分"吹扫"出来，再用一个捕集器将吹扫出来的物质吸附下来，然后经热解吸将样品送入 GC 进行分析。因此也称为吹扫-捕集（purge-trap）进样技术。若被测试样品和标准试样在完全相同的条件下进行顶空分析，可根据其峰面积和浓度的比例关系计算被测组分的含量。

（5）检测器的选择　GC 法检测器种类很多，常用的有以下几种，可根据分析的实际情况加以选择。

热导检测器（Thermal Conductivity Detector，TCD）为通用型检测器，根据被测组分与载气的热导率不同来检测组分浓度的变化，检出限 10^{-8} g/ml。

氢焰离子化检测器（Flame Ionization Detector，FID），利用有机物在氢火焰的作用下，化学电离而形成离子流，通过测定离子流强度检测组分质量。载气 N_2 与 H_2（燃气）比为 1.0∶1.0～1.0∶1.5，H_2 与空气（助燃气）比为 1∶5～1∶10，适用于含 CH 的有机物测定，检出限 10^{-13} g/s。

电子捕获检测器（Electrical Conductivity Detector，ECD），用 ^{63}Ni 或 ^{3}H 作放射源的离子化检测器，当载气（N_2）通过检测器时，受放射源发出的 β 射线的激发而电离，生成一定数量的电子和正离子，在一定强度电场作用下形成一个背景电流，若载气中含有电负性强的化合物（如 CCl_4），就会捕获电子使背景电流（基流）减小，且减小程度与组分浓度成正比，适用于含电负性基团（如含氯农药残留）的测定，检出限 5×10^{-14} g/s。

氮磷检测器（Nitrogen Phosphorus Detector，NPD），又称热离子检测器（Thermionic Detector，TID），原理为在 FID 的喷嘴和收集极之间放置一个含有硅酸铷的玻璃珠，使含氮、磷的化合物受热分解并在铷珠的作用下产生大量电子，使信号增强。适用于含氮、磷等有机化合物，如含磷农药残留的测定，检出限：磷 5×10^{-14} g/s（如马拉硫磷）；氮 $\leqslant 1 \times 10^{-3}$ g/s。

其他还有火焰光度检测器（Flame Photometric Detector，FPD），基于磷和硫在富燃火焰中燃烧产生的分子光谱进行检测，适用于有机磷、硫化合物的测定，检出限 $10^{-13} \sim 10^{-11}$ g/s。光离子化检测器（PID）是基于紫外线光致解离低电离势化合物产生离子进行检测的，适用于芳香化合物、H_2S、PH_3、N_2H_4 等的测定。

2. 系统适用性试验

气相色谱的系统适用性试验与 HPLC 法相同，通常包括理论塔板数、分离度、重复性和拖尾因子四个指标。具体内容详见 HPLC 法。

3. 定量分析方法

气相色谱法因其进样量小，手动进样时进样量不易准确控制，导致精确度较差。故气相色谱法进行定量分析时，较多采用内标法。

（1）内标法　气相色谱内标法常用的有三种定量方式。

① 内标加校正因子法　精密称取被测组分的对照品 R，加入适量的内标物 S 进样，记录色谱图，测量对照品和内标物的峰面积，得其相对校正因子（f）：

$$f = \frac{f_R}{f_S} = \frac{m_R / A_R}{m_S / A_S} = \frac{A_S / c_S}{A_R / c_R} \tag{5-13}$$

再取加入内标物的供试液，进样，记录色谱图，根据待测组分的峰面积（A_x）和内标物的峰面积（A_S），计算其含量（c_x）。

$$c_x = f\frac{A_x}{A_S}c_S \times 100\%　\text{（5-14）}$$

当配制校正因子测定用的对照品溶液和含有内标物的供试品溶液使用同一份内标物质溶液时，所配制的内标物溶液不必精密称（量）取。

例 5-10 十滴水中樟脑和桉油精的含量测定——气相色谱法（通则 0521）

【处方】 樟脑 25g　干姜 25g　大黄 20g　小茴香 10g　肉桂 10g　辣椒 5g　桉油 12.5ml

【含量测定】 色谱条件与系统适用性试验：改性聚乙二醇 20000（PEG-20M）毛细管柱（柱长为 30m，内径为 0.53mm，膜厚度为 1μm）；柱温为程序升温，初始温度为 65℃，以每分钟 6℃ 的速率升温至 155℃。理论塔板数按樟脑峰计算应不低于 12000。

校正因子测定：取环己酮适量，精密称定，加 70% 乙醇制成每 1ml 含 10mg 的溶液，作为内标溶液。分别取樟脑对照品 20mg、桉油精对照品 10mg，精密称定，置同一 10ml 量瓶中，精密加入内标溶液 1ml，加 70% 乙醇至刻度，摇匀。吸取 1μl 注入气相色谱仪，计算校正因子。

测定法：精密量取本品 1ml，置 10ml 量瓶中，精密加入内标溶液 1ml，加 70% 乙醇至刻度，摇匀。吸取 1～2μl，注入气相色谱仪，测定，即得。

本品每 1ml 含樟脑（$C_{10}H_{18}O$）应为 20.0～30.0mg；含桉油以桉油精（$C_{10}H_{18}O$）计，不得少于 6.3mg。

② 内标对比法　当未知校正因子时，可采用本法，亦具内标法的优点。先称取一定量的内标物，加入到对照品溶液中，然后再将相同量的内标物加入到同体积的样品溶液中，分别进样，即可计算出试样溶液中待测组分的含量。

$$\frac{(A_i/A_S)_{\text{样}}}{(A_i/A_S)_{\text{标}}} = \frac{(c_i)_{\text{样}}}{(c_i)_{\text{标}}}　\text{或}　(c_i)_{\text{样}} = \frac{(A_i/A_S)_{\text{样}}}{(A_i/A_S)_{\text{标}}}(c_i)_{\text{标}} \times 100\%　\text{（5-15）}$$

例 5-11 清咽丸中冰片的含量测定——气相色谱法（通则 0521）

【处方】 桔梗 100g　北寒水石 100g　薄荷 100g　诃子肉 100g　甘草 100g　乌梅肉 100g　青黛 20g　硼砂（煅）20g　冰片 20g

【含量测定】 色谱条件与系统适用性试验：聚乙二醇 20000（PEG20M）的弹性石英毛细管柱（柱长为 30m，内径为 0.25mm，膜厚度为 0.25μm）；柱温为 120℃。理论塔板数按龙脑峰计算应不低于 40000。

对照品溶液的制备：取冰片对照品适量，精密称定，加乙酸乙酯制成每 1ml 含 0.8mg 的溶液，即得。

供试品溶液的制备：取本品小蜜丸 1g，或取重量差异项下的大蜜丸，剪碎，混匀，取约 1g，精密称定，加入硅藻土 0.5g，研细，精密加入乙酸乙酯 10ml，密塞，称定重量，置冰浴中超声处理（功率 250W，频率 33kHz）30min，放冷，再称定重量，用乙酸乙酯补足减失的重量，摇匀，离心（3000r/min），取上清液，即得。

测定法：分别精密吸取对照品溶液和供试品溶液各 1μl，注入气相色谱仪，测定，以龙脑峰、异龙脑峰面积之和计算，即得。

本品含冰片（$C_{10}H_{18}O$）小蜜丸每 1g 不得少于 5.6mg；大蜜丸每丸不得少于 33.6mg。

③ 内标工作曲线法　与外标法相同，只是在各浓度的标准溶液和样品溶液中加入同样量的内标物，进样，以 A_i/A_S 对 c_i 作工作曲线，样品测定时也加入等量的内标物，根据样品与内标物峰面积比 A_x/A_S 由工作曲线求得待测组分含量。

（2）外标法　外标法分为工作曲线法和外标一点法等。工作曲线法是先用一系列浓度的对照品溶液确定工作曲线（或求回归方程），再在完全相同的条件下，测定样品溶液，计算含量。通常其工作曲线的截距应为零，否则说明存在系统误差。当其截距为零时，可采用外标一点法。即用一种浓度的对照品溶液和供试品溶液在相同条件下，等体积平行多次进样，根据其峰面积均值计算含量，即得：

$$c_x = \frac{A_x}{A_R} c_R$$

外标法操作简便，计算方便，不需用校正因子，但要求进样量准确和实验条件恒定。

（3）归一化法　当样品中所有组分在操作条件下和时间内都能流出色谱柱，且检测器对其都能产生响应信号，同时各组分的校正因子已知时，可用校正面积归一化法测定各组分的含量，即：

$$c_i = \frac{m_i}{\sum m_i} \times 100\% = \frac{f_i A_i}{\sum f_i A_i} \times 100\% \tag{5-16}$$

若样品中的各组分为同系物或性质接近时，因其重量校正因子亦相近，可以省略，即：

$$c_i = \frac{A_i}{\sum A_i} \times 100\% \tag{5-17}$$

归一化法的优点是简便，而且定量结果与进样量无关，但要求所有组分都能出峰，对实验条件要求较高，易产生误差，不适宜成分的精确测定。

（三）薄层色谱扫描法

薄层色谱扫描法（Thin Layer Chromatography Scan，TLCS）是指用一定波长的光照射在薄层板上，对薄层色谱中有紫外或可见吸收的斑点或经照射能激发产生荧光的斑点进行扫描，将扫描得到的图谱及积分值用于药品定性定量分析的方法。TLCS具有分离分析双重功能。与高效液相色谱法比较，具有多通道效应，可同时平行分离分析多个样品；流动相用量少且选择范围宽、更换方便；而且具有容易操作、成本低、对样品的预处理要求不高等优点。

虽然薄层色谱扫描法存在着体系受外界因素影响较大，方法准确度较高效液相色谱法和气相色谱法较低的问题，但目前随着制板、点样、展开等操作的仪器化及仪器性能的改进，该法检测的灵敏度、精密度与准确度均大大提高，《中国药典》2020年版（一部）里牛黄中胆酸、九分散中士的宁、大山楂丸中熊果酸等采用该法进行含量测定。

1. 分析原理和检测方式选择

薄层色谱扫描法按测定方式可分为薄层吸收扫描法和薄层荧光扫描法两大类。

（1）薄层吸收扫描法　适用于有紫外-可见吸收或经色谱前后衍生可产生吸收的样品组分分析，可采用反射法或透射法测定，实际工作中反射法较为常用。以氘灯和钨灯为光源在200～800nm范围内进行测定。

（2）薄层荧光扫描法　适合于本身具有荧光或经过适当处理后可产生荧光的物质的测定，如小檗碱等。光源用氙灯或汞灯，采用直线扫描。该法仅采用反射法测定，其灵敏度比吸收扫描法高1～3个数量级，选择性强，但线性范围较窄，对于能产生荧光的物质可直接测定，对于在紫外区有吸收而无荧光的物质，可用荧光猝灭法或经衍生处理后再进行测定。

当试样溶液浓度很小时（$EcL \leqslant 0.05$），荧光物质的荧光强度 F 与激发光强度 I_0 以及物质浓度 c 之间的关系与荧光分析法相同，即：

$$F = 2.3KI_0EcL \quad 或 \quad F = Kc \tag{5-18}$$

式中，K 为常数；E 为吸收系数；L 为薄层厚度。

测定时，先选紫外区最大吸收波长作为激发波长 λ_{ex}，发射波长 λ_{em} 则通过扫描斑点荧光发射光谱，选择较强的荧光峰的波长作为测定波长，并应注意避免拉曼光的干扰，计算时可用峰面积代替荧光强度 F。

2. 系统适用性与方法学考察

（1）线性及范围　对于 Kubelka-Munk 曲线校正法进行定量校正的仪器，如 CS 系列 TLCS 仪，用对照品绘制的标准曲线 $A = Km + B$，并非直接用于定量，其目的是：①检查所选择的散射参数 SX 值是否适宜。SX 值适宜则标准曲线被校正为直线，否则，调整 SX 再进行校正，直至在一定点样量范围内标准曲线呈直线为止。②考察标准曲线是否过原点，以便确定采用外标一点法还是外标二点法定量。③确定点样量的线性范围。即使采用曲线校正，标准曲线也只是在一定点样量范围内为直线，因此需确定点样量的上、下限。为降低定量误差最好调整点样量，使供试品与对照品的峰面积相接近，并采用随行标准法。

（2）精密度　取同一供试品溶液，在同一薄层板上以相同点样量平行点 5 个以上，展开后测定其吸光度积分值，计算相对标准偏差（RSD）。要求：不需显色直接测定的 RSD $\leqslant 3.0\%$，需显色后测定的 RSD $\leqslant 5.0\%$。

（3）稳定性　薄层色谱展开后斑点处于开放式环境，易受环境影响而褪色，从而影响分析结果的准确性，因此必须考察斑点的稳定性。扫描操作必须在斑点稳定期内进行。

（4）分离度　用于含量测定时，要求定量峰与相邻峰之间有较好的分离度，分离度应大于 1.0。

3. 定量分析方法

薄层扫描定量分析方法主要有外标法、内标法、追加法和回归曲线定量法。

（1）外标法　外标法是一种常用的方法，简便，但要求点样量必须准确。又分为外标一点法和外标二点法。

① 外标一点法　当标准曲线为一通过原点的直线时，只需点一种浓度的对照品溶液，与供试液同板展开、扫描、计算组分的含量，即得：

$$c = F_1A \tag{5-19}$$

式中，c 为组分的浓度；A 为待测组分的峰面积；F_1 为直线的斜率或比例常数。

② 外标二点法　若标准曲线不通过原点，则至少需要点二种不同浓度的对照品溶液（或 1 种浓度 2 种点样量），才能确定一条直线，其计算式为：

$$c = F_1A + F_2 \tag{5-20}$$

式中，c、A、F_1 同式（5-19）；F_2 为纵坐标的截距。F_1 和 F_2 值可由仪器自动算出，或通过解方程组求得。

使用外标法时，为了克服薄层板间的差异，应采用随行标准法，即对照品溶液与供试品溶液交叉点在同一块薄层板上。同时，为减少误差，同一薄板上供试品点样不得少于 4 个，对照品每一浓度不得少于 2 个；并调整标准溶液的浓度或供试品溶液与标准溶液的点样量，使其峰面积相接近，为了使点样量准确，宜用定量毛细管点样。

（2）内标法　内标法为选一个纯物质作为内标物，并准确称取其一定量加入到供试品溶液和对照品溶液中，测定后计算待测组分含量的方法。

与外标法类似，应采用随行标准法，并且根据标准曲线是否通过原点而决定采用内标一点法还是内标二点法，但在计算时内标法是以浓度比和峰面积比代替外标法中的浓度和峰面积。

内标一点法计算式：

$$\frac{c}{c_S} = F\frac{A}{A_S} \tag{5-21}$$

内标二点法计算式：

$$\frac{c}{c_S} = F_1\frac{A}{A_S} + F_2 \tag{5-22}$$

式中，c、c_S 分别为待测组分和内标物的浓度；A、A_S 分别为组分及内标物的峰面积；F_1 为直线的斜率或比例常数；F_2 为截距。F_1 和 F_2 可由仪器自动计算并储存，可直接给出样品的浓度或含量。

内标法可以消除因点样量不准而产生的误差，但由于操作复杂等原因而不及外标法多用。

（3）回归曲线定量法　回归曲线定量法是将不同浓度（或量）的对照品溶液与供试品溶液点在同一薄层板上，展开、扫描，由计算机对测得的峰面积及相应点样量进行线性或非线性回归，直接由回归方程或回归曲线计算被测组分含量的方法，CA-MAG 系列仪器采用此法。

例 5-12　清胃黄连丸（大蜜丸）中盐酸小檗碱的含量测定——荧光扫描法（通则0502 薄层色谱扫描法）

【处方】　黄连 80g　石膏 80g　桔梗 80g　甘草 40g　知母 80g　玄参 80g　地黄 80g　牡丹皮 80g　天花粉 80g　连翘 80g　栀子 200g　黄柏 200g　黄芩 200g　赤芍 80g

【含量测定】　取重量差异项下的本品，剪碎（直径 2mm 以下），取约 0.3g，精密称定，置具塞锥形瓶中，精密加盐酸-甲醇（1∶100）的混合溶液 25ml，密塞，称定，浸渍 10h 以上，超声处理（功率 250W，频率 33kHz）45min，放冷，再称定重量，用甲醇补足减失的重量，摇匀，滤过，取续滤液作为供试品溶液。另取盐酸小檗碱对照品适量，精密称定，加盐酸-甲醇（1∶100）的混合溶液制成每 1ml 含 20μg 的溶液，作为对照品溶液。照薄层色谱法（通则 0502）试验，精密吸取供试品溶液 2～3μl、对照品溶液 2μl 和 4μl，分别交叉点于同一硅胶 G 薄层板上，以环己烷-乙酸乙酯-甲醇-异丙醇-浓氨试液（12∶6∶3∶3∶1）为展开剂，放入展开缸一侧的槽内，另槽加入等体积的浓氨试液，预平衡数分钟后，展开，取出，挥干溶剂后，照薄层色谱法（通则 0502，薄层色谱扫描法）进行荧光扫描，激发波长 $\lambda = 334nm$，测量供试品吸光度积分值与对照品吸光度积分值，计算，即得。

本品每丸含黄连、黄柏以盐酸小檗碱（$C_{20}H_{17}NO_4 \cdot HCl$）计，不得少于 22.0mg。

四、联用技术简介

色谱-质谱联用技术是当代最重要的分离和鉴定的分析方法之一。色谱的优势在于分离，色谱的分离能力为混合物分离提供了最有效的选择，但色谱方法主要依靠与对照品对比实现对未知物定性，在常规的紫外检测器上对于无紫外吸收化合物的检测和缺少对照品的大量未知化合物的定性分析方面显得薄弱，还需依赖于其他手段。质谱法能提供丰富的结构信息，但其自身抗干扰能力差，只能针对单一物质进行定性鉴别，样品需经预处理（纯化、分离），程序复杂、耗时长。将两者优势较好结合的色谱-质谱联用技术是最具发展和应用前景的技术之一，目前应用较多的是气相色谱-质谱联用（GC-MS）和液相色谱-质谱联用（LC-MS）。

(一) 气相色谱-质谱联用技术

在色谱联用仪中，气相色谱-质谱（GC-MS）联用仪是开发最早的色谱联用仪器。由于从气相色谱柱分离后的样品呈气态，流动相也是气体，与质谱的进样要求相匹配，最容易将这两种仪器联用。因此最早实现商品化的色谱联用仪器就是气相色谱-质谱联用仪。GC-MS 于 20 世纪 80 年代开始普及，是联用技术中最活跃的方法之一，在中药复杂成分分析、体内药物研究等方面具有一定优势。目前多用毛细管气相色谱与质谱联用，检测限已达到 $10^{-12}\sim10^{-9}$ g 水平。

1. GC-MS 条件选择及主要技术问题

（1）接口技术 MS 离子源的真空度一般在 10^{-3} Pa，而 GC 出口压力为 10^5 Pa，所以接口技术是联用系统的关键，其作用：一是使色谱柱出口压力与 MS 离子源的压力相匹配；二是排除大量载气，使待测的组分经浓缩后适量地进入离子源。接口温度一般略低于柱温，且使接口整体任何部位均不应该出现冷区。

① 直接耦合法 将色谱流出物引入 MS 最简单的一种接口是直接耦合法，即利用真空密封法兰盘将色谱柱出口直接插在质谱仪的离子源中，这种接口没有富集装置，灵敏度不高，但装置简单，适用于具有典型流速的小口径毛细管柱，现代 MS 仪采用的真空系统即可与之相匹配。另一种直接耦合的接口是在质谱仪上安装一个固定的进口限流器，同时用一个针形阀把部分色谱流出物通过旁路弃掉，这样对色谱柱流速的调节更加灵活。

② 浓缩型接口 浓缩型接口又称分子分离器，包括有隙透分离器、半透膜分离器等。广泛采用的是喷射分离器，接口放入色谱仪和离子源之间，既是载气和试样的分离器，又是富集装置。最适合 GC 填充柱，也可用于毛细管柱。

喷射式分离器是按分子喷射动量和扩算能力不同分离浓缩，有单极或双极不锈钢喷射分离器，适合于分子量较小的载气，如 H_2、He 等，多用于电子轰击 MS 联用，还有单极玻璃喷射分离器，多与化学电离 MS 联用。

③ 开口分流型接口 这种接口技术通过设置旁路，排除过量的色谱流出物。色谱柱和进入质谱离子源的限流管通过一只 T 形三通玻璃管内的一段套管连接。操作时，由流管进入离子源。这种接口对联机运行过程中色谱柱的更换非常方便，适合小径或中径的毛细管柱。

（2）质谱条件 用于 GC-MS 联用的质谱仪主要由离子源、质量分析器、检测器和数据处理系统组成。

① 离子源有电子轰击源、化学电离源、场致离子源、场解吸附源、解析化学电离源等类型。

a. 电子轰击源（Electron Impact，EI）：有机分子在此离子源中被一束电子流（能量一般为 70eV）轰击失去一个外层电子，形成带正电荷的分子离子对（大约在 $10^{-10}\sim10^{-9}$ s 内）进一步碎裂成各种不同的碎片离子、中性离子或游离基，即可得到相应的分子离子与碎片离子峰。这种离子源的电离效率高，能量分散小，结构简单，操作方便，所得 MS 图具有特征性。EI 具有稳定性好、灵敏度高、操作方便、电离效率高以及结构信息丰富等优点，使得通过已知物标准谱图建库用于未知成分鉴别成为可能，是目前 GC-MS 中应用较普遍的离子源。

　　b. 化学电离源（Chemical Ionization，CI）：CI 是先将反应气（常用甲烷、异丁烷、氨气等）与氧气按一定的比例混合，然后进行电子轰击，其特点是分子离子峰强度较弱，而 M+1 峰却很强，以此可获得有关分子量信息，也可用以判断化合物的主体结构。

　　用于联用系统的还有场致离子源（Field Ionization，FI）、场解吸附源（Field Desorption，FD）、解析化学电离源（Desorption Chemical Ionization，DCI）等。还有某些复合离子源，如电子轰击源与化学电离源（EI-CI）、电子轰击源与场致电离源（EI-FI）等。采用复合离子源时，可同时获得两种电离方式下的 MS 图，从而提高了分析结果的准确度。

　　② 质量分析器　质量分析器的作用是将电离室中形成的离子按其质荷比（m/z）的差异进行分离，以进行质谱检测，联用系统中常用的质量分析器主要有四极杆质量分析器、磁偏转式质量分析器、离子阱质量分析器和飞行时间质量分析器等。

　　a. 四极杆质量分析器（Quadrupole Mass Analyzer）　由四根平行的圆柱形电极组成。电极分为两组，分别加上直流电压和具有一定振幅、频率的交流电压，当样品离子沿电极间轴向进入电场后，会在极性相反的电极间产生振荡，只有 m/z 在一定范围内的离子，才可能沿轴线作有限的稳定振荡运动，最终达到检测器，其他离子则因振幅不断增大而与电极相撞，放电（中和）而被抽走，这样按一定规律改变所加电压或频率，即可使不同 m/z 的离子依次达到检测器而分离。此类分析器的扫描速度快，离子流通量大，结构简单，易操作，应用较为广泛，但其分辨率较低，对高质量数离子有质量歧视效应。适用的质量范围也较小，有时为提高其性能，也常将几个串联起来使用。

　　b. 磁偏转式质量分析器　有单聚焦和双聚焦两种类型。单聚焦型质量分析器（Single Focusing Mass Analyzer）的原理是依靠磁场的质量色散作用和方向聚焦作用进行质量分析。双聚焦质量分析器是目前高分辨质谱仪中最常用的质量分析器。

　　c. 离子阱质量分析器（Ion Trap Mass Analyzer）　离子阱质量分析器是由两个端盖电极和位于它们之间的类似四极杆的环电极构成的。电极施加直流电压或接地，环电极施加射频（RF），通过施加适当电压就可以形成一个势能阱。根据 RF 电压的大小，离子阱就可以捕获某一质量范围的离子。离子阱可以储存离子，待离子积累到一定数量后，升高环电极上的 RF 电压，离子按质量从高到低的次序排列离开离子阱，被电子倍增检测器检测。离子阱质量分析器具有全扫描和选择离子监测功能，且灵敏度相似，同时还可利用离子存储技术，选择任一质量离子进行碰撞解离，实现二级或多级质谱分析的功能。与其他串联质谱相比，离子阱质量分析器体积小、结构简单、价格便宜，常用于 LC-MS，作为多级质谱进行定性分析。

　　d. 飞行时间质量分析器（Time of Flight Mass Analyzer）　飞行时间质量分析器是一个离子漂移管，其基本原理是经脉冲离子化产生的脉冲离子束在电场作用下加速到使其具有一定的动能后在自由空间（无电场梯度的空间）飞行，然后用多通道倍增管之类的离子探测器测量离子的飞行时间，根据飞行时间的差异，可按不同质量分开，最后输出的脉冲信号经放大后，再经整形后作为停止信号。启动输入信号和整形后输入的停止信号间的时间差可被转换成输出信号的波峰。飞行时间质量分析器能够在几微秒到几百微秒的时间内得到全部质量谱，且理论测量范围无限制，适用于大质量物质分子的研究；离子在分析器内的透过率高，特别适用于离子生成少的情况下的分析。

　　在气相色谱仪和质谱仪联用技术中，主要的技术问题有两个：

① 仪器接口　气相色谱仪的入口端压力高于大气压，在高于大气压力的状态下，样品混合物的气态分子在载气的带动下，因在流动相和固定相上的分配系数不同而产生的各组分在色谱柱内的流速不同，使各组分分离，最后和载气一起流出色谱柱。通常色谱柱的出口端的压力为大气压力。质谱仪中样品气态分子在具有一定真空度的离子源中转化为样品气态离子。这些离子包括分子离子和其他各种碎片离子在高真空的条件下进入质量分析器运动。在质量扫描部件的作用下，检测器记录各种按质荷比分离的不同离子的离子流强度及其随时间的变化。因此，接口技术中要解决的问题是气相色谱仪的大气压工作条件和质谱仪的真空工作条件的连接和匹配。接口要把气相色谱柱流出物中的载气尽可能多地除去，保留或浓缩待测物，使近似大气压的气流转变成适合离子化装置的粗真空，并协调色谱仪和质谱仪的工作流量。

② 扫描速度　未连接色谱仪的质谱仪，一般对扫描速度要求不高。和气相色谱仪连接的质谱仪，由于气相色谱峰很窄，有的仅几秒钟时间。一个完整的色谱峰通常需要至少 6 个以上数据点。这样就要求质谱仪有较高的扫描速度，才能在很短的时间内完成多次全质量范围的质量扫描。另外，要求质谱仪能很快地在不同的质量数之间来回切换，以满足选择离子检测的需要。

2. GC-MS 分析的信号参数

（1）色谱保留值　常常采用色谱保留值作为质谱定性的一个辅助信息，可通过分流色谱检测器实现。

（2）总离子流色谱图（Total Ionic Chromatogram，TIC）　流出组分总离子流强度随时间变化的图谱，类似于 FID 色谱图。总离子流三维图时间，m/z 和峰强度三维图谱。

（3）质量色谱图（Mass Chromatogram，MC）　又称离子碎片色谱图，是当色谱峰出现时，质谱仪在一定质量范围内自动重复扫描，并将所得数据经计算机处理后给出的各质量数的色谱图，它表示在一次扫描中，具有某一 m/z 的离子强度随时间变化的规律。

（4）选择离子监测图（Mass Fragmentogram，MF）　又称质量碎片图，是在联机检测时，对预先选定的某个或几个特征质量峰进行单离子或多离子检测而获得的某种或某几种 m/z 的离子流强度随时间变化的情况，也可认为对某些色谱混峰进行"分离"。

（5）质谱图　指带正电荷的离子碎片（含母体离子）m/z 与其相对强度关系，可提供有关分子量和结构特征信息。目前，已积累了十分丰富的各类化合物的质谱规律和大量的标准谱图及数据，可供检索。

3. 分析方法与应用

GC-MS 分析在中药挥发油类成分和多糖的分析中得到了广泛的应用。GC-MS 最常用的测定方法为总离子流法和质量碎片图谱法。

（1）总离子流色谱法　经色谱分离后的组分分子进入离子源后被电离成离子，同时在离子源内的残余气体和一部分载气分子也被电离成离子，这部分离子构成本底。样品离子和本底离子被离子源的加速电压加速，并射向质量分析器。在离子源内设置一个总离子检测极，收集总离子流的一部分，经放大并扣除本底离子流后，在记录纸上得到该样品的总离子流（Total Ion Current，TIC）色谱图。总离子流色谱峰由低到峰顶再下降的过程，就是某些组分出现在离子源的过程。当接近峰顶时，扫描质谱仪的磁场得到该组分的质谱信号。经电子倍增器和放大器放大后，在记录纸上记录色谱图。因而 GC-MS 联用在获得色谱图的同时还可得到对应于每个色谱峰的质谱图。

（2）质量碎片色谱法　大多数质谱定量分析是基于比较样品中待测组分的离子流和内标物的离子流。记录离子流的方法，通常为选择性离子流检测（Selected Ion Monitoring，SIM），也称为多离子检测（Multiple Ion Detection，MID），即质量碎片色谱法（Mass Fragmentography）。此法是 GC-MS 测定中最重要的方法之一，系用保留时间为横坐标，记录一个或若干个特征离子碎片的强度所构成的质量碎片图谱，也就是进行选择性离子记录，一般此法可提高检测灵敏度 2~3 个数量级，达到皮克（pg）水平。

测定时选用的信号离子碎片应具有特征性并尽可能有强的高峰。制成适当的衍生物往往会有利于碎片信号峰的产生。通过记录多个碎片及其相应的离子强度比，可大大提高它的专一性。当采用四级质谱作为分析器时，由于它能进行快速的电场变化，因而可在色谱的全过程中任意选择九个碎片质量做成质量碎片图谱；而磁式质谱仪仅能在峰的两侧的 20% 左右的质谱范围内选择其他信号峰。通过测量质谱碎片图下峰面积，即可进行定量分析。

（二）液相色谱-质谱联用技术

液相色谱-质谱联用（LC-MS）技术具有高分离效率的特点，可实现多组分同时定性和定量一体化，是分析混合物最为有效的技术。LC-MS 弥补了传统 LC 检测器的不足，具有高分离能力、高灵敏度、应用范围更广和极强的专属性等特点，越来越受到人们的重视。该法特别适用于那些极性强、热不稳定性、高分子量和低挥发性的有机化合物。

LC-MS 比气相色谱-质谱联用困难得多，主要是因为液相色谱的流动相是液体，如果让液相色谱的流动相直接进入质谱，则将严重破坏质谱系统的真空，也将干扰被测样品的质谱分析。因此液相色谱-质谱联用技术的发展比较慢，出现过各种各样的接口，但直到电喷雾电离（ESI）接口和大气压电离（API）接口出现，才有了成熟的商品液相色谱-质谱联用仪。

1. 电离接口的选择

由于 LC-MS 分析的样品来自于液体流动相，所以对接口的要求要比 GC-MS 更为苛刻，通常情况下 HPLC 的流动相流速为 1ml/min，这使得与在真空条件下工作的 MS 如何匹配成为关键问题，该问题目前的解决途径有两种：一种是除去大部分溶剂后进行常规的气相电离；另一种是在液态条件下，使样品分子离子化并排除大量溶剂。基于这两点，已研制出多种接口装置。

早期使用过的接口装置有传送带接口、热喷雾接口、粒子束接口等十余种。这些接口装置都存在一定的缺点，因而都没有得到很好的推广。20 世纪 80 年代，大气压电离源用作 LC 和 MS 联用的接口装置和电离装置之后，使其联用技术进一步成熟。目前几乎所有的 LC-MS 联用仪都采用其作为接口装置和电离源。大气压电离源（API）包括电喷雾电离源（Electrospray Ionization，ESI）和大气压化学电离源（Atmospheric-pressure Chemical Ionization，APCI），其中 ESI 应用最广泛。

（1）电喷雾电离源　电喷雾电离源（ESI）主要结构是一个两层套管组成的电喷雾喷嘴，喷嘴内层是液相色谱流出物，外层是雾化气，雾化气常采用大流量的 N_2，其作用是使喷出的液体分散成微滴的溶剂。在喷嘴的斜前方还有一个辅助气喷嘴，辅助气的作用是使微滴的溶剂快速蒸发。当微滴蒸发过程中表面电荷密度增大到某个临界值时，离子就从表面蒸发出来。由此产生的离子，借助喷嘴与锥孔之间的电压，穿过取样孔进入分析器。加到喷嘴上的电压可以是正，也可以是负，通过极性调节，即可得到正离子或负离子的质谱。

ESI是一种软电离技术，即使是分子量大、稳定性差的化合物，也不会在电离过程中发生分解，其适合于分析极性强的大分子有机化合物，如蛋白质、肽、糖类等，其最大特点是容易形成多电荷离子。如一个分子质量为10000Da的分子，若带有10个电荷，则其 m/z 只有1000Da，可以在允许的质量范围内。故目前可测定分子质量在300000Da以上的蛋白质。

（2）大气压化学电离源 大气压化学电离源（APCI）结构与ESI大致相同，所不同的是在APCI喷嘴的下游放置一个针状放电电极。电极的高压放电，使空气中某些中性分子电离，产生 H_3O^+、N_2^+、O_2^+ 和 O^+ 等离子，溶剂分子亦会被电离，这些离子与样品分子进行离子-分子反应，使被分析样品离子化，其主要适合于中等极性的化合物的分析，有些样品由于物质结构和极性方面的原因，用ESI不能产生足够强的离子，可以采用APCI方式增加离子产率。也可认为APCI是ESI的补充。由于APCI主要产生的是单电荷离子，所以一般分析分子质量小于1000Da的化合物，因其很少有碎片离子，主要得到的是准分子离子。

电喷雾电离（ESI）和大气压化学电离源（APCI）在实际应用中表现出它们各自的优势和弱点。这使得ESI和APCI成为两个相互补充的分析手段。概括地说，ESI适合于中等极性至强极性的化合物分子，特别是那些在溶液中能预先形成离子的化合物和可以获得多个质子的大分子（蛋白质）。只要有相对强的极性，ESI对小分子的分析常常可以得到满意的结果。APCI不适合于带有多个电荷的大分子，它的优势在于非极性或中等极性小分子的分析。

2. 正、负离子模式的选择

一般的商品仪器中，ESI和APCI接口都有正负离子测定模式可供选择。选择的一般性原则如下。

（1）正离子模式 适合于碱性样品，如含有赖氨酸、精氨酸和组氨酸的肽类。可用乙酸（pH=3~4）或甲酸（pH=2~3）对样品加以酸化。如果样品的 pK 值是已知的，则pH值要至少低于 pK 值2个单位。

（2）负离子模式 适合于酸性样品，如含有谷氨酸和天冬氨酸的肽类可用氨水或三乙胺对样品进行碱化。pH值要至少高于 pK 值两个单位。

样品中含有仲氨基或叔氨基时可优先考虑使用正离子模式，如果样品中含有较多的强负电性基团，如含氯、含溴和多个羟基时可尝试使用负离子模式。有些酸碱性并不明确的化合物则要进行预试方可决定，此时也可优先选用APCI（+）进行测定。

3. 流动相和流量的选择

ESI和APCI分析常用的流动相为甲醇、乙腈、水和它们不同比例的混合物以及一些易挥发盐的缓冲液，如甲酸铵、乙酸铵等。HPLC分析中常用的磷酸缓冲液以及一些离子对试剂如三氟乙酸等要尽量避免使用，不得已时也要尽量使用低浓度。

流量的大小对LC-MS成功的联机分析十分重要，需要综合考虑所用柱子的内径、柱分离效果、流动相的组成等因素。即使是有气体辅助设置的ESI和APCI接口也仍需在较小的流量下可获得较高的离子化效率，所以在条件允许的情况下最好采用内径小的柱子。从保证良好分离的角度考虑，0.3mm 内径的液相柱在 10μl/min 左右的流量下可得到良好分离，1.0mm 的内径，要求 30～60μl/min 的流量，2.1mm 的内径要求 200～500μl/min 的流量，而 4.6mm 的内径则在＞700μl/min 的流量下方可保证其分离度。采用 2.1mm 内径的柱子，用 300～400μl/min 的流量，流动相中的有机溶剂比例较高时，可以保证良好的分离及纳克（ng）级的质谱检出。这在一般的样品分析中是一个比较实用的选择。

同样流量下的流动注射分析比柱分离联用可得到更强的响应值，这是由于没有色谱柱洗脱损失所致。实践工作中可根据样品的纯度灵活地选用流动注射或柱分离方式。

4. LC-MS 的信息分析及应用

与 GC-MS 相似，由 LC 分离的样品经离子源电离之后，进入质量分析器，随质量扫描得到一个个质谱图并存入计算机，由计算机处理后可以得到总离子色谱图、质量色谱图、质谱图等。通常情况下，质谱图只有分子量信息。根据样品的不同，质谱采集时可以采集正离子、负离子或同时采集正、负离子，因而得到的质谱图可以有正离子谱和负离子谱。由于这种质谱过于简单，而没有结构信息，为了得到结构信息需采用串联质谱仪检测，这样还可以同时得到子离子谱、母离子谱和中性丢失谱等信息。

用 LC-MS 进行定量分析，其基本方法与普通的 HPLC 法相同。但因为总离子色谱图有时因干扰原因会给定量分析造成误差，故一般采用与待测组分相对应的特征离子得到质量色谱图，使不相关的组分不出峰，以减少干扰。对于复杂样品，如生物样品、血液、尿液等，即便使用质量色谱图，也会有保留时间和分子量相同的干扰组分存在。这时应采用串联质谱检测，通过三次选择，即 LC 选择组分的保留时间、一级 MS 选择分子量、二级 MS 选择离子，这样得到的色谱峰可以认为不再有任何干扰，然后，根据色谱峰面积进行定量分析。这也是复杂体系中进行微量成分定量分析常用的方法之一。

例 5-13 苦楝皮中川楝素的含量测定——高效液相色谱-质谱法（通则 0512 和通则 0431）。

【含量测定】 色谱、质谱条件与系统适用性试验：以十八烷基硅烷键合硅胶为填充剂；以乙腈-0.01％甲酸溶液（31∶69）为流动相；采用单级四极杆质谱检测器，ESI 负离子模式下选择质荷比（m/z）为 573 离子进行检测。理论塔板数按川楝素峰计算应不低于 8000。

对照品溶液的制备：取川楝素对照品适量，精密称定，加甲醇制成每 1ml 含 1μg 的溶液。即得。

供试品溶液制备：取本品粉末（过 4 号筛）约 0.25g，精密称定，置圆底烧瓶中，精密加入甲醇 50ml，称定重量，加热回流 1h，放冷，再称定重量，用甲醇补足减失的重量，摇匀，滤过，取续滤液，即得。

测定法：分别精密吸取对照品溶液 2μl 与供试品溶液 1～2μl，注入液相色谱-质谱联用仪，测定，以川楝素两个峰面积之和计算，即得。

本品按干燥品计算，含川楝素（$C_{30}H_{38}O_{11}$）应为 0.010％～0.20％。

（三）其他联用技术

随着微量元素对人体健康关系研究的不断深入，人们发现同一元素的不同价态和不同形态对人体健康的影响有很大差别，例如 Cr（Ⅲ）是人体必需的微量元素，而

Cr（Ⅵ）则是致癌物。硒和锌是人体必需的微量元素，早期人们服用一些硒和锌的无机化合物（如硒酸钠、硫酸锌等），但效果并不好，这些无机化合物很难被人体吸收，食用过量还会有不良反应。而有机硒和有机锌较容易被人体吸收，不良反应也小得多。为此，人们在研究微量元素时不仅仅要研究其含量是多少，而且还要研究这些微量元素的价态和存在形态。

目前，环境中重金属的形态监测已引起了全世界的广泛重视。一些重金属的有机化合物比其无机盐的毒性大得多，如甲基汞、四乙基铅、烷基砷等都远比其相应的无机态重金属毒性强得多，对环境的影响也要严重得多。因此在测定环境中的重金属含量时，应该测定出它们的价态和存在的形态，这才更接近环境监测的意义。

上述提出了一个共同的问题，就是如何测定不同价态和不同形态的微量元素。色谱-原子光谱的联机使用是最常用的解决方法。

1. 气相色谱-火焰原子吸收光谱联用

气相色谱-火焰原子吸收光谱联用（GC-FAAS）是由气相色谱分离后的组分通过有加热装置的传输线直接导入火焰原子吸收光谱的火焰原子化器。由于气相色谱的流动相通常采用氮气（N_2）、氢气（H_2）、氦气（He）和氩气（Ar），而且被测组分在一定温度下也呈气态，故可以将气相色谱分离后的组分在一定的保温条件下与载气一同直接导入原子光谱的原子化器进行原子化和激发，直接进行分析测定。原子光谱实际上就是气相色谱的一个选择性检测器。

2. 液相色谱-原子光谱联用技术

火焰原子吸收光谱和等离子体发射光谱的进样过程都是将样品转化成溶液后进入雾化器，雾化后再进入原子化器。为了提高某些元素的灵敏度，也可将样品转化成溶液后进入氢化物发生器，产生的氢化物直接进入原子化器。这样的进样方式为实现液相色谱-原子光谱的联用提供了方便。

液相色谱与火焰原子吸收光谱之间连接的最简单的方法是用一根低扩散蛇形管作为接口将两者连接起来。液相色谱-电感耦合等离子体-原子发射光谱联用（LC-ICP-AES）是解决元素化学形态分析的最有效的方法之一，而且 LC-ICP-AES 具有同时多元素选择性检测的能力，这是 LC-AAS 等联用方法所无法相比的，所以，在这方面的研究报道较多，所使用的接口种类也较多。但是，不论"接口"的类型如何，其基本原理都是将液相色谱分离后的流出物雾化或直接气化后引入等离子体原子化器。也有通过氢化物发生器，将生成的氢化物直接引入等离子体原子化器。

知识拓展

电感耦合等离子质谱

电感耦合等离子体质谱（Inductively Coupled Plasma Mass Spectrometry，ICP-MS）是 20 世纪 80 年代发展起来的测定超痕量无机元素和同位素的分析技术，它是以独特的接口技术将电感耦合等离子体的高温电离特性与质谱仪的灵敏快速扫描的优点相结合而形成的一种高灵敏度的分析技术。

ICP-MS 由等离子体发生器、雾化室、炬管、四极质谱仪和一个快速通道电子倍增管（称为离子探测器或收集器）组成。其工作原理是：雾化器将溶液样品送入等离子体光源，在高温下气化，解离出离子化气体，通过铜或镍取样锥收集的离子，在低真空下形成分子束，再通过 1～2mm 直径的截取板进入四极质谱分析器，经滤质器质量分离后，到达离子探测器，根据探测器的计数与浓度的比例关系，可测出元素的含量或同位素比值。其优点是：具有很低的检出限（达 ng/ml 或更低），基体效应小，谱线简单，能同时测定许多元素，动态线性范围宽及能快速测定同位素比值。用于测定地质学中岩石、矿石、矿物、包裹体，地下水中微量、痕量和超痕量的金属元素，某些卤素元素、非金属元素及元素的同位素比值。

第二节

中药制剂质量标准分析方法验证

一、分析方法的验证、转移和确认的概念及相互关系

（一）分析方法验证、转移和确认的概念

1. 分析方法确认

分析方法确认（analytical method verification）是指首次使用法定分析方法时，由现有的分析人员或实验室对分析方法中关键的验证指标进行有选择性的考察，以证明方法对所分析样品的适用性，同时证明分析人员有能力使用该法定分析方法。

分析方法的确认过程，是指应用法定方法对药物及其制剂进行测定时，评价该方法能否达到预期的分析目的。分析方法确认一般无需对法定方法进行完整的再验证，但是需要将分析方法验证的指标用于方法的确认。分析方法确认的指标和检验项目（鉴别、杂质分析、含量测定等）有关，不同的检验项目，方法确认所需的指标也不同。

2. 分析方法转移

分析方法转移（analytical method transfer），是一个文件记录和实验确认的过程，目的是证明一个实验室（方法接收实验室）在采用另一实验室（方法建立实验室）建立并经过验证的非法定分析方法检测样品时，该实验室有能力成功地操作该方法，检测结果与方法建立实验室检测结果一致。分析方法转移是保证不同实验室之间获得一致、可靠和准确检测结果的一个重要环节，同时也是对实验室检测能力的一个重要评估。

分析方法转移可通过多种途径实现。最常用的方法是相同批次均一样品的比对试验或专门制备用于测试样品的检测结果的比对试验。其他方法包括：实验室间共同验证、接收方对分析方法进行完全或部分验证和合理的转移豁免。分析方法转移实验、转移范围和执行策略制订要依据接收方经验和知识、样品复杂性和特殊性、分析过程的风险评估。

3. 分析方法验证

分析方法验证（analytical method validation）是证明建立的方法适合于相应检测

要求。在建立药品质量标准、变更药品生产工艺或制剂组分、修订原分析方法时，需对分析方法进行验证。验证的分析项目有：鉴别试验、杂质测定（限度或定量分析）、含量测定（包括特性参数和含量/效价测定，其中特性参数如药物溶出度、释放度等）。验证的指标有：专属性、准确度、精密度（包括重复性、中间精密度和重现性）、检测限、定量限、线性、范围和耐用性。

（二）分析方法验证、转移和确认的相互关系

各国药品监管机构发布的指导原则中关于方法学验证的内容中，一般都会涉及分析方法验证、转移和确认，三者既相互联系又有区别，都是为了保证检验方法适合于检验、被检样品质量可控，同时确保检验人员有能力操作方法；但由于检验目的、检验人员、检验环境等因素的不同，分析方法验证、转移和确认 3 个概念的内涵和侧重点又有所不同，三者之间的相互关系见表 5-3。

表 5-3　分析方法验证、转移和确认的相互关系

分析方法	目的	适用范围	内容	发起时机	负责方
确认	证明药典方法或法定方法适用于被测样品的质量控制；证明检验人员有能力正确操作药典方法或法定方法	1. 不需要进行验证的检验方法； 2. 药典方法和其他法定方法	根据方法的用途和方法的复杂程度，选择性地对检测结果影响最大的关键方法学参数进行考察	实验室批准使用该方法前	方法使用实验室
转移	证明方法接收实验室能够成功地操作方法建立实验室建立并经过验证非法定分析方法	分析方法由方法建立实验室转移到方法接收实验室	选择典型批次的样品，方法建立实验室、方法接收实验室对检测结果进行比对	方法接收实验室批准使用该方法前	方法接收实验室
验证	证明方法适用于拟定用途，被测样品质量可控	1. 采用新的检验方法； 2. 检验方法需要变更的； 3. 采用药典及其他法定标准未收载的方法； 4. 法规规定的其他需要验证的方法	按照方法的用途，对方法学验证参数进行全部或部分验证	1. 建立质量标准时； 2. 在药品生产工艺变更、制剂组分发生变更、原分析方法修订时	方法建立实验室

二、分析方法验证的目的和意义

中药制剂的含量测定是评价中药制剂质量优劣的重要内容，对于检测方法尤其是依托新的技术手段发展的新的分析方法，其结果是否准确、可靠，就必须对分析方法的科学性、准确性和可行性进行验证，即分析方法验证。

中药制剂质量标准分析方法验证的目的是证明所采用的分析方法是否适合于相应样品的检测要求，在建立中药制剂质量标准、变更处方或工艺、修订原分析方法时，均需要对分析方法进行验证。方法验证理由、过程和结果均应记载在药品标准起草说明或修订说明中。

分析方法
验证

中药制剂质量标准分析方法验证的效能评价指标有：准确度、精密度（包括重复性、中间精密度和重现性）、专属性、检测限、定量限、线性、范围、耐用性。应视具体方法拟订验证的内容。

三、分析方法验证的项目

（一）准确度

准确度系指用该方法测定的结果与真实值或参考值接近的程度，一般用回收率（％）表示。准确度应在规定的范围内测试。

1. 中药化学成分测定方法的准确度

中药制剂中成分测定方法的准确度，可用已知纯度的待测成分对照品进行加样回收率测定，即向已知被测成分含量的供试品中精密加入一定量的已知纯度的被测成分对照品，依法测定。用被测成分实际检测值（c）与供试品中被测成分含有量（A）之差，除以加入对照品量（B）计算回收率。

$$回收率 = \frac{c-A}{B} \times 100\% \tag{5-23}$$

在加样回收试验中需注意对照品的加入量与供试品中被测成分含有量之和必须在标准曲线线性范围之内；加入的对照品的量要适当，过小则引起较大的相对误差，过大则干扰成分相对减少，真实性差。

例 5-14 四草通脉胶囊中槲皮素含量测定之回收率试验

取供试品 6 份，每份 0.5g，精密称定，精密加入浓度为 1.140mg/ml 的槲皮素对照品储备液 0.3ml，精密加入甲醇-25％盐酸溶液（4∶1）混合溶液 25ml，称定重量，加热回流 1h，放冷，再称定重量，用甲醇-25％盐酸溶液（4∶1）混合溶液补足减失的重量，摇匀，滤过，制成供试品溶液用于加样回收率试验。

分别精密吸取以上供试品溶液各 10μl，注入液相色谱仪，测定，记录峰面积。每份溶液连续进样 2 次，以峰面积平均值按标准曲线法计算测得量。试验结果见表 5-4。

表 5-4 槲皮素加样回收率试验

序号	称样量/g	样品中含量/mg	测得量/mg	加入量/mg	回收率/％	平均回收率/％	RSD/％
1	0.4955	0.3109	0.6430	0.3420	97.11		
2	0.4989	0.3130	0.6549	0.3420	99.97		
3	0.5017	0.3148	0.6470	0.3420	97.13	97.62	1.539
4	0.4996	0.3135	0.6412	0.3420	95.84		
5	0.4967	0.3116	0.6501	0.3420	98.95		
6	0.5072	0.3182	0.6491	0.3420	96.75		

2. 校正因子的准确度

对色谱方法而言，绝对（或定量）校正因子是指单位面积的色谱峰代表的待测物质的量。待测定物质与所选定的参照物质的绝对校正因子之比，即为相对校正因子。相对校正因子计算法常应用于化学药有关物质的测定、中药材及其复方制剂中多指标成分的测定。

相对校正因子可采用替代物（对照品）和被替代物（待测物）标准曲线斜率比值

进行比较获得；采用紫外吸收检测器时，可将替代物（对照品）和被替代物（待测物）在规定的波长和溶剂条件下吸收系数比值进行比较来计算获得。

3. 数据要求

在规定范围内，取同一浓度（相当于100%浓度水平）的供试品，用至少测定6份样品的结果进行评价；或设计3种不同浓度，每种浓度分别制备3份供试品溶液进行测定，用9份样品的测定结果进行评价。一般中间浓度加入量与所取供试品中待测成分量之比（B：A）控制在1：1左右，建议高、中、低浓度对照品加入量与所取供试品中待测定成分量之比控制在1.5：1、1：1、0.5：1左右，应报告供试品取样量、供试品中含有量、对照品加入量、测定结果和回收率（%）计算值以及回收率（%）的相对标准偏差（RSD，%）或置信度（通常情况下置信度的设定值是95%）。对于校正因子，应报告测定方法、测定结果和RSD（%）。

样品中待测成分含量和回收率限度关系可参考表5-5。在基质复杂、组分含量低于0.01%及多成分的分析中，回收率限度可适当放宽。

表 5-5　样品中待测成分含量和回收率限度

待测成分含量	回收率限度/%	待测成分含量	回收率限度/%
100%	98～101	0.01%	85～110
10%	95～102	$10\mu g/g(ppm)$	80～115
1%	92～105	$1\mu g/g$	75～120
0.1%	90～108	$10\mu g/kg(ppb)$	70～125

（二）精密度

精密度系指在规定的测试条件下，对同一个均匀供试品，经多次取样测定所得结果相互之间的接近程度。精密度一般用偏差（d）、标准偏差（s）或相对标准偏差（RSD）表示。

标准偏差和相对标准偏差的计算公式分别为：

$$s = \sqrt{\frac{\sum_{i=1}^{n}(x_i - \overline{x})^2}{n-1}} \tag{5-24}$$

$$\text{RSD} = \frac{s}{\overline{x}} \times 100\% \tag{5-25}$$

式中，x_i 为测量值；$\overline{x}$ 为平均值；n 为测量次数。

涉及定量测定的项目均需验证精密度。精密度验证内容包含重复性、中间精密度和重现性。

1. 重复性

在相同实验条件下，由同一个分析人员测定所得结果的精密度称为重复性。要求在规定范围内，取同一浓度（相当于100%浓度水平）的供试品，用至少测定6份的结果进行评价；或设计3种不同浓度，每个浓度各分别制备3份供试品溶液进行测定，用9份样品的测定结果进行评价。

例 5-15　四草通脉胶囊中槲皮素含量测定之重复性试验

取四草通脉胶囊供试品6份，每份1.0g，精密称定，精密加入甲醇-25%盐酸溶液（4：1）混合溶液25ml，称定重量，加热回流1h，放冷，再称定重量，用甲醇-25%

盐酸溶液（4∶1）混合溶液补足减失的重量，摇匀，滤过，制成供试品溶液。

分别精密吸取以上供试品溶液各 10μl，注入液相色谱仪，测定，记录峰面积。每份溶液连续进样 2 次，以峰面积平均值按标准曲线法计算含量。槲皮素重复性试验结果见表 5-6。

$$含量(\%) = \frac{(平均峰面积-截距)(\mu g) \times 25(ml)}{斜率 \times (1000ng/\mu g) \times 10(\mu l) \times 称样量(g)} \times 100\%$$

表 5-6　槲皮素重复性试验

序号	称样量/g	平均峰面积	含量/(mg/g)	平均含量/(mg/g)	RSD/%
1	0.9975	1077609	0.6389		
2	1.0056	1085636	0.6383		
3	0.9971	1056531	0.6272	0.6274	0.6274
4	0.9692	1044062	0.6379		
5	1.0451	1066456	0.6038		
6	1.0122	1057893	0.6186		

2. 中间精密度

在同一个实验室，不同时间由不同分析人员用不同设备测定结果之间的精密度称为中间精密度，用以考察随机变动因素，如不同日期、不同分析人员、不同设备对精密度的影响。

3. 重现性

在不同实验室由不同分析人员测定结果之间的精密度称为重现性。当分析方法将被法定标准采用时，应进行重现性试验。例如，建立药典分析方法时，通过协同检验得出重现性结果。协同检验的目的、过程和重现性结果均应记载在起草说明中。应注意重现性试验用样品质量的一致性及储存运输中的环境对该一致性结果的影响，以免影响重现性结果。

4. 数据要求

精密度考察数据要求均应报告标准偏差、相对标准偏差或置信度。样品中待测成分含量和精密度 RSD 可接受范围见表 5-7。在基质复杂、含量低于 0.01% 组分的分析中，精密度可接受范围可适当放宽。

表 5-7　样品测定中待测成分含量和精密度 RSD 可接受范围

待测成分含量	重复性 RSD/%	重现性 RSD/%	待测成分含量	重复性 RSD/%	重现性 RSD/%
100%	1	2	0.01%	4	8
10%	1.5	3	10μg/g(ppm)	6	11
1%	2	4	1μg/g	8	16
0.1%	3	6	10μg/kg(ppb)	15	32

（三）专属性

专属性，又称选择性，系指在其他成分（如杂质、降解产物、辅料等）可能存在下，采用的分析方法能正确测定被测成分的特性。鉴别试验、杂质检查、含量测定等方法均应考察其专属性。如方法专属性不强，应采用多种不同原理的方法予以补充。

1. 鉴别试验

应能与可能共存的物质或结构相似化合物区分。不含被测成分的供试品，组分中的有关化合物尤其是与被测成分结构相似的化合物，应均呈阴性反应，对检测结果不产生干扰。例如对葛连降糖颗粒中葛根素色谱峰的鉴别实验，见图 5-3，1 号峰为葛根素的专属峰。

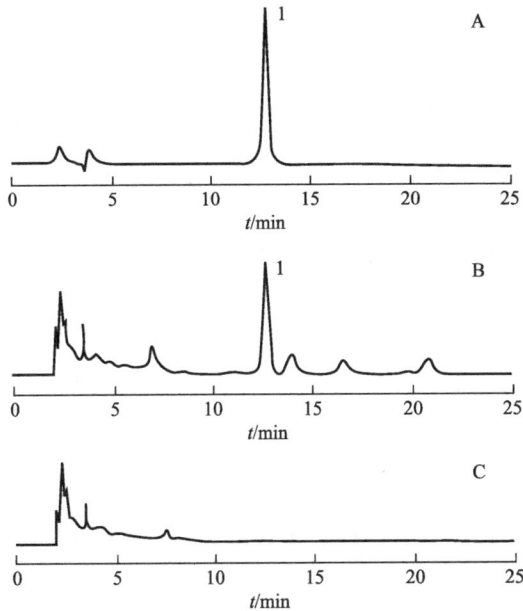

图 5-3　葛根素对照品（A），供试品（B），葛根素阴性对照品（C）的 HPLC 图谱

2. 含量测定和杂质测定

采用色谱法和其他分离方法，应附代表性图谱，以说明方法的专属性，并应标明各成分在图中的位置，色谱法中的分离度应符合要求。

在杂质对照品可获得的情况下，对于含量测定，试样中可加入杂质或辅料，考察测定结果是否受干扰，并可与未加杂质或辅料的试样比较测定结果。对于杂质检查，也可向试液中加入一定量的杂质，考察各成分包括杂质之间能否得到分离。

在杂质或降解产物不能获得的情况下，可将含有杂质或降解产物的试样进行测定，与另一个经验证明的方法或药典方法比较结果。也可用强光照射、高温、高湿、酸（碱）水解或氧化等方法进行加速破坏，以研究可能存在的降解产物和降解途径对含量测定和杂质测定的影响。含量测定方法应比对两种方法的结果，杂质检查应比对检出的杂质个数，必要时可采用二极管阵列检测和质谱检测，进行峰纯度检查。

由于中药制剂的复杂性，成分不完全清楚，且不一定能获得干扰成分对照品，在中药制剂分析中含量测定方法验证专属性应重点考察共存组分对被测组分是否有干扰。对于中药制剂，常用阴性对照法，即以不含被测成分的供试品（除去待测成分或者含待测成分饮片的阴性制剂）试验说明方法的专属性。

（四）检测限

检测限系指试样中被测物能被检测出的最低量。药品的鉴别试验和杂质检查方法，均应通过测试确定方法的检测限。检测限仅作为限度试验指标和定性鉴别的依据，没有定量意义。常用的方法如下：

1. 直观法

用一系列已知浓度的被测物质，试验出能被可靠地检测出的最低浓度或量，适用于所有分析方法。

2. 信噪比法

即把已知低浓度供试品测出的信号与空白样品测出的信号进行比较，计算出能被可靠地检测出的最低浓度或量。一般以信噪比为 3∶1 或 2∶1 时相应浓度或注入仪器的量确定检测限，适用于能显示基线噪声的分析方法。

3. 基于响应值标准偏差和标准曲线斜率法

按照 $LOD=3.3\delta/S$ 公式计算。式中，LOD 为检测限；δ 为响应值的偏差；S 为标准曲线的斜率。

δ 可以通过下列方法测得：（1）测定空白值的标准偏差；（2）用标准曲线的剩余标准偏差或截距的标准偏差来代替。

4. 数据要求

上述计算方法获得的检测限数据需用含量相近的样品进行验证。应附测试图谱，说明测试过程和检测限结果。

（五）定量限

定量限系指试样中被测成分能被定量测定的最低量，其测定结果应符合准确度和精密度要求。对微量或痕量药物分析、定量测定药物杂质和降解产物时，应确定方法的定量限。常用的方法如下：

1. 直观法

用已知浓度的被测物质，试验出能被可靠地定量测定的最低浓度或量。

2. 信噪比法

用于能显示基线噪声的分析方法，即把已知低浓度供试品测出的信号与空白样品测出的信号进行比较，计算出能被可靠地检测出的最低浓度或量。一般以信噪比为 10∶1 时相应浓度或注入仪器的量确定定量限。

3. 基于响应值标准偏差和标准曲线斜率法

按照 $LOQ=10\delta/S$ 公式计算。式中，LOQ 为定量限。δ、S 的含义与 δ 的获得方法同检测限。

4. 数据要求

上述计算方法获得的定量限数据需用含量相近的实际样品进行验证。应附测试图谱，说明测试过程和检测限结果。

（六）线性与范围

线性系指在设计的范围内，测试结果与试样中被测物浓度或重量直接呈正比关系的程度。应在规定的范围内测定线性关系。可用同一对照品贮备液经精密稀释，或分别精密称取对照品，制备一系列对照品溶液的方法进行测定，至少制备 5～7 份对照品溶液。以测得的响应信号作为被测物浓度的函数作图，观察是否呈线性，再用最小二乘法进行线性回归。必要时，响应信号可经数学转换，再进行线性回归计算，或者可采用描述浓度-响应关系的非线性模型。

数据要求应列出回归方程、相关系数和线性图（或其他数学模型）。

范围系指分析方法能达到一定精密度、准确度和线性要求时的高低限浓度或量的区间。范围应根据分析方法的具体应用及其线性、准确度、精密度结果及要求确定。原料药和制剂含量测定，范围一般为测定浓度的 80％～120％；制剂含量均匀度检查，范围一般为测定浓度的 70％～130％，特殊剂型，如气雾剂和喷雾剂，范围可适当放宽；溶出度或释放度中的溶出量测定，范围一般为限度的 ±20％，如规定了限度范围，则应为下限的 −20％ 至上限的 +20％；杂质测定，范围应根据初步实际测定数据，拟定为规定限度的 ±20％。如果含量测定与杂质检查同时进行，用峰面积归一化法进行计算，则线性范围应为杂质规定限度的 −20％ 至含量限度（或上限）的 +20％。

在中药制剂分析中，范围应根据分析方法具体应用及其线性、准确度、精密度结果及要求确定。对于有毒的、具特殊功效或药理作用的成分，其验证范围应大于被限定含量的区间。

例 5-16　四草通脉胶囊中槲皮素测定之线性关系考察

精密量取槲皮素对照品贮备液 1ml，置同一型号 50ml 量瓶中，加甲醇至刻度，摇匀，即得含槲皮素 22.00μg/mL 的对照品溶液。

精密吸取上述对照品溶液 2.5μl、5μl、10μl、20μl 和 30μl，注入液相色谱仪，测定，记录峰面积。每份溶液连续进样 2 次取平均值，以对照品进样量（g）为横坐标（x），峰面积平均值为纵坐标（y），进行线性回归。得槲皮素的回归方程为 $y=4559.3x-31385$（$r=0.9997$），结果表明，槲皮素进样量在 54.0～658.0ng 范围内线性关系良好。

（七）耐用性

耐用性系指在测定条件有小的变动时，测定结果不受影响的承受程度，为所建立的方法用于常规检验提供依据。开始研究分析方法时，就应考虑其耐用性，如果测试条件要求苛刻，则应在方法中写明，并注明可以接受变动的范围，可以先采用均匀设计确定主要影响因素，再通过单因素分析等确定变动范围。典型的变动因素有：被测溶液的稳定性、样品提取次数和提取时间等。高效液相色谱法中典型的变动因素有：流动相的组成和 pH 值以及不同品牌或不同批号的同类型色谱柱、柱温、流速等。气相色谱法变动因素有：不同品牌或批号的色谱柱、固定相，不同类型的载体、载气流速、柱温、进样口和检测器温度等。

经试验，应说明测定条件小的变动能否满足系统适用性试验要求，以确保方法有效。

四、验证项目的选择

一种分析方法的验证，并非需要对所有指标全面验证，应视具体对象拟定验证内容。选择验证项目应足以证明采用的方法适合于相应的分析要求。验证内容的选择一般遵循下列原则：

（1）非定量分析　鉴别试验，一般需验证专属性和耐用性两项；杂质的限度检查一般需验证专属性、检测限和耐用性三项。

（2）定量分析　如中药中主成分或有效成分的含量测定及溶出度的测定，除检测限与定量限外，其余均需验证。

（3）微量定量分析　如杂质限量的测定，除检测限视情况而定外，其他均需验证。需验证的具体内容见表5-8。

表5-8　分析方法验证项目的选择

项目内容	鉴别	杂质测定		含量测定及溶出量测定	校正因子
		定量	限度		
准确度	-	+	-	+	+
重复性	-	+	-	+	+
中间精密度	-	+①	-	+①	+
重现性②	+	+	+	+	+
专属性③	+	+	+	+	+
检测限	-④	-	+	-	+
定量限	-	+	-	-	+
线性	-	+	-	+	+
范围	-	+	-	+	+
耐用性	+	+	+	+	+

① 已有重现性验证，不需中间精密度验证。

② 只有分析方法被法定标准采用时做重现性验证。

③ 如果一种方法专属性不够，可采用其他分析方法补充。

④ 视具体情况予以验证。

📖 重点小结

1. 常用定量分析方法：化学分析法（重量、滴定），可见紫外分光光度法，薄层色谱扫描法，气相色谱法，高效液相色谱法，联用技术。

2. 薄层色谱扫描法分为薄层吸收扫描法（钨灯、氘灯）和薄层荧光扫描法（氙灯、汞灯）；定量方法有外标法（外标一点法、外标二点法）、内标法、追加法（叠加法）、回归曲线定量法。

3. 气相色谱法主要用于测定含挥发油及其他挥发性组分的含量，还可用于含水量、含醇量的测定。对于宽沸程的样品需采用程序升温法进行分析。

4. 高效液相色谱法：HPLC检测器有紫外检测器（有紫外吸收的物质）、荧光检测器（用于能产生荧光或其衍生物能发荧光的物质）、蒸发光散射（挥发性低于流动相的任何样品组分且只适用于流动相会蒸发的色谱洗脱）、示差折光（不能用于痕量分析，尤适用于糖类的检测）。

🖐 复习思考题

1. 紫外-可见分光光度法定量分析中较常用方法的有哪几种形式？各有什么特点？

2. HPLC常用的检测器有哪几种？主要用于何种物质的检测？

3. 系统适用性试验通常用哪些参数来确定？

4. 苓连片处方：黄芩213g　连翘213g　黄连85g　黄柏340g　赤芍213g　甘草85g

【制法】　以上六味，赤芍、黄连粉碎成细粉，其余煎煮，余略。

【性状与功能与主治】　略。

已知本品含量测定选用指标为黄芩中的黄芩苷。

供试品溶液制备：取本品 20 片，研细，取约 0.3g，精密称定，置 50ml 量瓶中，加入 70％乙醇 40ml，超声处理（功率 250W，频率 33kHz）20min，放冷，用 70％乙醇稀释至刻度，静置，取液，滤过，取续滤液，即得。

测定法：分别精密吸取对照品溶液与供试品溶液各 10μl，注入液相色谱仪，测定，即得。

经预试，50μg/ml 的黄芩苷对照品峰面积为 2620761，本品某一批号供试品溶液中黄芩苷的峰面积为 2592168。黄芩苷储备液的浓度为 1.0mg/ml。

请设计本制剂含量测定的线性关系考察、精密度、重复性、检测限与加样回收率试验。

第六章
中药制剂中各类化学成分的分析

⚙ **要点导航**

1. 掌握中药制剂中生物碱类、黄酮类、三萜皂苷类、香豆素类、醌类成分的分析方法。
2. 熟悉中药制剂中挥发油类和无机类成分的分析方法。
3. 了解制剂中其他成分（木脂素类、环烯醚萜类、有机酸类、鞣质类、多糖类、氨基酸类、多肽类和蛋白质类）的分析方法。

中药防治疾病的物质基础是其所含的多种化学成分，包括生物碱类、黄酮类、三萜皂苷类、香豆素类、醌类、挥发油类、有机酸类、木脂素类、环烯醚萜类等成分，因为各类型成分的化学结构和理化性质不同，所以其提取、纯化、鉴别和含量测定的分析方法也有很大差异。本章简要介绍中药制剂中各类化学成分的结构特征、理化性质及各类成分提取、纯化、鉴别和含量测定所应用的方法。

第一节
生物碱类成分分析

一、概述

生物碱（alkaloids）是中药中种类较多、分布较广的一类化学成分，如黄连、黄柏、延胡索、麻黄、苦参、贝母、川乌、附子、马钱子、牛黄、地龙等常用中药均含有生物碱类成分。生物碱类成分具有多种多样的生物活性，常为中药制剂的活性成分，如小檗碱有抗菌、抗病毒等作用，延胡索乙素具有镇痛作用，麻黄碱有收缩血管、缓解平滑肌痉挛等作用，苦参碱具有抗肿瘤等作用，胆红素有抗氧化、促进红细胞新生等作用；有的生物碱也是毒性成分，如乌头碱类化合物有剧毒；马钱子中的士的宁既是有效成分又是有毒成分。因此中药制剂中含有生物碱类成分时，生物碱类成分常被作为定性鉴别和定量分析的指标成分。

生物碱指来源于生物界（主要是植物界）的一类含氮有机化合物，绝大多数生物碱由 C、H、O、N 元素组成。多数生物碱为结晶型固体，有些为非晶型粉末，少数为液体。少数液体生物碱或小分子固体生物碱具有挥发性，可随水蒸气蒸馏而逸出，如麻黄碱。个别生物碱有升华性，如咖啡因。生物碱多具苦味，大多数生物碱呈无色或白色，少数生物碱分子中具有较长共轭体系和助色团呈一定的颜色，如小檗碱呈黄色。

生物碱的溶解性与其分子结构中氮原子存在状态、极性基团大小、数目及溶剂等有关，是生物碱类成分提取分离或供试液制备条件选择的依据。游离生物碱中，仲胺和叔胺生物碱亲脂性较强，易溶于有机溶剂而不溶于水；季铵型生物碱和含 N-氧化物结构的生物碱亲水性较强，易溶于水；小分子固体生物碱和液体生物碱既易溶于水又可溶于有机溶剂，如麻黄碱、烟碱。具有酚羟基或羧基的生物碱和具有内酯或内酰胺基团的生物碱可溶于碱液。生物碱盐一般易溶于水，可溶于甲醇、乙醇，难溶于有机溶剂，同一生物碱与不同酸所成的盐类溶解度不同，通常无机酸盐的水溶性大于有机酸盐。

生物碱的碱性强弱与其分子中氮原子的杂化方式、诱导效应、共轭效应、空间效应及分子内氢键形成有关。碱性强弱的一般顺序是：胍类＞季铵碱＞脂肪胺＞芳杂环（吡啶）＞酰胺类。碱性较强的生物碱多与植物酸结合，以盐形式存在，而碱性弱的生物碱则以游离形式存在。根据中药制剂中所含生物碱的碱性，可采用不同的 pH 值，用水不溶性有机溶剂萃取的方法提取和分离生物碱类成分；或选择适当 pH 溶剂作为生物碱类成分的定性鉴别或定量分析条件。

大多数生物碱与碘化铋钾、碘化汞钾、碘-碘化钾、硫氰酸铬铵（雷氏铵盐）等试剂可发生沉淀反应。生物碱沉淀反应主要用于中药制剂中生物碱的鉴别，可进行试管反应，或作为薄层色谱和纸色谱的显色剂。某些能产生组成恒定的沉淀物的生物碱沉淀反应，还可用于生物碱的定量分析，如生物碱与硅钨酸试剂能生成稳定的沉淀，可用于含量测定。

有共轭结构的生物碱一般均有紫外吸收，若氮原子参与共轭体系的形成，其吸收峰位置与测定时溶剂的 pH 有关，因此利用紫外吸收特征进行测定时，应考虑溶液的pH 进行检测波长的选择。

二、定性鉴别

中药制剂中生物碱类成分的定性鉴别方法主要有沉淀反应法、薄层色谱法、纸色谱法、气相色谱法及高效液相色谱法，薄层色谱法为《中国药典》2020 年版（一部）收载的主要定性鉴别方法。

供试品溶液制备的提取溶剂常选用甲醇、乙醇、酸水等，对于碱性较弱的生物碱可直接用三氯甲烷提取。中药制剂通常所含药味较多，化学成分复杂，以致中药制剂提取液颜色较深影响结果观察，同时提取液中蛋白质、多肽、氨基酸、鞣质等与生物碱沉淀试液反应易呈假阳性。为避免这些干扰，提高检测的准确性和灵敏性，可将中药制剂提取液碱化后以三氯甲烷萃取游离生物碱，以减少蛋白质等水溶性杂质及提取液颜色对实验结果的影响。三氯甲烷萃取液可作为薄层色谱分析的供试液；三氯甲烷萃取液再进行适当后续处理也可进行气相色谱或高效液相色谱分析；若进行沉淀反应，可再用酸水自三氯甲烷萃取液中萃取出生物碱，以此酸水液进行沉淀反应。

（一）沉淀反应法

沉淀反应法是生物碱理化鉴别的常用方法，常用的生物碱沉淀试剂有碘-碘化钾、碘化铋钾、碘化汞钾、磷钼酸、磷钨酸、硅钨酸、苦味酸、雷氏铵盐等。生物碱沉淀反应一般在酸性水溶液中进行，苦味酸试剂也可在中性条件下进行。生物碱沉淀反应一般需采用 3 种以上试剂分别进行反应，均能发生沉淀反应，才可判断为阳性结果。

沉淀反应法中，供试液制备时常需净化处理以除去蛋白质、多肽、鞣质等杂质，排除假阳性结果。有些生物碱（麻黄碱、伪麻黄碱、吗啡、咖啡碱等）不与生物碱沉淀试剂反应，易出现假阴性，要根据具体情况选择鉴别方法。

沉淀反应操作方便快捷，但如果中药制剂中有两种以上中药含有生物碱成分，鉴别结果就有一定的局限性；此外，沉淀反应在试管内进行，需要的样品量较大，且反应灵敏度较低。采用专属性强的色谱法可对中药制剂中多个含有生物碱成分的药味进行定性鉴别，同时也可提高检测灵敏度。

（二）色谱法

1.薄层色谱法

生物碱薄层色谱法鉴别常用硅胶或氧化铝为吸附剂；多以三氯甲烷、苯、乙酸乙酯等低极性溶剂为主展开，再根据被鉴别成分的极性加入其他溶剂调节展开剂的极性，以达到满意的分离效果。硅胶吸附剂中的硅醇基显弱酸性，可与强碱性生物碱成盐，导致生物碱成分的斑点 R_f 值小或拖尾，甚至形成复斑。因此在硅胶吸附薄层色谱中，常用含有氨水或三乙胺的碱性系统或在碱性环境下展开。氧化铝是微碱性的吸附剂，适用于分离亲脂性较强的生物碱，一般采用中性展开剂。

薄层色谱展开后，少数生物碱可直接在日光下观察颜色或在紫外灯下观察荧光，如小檗碱等，大多数生物碱需显色后进行观察。最常用的生物碱显色剂是改良碘化铋钾试剂，大多数生物碱与该试剂反应显橘红色，有时可再喷硝酸钠试剂，使斑点更明显，更易于观察。有些生物碱不与碘化铋钾试液发生显色反应，也可利用特殊的颜色反应，如麻黄碱与茚三酮试剂反应。生物碱类成分也可采用碘熏等显色方式进行鉴别。

例 6-1 化痔栓中苦参的鉴别——薄层色谱法（通则 0502）

【处方】 次没食子酸铋 200g 苦参 370g 黄柏 92.5g 洋金花 55.5g 冰片 30g

【制法】 以上五味，苦参、黄柏、洋金花加水煎煮二次，合并煎液，滤过，静置 12h，取上清液浓缩至相对密度为 1.12（60～65℃）的清膏，干燥，粉碎成最细粉；将 2.6g 的羟苯乙酯用适量乙醇溶解；另取基质适量，加热熔化，加入次没食子酸铋、上述最细粉、冰片以及 16.8g 聚山梨酯 80、羟苯乙酯的乙醇液，混匀，灌注，制成 1000 粒，即得。

【鉴别】 取本品 2 粒，切碎，加水 25ml，超声处理 30min，于 10℃以下放置 30min 使基质凝固，滤过，取滤液 5ml，置分液漏斗中，加浓氨试液调节 pH 值至 11，用三氯甲烷振摇提取 3 次，合并三氯甲烷液，置水浴上蒸干，残渣加三氯甲烷 1ml 使溶解，作为供试品溶液。另取苦参碱对照品，加三氯甲烷制成每 1ml 含 0.5mg 的溶液，作为对照品溶液。照薄层色谱法试验（通则 0502），吸取上述两种溶液各 4μl，分别点于同一硅胶 G 薄层板上，以甲苯-乙酸乙酯-丙酮-浓氨试液（2∶4∶3∶0.2）为展开剂，展开，取出，晾干，喷以改良碘化铋钾试液。供试品色谱中，在与对照品色谱相应的位置上，显相同颜色的斑点。

例 6-2 柴连口服液中麻黄的鉴别——薄层色谱法（通则 0502）

【处方】 麻黄 300g 柴胡 600g 广藿香 200g 肉桂 200g 连翘 600g 桔梗 200g

【制法】 以上六味，广藿香和肉桂分别用水蒸气蒸馏法提取挥发油。其余麻黄等四味加水 10 倍量，置多功能提取罐煎煮 3h，同时收集挥发油。煎液滤过，70℃减压浓缩至相对密度为 1.05～1.07（80℃）。加 1% ZTC-Ⅲ 天然澄清剂溶液处理，离心，滤过得清膏。另取蔗糖 330g 制成单糖浆，加入阿司帕坦 3g，与上述清膏混匀。再将广藿香、肉桂及柴胡、连翘等挥发油混合，加入 30ml 聚山梨酯 80，充分搅拌后，缓缓加入混合液中，加水至 1000ml，搅匀，滤过，灌装，灭菌，即得。

【鉴别】　取本品 20ml，加浓氨试液 2ml，三氯甲烷 10ml，振摇提取，分取三氯甲烷液，蒸干，残渣加甲醇 2ml 使溶解，滤过，滤液作为供试品溶液。另取盐酸麻黄碱对照品，加甲醇制成每 1ml 含 1mg 的溶液，作为对照品溶液。照薄层色谱法试验（通则 0502），吸取上述两种溶液各 5μl，分别点于同一硅胶 G 薄层板上，以三氯甲烷-甲醇-浓氨试液（20∶5∶0.5）为展开剂，展开，取出，晾干，喷以茚三酮试液，在 105℃下加热约 5min。供试品色谱中，在与对照品色谱相应的位置上，显相同颜色的斑点。

2. 高效液相色谱法

对于结构相似的生物碱或微量的生物碱鉴别，可采用高效液相色谱法。在一定的液相色谱条件下各种生物碱均有一定的保留时间，可采用与对照品或对照提取物随行对照的方法进行定性鉴别。

三、含量测定

中药制剂中生物碱类成分含量测定方法较多，总生物碱的含量测定常用化学分析法和分光光度法，单体生物碱的含量测定常用高效液相色谱法、气相色谱法和薄层扫描法。

（一）总生物碱含量测定

1. 化学分析法

常用于总生物碱含量测定的化学定量分析法有重量分析法和容量分析法。

重量分析法中常采用溶剂萃取法或沉淀法将生物碱类成分与其他组分分离，然后再将总生物碱转化为一定的称量形式用以含量测定。溶剂萃取法是以适宜的溶剂把生物碱类成分从初提溶液中萃取出来，蒸去溶剂后直接称重干燥萃取物。该法适用于混合碱、未知结构或分子量相差较大的生物碱总量的测定。优点是计算简便，不需换算因数，也不必考虑生物碱的分子量，缺点是有挥发性、遇热不稳定、碱性条件下易水解的生物碱不适用，且取样量大、操作时易乳化、费时、除杂质不完全等。沉淀法是利用沉淀试剂与生物碱反应生成难溶性的沉淀，将生物碱以沉淀形式从初提取液中分离出来，然后过滤、洗涤、干燥、称重，计算生物碱含量的方法。相对于萃取法，沉淀法取样量少、灵敏度高，但操作烦琐、费时、计算复杂，且影响沉淀生成和沉淀纯度的因素较多（如沉淀试剂、反应溶液的浓度、pH 值、温度及一些非生物碱成分与试剂生成沉淀干扰等）。

容量分析法中酸碱滴定分析法是中药制剂中总生物碱含量测定的常用方法之一。酸碱滴定法是在水溶液中进行的，通常先将提取出的生物碱溶于过量的标准酸溶液（如 0.01mol/l 硫酸溶液），再用标准碱溶液（如 0.02mol/l 氢氧化钠溶液）滴定。一般强碱滴定生物碱盐时，在 70%～90% 的乙醇介质中的终点比在水中明显，所以常将生物碱盐溶于 90% 乙醇，再用标准碱乙醇液滴定。有些生物碱在水中溶解度很小，可选择适当的溶剂及指示终点方法进行非水滴定。滴定终点的确定可用指示剂法或电位法，但以指示剂确定终点需以电位法作对照。水溶液酸碱滴定法常用的指示剂有溴酚蓝、甲基红、溴甲酚蓝等，非水溶液酸碱滴定法常用的指示剂有溴酚蓝、甲基黄、结晶紫、酚酞等。中药制剂中化学成分复杂，许多酸性成分与生物碱类成分共存，干扰测定，因此酸碱滴定前样品液常需经分离纯化处理。

化学分析法一般要求供试品中总生物碱纯度和含量较高，以提高测定结果的准确性，因此常用于处方药味较少、成分简单的中药制剂的分析。《中国药典》2020 年版（一部）采用重量分析法测定总生物碱含量的中药制剂有昆明山海棠片，采用酸碱滴定法测定总生物碱含量的中药制剂有止喘灵注射液、北豆根片、北豆根胶囊和治伤胶囊。

2. 分光光度法

分光光度法是中药制剂中总生物碱含量测定的常用方法，为了提高检测灵敏度和选择性，往往加入酸性染料、雷氏盐试剂等与生物碱反应显色后，在可见光下单波长测定。为除去干扰组分对测定的影响，供试品溶液制备时通常经过溶剂法、沉淀法、柱色谱法等进行分离净化处理。测定总生物碱含量应用较多的有酸性染料比色法和雷氏盐比色法，苦味酸盐比色法和异羟肟酸铁比色法也有一定应用。

（1）酸性染料比色法　在适当 pH 的介质中，生物碱 B 可与氢离子（H^+）结合成盐，成为阳离子 BH^+，而酸性染料（HIn）在此条件下解离为阴离子 In^-，生物碱盐的阳离子与酸性染料阴离子定量地结合成有色的离子对。

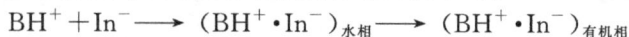

$$BH^+ + In^- \longrightarrow (BH^+ \cdot In^-)_{水相} \longrightarrow (BH^+ \cdot In^-)_{有机相}$$

该离子对可定量地溶于某些有机溶剂，在一定检测波长下测定有机相提取液的吸光度，即可按分光光度法测定生物碱的含量。

应用本法的关键在于介质的 pH 值、酸性染料的种类和有机溶剂的选择，其中 pH 值的选择更为重要。若 pH 值偏低，虽然生物碱以阳离子 BH^+ 的形式存在，但染料仍以游离酸形式存在；若 pH 值偏高，染料以阴离子 In^- 形式存在，而生物碱却以游离状态存在，上述两种情况均不能使阴、阳离子定量结合。依据染料的性质及生物碱的碱性（pK_a）大小来确定介质的 pH 值。常用的酸性染料有甲基橙、溴甲酚绿、溴百里酚蓝、溴酚蓝和溴甲酚紫等。选择有机溶剂的原则是根据离子对与有机相能否形成氢键以及形成氢键能力的强弱而定，三氯甲烷、二氯甲烷可与离子对形成氢键，有中等程度的提取率，且选择性较好，是常用的提取溶剂。水分的混入可使有机相发生浑浊，且将水相中过量染料带入了有机相，影响测定结果。可在有机相提取液中加入适量脱水剂（如无水硫酸钠）或经干燥滤纸滤过除去微量的水分。

例 6-3　风湿骨痛胶囊中乌头总生物碱的含量测定——酸性染料比色法（通则 0401）

【处方】　制川乌　制草乌　红花　甘草　木瓜　乌梅　麻黄

【制法】　以上七味，取制川乌、制草乌、甘草粉碎成细粉，过筛，混匀；其余红花等四味加水煎煮二次，每次 2h，合并煎液，滤过，滤液浓缩至稠膏状，加入上述细粉，混匀，干燥，粉碎成细粉，装入胶囊，制成 1000 粒，即得。

【含量测定】　对照品溶液的制备：取乌头碱对照品适量，精密称定，加三氯甲烷制成每 1ml 中含 0.1mg 的溶液，即得。

标准曲线的制备：精密量取对照品溶液 1ml、2ml、3ml、4ml、5ml，分别置于分液漏斗中，依次精密加入三氯甲烷至 20ml，再精密加入乙酸盐缓冲液（pH 3.0）（取无水乙酸钠 0.15g，用水溶解，加冰醋酸 5.6ml，用水稀释至 500ml，摇匀，并在 pH 计上校正）10ml 和 0.1% 溴甲酚绿溶液（取溴甲酚绿 0.2g，加 0.05mol/l 氢氧化钠溶液 3.2ml 使溶解，用水稀释至 200ml，摇匀）2ml，强力振摇 5min，静置 20min，分取三氯甲烷层，用干燥滤纸滤过，以相应试剂为空白，滤液按紫外-可见分光光度法（通则 0401），在 412nm 波长处测定吸光度。以吸光度为纵坐标，浓度为横坐标，绘制标准曲线。

测定法：取装量差异项下的本品内容物，混匀，研细，取 1g，精密称定，置具塞锥形瓶中，精密加入乙醚-三氯甲烷-无水乙醇（16∶8∶1）的混合溶液 25ml 和氨试液 1.5ml，摇匀，称定重量，置快速混匀器上振荡 3 次，每次 2min，放置过夜，再称定重量，用上述混合溶液补足减失的重量，再置快速混匀器上振荡 2min，静置。倾取上清液，精密量取 5ml，置分液漏斗中，加乙醚 5ml，用 0.05mol/l 的硫酸溶液振摇提取 4 次，每次 10ml，分取硫酸提取液，滤过，合并滤液，置另一分液漏斗中，加浓氨试液 4ml，摇匀，用三氯甲烷振摇提取 4 次，每次 10ml，分取三氯甲烷液，滤过，合并滤液，回收溶剂至干，残渣于 105℃加热 1h，放冷，用三氯甲烷分次溶解，转移至 25ml 量瓶中，加三氯甲烷至刻度，摇匀。精密量取 20ml，置分液漏斗中，照"标准曲线的制备"项下的方法，自"精密加入乙酸盐缓冲液……10ml"起，依法测定吸光度，从标准曲线上读出供试品溶液中含乌头碱的量（μg），计算，即得。

（2）雷氏盐比色法　雷氏盐也称雷氏铵或硫氰酸铬铵 $\{NH_4[Cr(NH_3)_2(SCN)_4 \cdot H_2O]\}$，为暗红色的结晶或结晶性粉末，微溶于冷水，易溶于热水，可溶于乙醇。

雷氏盐在酸性介质中可与生物碱类成分定量生成难溶于水的有色配合物。生物碱阳离子 BH^+ 与雷氏盐的阴离子 $[Cr(NH_3)_2(SCN)_4]^-$ 结合，生成生物碱雷氏盐沉淀 $BH[Cr(NH_3)_2(SCN)_4]$，为单盐形式的沉淀；若生物碱中含 2 个碱性氮原子，当溶液酸性较大时，其二级解离度增大，易形成 BH^{2+}，可与 2 个 $[Cr(NH_3)_2(SCN)_4]^-$ 结合形成沉淀 $BH[Cr(NH_3)_2(SCN)_4]_2$，称双盐。结构中只含 1 个碱性氮原子的生物碱，与雷氏盐反应的沉淀组成受 pH 值的影响较小；含 2 个以上氮原子的生物碱，视其各氮原子碱性强弱，与雷氏盐反应的沉淀组成和 pH 值有关：碱性较强的生物碱在酸性较小的溶液中生成单盐，在酸性较大的溶液中可相应地生成双盐、三盐等；碱性较弱的生物碱，则无论溶液酸性高还是低均生成单盐；季铵类生物碱分子中有几个季铵氮原子，即与几个沉淀剂分子结合。

生物碱雷氏盐沉淀易溶于丙酮，因此，可将沉淀滤过洗净后溶于丙酮直接比色测定，应注意丙酮溶液所呈现的吸收特征是由于分子结构中雷氏盐部分，而不是生物碱部分，所以需换算成生物碱的含量。也可以精密加入过量雷氏盐试剂，滤除生成的生物碱雷氏盐沉淀，滤液在 520～526nm 进行比色测定残存的过量雷氏盐含量，间接计算生物碱的含量。硫氰酸铬铵在丙酮中的摩尔吸收系数 $\varepsilon=106.5$（单盐），故可根据其吸收度 A 按下式直接测定：

$$m=\frac{A}{\varepsilon}MV \qquad (6\text{-}1)$$

式中，m 为被测物的重量，mg；M 为被测物质的分子质量；V 为溶解沉淀所用丙酮的体积，ml。

进行雷氏盐比色法测定时，需注意：雷氏盐的水溶液在室温下可分解，故用时应新鲜配制，沉淀也需在低温下进行；供试品如为稀的水溶液（如注射液等），沉淀前应浓缩；中药制剂中含有干扰物质时，应事先净化处理；雷氏盐丙酮溶液的吸光度，随时间而有变化，应尽快测定。

例 6-4　产复康颗粒中总生物碱的含量测定——雷氏盐比色法（通则 0401）

【处方】　益母草　当归　人参　黄芪　何首乌　桃仁　蒲黄　熟地黄　醋香附昆布　白术　黑木耳

【制法】　以上十二味，加水煎煮 2 次，每次 2h，合并煎液，滤过，滤液浓缩至适量，加入适量的红糖和糊精，制成颗粒，干燥，制成 1000g；或加入适量的糊精和甜菊素，制成颗粒，干燥，制成250g，即得。

【含量测定】　对照品溶液的制备：取盐酸水苏碱对照品适量，精密称定，加0.1mol/l盐酸溶液制成每1ml含1mg的溶液，即得。

供试品溶液的制备：取装量差异项下的本品内容物，混匀，取适量，研细，取约12g或3g（无蔗糖），精密称定，置具塞锥形瓶中，精密加入乙醇50ml，超声处理（功率300W，频率40kHz）30min，滤过，精密量取续滤液25ml，置50ml烧杯中，置水浴上蒸干，残渣精密加入0.1mol/l盐酸溶液10ml使溶解，即得。

测定法：取上述对照品溶液和供试品溶液，各加活性炭0.5g，置水浴上加热1min，搅拌，滤过，滤液分别置25ml量瓶中，用0.1mol/l盐酸溶液10ml分次洗涤烧杯和滤器，洗涤液并入同一量瓶中；另取0.1mol/l盐酸溶液20ml置另一25ml量瓶中，作为空白溶液。在上述三种溶液中精密加入2%硫氰酸铬铵溶液（临用前配制）3ml，摇匀，加0.1mol/l盐酸溶液至刻度，摇匀，置冰浴中放置1h，用干燥滤纸滤过，取续滤液；以0.1mol/l盐酸溶液为空白。照紫外-可见分光光度法（通则0401），在525nm的波长处分别测定吸光度，用空白溶液的吸光度分别减去对照品与供试品的吸光度，计算，即得。

（3）苦味酸盐比色法　该法是利用在弱酸性或中性溶液中生物碱可与苦味酸定量生成苦味酸盐沉淀，该沉淀可溶于三氯甲烷等有机溶剂，也可在碱性条件下解离释放出生物碱和苦味酸进行含量测定的。具体测定方法有三种：一是滤取生物碱苦味酸盐沉淀，洗去多余试剂，加碱使沉淀解离，以有机溶剂萃取游离出的生物碱，用含有苦味酸的碱性水溶液进行比色测定，再换算出生物碱的含量；二是在pH 7的缓冲溶液中加苦味酸试剂，使生物碱与苦味酸生成盐，用三氯甲烷提取该盐，再用pH 11的缓冲溶液使其解离，苦味酸转溶到碱水液中进行比色，再换算出生物碱的含量；三是直接在pH 4～5的缓冲溶液中加入三氯甲烷提取生物碱苦味酸盐，三氯甲烷提取液在360nm直接比色测定。

（4）异羟肟酸铁比色法　含有酯键结构的生物碱，在碱性介质中加热使酯键水解，产生的羧基与羟胺反应生成异羟肟酸，再与Fe^{3+}生成紫红色的异羟肟酸铁配合物，在其最大吸收波长530nm处测定。由于含有酯键（包括内酯）结构的成分均能与试剂反应，因此用该法测定时，供试品溶液中必须不存在其他酯类成分。

（二）单体生物碱的含量测定

中药制剂中单体生物碱的含量测定一般采用高效液相色谱法、气相色谱法、薄层扫描法等。由于色谱法具有分离、分析双重作用，对于一些成分较简单的中药制剂可提取后直接测定。对于药味较多、组成复杂的中药制剂仍需净化处理，尤其高效液相色谱法，供试品溶液中杂质过多，不但会影响分离效果，还易损坏色谱柱。常用的供试品净化方法有液-液萃取、固相萃取、固相微萃取等。

1. 高效液相色谱法

《中国药典》2020年版（一部）均采用C_{18}柱反相液相色谱法进行中药制剂中单体生物碱的含量测定，为避免C_{18}柱残存游离硅醇基所造成的生物碱类成分色谱峰保留时间延长、峰形变宽、拖尾等影响，可采取以下措施：

（1）改进流动相　分析生物碱时，流动相可以是中性、碱性、酸性及酸碱系统，在碱性系统中三乙胺比氢氧化铵好，酸性系统多用磷酸、磷酸盐缓冲液，酸碱系统就是酸和碱的组合。通常流动相需：①在流动相中加入硅醇基抑制剂（或称改性），竞争或部分阻断硅醇基的影响，最常用的硅醇基抑制剂是二乙胺、三乙胺等。②在合适的 pH 值下，流动相中加入低浓度离子对试剂，通过与生物碱类成分生成离子对而掩蔽其碱性基团，避免其与固定相表面的硅醇基作用。离子对试剂常用辛烷磺酸钠或十二烷基硫酸钠，系统偏酸性。离子对色谱系统用过后必须清洗，以保证色谱柱寿命。③在流动相中加入季铵盐试剂，如在水-甲醇流动相中加入 0.01mol/l 的溴化四甲基胺，能在较短的保留时间内得到很好的分离，色谱峰重现性好，也不拖尾，而且水-甲醇比例的改变以及 pH 值的变化都不影响峰的对称性。④在流动相中加入一定浓度的电解质缓冲盐，通过改变流动相离子强度、稳定 pH 值及促进离子对相互作用，而起到改善峰形及分离效果的作用。

（2）改良固定相　采用端基封尾技术可以使填料的键合更彻底，尽量减少残余硅醇基。还可以采用短链柱（如 C_8）代替长链柱（如 C_{18}），短链柱固定相键合率高，游离硅醇基少。也可采用原型硅胶为固定相的高效液相色谱法，属于液-固吸附色谱法，主要利用生物碱的碱性不同而分离，该法与生物碱的碱性（pK_a）有关，与生物碱亲脂性的大小无关，采用该法时酸性和中性杂质在短时间内即可被洗脱出来，且流动相的组成较简单，如甲醇-乙酸缓冲液等。或采用以阳离子交换树脂为固定相的离子交换色谱法，利用质子化的生物碱阳离子与离子交换剂交换能力的差异而达到分离生物碱的目的。

高效液相色谱法测定中药制剂中生物碱类成分时，多采用紫外检测器，根据待测生物碱成分的性质，也可采用电化学检测器、荧光检测器、示差检测器等。

例 6-5　二妙丸中小檗碱的含量测定——高效液相色谱法（通则 0512）

【处方】　苍术（炒）500g　黄柏（炒）500g

【制法】　以上二味，粉碎成细粉，过筛，混匀，用水泛丸，干燥，即得。

【含量测定】　对照品溶液的制备：取盐酸小檗碱对照品适量，精密称定，加甲醇制成每 1ml 含 80μg 的溶液，即得。

供试品溶液的制备：取本品适量，研细，混匀，取约 0.1g，精密称定，置具塞锥形瓶中，精密加入盐酸-甲醇（1∶100）混合溶液 25ml，称定重量，85℃水浴中加热回流 40min，放冷，再称定重量，用盐酸-甲醇（1∶100）混合溶液补足减失的重量，摇匀，离心，取上清液，滤过，取续滤液，即得。

测定法：分别精密吸取对照品溶液与供试品溶液各 5μl，注入液相色谱仪，测定，即得。

2. 薄层扫描法

采用薄层扫描法测定中药制剂中生物碱成分含量所选用的吸附剂、展开剂及显色方法与薄层定性鉴别相似，但对被测成分的分离度及斑点清晰度要求更严格，供试品溶液也需适当的前处理。被测成分具有荧光时，可采用薄层荧光扫描法，如小檗碱；被测成分有紫外吸收而无荧光时，可采用薄层吸收扫描法（硅胶 G 薄层板）或采用薄层荧光猝灭法（硅胶 GF_{254} 薄层板），如士的宁。若使用改良碘化铋钾等作为显色剂时，必须完全挥干展开剂后（尤其在碱性环境下展开的）才可喷雾显示，否则背景深、反差小，影响测定。此外，显色后斑点颜色应相对稳定。《中国药典》2020 年版（一部）采用薄层扫描法测定清胃黄连丸（大蜜丸）中小檗碱的含量。

3. 气相色谱法

气相色谱法仅适用于测定挥发性、热稳定性好的游离生物碱成分，如麻黄碱、槟榔碱、石斛碱和颠茄类生物碱等，由于应用范围较窄，现使用较少。

四、常见中药制剂中生物碱类成分分析

常见中药制剂中生物碱类成分性质及分析见表 6-1。

表 6-1　常见中药制剂中生物碱类成分性质及分析

序号	代表性化学成分	理化性质	常用分析方法	代表性中药制剂
1	小檗碱(黄连素) berberine(umbellatine) $C_{20}H_{18}NO_4$　336.37	黄色结晶，碱性较强，易溶于热水或热乙醇，难溶于苯、三氯甲烷、丙酮；其盐酸盐水中溶解度小，易溶于沸水 熔点：145℃ UV：225nm，270nm，331nm	HPLC、TLC、TLCS	(含黄连)香连丸、黄连上清胶囊、左金丸；(含黄柏)二妙丸、复方黄柏叶涂剂、知柏地黄丸；(含关黄柏)乌蛇止痒丸、肾炎消肿片、前列通片；(含三颗针)妇科千金片、肠胃适胶囊、功劳去火片
2	苦参碱(α-苦参碱) matrine $C_{15}H_{24}N_2O$　248.36	白色粉末，易吸湿，可溶于水，又溶于三氯甲烷、乙醚、苯、二硫化碳 熔点：77.5～78℃ UV：205nm	HPLC、TLC	(含苦参)苦参片、消银片、康妇消炎栓、化痔栓、湿毒清胶囊；(含北豆根)鼻咽灵片、口咽清丸、桂林西瓜霜
3	士的宁(番木鳖碱) strychnine $C_{21}H_{22}N_2O_2$　334.40	无色或白色结晶或粉末，味极苦，毒性极强。易溶于乙醇、甲醇，可溶于三氯甲烷，微溶于乙醚、石油醚，难溶于水 熔点：286～290℃ UV：253nm，280nm，288nm	HPLC、TLC、TLCS	(含马钱子)伸筋丹胶囊、腰痛宁胶囊、通痹片、疏风活络丹、风湿马钱片
4	马钱子碱 brucine $C_{23}H_{26}N_2O_4$　394.45	无色或白色结晶，味极苦，毒性极强。难溶于水，易溶于三氯甲烷 熔点：178℃ UV：209nm，263nm，301nm	HPLC、TLC	
5	乌头碱 aconitine $C_{34}H_{47}NO_{11}$　645.72	无色或白色结晶，易溶于无水乙醇、乙醚、三氯甲烷，微溶于石油醚 熔点：204℃ UV：202nm，230nm，273nm，281nm	HPLC、TLC、酸性染料比色法	(含川乌)附桂骨痛胶囊、复方羊角片、麝香风湿胶囊；(含草乌)三七伤药胶囊、小活络丸、祛风止痛丸；(含附子)附子理中片、肾康宁胶囊、参附强心丸

序号	代表性化学成分	理化性质	常用分析方法	代表性中药制剂
6	延胡索乙素(四氢巴马亭,四氢掌叶防己碱) corydalis B (tetrahydropalmatine) H₃CO— H₃CO— OCH₃ OCH₃ $C_{21}H_{25}NO_4$ 355.42	白色或淡黄色粉末,易溶于三氯甲烷、乙醚,难溶于水、石油醚 熔点:147~148℃ UV:211nm,230nm(肩峰),282nm	HPLC、TLC	(含延胡索)元胡止痛片、气滞胃痛颗粒、沈阳红药胶囊、颈痛颗粒、痛经宝颗粒
7	麻黄碱 ephedrine OH CH₃ HN CH₃ $C_{10}H_{15}NO$ 165.24	无色结晶,具挥发性,碱性较强,易溶于三氯甲烷、乙醚、苯、醇,可溶于水,不易与一般生物碱沉淀试剂发生反应 熔点:34℃ UV:210nm	HPLC、TLC、GC	(含麻黄)三拗片、小儿清肺化痰口服液、小青龙合剂、克咳片、鼻渊通窍颗粒
8	伪麻黄碱 pseudoephedrine OH CH₃ HN CH₃ $C_{10}H_{15}NO$ 165.24	无色结晶,具挥发性,碱性较强,易溶于三氯甲烷、乙醚、苯、醇,水中溶解度小于麻黄碱,不易与一般生物碱沉淀试剂发生反应 熔点:117~118℃ UV:210nm	HPLC、TLC	
9	阿托品 atropine(dl-hyoscyamine) CH₃ N CH₂OH O O $C_{17}H_{23}NO_3$ 289.38	白色或无色结晶,溶于乙醇、氯仿,不溶于石油醚;其硫酸盐极易溶于水,易溶于乙醇、甲醇,不溶于乙醚或氯仿 熔点:114~116℃ UV:258nm,264nm	HPLC、TLC、紫外分光光度法	(含洋金花)止喘灵注射液、如意定喘片、癣宁搽剂、恒古骨伤愈合剂;(含颠茄草)伤湿止痛膏、关节止痛膏、胃康灵片、活血止痛膏
10	粉防己碱(汉防己甲素、汉防己碱) (+)-tetrandrine OCH₃ OCH₃ H₃CO O N N CH₃ CH₃ CH₃ O OCH₃ $C_{38}H_{42}N_2O_6$ 622.77	无色针状结晶,不溶于水、石油醚,溶于乙醚 熔点:217~218℃ UV:214nm,283nm	HPLC、TLC	(含防己)风痛安胶囊、湿热痹片、伸筋丹胶囊、骨仙片、滑膜炎片

序号	代表性化学成分	理化性质	常用分析方法	代表性中药制剂
11	吴茱萸次碱 rutaecarpine $C_{18}H_{13}N_3O$ 287.31	白色或淡黄色结晶，溶于乙醇、甲醇、乙醚、氯仿 熔点：260～261℃ UV：213nm，276nm，289nm，331nm，345nm，362nm	HPLC、TLC	（含吴茱萸）肠康片、左金丸、四方胃片、荜铃胃痛颗粒、调经丸
12	水苏碱(l-水苏碱) stachydrine $C_7H_{13}NO_2$ 143.19	白色结晶，溶于水、甲醇、乙醇，不溶于乙醚、三氯甲烷 熔点：235～240	HPLC、TLC	（含益母草）益母草胶囊、八珍益母胶囊、丹益片、心舒宁片、妇康宁片
13	胆红素 bilirubin $C_{33}H_{36}N_4O_6$　584.66	亮橘色到深红褐色结晶，受热变黑，溶于苯、氯仿、弱酸或弱碱的乙醇、乙醚溶液 UV：453nm	HPLC	（含牛黄）十香返生丸、万氏牛黄清心丸、万应胶囊、小儿百寿丸

第二节

黄酮类成分分析

一、概述

黄酮类（flavonoids）成分广泛存在于自然界中，如黄芩、槐米、葛根、陈皮、银杏叶、淫羊藿、菊花、桑叶、满山红等中药均含有黄酮类成分。黄酮类成分具有多种生理活性，是中药制剂中一类重要的有效成分。如黄芩苷、黄芩素、木犀草素等具有抗菌消炎作用，银杏黄酮、葛根素、槲皮素、山奈酚、异鼠李素等具有扩张冠状动脉、增加血流量、降低心肌耗氧量等作用，芦丁、橙皮苷、d-儿茶素等具有防治高血压及动脉硬化等作用，杜鹃素、芫花素、金丝桃苷、陈皮素、异芒果素等具有止咳、祛痰和扩张气管等作用，紫檀素、黄柏素、桑色素等具有抗癌作用，大豆素、染料木素等具有雌性激素样作用，水飞蓟素等具有保肝作用。

黄酮类成分是指母核具有 C_6—C_3—C_6 结构的一类化合物。根据中央三碳链的氧化程度、B-环连接位置以及三碳链是否成环等特点，黄酮类又可分为黄酮、黄酮醇、异黄酮、二氢黄酮、二氢黄酮醇、查耳酮、橙酮、花青素、黄烷等类型。

黄酮类成分多为结晶性固体，少数（如黄酮苷类）为无定形粉末。黄酮类成分大多具有颜色，一般黄酮、黄酮醇及其苷类多显灰黄色至黄色，查耳酮为黄色至橙黄色，而二氢黄酮、二氢黄酮醇不显色，异黄酮无色或显浅黄色。

黄酮类成分的溶解度因结构及存在状态不同而有很大差异。一般黄酮苷元难溶或不溶于水，易溶于甲醇、乙醇、乙酸乙酯、乙醚等有机溶剂及稀碱液，其中黄酮、黄酮醇、查耳酮等平面性强的分子，分子间排列紧密且作用力较大，更难溶于水，而二氢黄酮及二氢黄酮醇等为非平面性分子，溶解度稍大；花色苷元（花青素）因以离子形式存在，水溶性较大；苷元分子中引入羟基，将增加在水中的溶解度，而羟基经甲基化后，则增加在有机溶剂中的溶解度。

黄酮苷一般易溶于水、甲醇、乙醇等强极性溶剂中，但难溶或不溶于苯、三氯甲烷等非极性有机溶剂。通常苷的糖链越长，在水中溶解度越大。

多数黄酮类成分因分子中具有酚羟基而显酸性，可溶于碱性水溶液、吡啶、甲酰胺及二甲基甲酰胺等溶剂。由于酚羟基数目及位置不同，酸性强弱也不同，一般 7，4'-二羟基＞7 或 4'-羟基＞一般酚羟基＞5-羟基，此性质可在提取、分离及鉴别中应用。黄酮中 γ-吡喃酮环上的醚氧原子，可表现微弱的碱性，可与强无机酸，如浓硫酸、浓盐酸等生成锌盐，常表现出特殊的颜色，可用于鉴别。

黄酮类成分可与一些试液发生显色反应，包括盐酸-镁粉（或锌粉）等还原显色反应、三氯化铝等金属盐类试液络合反应、硼酸显色反应和碱性试剂显色反应。

多数黄酮类成分的分子结构中具有桂皮酰基及苯甲酰基组成的交叉共轭体系，故在 220～280nm 和 300～400nm 波长区域内各有一个较强的紫外吸收。

二、定性鉴别

中药制剂中黄酮类成分定性鉴别时，常采用显色反应和薄层色谱法，其中薄层色谱法为《中国药典》2020 年版（一部）收载的主要定性鉴别方法。供试液制备的提取溶剂常选用乙醇或甲醇、乙酸乙酯等，由于黄酮类成分鉴别方法的灵敏度和专属性较好，一般供试液无需净化处理。

1. 显色反应

（1）盐酸-镁粉（或锌粉）反应　盐酸-镁粉（或锌粉）反应是黄酮类成分最常用的颜色反应。将中药制剂供试液，取 1ml，加入数滴盐酸，再加入少量镁粉或锌粉，1～2min（必要时加热）即可显色，多数黄酮、黄酮醇、二氢黄酮及二氢黄酮醇类化合物显橙红至紫红色，少数显紫至蓝色；查耳酮、橙酮、儿茶素和多数异黄酮类不显色。此反应要先加盐酸再加镁粉，因为花色素及部分橙酮、查耳酮等成分在单纯加浓盐酸下就会产生颜色变化。若供试液中先加镁粉或锌粉后加浓盐酸，一定要做空白对照实验（即在供试液中仅加入浓盐酸）。为了避免供试液本身颜色的干扰，可注意观察升起的泡沫颜色，如泡沫为红色，即为阳性。

例 6-6　复方金钱草颗粒中黄酮类成分的鉴别

【处方】　广金钱草 218g　车前草 109g　光石韦 109g　玉米须 54.5g

【制法】　以上四味，广金钱草、车前草、玉米须加水煎煮二次，合并煎液，滤过，滤液浓缩至相对密度为 1.16～1.22（70℃）的清膏；光石韦加水煎煮二次，合并煎液，滤过，滤液浓缩至相对密度为 1.16～1.22（70℃）的清膏，放冷，加 1.5 倍量乙醇，搅匀，静置 24h，取上清液，回收乙醇，浓缩至适量，与上述清膏混匀，加蔗糖约 975g，制成颗粒，干燥，制成 1000g［规格（1）］；或与上述清膏混匀，继续浓缩至适量，加入糊精、乳糖各约 137g 及甜菊素适量，制成颗粒，干燥，制成 300g ［规格（2）］，即得。

【鉴别】 取本品 10g ［规格（1）］或 3g ［规格（2）］，研细，加乙醇 15ml，加热回流 20min，滤过，取滤液 1ml，加盐酸 2～4 滴，再加少量镁粉，置水浴中加热数分钟，溶液变红色。

（2）与金属盐类试剂的络合反应　黄酮类成分结构中存在游离的 3-OH、5-OH 或邻二酚羟基时，可与 Al^{3+}、Zr^{4+}、Pb^{2+}、Sr^{2+} 等形成有色络合物、有色沉淀或使生成物颜色加深，有时生成物还带有荧光。常用于黄酮类成分定性鉴别的金属盐类试剂有三氯化铝、锆盐-枸橼酸、氨性氯化锶、乙酸镁等。

2. 薄层色谱法

鉴定黄酮类成分常用的薄层色谱吸附剂有硅胶和聚酰胺，其次是纤维素。硅胶色谱分离弱极性黄酮类成分较好，聚酰胺色谱适于分离含游离酚羟基的黄酮及其苷类成分，而纤维素薄层则适用于分离多糖苷混合物。

黄酮类成分上的酚羟基易与硅胶和聚酰胺上的基团形成氢键而发生拖尾现象，通常在展开剂中加入少量的有机酸可改善拖尾、提高分离度。

黄酮类成分大多具有荧光，经薄层色谱展开后，可在紫外灯（365nm）下检识。三氯化铝乙醇溶液是黄酮类成分常用的显色剂，黄酮类成分与铝盐反应生成的配合物具有较强的荧光，可在紫外灯（365nm）下检识。若被鉴别黄酮类成分的分子结构中具有游离酚羟基，可与三氯化铁溶液发生显色反应，根据酚羟基的位置及数目，可呈现紫、绿、蓝等不同颜色。

例 6-7　补中益气丸中陈皮的鉴别——薄层色谱法（通则 0502）

【处方】 炙黄芪 200g　党参 60g　炙甘草 100g　炒白术 60g　当归 60g　升麻 60g 柴胡 60g　陈皮 60g

【制法】 以上八味，粉碎成细粉，过筛，混匀。另取生姜 20g、大枣 40g，加水煎煮二次，滤过，滤液浓缩。每 100g 粉末加炼蜜 100～120g 及生姜和大枣的浓缩煎液制成小蜜丸；或每 100g 粉末加炼蜜 100～120g 制成大蜜丸，即得。

【鉴别】 取本品 5g，剪碎，加硅藻土 5g，研匀，加甲醇 25ml，加热回流 20min，滤过，滤液蒸干，残渣加甲醇 2ml 使溶解，作为供试品溶液。另取橙皮苷对照品，加甲醇制成饱和溶液，作为对照品溶液。照薄层色谱法（通则 0502）试验，吸取上述两种溶液各 10μl，分别点于同一硅胶 G 薄层板上，以乙酸乙酯-甲醇-水（100∶17∶13）为展开剂，展开，取出，晾干，喷以三氯化铝试液，置紫外灯（365nm）下检视。供试品色谱中，在与对照品色谱相应的位置上，显相同颜色的荧光斑点。

3. 高效液相色谱法

《中国药典》2020 年版（一部）收载了采用高效液相色谱法鉴别清开灵片、清开灵软胶囊、清开灵泡腾片、清开灵胶囊中的黄芩苷。中药制剂成分复杂，采用高效液相色谱法鉴别黄酮类成分，供试品溶液制备大多参照含量测定项。

三、含量测定

1. 总黄酮含量测定

中药制剂中总黄酮的含量测定一般采用分光光度法。黄酮类化合物具有特定的紫外吸收峰（300～400nm 和 220～280nm），含黄酮类成分的供试液可直接于最大吸收波长处测定其吸收度，以吸收系数法或对照品对照法计算含量。但中药制剂提取液常因其他化学成分的存在而有背景干扰，为了消除背景干扰，提高检测的专属性和灵敏度，常对提取液进行显色反应后，再采用分光光度法测定。

分光光度法测定中药制剂中总黄酮含量最常用的显色方法是硝酸钠-硝酸铝-氢氧化钠比色法。将供试液加 5%亚硝酸钠反应 6min，10%硝酸铝反应 6min，4%氢氧化钠反应 15min，生成红色配合物后在约 500nm 处测定，常用芦丁作为对照品。该法基于邻二酚羟基的反应，并非黄酮类成分的专属反应。因此未知黄酮类成分不能采用本法，有共存邻二酚羟基干扰组分时也不适合采用本法。也可采用三氯化铝-乙酸钾比色法，供试液与三氯化铝-乙酸钾显色后多在 420nm 波长处测定总黄酮含量，如《中国药典》2020 年版一部中消咳喘糖浆中总黄酮的含量测定。在三氯化铝-乙酸钾比色法中，反应产物的最大吸收波长并不一定都在 420nm 处，由于被测黄酮所含羟基的位置和数量的不同，反应产物的最大吸收波长会有较大的差异，最好用供试液所含的黄酮化合物作对照品，测定反应产物的具体最大吸收波长后，再进行含量测定。

例 6-8　小儿七星茶口服液中总黄酮含量测定——分光光度法（通则 0401）

【处方】　薏苡仁 417g　稻芽 417g　山楂 208g　淡竹叶 313g　钩藤 156g　蝉蜕 52g　甘草 52g

【制法】　以上七味，稻芽用 70～80℃的热水浸泡二次，每次 0.5h，滤过，滤液合并，备用。其余薏苡仁等六味加水煎煮二次，每次 2h，煎液滤过，滤液合并，与稻芽药液合并，混匀，浓缩至相对密度为 1.08～1.12（55℃）的清膏，加入乙醇使含醇量达 50%，静置 24h，滤过，滤液回收乙醇至无醇味，加水至 500ml，用 8%的氢氧化钠溶液调节 pH 值至 5.5～6.5，静置，滤过，滤液加入单糖浆 155g、山梨酸钾 2g，加水至 1000ml，搅匀，滤过，灌装，灭菌，即得。

【含量测定】　对照品溶液的制备：取芦丁对照品 50mg，精密称定，置 25ml 量瓶中，加 70%乙醇 20ml，置水浴上微热使溶解，放冷，加 70%乙醇至刻度，摇匀。精密量取 5ml，置 50ml 量瓶中，加水至刻度，摇匀，即得（每 1ml 含芦丁 0.2mg）。

标准曲线的制备：精密量取对照品溶液 1.0ml、2.0ml、3.0ml、4.0ml、5.0ml、6.0ml，分别置 25ml 量瓶中，各加水至 6.0ml，加 5%亚硝酸钠溶液 1ml，混匀，放置 6min，加 10%硝酸铝溶液 1ml，混匀，放置 6min，加氢氧化钠试液 10ml，再加水至刻度，摇匀，放置 15min；以相应的试剂为空白，照紫外-可见分光光度法（通则 0401），在 505nm 波长处测定吸光度，以吸光度为纵坐标，对照品浓度为横坐标，绘制标准曲线。

测定法：取装量差异项下的本品，混匀，精密量取 5ml，置 50ml 量瓶中，加水至刻度，摇匀。精密量取 2ml，置 25ml 量瓶中，照标准曲线制备项下的方法，自"加水至 6.0ml"起依法测定吸光度，从标准曲线上读出供试品溶液中芦丁的量，计算，即得。

2. 总黄酮醇苷的测定

《中国药典》2020 年版（一部）收载了采用高效液相色谱法测定含有银杏叶的中药制剂（如银杏叶片、银杏叶胶囊、银杏叶滴丸、心脑宁胶囊、银丹心脑通软胶囊）中总黄酮醇苷的含量。将制剂的甲醇提取液进行酸水解使其黄酮苷键断裂生成为苷元槲皮素、山柰素和异鼠李素，采用高效液相色谱法测定 3 种苷元的含量，加和后再乘以 2.51 的系数折算总黄酮醇苷的含量。

例 6-9　银杏叶片中总黄酮醇苷含量测定——高效液相色谱法（通则 0512）

【处方】　银杏叶提取物 40g

【制法】　取银杏叶提取物，加辅料适量，制成颗粒，压制成 1000 片［规格（1）］或 500 片［规格（2）］，包糖衣或薄膜衣，即得。

【含量测定】　色谱条件与系统适用性试验：以十八烷基硅烷键合硅胶为填充剂；以甲醇-0.4％磷酸溶液（50：50）为流动相；检测波长为 360nm。理论塔板数按槲皮素峰计算应不低于 2500。

对照品溶液的制备：取槲皮素对照品适量，精密称定，加甲醇制成每 1ml 含 30μg 的溶液，即得。

供试品溶液的制备：取本品 10 片，除去包衣，精密称定，研细，取约相当于总黄酮醇苷 9.6mg 的粉末，精密称定，加甲醇-25％盐酸溶液（4：1）的混合溶液 25ml，摇匀，置水浴中加热回流 30min，迅速冷却至室温，转移至 50ml 量瓶中，用甲醇稀释至刻度，摇匀，滤过，取续滤液，即得。

测定法：分别精密吸取对照品溶液与供试品溶液各 10μl，注入液相色谱仪，测定，以槲皮素对照品的峰面积为对照，分别按下表相对应的校正因子计算槲皮素、山柰素和异鼠李素的含量，用待测成分色谱峰与槲皮素色谱峰的相对保留时间确定槲皮素、山柰素、异鼠李素的峰位，其相对保留时间应在规定值的 ±5％ 范围之内（若相对保留时间偏离超过 5％，则应以相应的被替代对照品确证为准），即得。相对保留时间及校正因子（F）见下表：

待测成分（峰）	相对保留时间	校正因子（F）
槲皮素	1.00	1.0000
山柰素	1.77	1.0020
异鼠李素	2.00	1.0890

总黄酮醇苷含量＝（槲皮素含量＋山柰素含量＋异鼠李素含量）×2.51

3. 黄酮单体成分的含量测定

（1）高效液相色谱法　高效液相色谱法是黄酮单体成分含量测定的最常用方法，多采用反相高效液相色谱法，以十八烷基硅烷键合相为固定相，流动相常用甲醇-水-乙酸（或磷酸缓冲液）及乙腈-水系统，大多采用紫外检测器。

例 6-10　双黄连口服液中黄芩苷的含量测定——高效液相色谱法（通则 0512）

【处方】　金银花 375g　黄芩 375g　连翘 750g

【制法】　黄芩加水煎煮，煎液浓缩后，调 pH 值至 1.0～2.0，静置 12h，取沉淀加 6～8 倍量水，调 pH 值至 7.0，再加乙醇使溶解，滤过，滤液调 pH 值至 2.0，60℃保温 30min，静置 12h，取沉淀用乙醇洗至 pH 值为 7.0，回收乙醇备用；金银花、连翘加水温浸 30min 后，煎煮，煎煮液浓缩后加入乙醇，使含醇量达 75％，搅拌，静置 12h，滤取上清液，残渣加 75％乙醇适量，搅匀，静置 12h，滤过，合并乙醇液，回收乙醇至无醇味，加入上述黄芩提取物，并加水适量，调节 pH 值至 7.0，搅匀，冷藏 72h，滤过，滤液加入蔗糖 300g，搅拌使溶解，或再加入香精适量，调节 pH 值至 7.0，加水制成 1000ml ［规格（1）、规格（2）］或 500ml ［规格（3）］，搅匀静置 12h，滤过，灌装，灭菌，即得。

【含量测定】　色谱条件与系统适用性试验：以十八烷基硅烷键合硅胶为填充剂；以甲醇-水-冰醋酸（50：50：1）为流动相；检测波长为 274nm。理论塔板数按黄芩苷峰计算应不低于 1500。

对照品溶液的制备：取黄芩苷对照品适量，精密称定，加 50％甲醇制成每 1ml 含 0.1mg 的溶液，即得。

供试品溶液的制备：精密量取本品 1ml，置 50ml 量瓶中，加 50％甲醇适量，超声处理 20min，放置至室温，加 50％甲醇稀释至刻度，摇匀，即得。

测定法：分别精密吸取对照品溶液与供试品溶液各 5μl，注入液相色谱仪，测定，即得。

（2）薄层扫描法 薄层扫描法测定中药制剂中单体黄酮类成分的含量时，供试液制备、薄层吸附剂和流动相的选择与薄层定性鉴别相同，展开后的黄酮单体斑点再在薄层扫描仪上进行测定。

例 6-11 枳实导滞丸中橙皮苷的含量测定——薄层扫描法（通则 0502）

【处方】 枳实（炒）100g 大黄 200g 黄连（姜汁炙）60g 黄芩 60g 六神曲（炒）100g 白术（炒）100g 茯苓 60g 泽泻 40g

【制法】 以上八味，粉碎成细粉，过筛，混匀，用水泛丸，干燥，即得。

【含量测定】 取本品适量，研细，取约 0.5g，精密称定，置索氏提取器中，加甲醇 90ml，加热回流 4h，趁热滤过至 100ml 量瓶中，用少量甲醇洗涤容器，洗液与滤液合并，放冷，加甲醇至刻度，摇匀，精密量取 5ml，置 25ml 量瓶中，加甲醇至刻度，摇匀，作为供试品溶液。另取橙皮苷对照品适量，精密称定，加甲醇制成每 1ml 含 50μg 的溶液，作为对照品溶液。照薄层色谱法（通则 0502）试验，精密吸取供试品溶液 5μl、对照品溶液 2μl 与 5μl，分别点于同一聚酰胺薄膜上，以甲醇为展开剂，展开，展距约 3cm，取出，晾干，喷以 1％三氯化铝的甲醇溶液，放置 3h，在紫外灯（365nm）下定位，照薄层色谱法（通则 0502，薄层色谱扫描法）进行荧光扫描。激发波长 λ＝300nm，线性扫描，测量供试品荧光强度的积分值与对照品荧光强度的积分值，计算，即得。

四、常见中药制剂中黄酮类成分分析

常见中药制剂中黄酮类成分性质及分析见表 6-2。

表 6-2 常见中药制剂中黄酮类成分性质及分析

序号	代表性化学成分	理化性质	常用分析方法	代表性中药制剂
1	芦丁 rutin $C_{27}H_{30}O_{16}$ 610.51	黄色粉末,可溶于热水、甲醇、乙醇、吡啶;微溶于丙酮、乙酸乙酯;不溶于冷水、苯、乙醚、三氯甲烷 熔点:179～181℃ UV:209nm,257nm,364nm	HPLC、TLC、紫外-可见分光光度法、铝盐配位比色法	(含槐花)血栓心脑脉片、肾复康胶囊、痔炎消颗粒、痔康片、地榆槐角丸

序号	代表性化学成分	理化性质	常用分析方法	代表性中药制剂
2	黄芩苷 baicalin $C_{21}H_{18}O_{11}$ 446.35	黄色粉末,易溶于二甲基甲酰胺、吡啶,溶于热乙酸,难溶于甲醇、乙醇、丙酮,几乎不溶于水 熔点:222～223℃ UV:245nm,278nm,314nm	HPLC、TLC	(含黄芩)金振口服液、注射用双黄连、三九胃泰胶囊、感冒止咳糖浆、银黄口服液;(含灯盏细辛)灯盏生脉胶囊、灯盏细辛注射液、灯盏细辛颗粒
3	葛根素 puerarin $C_{21}H_{20}O_9$ 416.37	白色或微黄色结晶,溶于甲醇,略溶于乙醇,微溶于水,不溶于三氯甲烷或乙醚 熔点:188.5℃ UV:250nm,305nm	HPLC、TLC、紫外分光光度法	(含葛根)心安宁片、消渴丸、感冒清热胶囊、愈风宁心片、小儿柴桂退热口服液;(含粉葛)参乌健脑胶囊、津力达颗粒
4	淫羊藿苷 icariin $C_{33}H_{40}O_{15}$ 676.65	淡黄色粉末,溶于乙醇、乙酸乙酯,不溶于乙醚、苯、三氯甲烷 熔点:230～232℃ UV:271nm,316nm	HPLC、TLC	(含淫羊藿)羊藿三七胶囊、抗骨增生胶囊、肾宝合剂、乳增宁胶囊、安神补脑液
5	橙皮苷 hesperidin $C_{28}H_{34}O_{15}$ 610.57	类白色或淡黄色粉末,溶于甲醇、吡啶、二甲基甲酰胺、乙酸,不溶于冷水、三氯甲烷、丙酮、乙醚、石油醚、苯 熔点:255.3～255.6℃ UV:284nm	HPLC、TLC、TLCS	(含陈皮)二陈丸、香砂六君丸、复方陈香胃片;(含青皮)风寒咳嗽丸、胆宁片、痛泻宁颗粒;(含枳壳)四正丸、枳术颗粒、通宣理肺胶囊;(含橘红)儿童清肺丸、止咳橘红丸
6	甘草苷 liquiritin $C_{21}H_{22}O_9$ 418.40	白色粉末,溶于甲醇,不溶于乙醚 熔点:212～213℃ UV:276nm	HPLC、TLC	(含甘草)四君子颗粒、小儿惊风散、附子理中丸、香砂六君丸、逍遥颗粒

续表

序号	代表性化学成分	理化性质	常用分析方法	代表性中药制剂
7	槲皮素 quercetin  $C_{15}H_{10}O_7$　302.23	黄色结晶或粉末，易溶于沸乙醇，可溶于甲醇、乙酸乙酯、冰醋酸、吡啶、丙酮，不溶于水 熔点：314℃ UV：256nm，371nm	HPLC、TLC、紫外分光光度法	（含金钱草）金钱草片；（含银杏叶）心脑宁胶囊、银丹心脑通软胶囊、银杏叶片、银杏叶胶囊、银杏叶滴丸

第三节
三萜皂苷类成分分析

一、概述

三萜皂苷（triterpenoid saponins）在自然界分布广泛，如人参、西洋参、三七、黄芪、甘草、柴胡、远志、桔梗等中药中都含有三萜皂苷类成分。三萜皂苷类成分具有多方面的生物活性，如人参皂苷可提高记忆力、抗衰老、抗肿瘤等，甘草皂苷有抗炎、抗病毒等作用，黄芪甲苷有抗炎、降压、镇痛、镇静等作用，柴胡皂苷有解热、抗炎、调节免疫、降低胆固醇等作用。

三萜皂苷是由三萜皂苷元和糖组成的，其苷元三萜类化合物的基本母核多由30个碳原子组成，已发现的三萜类化合物中，多数为四环三萜和五环三萜。三萜皂苷多为无色或白色无定形粉末，而皂苷元多能形成较好的结晶。三萜皂苷多具有苦味、辛辣味，对人体黏膜有强烈的刺激性，且多具有吸湿性、发泡性、溶血性。大部分三萜皂苷因结构中有羧基存在呈酸性。

多数三萜皂苷极性较大，易溶于水、热甲醇和乙醇等极性大的溶剂，难溶于丙酮、乙醚等有机溶剂。皂苷在含水正丁醇中有较大溶解度，因此正丁醇常作为提取皂苷的溶剂。皂苷元极性较小，易溶于乙醚、三氯甲烷等极性小的溶剂。三萜类化合物在无水条件下与强酸、中强酸或路易斯酸（Lewis酸）作用，会产生颜色变化或荧光。常见的显色反应有乙酐-浓硫酸反应、三氯乙酸反应、三氯甲烷-浓硫酸反应、五氯化锑反应、芳香醛-浓硫酸（或高氯酸）反应。多数三萜类化合物在紫外区没有吸收，但齐墩果烷型三萜由于结构中多具有双键，在紫外区有吸收，吸收峰位置及强度与共轭程度有关。

二、定性鉴别

中药制剂中三萜皂苷类成分的定性鉴别主要采用薄层色谱法。泡沫反应、溶血反应和显色反应也是三萜皂苷类成分的定性鉴别方法，但在中药制剂中上述方法专属性较差，使用较少。

定性鉴别中供试液制备时，通常将其甲醇或甲醇-水提取物加水溶解，再用水饱和正丁醇萃取，以达到净化的目的。对杂质较多的样品，还可采用中性氧化铝或大孔树脂色谱法净化处理。

薄层色谱通常以硅胶为吸附剂，展开剂的极性一般较大，常用的展开剂有三氯甲烷-甲醇-水（65∶35∶10，下层）、正丁醇-冰醋酸-水（4∶1∶5，上层）、正丁醇-3mol/l氢氧化铵-乙醇（5∶2∶1）、三氯甲烷-甲醇（7∶3）等。对于分层的展开剂，控制展开剂饱和的温度和时间非常重要。三萜皂苷元的极性较小，以硅胶为吸附剂时，需用亲脂性较强的展开剂，如环己烷-乙酸乙酯系统、三氯甲烷-乙醚系统、三氯甲烷-丙酮系统、三氯甲烷-乙酸乙酯系统等。

薄层色谱常用显色剂有 10％硫酸的乙醇液、25％三氯乙酸的乙醇溶液、香草醛的硫酸溶液、碘蒸气等，也可显色后在紫外灯（365nm）下观察斑点荧光。

例 6-12 丹七片中三七的鉴别——薄层色谱法（通则 0502）

【处方】 丹参 250g 三七 250g

【制法】 以上二味，三七粉碎成细粉，丹参加水煎煮三次，每次 1h，煎液滤过，滤液合并，浓缩至适量，加入上述三七细粉及淀粉、糊精适量，混匀，干燥，压制成 1000 片，或包糖衣或薄膜衣，即得。

【鉴别】 取本品 1 片，包衣片除去包衣，研细，加水 0.5ml，搅匀，再加以水饱和的正丁醇 8ml，密塞，振摇 10min，放置 2h，离心，取上清液，加正丁醇饱和的水 25ml，摇匀，取正丁醇层，蒸干，残渣加甲醇 1ml 使溶解，作为供试品溶液。另取人参皂苷 Rg_1、人参皂苷 Rb_1 及三七皂苷 R_1 对照品，加甲醇制成每 1ml 各含 2.5mg 的混合溶液，作为对照品溶液。照薄层色谱法（通则 0502）试验，吸取上述两种溶液各 1μl，分别点于同一硅胶 G 薄层板上，以 1，2-二氯乙烷-正丁醇-甲醇-水（6∶8∶3∶5）的下层溶液为展开剂，展开，取出，晾干，喷以硫酸溶液（1→10），在 105℃加热至斑点显色清晰，分别置日光和紫外灯（365nm）下检视。供试品色谱中，在与对照品色谱相应的位置上，显相同颜色的斑点；紫外灯下显相同颜色的荧光斑点。

三、含量测定

中药制剂中总皂苷类成分的含量测定方法主要是分光光度法，单体三萜皂苷的含量测定常用高效液相色谱法和薄层扫描法。

1. 总皂苷的含量测定

多数三萜皂苷类成分在紫外区没有吸收，需通过显色反应后再进行比色测定。常用显色剂有香草醛-硫酸、香草醛-高氯酸、乙酐-硫酸等。

例 6-13 心悦胶囊中西洋参茎叶总皂苷的含量测定——分光光度法（通则 0401）

【处方】 西洋参茎叶总皂苷 50g

【制法】 取西洋参茎叶总皂苷，加淀粉适量，混匀，制粒，干燥，粉碎，装入胶囊，制成 1000 粒，即得。

【含量测定】 对照品溶液的制备：取人参皂苷 Re 对照品适量，精密称定，加甲醇制成每 1ml 含 5mg 的溶液，摇匀，即得。

标准曲线的制备：精密吸取对照品溶液 15μl、20μl、25μl、30μl、35μl，分别置具塞试管中，挥干溶剂，精密加入 8％香草醛乙醇溶液 0.5ml，77％硫酸溶液 5ml，摇匀，置 60℃恒温水浴中加热 15min，取出，置冰水浴中冷却 15min，摇匀，以相应试剂作空白，照紫外-可见分光光度法（通则 0401），在 540nm 波长处测定吸光度，以吸光度为纵坐标，浓度为横坐标，绘制标准曲线。

测定法：取本品 20 粒的内容物，精密称定，研细，取约 0.75g，精密称定，置 50ml 量瓶中，加甲醇适量使溶解并稀释至刻度，摇匀，滤过，取滤液 40μl，照标准曲线制备项下的方法，自"置具塞试管中"起依法操作，测定吸光度，从标准曲线上读出供试品溶液中相当于人参皂苷 Re 的含量。计算，即得。

2. 三萜皂苷单体成分的含量测定

（1）高效液相色谱法　常用十八烷基键合相硅胶作固定相，不同比例的乙腈-水或甲醇-水为流动相。若三萜皂苷类成分本身具有较强的紫外吸收，如甘草酸、远志皂苷等，用紫外检测器检测。若仅有末端吸收，亦可采用蒸发光散射检测器测定，如黄芪甲苷等。

例 6-14　止咳喘颗粒中甘草酸的含量测定——高效液相色谱法（通则 0512）

【处方】　满山红 556g　桔梗 167g　炙甘草 194g

【制法】　以上三味，满山红加水（50℃）浸泡 4h 后，提取挥发油，备用；药渣用 40％乙醇回流提取 2.5h，滤过，滤液浓缩至相对密度为 1.02～1.05（80℃）的清膏；另取桔梗、炙甘草加水煎煮二次，滤过，滤液与上述清膏合并，浓缩至相对密度为 1.32～1.34（80℃）的稠膏。加入适量糊精-蔗糖（1∶1），混匀，制粒，干燥，喷入上述挥发油，混匀，密闭 2h，制成 1000g，即得。

【含量测定】　色谱条件与系统适用性试验：以十八烷基硅烷键合硅胶为填充剂；以乙腈-2.5％冰醋酸（35∶65）为流动相；检测波长为 255nm。理论塔板数按甘草酸峰计算应不低于 3000。

对照品溶液的制备：取甘草酸铵对照品适量，精密称定，加 50％甲醇制成每 1ml 含 40μg 的溶液，即得（甘草酸重量＝甘草酸铵重量/1.0207）。

供试品溶液的制备：取装量差异项下的本品适量，研细，取约 1g，精密称定，置具塞锥形瓶中，精密加入 50％甲醇 25ml，密塞，称定重量，浸泡 1h 后，超声处理（功率 250W，频率 33kHz）40min，放冷，再称定重量，用甲醇补足减失的重量，摇匀，滤过，取续滤液，即得。

测定法：分别精密吸取对照品溶液与供试品溶液各 10μl，注入液相色谱仪，测定，即得。

例 6-15　益心舒片中人参皂苷 Rg₁、人参皂苷 Re 和人参皂苷 Rb₁ 含量测定——高效液相色谱法（通则 0512）

【处方】　人参 300g　麦冬 300g　黄芪 300g　五味子 200g　丹参 400g　川芎 200g　山楂 300g

【制法】　人参粉碎成细粉；五味子、丹参用 85％乙醇加热回流提取二次，合并煎液，滤过，滤液合并，减压回收乙醇并浓缩至相对密度为 1.12～1.15（60℃）的清膏；其余麦冬等四味加水煎煮二次，第一次 2.5h，第二次 1.5h，合并煎液，滤过，滤液浓缩至约相对密度为 1.05～1.16（60℃）的清膏，加入一倍量的 85％乙醇，混匀，静置过夜，滤过，滤液回收乙醇并浓缩至相对密度为 1.30～1.36（60℃）的稠膏，与上述五味子和丹参清膏合并，加入人参细粉及淀粉适量，混匀，制粒，干燥，加入硬脂酸镁适量，压制成 1000 片，包薄膜衣，即得。

【含量测定】　色谱条件与系统适用性试验：以十八烷基硅烷键合硅胶为填充剂；以乙腈为流动相 A，以水为流动相 B，按下表中的规定进行梯度洗脱；检测波长为 203nm。理论塔板数按人参皂苷 Rg₁ 峰计算应不低于 4000。

时间/min	流动相 A/%	流动相 B/%	时间/min	流动相 A/%	流动相 B/%
0～35	19	81	55～70	29	71
35～55	19→29	81→71	70～100	29→40	71→60

对照品溶液的制备：取人参皂苷 Rg₁ 对照品、人参皂苷 Re 对照品和人参皂苷 Rb₁ 对照品适量，精密称定，加甲醇制成每1ml含人参皂苷 Rg₁ 0.5mg、人参皂苷 Re 0.5mg、人参皂苷 Rb₁ 0.8mg 的混合溶液，即得。

供试品溶液的制备：取本品 10 片，除去薄膜衣，精密称定，研细，取约 2g，精密称定，置索氏提取器中，加三氯甲烷-乙醚（1：1）的混合溶液适量，加热回流 3h，药渣挥去溶剂，连同滤纸筒移入具塞锥形瓶中，加入 2％氢氧化钾的甲醇溶液 50ml，加热回流 1h，放冷，滤过，用少量甲醇洗涤药渣及容器 3 次，合并洗液和滤液，蒸干，残渣加水 50ml 使溶解，用水饱和的正丁醇提取 4 次（20ml，20ml，10ml，10ml），合并正丁醇液，分别用氨试液、1％磷酸二氢钾溶液、正丁醇饱和的水各 40ml 洗涤，弃去洗涤液，正丁醇液蒸干，残渣用甲醇溶解并转移至 10ml 量瓶中，加甲醇至刻度，摇匀，滤过，取续滤液，即得。

测定法：分别精密吸取对照品溶液与供试品溶液各 10μl，注入液相色谱仪，测定，即得。

（2）薄层扫描法　采用此法时，样品需经适当的提取纯化后制成供试液，常用 10％硫酸乙醇溶液显色后采用双波长薄层扫描法测定。

四、常见中药制剂中三萜皂苷类成分分析

常见中药制剂中三萜皂苷类成分性质及分析见表 6-3。

表 6-3　常见中药制剂中三萜皂苷类成分性质及分析

序号	代表性化学成分	理化性质	常用分析方法	代表性中药制剂
1	人参皂苷Rb₁ ginsenoside Rb₁ $C_{54}H_{92}O_{23}$ 1109.32	白色粉末，易溶于水、甲醇、乙醇，不溶于乙醚、苯 熔点：197.5～199.5℃ UV：202nm	HPLC、TLC	（含人参）益心舒片、十一味参芪胶囊、康尔心胶囊、参附强心丸、麝香保心丸；（含红参）参桂胶囊、胃复春片、人参首乌胶囊；（含西洋参）洋参保肺丸；（含三七）复方丹参片、乳癖消颗粒、心舒胶囊、三七伤药胶囊、三七片

序号	代表性化学成分	理化性质	常用分析方法	代表性中药制剂
2	人参皂苷Rg₁ ginsenoside Rg₁ C₄₂H₇₂O₁₄ 801.03	白色粉末,溶于甲醇、乙醇、吡啶、热丙酮,稍溶于乙酸乙酯、三氯甲烷,不溶于乙醚、苯 熔点:195.3～196.8℃ UV:203nm	HPLC、TLC	(含人参)益心舒片、十一味参芪胶囊、康尔心胶囊、参附强心丸、麝香保心丸;(含红参)参桂胶囊、胃复春片、人参首乌胶囊;(含西洋参)洋参保肺丸;(含三七)复方丹参片、乳癖消颗粒、心舒胶囊、三七伤药胶囊、三七片
3	人参皂苷Re ginsenoside Re C₄₈H₈₂O₁₈ 947.18	白色结晶或粉末,溶于水、甲醇、乙醇,不溶于石油醚 熔点:192～195℃ UV:202nm	HPLC、TLC、紫外-可见分光光度法	(含人参)益心舒片、十一味参芪胶囊、脑安胶囊、玉泉胶囊、麝香通心滴丸;(含红参)生脉胶囊、龟龄集、参桂胶囊、人参首乌胶囊;(含西洋参)二十七味定坤丸、心悦胶囊;(含三七)三七通舒胶囊

序号	代表性化学成分	理化性质	常用分析方法	代表性中药制剂
4	三七皂苷R₁ notoginsenoside R₁ $C_{47}H_{80}O_{18}$ 933.15	白色粉末，溶于水、甲醇、乙醇，不溶于乙醚、苯 熔点：211～214℃ UV：203nm	HPLC、TLC	（含三七）三七片、丹七片、复方丹参片、沈阳红药胶囊、三七通舒胶囊
5	柴胡皂苷a saikosaponin a $C_{42}H_{68}O_{13}$ 781.00	白色粉末，能溶于热水、甲醇、乙醇、吡啶，不溶于苯、三氯甲烷、乙醚 熔点：225～232℃ UV：210nm	HPLC、TLC	（含柴胡）小儿柴桂退热口服液、小儿柴桂退热颗粒
6	黄芪甲苷(黄芪皂苷Ⅳ) astragaloside Ⅳ $C_{41}H_{68}O_{14}$ 784.97	白色粉末，溶于热乙醇、热甲醇，微溶于甲醇，不溶于乙酸乙酯、丙酮 熔点：295～296℃ UV：201nm	HPLC、TLC	（含黄芪）玉屏风颗粒、参芪口服液、补心气口服液、虚寒胃痛颗粒、补中益气丸

序号	代表性化学成分	理化性质	常用分析方法	代表性中药制剂
7	甘草酸 glycyrrhizic acid 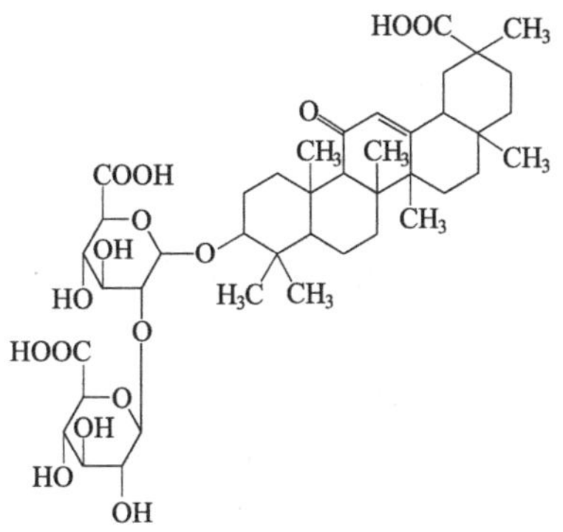 $C_{42}H_{62}O_{16}$ 822.92	白色结晶,易溶于稀热乙醇,几乎不溶于无水乙醇和乙醚 熔点:170℃ UV:201nm,248nm	HPLC、TLC	(含甘草)藿香正气口服液、四君子丸、四逆汤、小儿七星茶颗粒、补中益气丸

第四节

香豆素类成分分析

一、概述

香豆素类(coumarins)成分是邻羟基桂皮酸内酯类成分的总称,它们具有苯骈 α-吡喃酮母核,广泛分布于高等植物中,特别是伞形科和芸香科。香豆素类成分具有抗菌、抗炎、抗凝血、扩张冠状动脉等生理活性,如秦皮乙素有抗菌、平喘、祛痰的作用,白花前胡甲素有抗缺血再灌注性损伤的作用,补骨脂素有治疗白斑病的作用。

游离的香豆素多数有较好的结晶,且大多有香味。游离香豆素中分子量小的有挥发性,能随水蒸气蒸馏,并能升华。香豆素苷多数无香味、挥发性和升华性。游离的香豆素能溶于沸水,难溶于冷水,易溶于甲醇、乙醇、三氯甲烷和乙醚;香豆素苷能溶于水、甲醇和乙醇,难溶于乙醚等极性小的有机溶剂。香豆素类成分在可见光下为无色或浅黄色,其母体本身无荧光,但羟基香豆素在紫外线下多显蓝色荧光。

香豆素结构中有内酯环,在稀碱液中可开环生成顺邻羟基桂皮酸盐,加酸又可环合为原来的内酯而析出沉淀。利用此性质可进行香豆素类成分的提取分离和纯化。但长时间在碱中放置或 UV 光照射,香豆素则开环转变为稳定的反邻羟基桂皮酸盐,再加酸就不能环合为内酯,因此香豆素类成分提取中应注意碱的浓度和加热时间以防破坏内酯环。

香豆素类成分结构中常带有羟基,其分子中的内酯环和羟基与异羟肟酸铁、三氯化铁等试剂可发生显色反应。

无氧取代的香豆素类成分在 274nm 和 311nm 出现两个分别代表苯环和 α-吡喃酮环的吸收峰。母核上引入取代基,吸收峰发生相应的位移,烷基取代对吸收峰影响不大,若含氧基团,尤其是 C6 或 C7 位取代,吸收峰发生红移。在碱性溶液中,含有羟基的香豆素类成分紫外光谱将发生显著的红移。

许多香豆素类成分具有光敏作用。呋喃香豆素外涂或内服后经日光照射可引起皮肤色素沉着，通过光敏反应发挥生物效应，可用于治疗白斑病。但对于正常人群来讲，这种光敏性质就是对人体皮肤的伤害，因此该类化合物的使用受到了严格的限制。

二、定性鉴别

1. 化学反应法

利用异羟肟酸铁反应、三氯化铁反应、重氮化反应、Gibb's 或 Emerson 反应等可对香豆素类成分进行鉴别。

（1）异羟肟酸铁反应　香豆素类成分的内酯结构在碱性条件下开环，与盐酸羟胺缩合成异羟肟酸，进而在酸性条件下与三价铁离子络合成盐而显红色。

（2）与三氯化铁试液反应　具有酚羟基的香豆素在酸性条件下可与三氯化铁试剂络合而产生不同颜色。

（3）Gibb's 反应　Gibb's 试液是 2,6-二氯（溴）苯醌氯亚胺，它在弱碱性条件下可与酚羟基对位的活泼氢缩合成蓝色化合物。

（4）Emerson 反应　Emerson 试液是氨基安替比林和铁氰化钾，它可与羟基对位的活泼氢生成红色缩合物。

（5）重氮化反应　若酚羟基的邻位或对位未被取代，则能与重氮化试剂反应生成红色或紫红色的偶氮染料衍生物。

2. 荧光法

香豆素类成分多有紫外吸收，在紫外线下多显蓝色或紫色荧光，在碱性溶液中荧光增强。香豆素类成分荧光的有无或强弱与取代基的种类和位置有关。香豆素母核无荧光，但 C7 位引入羟基可产生强烈的蓝色荧光，甚至在可见光下也可辨认；但若在 C8 或 C6 再引入羟基，则荧光减弱或消失。该性质常用于色谱法检识香豆素类成分。

3. 薄层色谱法

香豆素类成分大多数具有荧光，可用薄层色谱法进行鉴别，用对照品或对照药材作对照。不具荧光或荧光强度较弱的香豆素可喷显色剂或喷碱溶液以增强荧光再进行检识。

例 6-16　消炎退热颗粒中紫花地丁的鉴别——薄层色谱法（通则 0502）

【处方】　大青叶 400g　蒲公英 400g　紫花地丁 150g　甘草 50g

【制法】　以上四味，加水煎煮 2 次，每次 2h，煎液滤过，滤液合并，浓缩至相对密度为 1.25～1.30（80℃），加 3 倍量乙醇，搅拌，静置 24h，滤过，滤液浓缩至相对密度为 1.20（80℃），加蔗糖 950g 及淀粉适量，制成颗粒，干燥，制成 1000g；或加淀粉适量，制成 300g，即得。

【鉴别】　取本品 20g 或 6g（无蔗糖），加水 50ml 使溶解，用乙醚振摇提取 2 次，每次 30ml，合并乙醚液，挥干，残渣加甲醇 0.5ml 使溶解，作为供试品溶液。取秦皮乙素对照品，加甲醇制成每 1ml 含 0.5mg 的溶液，作为对照品溶液。照薄层色谱法（通则 0502）试验，吸取供试品溶液与对照品溶液各 2～5μl，分别点于同一硅胶 G

薄层板上，以甲苯-乙酸乙酯-甲酸（5∶3∶1）的上层溶液为展开剂，展开，取出，晾干，置紫外灯（365nm）下检视。供试品色谱中，在与对照品色谱相应的位置上，显相同颜色的荧光斑点。

三、含量测定

1. 总香豆素的含量测定

香豆素类成分大多具有紫外吸收，样品较纯净时，可选择合适的波长直接测定；也可选择合适的显色剂生成有色物质，再利用分光光度法测定总香豆素的含量。

2. 香豆素单体成分的含量测定

（1）高效液相色谱法　香豆素类成分因含有芳香环及其他共轭结构，有较好的紫外吸收特征，可采用紫外检测器测定，有较高的灵敏度。

例 6-17　补白颗粒中补骨脂素和异补骨脂素的含量测定——高效液相色谱法（通则 0512）

【处方】　补骨脂100g　白扁豆165g　淫羊藿100g　丹参100g　柴胡100g　黑豆335g 赤小豆335g　苦参100g

【制法】　以上八味，加水煎煮2次，第一次1.5h，第二次1h，合并煎液，滤过，滤液浓缩至相对密度为1.28～1.30（50℃）的清膏，放冷，加入蔗糖875g及糊精适量，混匀，制成颗粒，干燥，制成1000g，即得。

【含量测定】　色谱条件与系统适用性试验：以十八烷基硅烷键合硅胶为填充剂；以甲醇-水（55∶45）为流动相；检测波长为246nm。理论塔板数按补骨脂素峰计算应不低于3000。

对照品溶液的制备：取补骨脂素对照品、异补骨脂素对照品适量，精密称定，加甲醇制成每1ml各含20μg的混合溶液，即得。

供试品溶液的制备：取装量差异项下的本品，研细，混匀，取约0.75g，精密称定，置具塞锥形瓶中，精密加入甲醇25ml，密塞，称定重量，超声处理（功率300W，频率50kHz）30min，放冷，再称定重量，用甲醇补足减失的重量，摇匀，滤过，取续滤液，即得。

测定法：分别精密吸取对照品溶液与供试品溶液各10μl，注入液相色谱仪，测定，即得。

（2）薄层扫描法　样品经薄层分离后，利用香豆素类成分具有紫外吸收或产生荧光的特性，直接进行吸收扫描或荧光扫描测定。

（3）荧光光度法　羟基香豆素类成分大多能产生强烈荧光，用荧光光度计进行荧光测定有较高的灵敏度及选择性。当干扰成分较多时，可先用色谱法净化。

（4）气相色谱法　某些分子量小、具有挥发性的香豆素类成分，可用气相色谱法测定。

四、常见中药制剂中香豆素类成分分析

常见中药制剂中香豆素类成分性质及分析见表6-4。

表 6-4　常见中药制剂中香豆素类成分性质及分析

序号	代表性化学成分	理化性质	常用分析方法	代表性中药制剂
1	补骨脂素 psoralen $C_{11}H_6O_3$　186.16	白色针状结晶；溶于乙醇、三氯甲烷，微溶于水、石油醚 熔点：162～163℃ UV：245nm，289nm，328nm	HPLC、TLC	（含补骨脂）补肺活血胶囊、七宝美髯颗粒、癃闭舒胶囊、固本咳喘片、四神片
2	异补骨脂素 isopsoralen $C_{11}H_6O_3$　186.16	白色絮状结晶，溶于乙醇、三氯甲烷，微溶于水、乙醚、石油醚 熔点：138～140℃ UV：203nm，247nm，298nm	HPLC、TLC	
3	欧前胡素 imperatorin $C_{16}H_{14}O_4$　270.27	无色或白色粒状结晶，易溶于三氯甲烷，溶于苯、乙醇、乙醚、石油醚 熔点：99～101℃ UV：201nm，219nm，249nm，302nm	HPLC、TLC	（含白芷、羌活）藿香正气滴丸、镇脑宁胶囊、尿塞通片、克痢痧胶囊、如意金黄散、芎菊上清丸、都梁软胶囊、复方羊角片、元胡止痛颗粒
4	异欧前胡素 isoimperatorin $C_{16}H_{14}O_4$　270.27	无色或浅黄色结晶，溶于丙酮、乙酸乙酯、三氯甲烷、乙醇，不溶于水 熔点：105.8～107.7℃ UV：222nm，250nm，259nm，268nm，302nm	HPLC、TLC	
5	蛇床子素(欧芹酚-7-甲醚) osthole $C_{15}H_6O_3$　244.28	白色结晶，溶于碱溶液、甲醇、乙醇、三氯甲烷、丙酮、乙酸乙酯和沸石油醚 熔点：82.6～83.6℃ UV：208nm，257nm，322nm	HPLC、TLC	（含蛇床子）乌蛇止痒丸；（含独活）天麻丸、独活寄生丸
6	秦皮乙素(七叶内酯) aesculetin(esculetin) $C_9H_6O_4$　178.14	浅黄色结晶，溶于乙醇、甲醇、乙酸乙酯，不溶于石油醚 熔点：269～272℃ UV：208nm，228nm，352nm	HPLC、TLC	（含紫花地丁）尿感宁颗粒、消炎退热颗粒、复方瓜子金颗粒、二丁颗粒

第五节
醌类成分分析

一、概述

醌类化合物（quinonoids）是中药中一类重要的活性成分，主要分为苯醌、萘醌、菲醌和蒽醌四种类型，其主要以游离形式和苷的形式存在。苯醌主要分布于紫金牛科、杜鹃花科、紫草科等，中药软紫草、连翘中含有此类成分。萘醌主要分布于紫草科、柿树科、蓝雪科等，中药紫草中紫草素、乙酰紫草素和凤仙草中的成分属于此类。菲醌如唇形科的丹参所含丹参酮等多种成分属于此类。蒽醌广泛分布于高等植物中，如蓼科的大黄、何首乌和虎杖，茜草科的茜草，豆科的决明子和番泻叶，百合科的芦荟等均属此类。醌类成分主要活性表现为抗菌、抗病毒、止血、致泻、抗癌、扩张冠状动脉等。例如，番泻叶中的番泻苷类化合物具有较强泻下作用；大黄中游离的羟基蒽醌类化合物具有抗菌作用，尤其对金黄色葡萄球菌具有较强的抑制作用；茜草中的茜草素类成分具有止血作用；紫草中的一些萘醌类色素具有抗菌、抗病毒及止血作用；丹参中丹参醌类具有扩张冠状动脉的作用，用于治疗冠心病、心肌梗死等；还有一些醌类化合物具有驱绦虫、解痉、利尿、利胆、镇咳、平喘等作用。

醌类化合物多具一定的颜色，如黄色、橙色、棕红色等，这些颜色是由结构中引入的酚羟基等助色团产生的。苯醌、萘醌多以游离态存在，常为有色结晶，而蒽醌常以苷的形式存在，一般难以得到晶体。游离醌类极性较小，一般溶于甲醇、丙酮、三氯甲烷和苯等许多有机溶剂，难溶于水。苷类易溶于甲醇、乙醇和热水，在冷水中溶解度较小，难溶于苯、乙醚、三氯甲烷等有机溶剂。游离的醌类多具有升华性，小分子的苯醌及萘醌类具有挥发性，能随水蒸气蒸馏。醌类化合物多具有一定的酸性，其酸性强弱与羧基和酚羟基的数目及位置有关。以游离蒽醌类化合物为例，酸性强弱按下列顺序排列：—COOH＞2个以上 β-OH 者＞1个 β-OH 者＞2个 α-OH 者＞1个 α-OH 者。此外，由于羰基氧原子的存在，蒽醌类化合物具有微弱的碱性，溶于浓硫酸，同时颜色发生改变，呈红色至红紫色。

二、定性鉴别

用于中药制剂中醌类成分鉴别的方法包括化学反应法、薄层色谱法及高效液相色谱法。其中薄层色谱法为《中国药典》2020版（一部）收载的主要鉴别方法。

1. 化学反应法

醌类化合物的颜色反应较多，常用于中药检识的反应为 Feigl 反应、碱液显色反应和乙酸镁反应。

（1）Feigl 反应　醌类衍生物在碱性条件下经加热能迅速与醛类及二硝基苯反应，生成紫色化合物。

（2）碱液反应　羟基蒽醌类化合物在碱性溶液中会发生颜色改变。多呈橙红、紫红及蓝色。蒽酚、蒽酮、二蒽酮类化合物需氧化形成羟基蒽醌类化合物后才能呈色。

游离的蒽醌及其衍生物多具有升华性，可用升华法得到升华物，再加碱液，可观察到颜色的改变。如中药大黄的鉴别。

（3）乙酸镁反应　在蒽醌类化合物结构中，如果有 α-酚羟基或邻二酚羟基时，可与 Mg^{2+} 形成络合物。不同结构的蒽醌类化合物与乙酸镁形成的络合物具有不同的颜色，如橙黄、橙红、紫红、紫、蓝色等，用于帮助确定羟基的取代位置。

2. 色谱法

除了化学反应法，色谱法也是分析检识醌类化合物常用的方法之一。其中，以薄层色谱法较为常用，也可采用高效液相色谱法、气相色谱法等。

（1）薄层色谱法　一般采用吸附薄层色谱，硅胶薄层色谱主要用于弱极性醌类化合物的分离检识。根据不同的醌类选择不同的展开系统，例如，游离醌类检识所用展开剂有甲苯-甲醇（9:1）等，而蒽苷类采用极性较大的溶剂系统，如三氯甲烷-甲醇-水（2:1:1）、正丙醇-乙酸乙酯-水（4:4:3）等。对于斑点的检识，蒽醌类可用氨熏或 10％氢氧化钾甲醇溶液、0.5％乙酸镁甲醇溶液显色，在可见光下观察，多显黄色，在紫外线下观察则显黄棕、红、橙等荧光。

（2）纸色谱法　该法可用于检识各种类型醌类成分，展开剂一般呈中性，可用水、乙醇、丙醇等与石油醚或苯混合，分层后取极性小的有机溶剂层进行展开。如石油醚（60～70℃）以甲醇饱和，正丁醇以 28％氨水饱和等。显色剂常用 1％～2％氢氧化钠或氢氧化钾，0.5％乙酸镁甲醇溶液。

三、含量测定

1. 分光光度法

该法一般用于总蒽醌及其苷类的含量测定。蒽醌类成分多与碱液和乙酸镁显色，在可见光区有吸收。通常以 1，8-二羟基蒽醌为对照品，5％氢氧化钠-2％氢氧化铵混合碱液作显色剂，于波长 510nm 处测定。或以 1，8-二羟基蒽醌为对照品，0.5％乙酸镁甲醇液作显色剂，于波长 498nm 处测定。

2. 薄层扫描色谱法

该法是测定中药制剂中单体醌类成分的有效方法。中药样品经有机溶剂或水提取后，可用硅胶、纤维素或聚酰胺进行薄层色谱，以达到分离的目的。然后用薄层扫描仪接在薄层板上测定。

3. 高效液相色谱法

醌类化合物在紫外区有较强的吸收，应用高效液相色谱法检测的灵敏度甚高。如含有醌类化合物的中药制剂，只要经过适当的预处理，并选择好色谱条件，一般都能得到较满意的结果。HPLC 条件分为正相与反相色谱两类。正相色谱多用于没有烃基的醌类化合物，固定相为硅胶，流动相可套用薄层色谱条件，但极性要相对小一点。反相色谱测定多用 C_{18} 键合相固定液，流动相常用甲醇-水-乙酸（或磷酸缓冲液）及乙腈-水等。检测器主要采用紫外检测器或二极管阵列检测器、荧光检测器等。

此外，高效毛细管电泳法、脉冲极谱法等也可用于醌类成分的含量测定。

四、常见中药制剂中醌类成分分析

常见中药制剂中醌类成分性质及分析见表6-5。

表 6-5　常见中药制剂中醌类成分性质及分析

序号	代表性化学成分	理化性质	常用分析方法	代表性中药制剂
1	大黄素 emodin（结构式）$C_{15}H_{10}O_5$　270.23	橙色针状结晶 几乎不溶于水，溶于甲醇、乙醇及碱液中 熔点：265～267℃ UV：220nm、252nm、265nm、289nm、437nm	HPLC、TLC	（含大黄）—清胶囊、三黄片、十一味能消丸、大黄清胃丸、止血复脉合剂、小儿化食丸
2	大黄酚 chrysophanol（结构式）$C_{15}H_{10}O_4$　254.23	六方形或单斜形结晶 几乎不溶于水，微溶于冷乙醇，易溶于沸乙醇，溶于苯、氯仿、乙醚、冰醋酸及丙酮等，极微溶于石油醚 熔点：196℃ UV：224nm、257nm、277nm、287nm、429nm	HPLC、TLC	（含大黄）—清胶囊、三黄片、十一味能消丸、大黄清胃丸、止血复脉合剂；（含决明子）山菊降压片、草香胃康胶囊
3	丹参酮ⅡA tanshinone ⅡA（结构式）$C_{19}H_{18}O_3$　294.33	橙红色针状结晶（乙酸乙酯） 微溶于水，易溶于乙醇、丙酮、乙醚、苯等有机溶剂 熔点：209～210℃ UV：224nm、250nm、277nm、268nm、352nm、455nm	HPLC、TLC	（含丹参）丹香清脂颗粒、枣仁安神胶囊、复方丹参片、益心通脉颗粒、精制冠心片

例6-18　三黄片中大黄主要成分的含量测定——高效液相色谱法（通则0512）

【处方】　大黄300g　盐酸小檗碱5g　黄芩浸膏21g

【制法】　以上三味，黄芩浸膏系取黄芩，加水煎煮3次，第一次1.5h，第二次1h，第三次40min，合并煎液，滤过，滤液用盐酸调节pH值至1～2，静置1h，取沉淀，用水洗涤使pH值至5～7，烘干，粉碎成细粉。取大黄150g，粉碎成细粉；剩余大黄粉碎成粗粉，用30％乙醇回流提取三次，滤过，合并滤液，回收乙醇并减压浓缩成稠膏，加入大黄细粉、盐酸小檗碱细粉、黄芩浸膏细粉及适量辅料，混匀，制成颗粒，干燥，压制成1000片，包糖衣或薄膜衣；或压制成500片，包薄膜衣，即得。

【含量测定】　色谱条件与系统适用性试验：用十八烷基硅烷键合硅胶为填充剂；甲醇-0.1％磷酸溶液（85∶15）为流动相；检测波长为254nm。理论塔板数按大黄素峰计算应不低于2000。

对照品溶液的制备：取大黄素和大黄酚对照品适量，精密称定，加无水乙醇-乙酸乙酯（2∶1）制成每1ml含大黄素10μg、大黄酚25μg的混合溶液，即得。

供试品溶液的制备：取本品 20 片，除去包衣，精密称定，研细（过 3 号筛），取约 0.26g，精密称定，置锥形瓶中，精密加入乙醇 25ml，称定重量，加热回流 1h，放冷，用乙醇补足减失的重量，摇匀，滤过，精密量取续滤液 10ml，置烧瓶中，蒸干，加 30％乙醇-盐酸（10：1）溶液 15ml，置水浴中加热回流 1h，立即冷却，用三氯甲烷强力振摇提取 4 次，每次 15ml，合并三氯甲烷液，蒸干，残渣用无水乙醇-乙酸乙酯（2：1）的混合溶液溶解，转移至 25ml 容量瓶中，并稀释至刻度，摇匀，滤过，取续滤液，即得。

测定：分别精密吸取对照品溶液和供试品溶液各 $10\mu l$，注入高效液相色谱测定，即得。本品每片含大黄以大黄素（$C_{15}H_{10}O_5$）和大黄酚（$C_{15}H_{10}O_4$）的总量计，小片不得少于 1.55mg，大片不得少于 3.10mg。

第六节
挥发油类成分分析

一、概述

挥发油是一类具有挥发性的化学成分，在常温下多为易流动的油状液体，可被水蒸气蒸馏，大多具有芳香气味。挥发油具有发散解表、芳香开窍、理气止痛、祛风除湿、活血化瘀和清热解毒等作用，如薄荷油的祛风健胃作用、当归油的镇痛作用、莪术油的抑制肿瘤作用等。挥发油是许多中药含有的一类重要的活性成分。

挥发油的化学组成复杂，一种挥发油往往含有几十到上百种成分，其中某一种或数种成分占较大分量。其主要化学组成包括萜类化合物（单萜、倍半萜及其含氧衍生物）、小分子芳香族化合物（苯丙素、苯乙醇、苯甲醛衍生物）和小分子脂肪族化合物等。挥发油在中药中的含量随药用品种不同而差异较大，即使是同一药用品种，也会因药用部位、生长环境或采收季节不同，导致挥发油的含量和品质表现出显著差异。其含量一般在 1％以下，也有少数含量高达 10％以上，如丁香中的挥发油含量高达 14％～21％。

挥发油多为亲脂性成分，不溶或难溶于水，在低浓度乙醇中部分溶解，而在高浓度乙醇中能全部溶解，易溶于石油醚和乙醚等有机溶剂。挥发油的相对密度一般在 0.85～1.065 之间，多数挥发油比水轻，只有少数挥发油（如丁香油、桂皮油）比水重。挥发油的沸点一般在 70～300℃之间。挥发油的酸值、酯值和皂化值等化学常数，是衡量挥发油质量的重要指标。酸值反映挥发油中游离羧酸和酚类成分含量的高低，用中和 1g 挥发油中游离酸性成分所消耗氢氧化钾的重量（mg）表示。酯值反映挥发油中酯类成分含量的高低，用水解 1g 挥发油中的酯所需要的氢氧化钾重量（mg）表示。皂化值反映挥发油中所含游离羧酸、酚类成分和酯类成分含量的高低，以中和并皂化 1g 挥发油含有的游离酸性成分与酯类成分所需氢氧化钾的重量（mg）表示，皂化值等于酸值与酯值之和。

二、定性鉴别

1. 化学反应法

利用中药所含挥发油各组分的化学结构及其主要官能团的化学性质进行鉴别，如三氯化铁反应、银镜反应、溴加成反应、苯肼反应、亚硝酰铁氰化钠反应、浓硫酸反应、香草醛-浓硫酸反应等。该方法因挥发油成分复杂、干扰因素多，而专属性不强、灵敏度不高。

2. 色谱法

（1）薄层色谱法　在挥发油的定性分析中薄层色谱应用较为普遍。用薄层色谱法分离检识挥发油时，吸附剂多采用硅胶或中性氧化铝（Ⅱ～Ⅲ级），主要根据挥发油中不同组分极性大小予以分离。展开剂根据不同极性的成分进行选择，非含氧烃类一般选用石油醚（或正己烷），而含氧烃类选用石油醚（或正己烷）-乙酸乙酯混合溶剂展开。亦可根据具体情况，选择其他展开剂，如苯、乙醚、四氯化碳、三氯甲烷、乙酸乙酯及其不同比例的混合溶剂。对于组成特别复杂，一次展开（单向展开）分离效果不理想者，也可考虑采用相同或不同展开剂二次展开（双向展开），往往会获得较好的分离效果。对一些难分离的组分，尤其是含不同双键的萜类化合物，可采用硝酸银薄层进行分离。常用显色剂有 0.5%～1.0%茴香醛（香草醛）-浓硫酸试剂、2%高锰酸钾水溶液、荧光素-溴试剂、2，4-二硝基苯肼试剂、异羟肟酸铁试剂、三氯化铁试剂、0.05%溴酚蓝乙醇溶液、硝酸铈铵试剂、对二甲氨基苯甲醛试剂和碘化钾-冰醋酸-淀粉试剂等。

（2）气相色谱法　气相色谱法是研究挥发油的重要手段之一。在挥发油的气相色谱中，可选用毛细管柱或填充柱。毛细管柱常用固定液有甲基聚硅氧烷、不同比例组成的苯基甲基聚硅氧烷、聚乙二醇等，固定液膜厚 0.1～5.0μm。填充柱常用固定液有甲基聚硅氧烷、聚乙二醇等，一般涂布浓度为 5%～25%。

柱温对分离的影响较大。单萜类可在 130℃或低于 130℃的柱温下分离；倍半萜烯在 170～180℃或更高的温度下才能得到较好的分离；而含氧衍生物的分离一般柱温在 130～190℃之间。鉴于挥发油组成成分复杂，多采用程序升温法，使挥发油中的单萜、倍半萜及其含氧衍生物得到分离。

（3）气相色谱-质谱（GC-MS）联用法　GC-MS 是分析鉴定挥发油的有效手段之一。例如，从广陈皮挥发油中分离鉴定出柠檬烯、β-月桂烯、α-蒎烯和α-桉油烯等 24 种成分。

三、含量测定

挥发性成分的定量分析可分为总量和单一成分测定。

1. 总量测定

多采用水蒸气蒸馏法，用挥发油测定器进行测定。按挥发油相对密度小于或大于 1.0，分别采用两种不同操作方法和要求。

（1）供试品　除另有规定外，供试品需粉碎至能通过 2 号至 3 号筛，并混合均匀。

（2）仪器装置　如图 6-1 所示，A 为 1000ml（或 500ml、2000ml）的硬质圆底烧瓶，上接挥发油测定器 B，B 的上端连接回流冷凝管 C，以上各部均用玻璃磨口连接。测定器 B 应具有 0.1ml 的刻度。全部仪器应充分洗净，并检查接口处是否严密，以防挥发油逸出。装置中挥发油测定器的支管分岔处应与基准线平行。

（3）测定方法　测定相对密度＜1.0 的挥发油含量：取供试品适量（约相当于含挥发油 0.5～1.0ml），称定重量（准确至 0.01g），置烧瓶中，加水 300～500ml（或

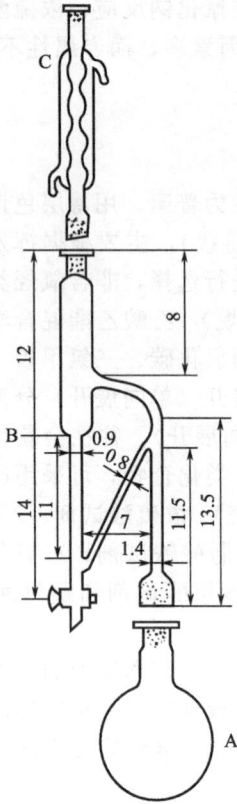

图 6-1 挥发油测定仪器装置
（单位：cm）

适量）与玻璃珠数粒，振摇混合后，连接挥发油测定器与回流冷凝管。自冷凝管上端加水使充满挥发油测定器的刻度部分，并溢流入烧瓶时为止。置电热套中或用其他适宜方法缓缓加热至沸，并保持微沸约 5h，至测定器中油量不再增加，停止加热，放置片刻，开启测定器下端的活塞，将水缓缓放出，至油层上端到达刻度 0 线上面 5mm 处为止。放置 1h 以上，再开启活塞使油层下降至其上端恰与刻度 0 线平齐，读取挥发油量，并计算供试品中挥发油的含量（％）。

测定相对密度＞1.0 的挥发油含量：取水约 300ml 与玻璃珠数粒，置烧瓶中，连接挥发油测定器。自测定器上端加水使充满刻度部分，并溢流入烧瓶时为止，再用移液管加入二甲苯 1ml，然后连接回流冷凝管。将烧瓶内容物加热至沸腾，并继续蒸馏，其速度以保持冷凝管的中部呈冷却状态。30min 后，停止加热，放置 15min 以上，读取二甲苯的体积。然后照上法自"取供试品适量"起，依法测定，自油层量中减去二甲苯量，即为挥发油量，再计算供试品中挥发油的量（％）。

2. 单一成分测定

（1）气相色谱法　气相色谱法是目前测定挥发性成分含量最常用的方法。在测定时，可用填充柱或毛细管柱。使用填充柱时，多用经酸洗并硅烷化处理的硅藻土或高分子多孔小球作载体，载体直径为 0.18～0.25mm、0.15～0.18mm 或 0.125～0.15mm；固定液可分为非极性的饱和烃润滑油类（如硅酮、甲基硅油等）和极性的聚酯、聚乙二醇类。其中极性固定液对分离醇、醛、酮、酯等挥发性成分效果较好。毛细管柱用玻璃或弹性石英柱，内径一般为 0.20mm、0.32mm 或 0.53mm。检测器温度应高于 150℃，一般控制在 250～350℃。

采用一般气相色谱分析中药成分时，周期较长、操作复杂，可能破坏或损失中药的某些成分。而采用闪蒸气相色谱法可避免上述缺点，将样品置闪蒸器内，在一定温度下，挥发性成分气化，被载气带入色谱柱进行分析。也可用顶空气相色谱分析法，在热力学平衡的蒸气相与被分析样品同时存在于一个密闭恒温的样品瓶中，测定恒温后样品瓶蒸气相中挥发性成分的含量。

气相色谱定量方法可用外标法或内标法。外标法虽然操作方便，但定量准确性受进样重复性和实验条件稳定性的影响较大。因此在分离度允许的情况下，以使用内标法为宜。

（2）高效液相色谱法　一些具有紫外吸收的挥发性成分，如小分子芳香族化合物（桂皮醛、丹皮酚和丁香酚等），可用高效液相色谱法进行测定。

（3）气相色谱-质谱（GC-MS）和气相色谱-傅里叶红外光谱（GC-FTIR）等联用技术　GC-MS 和 GC-FTIR 用于挥发性成分的定量分析，具有方法简便、快速等优点。其中尤以 GC-MS 应用较多，特别是在没有标准品而需要定量未知化合物时，可以利用数据库或分析质谱裂解碎片，对未知化合物进行定性分析的基础上，用归一化法测定含量。

四、常见中药制剂中挥发油类成分分析

常见中药制剂中挥发油类成分性质及分析见表6-6。

表6-6 常见中药制剂中挥发油类成分性质及分析

序号	代表性化学成分	理化性质	常用分析方法	代表性中药制剂
1	桉油精 eucalyptol $C_{10}H_{18}O$ 154.24	无色液体 熔点:1.5℃ 沸点:176～178℃ 密度(25℃):0.921～0.930g/cm³ 折射率:1.454～1.461	GC	(含桉油精)十滴水
2	桂皮醛 cinnamaldehyde CHO C_9H_8O 132.15	淡黄色油状液体 难溶于水,甘油和石油醚,易溶于醇、醚,可随水蒸气挥发 沸点:246℃	HPLC、GC	(含肉桂)桂附理中丸
3	丁香酚 eugenol OCH₃ OH $C_{10}H_{12}O_2$ 164.20	微黄色至黄色液体 几乎微溶于水,与乙醇、氯仿、乙醚及油可混溶 熔点:-9.2℃ 沸点:255℃ UV(λ_{max}):281nm、230nm、206nm	HPLC、GC	(含丁香)十香返生丸、苏合香丸、神香苏合丸、十六味冬青丸
4	α-香附酮 α-cyperone O $C_{15}H_{22}O$ 218.33	油状液体 几乎微溶于水,可溶于乙醇、乙醚等有机溶剂 沸点:175～176℃	HPLC	(含醋香附)良附丸

例6-19 十六味冬青丸中丁香酚的含量测定——气相色谱法（通则0521）

【处方】 冬青叶150g 石榴25g 石膏75g 肉桂50g 豆蔻50g 木香50g 丁香50g 甘草50g 白葡萄干125g 沉香75g 拳参75g 荜茇50g 肉豆蔻50g 红花50g 广枣50g 方海50g

【制法】 以上十六味,除白葡萄干外,其余冬青叶等十五味粉碎成粗粉,加白葡萄干,粉碎,烘干,再粉碎成细粉,过筛,混匀。每100g粉末加炼蜜110～130g制成大蜜丸,即得。

【含量测定】 色谱条件与系统适用性试验:以聚乙二醇20000（PEG-20M）为固定相,涂布浓度为10%;柱温为190℃。理论塔板数按丁香酚峰计算应不低于1000。

对照品溶液制备：取丁香酚对照品适量，精密称定，加正己烷制成每1ml含2mg的溶液，即得。

供试品溶液制备：取重量差异项下的本品，剪碎，混匀，取约6.5g，精密称定，置1000ml圆底烧瓶中，加水300ml与玻璃珠数粒，连接挥发油测定器，自测定器上端加水使充满刻度部分，再加正己烷2ml，再连接回流冷凝管，加热回流5h，放冷，分取正己烷液，测定器用正己烷洗涤3次，每次2ml，合并正己烷液于10ml量瓶中，加正己烷至刻度，摇匀，即得。

测定方法：分别精密吸取对照品溶液与供试品溶液各1μl，注入气相色谱仪，测定，即得。本品每丸含丁香以丁香酚（$C_{10}H_{12}O_2$）计，不得少于12mg。

第七节
其他类成分分析

一、木脂素类成分分析

（一）概述

木脂素（lignanoid）是一类广泛分布于自然界的天然产物，通常由2～4个苯丙素衍生物聚合而成，主要存在于植物的木质部，开始析出时呈树脂状，所以称为木脂素。木脂素结构类型多样，依据碳骨架结构可分为简单木脂素、单环氧木脂素、双环氧木脂素、联苯环辛烯型木脂素及环木脂内酯等。

木脂素大多呈游离状态，少数与糖结合形成苷，存在于植物的树脂状物中。游离的木脂素具亲脂性，一般难溶于水，在石油醚中溶解度较小，易溶于苯、氯仿、乙醚、丙酮及乙醇等有机溶剂，具有酚羟基的木脂素类可溶于苛性碱水溶液中。木脂素糖苷在水中的溶解性增大，也可溶于甲醇、乙醇。

常用中药连翘、五味子、厚朴、牛蒡子和细辛中均有木脂素成分。该类成分具有多种生物活性，例如五味子中所含的木脂素具有补肾、强壮、安神、保肝降酶等作用，厚朴中的木脂素具有松弛肌肉、消炎和止痛的功效。因此，在中药制剂质量控制和制定药品标准时，常对木脂素成分进行定性和定量分析。

（二）定性鉴别

木脂素类成分没有共有的特征颜色反应，只能利用分子结构中的一些酚羟基、亚甲二氧基等官能团进行反应，进行定性鉴别。但对于一些非特征性试剂如磷钼酸乙醇溶液、硫酸乙醇溶液等，不同的木脂素化合物可显示不同的颜色，常被应用于薄层色谱的显色。

1. 显色反应

没食子酸/浓硫酸反应（Labat）：可作为具有亚甲二氧基的木脂素的特征反应，化合物先加浓硫酸，再加没食子酸，呈现蓝绿色。

变色酸/浓硫酸反应（Ecgrine）：用变色酸代替Labat反应中的没食子酸，并保持温度在70～80℃，20min后，呈现蓝紫色。

2.薄层色谱法

在《中国药典》2020 年版（一部）中，以木脂素成分为指标进行检测的中药材及其中药制剂，多采用薄层色谱法进行鉴别。木脂素类成分一般具有较强的亲脂性，采用吸附色谱法可获得较好的分离效果，常用的吸附剂为硅胶，展开剂一般选用苯、三氯甲烷-甲醇（9∶1）等亲脂性有机溶剂。薄层色谱展开后，有颜色的木脂素可直接在日光下观察；有荧光的木脂素在紫外灯下观察；无色无荧光的木脂素，需喷洒香草醛和 10％浓硫酸等显色剂，110℃加热 5min，还可用 5％～10％磷钼酸乙醇液和碘蒸气熏后观察。

（三）含量测定

1.总木脂素成分的含量测定

变色酸/浓硫酸比色法是中药材及其中药制剂中总木脂素含量测定的常用方法之一。根据某些木脂素成分中亚甲二氧基与变色酸/浓硫酸试剂反应，产生的颜色变化，在最大吸收波长 570nm 处进行比色测定。但需注意，本方法要求供试液纯度较高，还需进行阴性实验排除干扰，以证明方法的专属性。

2.单体木脂素成分的含量测定

薄层色谱法：以硅胶为吸附剂，在低极性有机溶剂展开。在可见光或紫外区有吸收的木脂素类成分，可用薄层吸收扫描法测定含量；对于能发出荧光或利用荧光薄层板上暗斑的荧光猝灭的木脂素成分，可用薄层荧光扫描法测定含量。

高效液相色谱法：以十八烷基硅烷键合硅胶为填充剂，乙腈-水或甲醇-水为流动相，多用紫外检测器测定，是目前单体木脂素类成分含量测定的主要方法。

（四）常见木脂素类成分分析

常见中药制剂中木质素类成分性质及分析见表 6-7。

二、环烯醚萜类成分分析

（一）概述

环烯醚萜是一类特殊的单萜，由二个异戊二烯构成，含有 10 个碳原子。其母核均为环状并具有烯键和醚键，常与糖结合成苷。植物界中常见的环烯醚萜苷主要是环烯醚萜葡萄糖苷、4-去甲基环烯醚萜葡萄糖苷和裂烯醚萜苷。环烯醚萜葡萄糖苷存在于栀子、鸡矢藤、马钱子、肉苁蓉和金银花等中药；4-去甲基环烯醚萜葡萄糖苷是地黄、玄参、车前子、车前草和胡黄连等中药的主要成分；裂烯醚萜苷类成分是环烯醚萜苷的开环衍生物，在龙胆、当归、獐牙菜和秦艽等龙胆科植物中发现较多。环烯醚萜类已经成为中药制剂分析中非常重要的一类成分。

环烯醚萜类大多为无色结晶、味苦，易溶于水、甲醇，可溶于乙醇、丙酮和正丁醇；对酸敏感，苷键易被水解断裂。苷元结构中 C1 位的羟基和 C2 位的氧是一个半缩醛结构，其化学性质活泼，易发生进一步氧化、聚合等反应，尤其在酸碱作用下更不稳定。

表 6-7　常见中药制剂中木质素类成分性质及分析

序号	代表性化学成分	理化性质	常用分析方法	代表性中药制剂
1	五味子甲素 deoxyschizandrin $C_{24}H_{32}O_6$　416.51	联苯环辛烯型木脂素 熔点:116～117℃ 旋光度:$[\alpha]+107°$ UV:250nm 溶于石油醚、甲醇,易溶于乙醚,极易溶于苯及氯仿,不溶于水	TLCS、HPLC	（含五味子）益心舒片、护肝丸、参芪五味子片、益心宁神片
2	厚朴酚 magnolol $C_{18}H_{18}O_2$　266.3	无色针状结晶（水） 熔点:102℃ UV:291nm 酚羟基易被氧化 烯丙基易进行加成反应 溶于苯、乙醚、氯仿、丙酮,易溶于苛性碱稀溶液,难溶于水	HPLC	（含姜厚朴）开胸顺气丸、香苏调胃片、香苏正胃丸;（含厚朴）木香顺气丸、金嗓利咽丸
3	牛蒡子苷 arctiin $C_{27}H_{34}O_{11}$　534.55	木脂内酯 白色簇状针晶（95%乙醇） 熔点:110～112℃ 旋光度:−51.5 UV(λ_{max}):280nm 易溶于氯仿、甲醇	HPLC	（含牛蒡子）五福化毒丸、银翘解毒丸、羚羊感冒片、维C银翘片、感冒舒颗粒
4	连翘苷 forsythin $C_{27}H_{34}O_{11}$　534.56	双环氧木脂素 UV(λ_{max}):332nm 可溶于水、乙醇	TLCS、HPLC	（含连翘）小儿感冒茶、感冒退热颗粒、银翘解毒片、桑菊感冒片

（二）定性鉴别

主要利用薄层色谱法对环烯醚萜苷类成分进行定性鉴别。

薄层板：（1）硅胶 G；（2）硅胶 GF_{254}；（3）聚酰胺薄膜。

显色剂：（1）硫酸乙醇溶液；（2）茴香醛试液；（3）香草醛硫酸试液；（4）对二甲氨基苯甲醛-硫酸溶液。

（三）含量测定

1. 高效液相色谱法

对于有紫外吸收的环烯醚萜苷类成分，如栀子苷、龙胆苦苷、獐牙菜苦苷、马钱苷、哈巴俄苷、胡黄连苷Ⅰ和胡黄连苷Ⅱ，利用紫外检测器进行测定；对于梓醇、桃叶珊瑚苷等仅有一个双键的环烯醚萜类成分，可以利用紫外线末端吸收或蒸发光散射检测器进行测定。

2. 薄层扫描法

可用硅胶 GF_{254} 薄层，检测荧光猝灭斑点；也可用硅胶 G 薄层，用显色剂显色后扫描测定。

3. 荧光分光光度法

对于 β-环糊精包合后能产生荧光的环烯醚萜类成分，可用荧光分光光度法测定其含量。

4. 比色法

利用环烯醚萜苷与某些试剂的呈色反应，于分光光度计上测定吸收度进行定量分析。

（四）常见环烯醚萜类成分分析

常见中药制剂中环烯醚萜类成分性质及分析见表6-8。

三、有机酸类成分

（一）概述

有机酸类成分广泛分布于中药中，种类较多，化学结构多样。许多有机酸具有多方面的生物活性，如阿魏酸具有抑制血小板聚集作用；绿原酸具有抗菌作用；齐墩果酸具有防治脂肪肝、抗动脉粥样硬化作用；桂皮酸具有抗癌作用，在体外实验中发现能抑制肺癌、肝癌、前列腺癌、恶性胶质瘤、黑色素瘤及肝癌细胞的增殖；蜂王浆中的蜂王酸（反式 10-羟基-癸烯酸）具有强壮机体、抑制淋巴癌和乳腺癌等多种癌细胞的作用；牛黄中的胆酸和去氧胆酸具有清热、消炎、解痉等作用；地龙中的丁二酸具有止咳平喘作用；鸦胆子中的油酸具有抗癌作用。但是，少部分芳香族有机酸具有较强的毒性，如存在于广防己、青木香、关木通等中药中的马兜铃酸有较强的肾毒性，易导致肾功能衰竭。

有机酸就溶解性而言，分子量小的脂肪酸易溶于水，而芳香酸类易溶于有机溶剂而难溶于水；由于分子结构中存在羧基，具有酸性，能与碱（包括碳酸氢钠等弱碱）生成盐，其钠盐、钾盐等一价金属盐易溶于水，多数二价或三价金属盐则较难溶于水。有机酸也能与醇类酯化生成酯，与氨或胺类缩合生成酰胺等。

表 6-8　常见中药制剂中环烯醚萜类成分性质及分析

序号	代表性化学成分	理化性质	常用分析方法	代表性中药制剂
1	栀子苷 geniposide （结构式） $C_{17}H_{24}O_{10}$ 388.37	熔点：163～164℃ 易溶于水、溶于乙醇，不溶于石油醚	TLCS、HPLC	（含栀子）八正合剂、三子散、小儿退热颗粒、小儿清热片
2	獐牙菜苦苷 swertiamarin （结构式） $C_{16}H_{22}O_{10}$ 374.34	熔点：111℃ 略有吸湿性，易溶于甲醇和乙醇，微溶于水，不溶于氯仿和石油醚	HPLC、CE、UPLC	（含獐牙菜苦苷）青叶胆片
3	马钱苷 loganin （结构式） $C_{17}H_{26}O_{10}$ 390.38	熔点：105～108℃ 极易溶于水，微溶于无水乙醇，几乎不溶于乙醚、乙酸乙酯、丙酮和氯仿	HPLC	（含酒黄肉）六味地黄丸、右归丸、杞菊地黄丸；（含山茱萸）耳聋左慈丸
4	龙胆苦苷 gentiopicrin （结构式） $C_{16}H_{20}O_9$ 356.33	熔点：191℃ 旋光度：$[\alpha]-196.3°$ UV(λ_{max})：270nm 可溶于水、乙醇	TLCS、HPLC	（含龙胆苦苷）苁龙胶囊；（含龙胆）龙胆泻肝丸、泻肝安神丸；（含秦艽）祛风舒筋丸

（二）定性鉴别

薄层色谱法：采用硅胶等吸附剂，选择极性较大的展开剂展开。通常在展开剂中加入一定比例的甲酸或乙酸，抑制有机酸类成分在展开过程中解离而产生斑点拖尾现象。常用显色剂为溴甲酚绿、溴甲酚紫、溴酚蓝等 pH 指示剂，也可用磷钼酸、硫酸等显色剂；具有荧光的有机酸如绿原酸、阿魏酸等，亦可直接在紫外灯下观察荧光。

（三）含量测定

1. 酸碱滴定法

适合于测定总有机酸的含量，由于中药制剂中有机酸类成分酸性一般较弱，在水溶液中滴定突跃不明显，可采用非水溶液滴定法，也可利用电位法指示终点。

2. 分光光度法

利用有机酸与显色剂反应生成有色物质，采用分光光度法测定总有机酸含量。

3. 高效液相色谱法

脂肪酸和芳香酸等有机酸均可采用高效液相色谱法测定含量。根据有机酸性质不同，可选择紫外检测器、荧光检测器、蒸发光散射检测器、电化学检测器等检测。如测定绿原酸、桂皮酸、丹参素、阿魏酸可以采用紫外检测器检测；测定熊果酸、齐墩果酸则可选择蒸发光散射检测器。

4. 薄层扫描法

一些不具有紫外吸收的有机酸类成分，如苹果酸、丁二酸、丙二酸、枸橼酸和酒石酸，可用薄层色谱分离，选用溴酚蓝、溴甲酚绿等显色剂显色后扫描测定。芳香酸如阿魏酸、绿原酸，多数为具荧光的化合物，薄层色谱分离后，可用薄层扫描荧光法直接测定含量。

5. 气相色谱法

对于一些具有挥发性的有机酸类成分，可直接采用气相色谱法测定含量，如中药肉桂中桂皮酸的含量测定。对于一些非挥发性的有机酸，使用衍生化法生成具有挥发性的衍生物，再用气相色谱法测定。例如，γ-亚麻酸在碱性条件下，与三氟化硼-甲醇试剂反应生成 γ-亚麻酸甲酯；蜂王酸（反式 10-羟基-癸烯酸）与三氟化硼-甲醇试剂发生甲基化反应，生成甲基化衍生物后，用气相色谱法测定。

（四）常见中药制剂中有机酸类成分分析

常见中药制剂中有机酸类成分性质及分析见表 6-9。

例 6-20　山楂中熊果酸的定性鉴别

取山楂粉末 1g，加乙酸乙酯 4ml，超声处理 15min，滤过，取滤液作为供试品溶液。另取熊果酸对照品，加甲醇制成每 1ml 含 1mg 的溶液，作为对照品溶液。照薄层色谱法试验，吸取上述两种溶液各 4μl，分别点于同一硅胶 G 薄层板上，以甲苯-乙酸乙酯-甲酸（20：4：0.5）为展开剂，展开，取出，晾干，喷以硫酸乙醇溶液，在 80℃

表 6-9　常见中药制剂中有机酸类成分性质及分析

序号	代表性化学成分	理化性质	常用分析方法	代表性中药制剂
1	齐墩果酸 oleanolic acid C$_{30}$H$_{48}$O$_3$　456.71	白色针晶，无臭无味 熔点：308～310℃ 旋光度：[α]+68°～+78° 可溶于甲醇、乙醇、苯、氯仿、乙醚及丙酮等。几乎不溶于水，对酸碱不稳定	TLCS、HPLC、CZE、超临界流体色谱、衍生化后-GC	（含女贞子）、养正消积胶囊；（含土牛膝）喉咽清口服液
2	熊果酸 ursolic acid C$_{30}$H$_{48}$O$_3$　456.71	熔点：283～288℃ 旋光度：[α]+67.5° 易溶于甲醇、丙酮、吡啶，不溶于水和石油醚	TLCS、HPLC、衍生化后-GC	（含山楂）大山楂丸、山楂化滞丸、小儿消食片；（含女贞子）养正消积胶囊
3	绿原酸 chlorogenic acid C$_{16}$H$_{18}$O$_9$　354.31	熔点：205～209℃ 旋光度：[α]352° 易溶于热水、乙醇和甲醇	TLCS、HPLC、胶束毛细管色谱	（含山银花）维 C 银翘片、清热银花糖浆、银翘伤风胶囊；（含金银花）羚羊清肺丸、银翘解毒胶囊、金嗓开音丸
4	咖啡酸 caffeic acid C$_9$H$_8$O$_4$　180.15	熔点：223～225℃ 微溶于水，易溶于热水及冷乙醇	TLCS、HPLC、胶束毛细管色谱	（含咖啡酸）二丁颗粒、七味姜黄搽剂
5	没食子酸 gallic acid C$_7$H$_6$O$_5$　170.12	针状结晶（无水甲醇） 熔点：235～240℃ 几乎不溶于苯、氯仿和石油醚	TLCS、HPLC	（含地榆）消痔软膏；（含诃子、西青果）健民咽喉片；（含头花蓼）热淋清颗粒

续表

序号	代表性化学成分	理化性质	常用分析方法	代表性中药制剂
6	阿魏酸 ferulic acid $C_{10}H_{10}O_4$ 194.19	顺式：黄色油状物 熔点：174℃ 溶于热水、乙醇和乙酸乙酯，难溶于苯和石油醚　反式：斜方针状晶（水）熔点：174℃ 溶于热水、乙醇和乙酸乙酯，易溶于乙醚，难溶于苯和石油醚	TLCS、HPLC	（含当归）活血止痛散；（含当归、川芎）调经止痛片、脑安胶囊、柏子养心片、妇科调经片
7	桂皮酸 cinnamic acid $C_9H_8O_2$ 148.16	白色结晶 类似杏子甜酸气味 熔点：130～136℃ 溶于乙醇、苯和精油，几乎不溶于水	TLCS、HPLC	（含桂枝）尪痹颗粒
8	丹参素 danshensu $C_9H_{10}O_5$ 162.14	白色长针状结晶 熔点：84～86℃	TLCS、HPLC	（含丹参）止痛化癥胶囊、中风回春丸、心宁片、双丹口服液
9	丹酚酸 B salvianolic acid B $C_{36}H_{30}O_{16}$ 718.62	类白色粉末，具有引湿性，可溶于水、乙醇和甲醇	TLCS、HPLC、毛细管电泳	（含丹参）利脑心胶囊、软脉灵口服液、益心舒胶囊、复方丹参片

加热至斑点显色清晰。供试品色谱中，在与对照品色谱相应的位置上，显相同的紫红色斑点；置紫外灯（365nm）下检视，显相同的橙黄色荧光斑点。

例 6-21　半夏中总有机酸的含量测定

取半夏粉末（过 4 号筛）约 5g，精密称定，置锥形瓶中，加乙醇 50ml，加热回流 1h，同上操作，再重复提取 2 次，放冷，滤过，合并滤液，蒸干，残渣精密加入氢氧化钠滴定液（0.1mol/l）10ml，超声处理（功率 500W，频率 40kHz）30min，转移至 50ml 容量瓶中，加新沸过的冷水至刻度，摇匀，精密量取 25ml，照电位滴定法测定，用盐酸滴定液（0.1mol/l）滴定，并将滴定的结果用空白实验校正。每 1ml 氢氧化钠滴定液（0.1mol/l）相当于 5.904mg 的琥珀酸。

例 6-22　川芎茶调丸中阿魏酸的含量测定——高效液相色谱法〔（通则 0512），避

195

光操作］

【处方】 川芎120g　白芷60g　羌活60g　细辛30g　防风45g　荆芥120g　薄荷240g　甘草60g

【制法】 以上八味，粉碎成细粉，过筛，混匀，用水泛丸，低温干燥即得。

【含量测定】 色谱条件与系统适用性试验：以十八烷基硅烷键合硅胶为填充剂；以甲醇-2%乙酸溶液（20∶80）为流动相；检测波长为323nm。理论塔板数按阿魏酸峰计算应不低于8000。

对照品溶液制备：取阿魏酸对照品适量，精密称定，加45%乙醇-冰醋酸（20∶1）混合溶液制成每1ml含10μg的溶液，即得。

供试品溶液制备：取本品，研细，取约0.5g，精密称定，精密加入45%乙醇-冰醋酸（20∶1）混合溶液25ml，称定重量，加热回流1h，放冷，再称定重量，用45%乙醇-冰醋酸（20∶1）混合溶液补足减失的重量，摇匀，离心，取上清液，即得。

测定方法：分别精密吸取对照品溶液与供试品溶液各10μl，注入液相色谱仪，测定，即得。本品每1g含川芎和羌活以阿魏酸（$C_{10}H_{10}O_4$）计，不得少于0.25mg。

四、鞣质类成分

（一）概述

鞣质是植物界中一类结构比较复杂的多元酚类化合物，结构多为没食子酸（或其聚合物）的葡萄糖酯、黄烷醇及其衍生物的聚合物以及两者混合共同组成。鞣质广泛存在于植物中，特别在种子植物中分布更为普遍，如蔷薇科、大戟科、蓼科、茜草科植物中最为多见。70%以上的草药都含有鞣质类成分，存在于叶、皮、茎、根、果实等部位。如五倍子、地榆、大黄、虎杖、仙鹤草、老鹳草、四季青、麻黄等均含有大量鞣质。

鞣质具有多种生物活性，主要表现为：①收敛止血止泻、治烧烫伤作用，如四季青鞣质；②抗菌、抗病毒作用，如贯众鞣质可抗流感病毒；③解毒作用；④降压作用；⑤驱虫作用；⑥抗肿瘤作用，如月见草中的月见草素B有显著的抗肿瘤作用；⑦清除自由基、抗衰老作用，如茶多酚；⑧抗过敏、抗变态反应、抗炎作用等。

鞣质除少数为结晶外，大多为灰白色无定形粉末，并多具有吸湿性。鞣质极性较强，溶于水、甲醇、乙醇、丙酮，可溶于乙酸乙酯、丙酮和乙醇的混合液，难溶或不溶于乙醚、苯、三氯甲烷、石油醚及二硫化碳等。少量水存在能够增加鞣质在有机溶剂中的溶解度。鞣质含有多个酚羟基，很易被氧化，能还原斐林试剂。鞣质能与蛋白质或生物碱结合产生难溶或不溶于水的沉淀，能与重金属盐，如乙酸铅、乙酸铜、氯化亚锡或碱土金属的氢氧化物反应生成沉淀。

（二）定性鉴别

1. 化学法

利用鞣质能与蛋白质、生物碱、重金属盐反应生成沉淀，与$FeCl_3$作用产生蓝黑色或绿黑色反应或产生沉淀等对鞣质进行定性鉴别。

其中最常用的检识反应是明胶沉淀反应和$FeCl_3$显色反应。如《中国药典》2020版通则中"注射剂有关物质检查法"规定在检查鞣质时，其方法为：除另有规定外，取注射液 1ml，加新配制的含 1％鸡蛋清的生理氯化钠溶液 5ml［必要时，用微孔滤膜 （0.45μm） 滤过］，放置 10min，不得出现浑浊或沉淀。如出现浑浊或沉淀，取注射液 1ml，加稀乙酸 1 滴，再加氯化钠明胶试液 4～5 滴，不得出现浑浊或沉淀。同时要求注意含有聚乙二醇、聚山梨酯等聚氧乙烯基物质的注射液，虽有鞣质也不产生沉淀，对这类注射液应取未加附加剂前的半成品检查。

2.色谱法

（1）薄层色谱法　取中药原料 0.1～0.5g，以丙酮-水 （8：2） 浸提。鞣质由于分子量大，含酚羟基多，提取物用硅胶薄层色谱鉴别时，一般需在展开剂中加入微量酸，以增加酚羟基的游离度。常用展开系统为苯-甲酸乙酯-甲酸 （2：7：1） 或不同比例三氯甲烷-丙酮-水-甲酸混合溶剂。展开后，可分别依次喷以三氯化铁、茴香醛-硫酸或三氯化铁-铁氰化钾 （1：1）、亚硝酸钠乙酸溶液显色。根据斑点颜色判断鞣质类化合物的类型。

（2）高效液相色谱法　该法可用于判断鞣质分子的大小、各组分纯度及 α、β-异构体等，具有简便、快速、准确、实用性强等优点。正相 HPLC 多用 Superspher Si60 及 Zorbax Sil 色谱柱，流动相为含草酸 500mg/1.2l 的环己烷-甲醇-四氢呋喃-甲酸 （60：45：15：1） 混合溶液。反相 HPLC 多用 Lichrospher RP-18 色谱柱，柱温 40℃，流动相为：①0.01mol/l 磷酸-0.01mol/l 磷酸二氢钾-乙酸乙酯 （85：10：5）；②0.01mol/l 磷酸-0.01mol/l 磷酸二氢钾-乙腈 （85：10：5）。可水解鞣质单体、二聚体、三聚体及四聚体等因分子大小及基团极性的不同，其正相 HPLC 的保留时间 （t_R） 产生显著变化。在同一流动相中，分子量越大，t_R 越大。缩合鞣质也有类似现象。反相 HPLC 可用于判断鞣质葡萄糖的 α、β-构型。如当用正相 HPLC 检测，被测样品呈现为单峰，而用反相 HPLC 检测呈现双峰时，就可能有两种情况：一是样品不纯，为两个组分的混合物；二是样品中的葡萄糖部分 C_1—OH 游离，从而形成一对 α、β-端基异构体。此时，在被测样品中加入少量 $NaBH_4$，振摇，待还原反应完成后，在同样条件下进行反相 HPLC，若原来的双峰消失，产生了新的比原来的双峰 t_R 较小的单峰，则该样品为 α、β-异构体；若无变化，则说明该样品为两个成分的混合物。

（三） 含量测定

鞣质为多酚类成分，与黄酮、蒽醌、简单酚等在植物体内往往共存并且性质相近，其本身更是一类结构和性质都极为相似的混合物，并且多酚性质较为活泼，很易发生缩合或降解，因此对其进行精确定量比较困难，特别是用分离提纯的方法对其进行"绝对"的定量测定是不可能的。目前虽然已经有数十种多酚定量方法，但这些方法都是相对的，几乎没有一种可以适用于所有测定，必须根据实际情况选择测定方法及相关测试条件。

鞣质的各种定量方法均与其性质密切相关，大致可分为化学分析法、蛋白质结合法等，主要是以多酚的各种化学反应，如金属络合、还原、显色、降解、蛋白质结合为基础。根据具体的测定方法又可分为重量法、滴定法、分光光度法等。

1.化学反应法

（1）Folin-酚法　在碱性溶液中酚类化合物可以将钨钼酸还原 （使 W^{6+} 变为 W^{5+}），生成蓝色化合物，颜色深浅与酚含量正相关，在 760nm 处有最大吸收。此法测定的是试样中的总酚含量，鞣质、低分子多酚、简单酚、带酚羟基的氨基酸及蛋白质和抗坏血酸等易被氧化的物质均被测出。取钨酸钠 100g、磷钼酸 20g 和 85％磷酸 50ml，溶于蒸馏水 750ml 中，加热煮沸回流 2h，冷却并稀释至 1L。取该试剂 2.5ml 加入样品稀释液 0.5ml 中，0.5～8min 后加入 Na_2CO_3（75g/l）2ml，在 50℃水浴下保持 5min，冷却，用分光光度计测定 760nm 波长处的吸收值。可采用单宁酸或梧酸为对照品绘制标准曲线，在吸光度值低于 0.5 时，样品含量与吸光度值呈正比例关系。

（2）普鲁士蓝法　该法适用于测定总酚含量。在酸性介质中，酚类物质能将 Fe^{3+} 还原成 Fe^{2+}，后者与 $K_3Fe(CN)_6$ 生成深蓝色配位化合物，在 695nm 处有最大吸收，且在一定范围内符合朗伯-比尔定律。样品多酚最佳浓度可在 $20\mu g/ml$ 以下。取一定量样品溶液于 25ml 容量瓶内，依次加入 0.1mol/l $FeCl_3$、0.008mol/l $K_3Fe(CN)_6$ 和 0.1mol/l HCl 各 0.5ml，定容，测定吸光度。可采用梧酸或单宁酸为对照品绘制标准曲线。

（3）高锰酸钾法　该法测定总酚含量。酚类物质在有靛蓝及稀酸存在时以 $KMnO_4$ 溶液滴定，将酚氧化达终点时，指示剂靛蓝由蓝变黄，将测得的总氧化物换算成多酚量。

（4）酒石酸亚铁法　该法适用于含有邻位酚羟基的酚类含量测定。二羟基酚或三羟基酚在缓冲溶液（pH 6.4～8.3）中能与加入的酒石酸亚铁产生蓝紫色螯合物，在 545nm 处有最大吸收，在一定浓度范围内，溶液的吸光度和多酚浓度呈线性关系。

（5）锌离子络合滴定法　该法用于鞣质含量的测定，具有较好的选择性。以过量的乙酸锌为络合沉淀剂加入鞣质试液中，在 pH 10，温度（35±2）℃下反应 30min，溶液内多余的 Zn^{2+} 以 EDTA（乙二胺四乙酸）溶液滴定。

（6）香草醛-盐酸法　该法适用测定间苯三酚 A 环的黄烷醇和聚原花色素的含量，但不能区分单体和聚合体。其原理在于原花色素（5，7-OH A 环型）与香草醛-盐酸产生红色，可用分光光度法测定吸光度。将待测样品水溶液（原花色素浓度 10～100$\mu g/ml$）0.5ml 移入避光试管内（试管外壁涂黑或包以铝箔），加 4％香草醛甲醇溶液 3ml 和浓盐酸 1.5ml，在（20±2）℃下反应 15h，在 500nm 处测定吸光度，以儿茶素或纯化的聚原花色素为对照品绘制标准曲线。

（7）正丁醇-盐酸法　该法测定的是聚原花色素（缩合鞣质）的含量。取样品溶液 0.5ml 加入 10ml 具塞刻度试管中，加入正丁醇-盐酸（95∶5）溶液 5ml，封口。在 95℃水浴中加热 2h，在 545nm 处测定吸光度。

（8）亚硝酸法　该法专属性测定试样中六羟基联苯二酸酯的量。其原理基于亚硝酸钠与 HHDP 在甲醇-乙酸溶液中产生蓝色化合物（最初为红色，以后转为蓝色）。将样品溶于甲醇-水（1∶1，含 0.4％乙酸）混合溶剂，25℃氮气保护下加入 6％ $NaNO_2$ 水溶液，于 600nm 处测定吸光度值，每个 HHDP 的 ε 为 2250。鞣质含量以六羟基联苯二酰葡萄糖百分率计算。

2. 蛋白质结合法

各种化学分析测定法实质上都是测定的总酚或者某些特定结构的酚含量（其结果包括了鞣质、低分子多酚、简单酚），却不能对分子量在 500～3000 之间的植物多酚（即鞣质）进行选择性测定。鞣质具有蛋白质结合的能力，采用此法，既可测定鞣质含量（可以表示为样品重量的百分率，即鞣质的重量/样品的重量，或称为样品中可以沉淀蛋白质的酚含量），又可测定鞣质的蛋白质结合能力（表示为沉淀蛋白质的量/样品质量）。蛋白质结合法大致可分为蛋白质吸附法和蛋白质沉淀法两大类。

（1）蛋白质吸附法　皮粉法属于蛋白质吸附法，是原理最简单也是最经典的鞣质定量法，此法得到的是样品中鞣质的绝对含量。样品通过皮粉柱或者加入皮粉振荡吸附,测定处理前后皮粉重量之差即是鞣质的重量,并且不需标样。当与化学法(如高锰酸钾法)联用时,可以测定结合前后总酚值的变化,即可得到鞣质的量,同时也可得到非鞣质酚(分子量小于 500 的植物多酚和其他酚类)的含量,通常测定的偏差在±10%左右。但是皮粉的缺点也是很明显的:一是样品需要量大,并且要求鞣质的含量较高,不适合低含量和微量测定;二是耗费时间长,不适合大批量样品的快速测定;三是皮粉对低分子量多酚也具有一定的吸附能力,如二氢槲皮素、棓酸都可干扰测定,使结果偏高;四是对鞣质平均分子量较低的样品不灵敏。

(2)蛋白质沉淀法 此类方法测定鞣质的基本原理是鞣质与可溶性蛋白质结合形成不溶性的分子复合物,从溶液中沉淀出来。在一定范围内,所沉淀蛋白质的量与样品中鞣质的含量符合线性关系。以已知浓度的鞣质标准样品与蛋白质反应,可作出标准曲线,根据此曲线,通过测定样品与相同蛋白质反应的沉淀量可以得到测试样品中的鞣质含量,还可得到样品相对于标样的蛋白质沉淀能力。与皮粉法相比,该法更针对植物多酚和含多酚植物提取液的生物活性值的测定,因为生物活性一般都源于多酚与可溶性蛋白质之间的反应;所需样品量可以比皮粉法低得多,并且一般适宜于大批量试样的快速测定。多种可溶性蛋白质可以用于测定,其种类的选择与测定方法有关。目前较为常用的是使用化学分析法测定 BSA-多酚体系。BSA 便宜易得、可溶性好。BSA 沉淀法(BSA-多酚法)的基本程序是:鞣质与 BSA 形成沉淀→离心分离沉淀→分解沉淀→测定鞣质和 BSA。针对分析鞣质-BSA 沉淀复合物中鞣质和 BSA 的含量已经发展了数种化学分析法。如将蛋白质-单宁沉淀复合物溶解于 1%十二烷基磺酸钠溶液中,在 13.5mol/l NaOH 溶液中于 120℃下碱水解 20min,水解产物经水合茚三酮反应后,在 570nm 波长处测定吸光度,根据 BSA 碱水解制备标准曲线计算出沉淀中蛋白质的质量。或用 SDS-乙醇胺体系分解沉淀,用普鲁士蓝法或 Fe^{3+} 还原法($\lambda=510nm$)测定鞣质含量。此法较灵敏,耗时少,可处理大批样品,使用较为广泛。

蛋白质沉淀法测定鞣质的前提是鞣质-蛋白质复合物沉淀的形成。而鞣质与蛋白质的复合反应是一个非常复杂的体系,两者的比例、反应温度、pH 值、离子强度、反应时间等都是反应的控制因素,特别是鞣质和蛋白质的相对浓度。如果蛋白质浓度过高,复合物倾向于可溶性状态,而鞣质浓度过低也不能沉淀蛋白质。因此对于一定的蛋白质浓度,一定的鞣质有特定的沉淀阈值,鞣质与沉淀蛋白质的量成线性关系这一现象只在较窄的范围内出现。实际测定时,往往需要先进行一系列初步测试,以便确定合适的鞣质、蛋白质比例范围。当体系内含有极少量的有机溶剂时也会使复合物解体。因此,为保证测定结果的准确性、重现性和可比性,应严格控制反应因素。建议采用的反应条件为:0.2mol/l 乙酸缓冲体系,pH 4.9~5.0,0.17mol/l NaCl,3ml 反应体系中含 BSA 2mg,25℃,静置时间反应 15min~24h(不同种类的鞣质对BSA 沉淀平衡所需时间不同)。

例 6-23 紫地宁血散中鞣质含量测定(通则 2202)

【处方】 大叶紫珠 地稔

【制法】 以上二味,加水煎煮二次,分别为 1.5h 和 1h,滤过,滤液合并,浓缩成稠膏,加入适量淀粉,混匀,干燥,粉碎,过筛,混匀,制成 1000g,分装,即得。

【含量测定】 对照品溶液制备:精密称取没食子酸对照品 50mg,置 100ml 棕色容量瓶中,加水溶解并稀释至刻度,精密量取 5ml,置 50ml 棕色容量瓶中,用水稀释至刻度,摇匀,即得(每 1ml 中含没食子酸 0.05mg)。

标准曲线制备:精密量取对照品溶液 0.5ml、1.0ml、2.0ml、3.0ml、4.0ml、5.0ml,分别置 25ml 棕色容量瓶中,各加入磷钼钨酸试液 1ml,再分别加水 11.5ml、

11ml、10ml、9ml、8ml、7ml，用 29％碳酸钠溶液稀释至刻度，摇匀，放置 30min 以相应的试剂为空白，采用紫外-可见分光光度法，在 760nm 的波长处测定吸光度，以吸光度为纵坐标，浓度为横坐标，绘制标准曲线。

供试品溶液制备：取药材粉末适量（按品种项下的规定），精密称定，置 250ml 棕色容量瓶中，加水 150ml，放置过夜，超声处理 10min，放冷，用水稀释至刻度，摇匀，静置（使固体物沉淀），滤过，弃去初滤液 50ml，精密量取续滤液 20ml，置 100ml 棕色容量瓶中，用水稀释至刻度，摇匀，即得。

测定：

① 总酚：精密量取供试品溶液 2ml，置 25ml 棕色容量瓶中，照标准曲线制备项下的方法，自"加入磷钼钨酸试液 1ml"起，加水 10ml，依次测定吸光度，从标准曲线中读出供试品溶液中没食子酸的量（mg），计算，即得。

② 不被吸附的多酚：精密量取供试品溶液 25ml，加至已盛有干酪素 0.6g 的 100ml 具塞锥形瓶中，密塞，置 30℃水浴中保温 1h，振摇，取出，放冷，摇匀，滤过，弃去初滤液，精密量取续滤液 2ml，置 25ml 棕色容量瓶中，照标准曲线制备项下的方法，自"加入磷钼钨酸试液 1ml"起，加水 10ml，依次测定吸光度，从标准曲线中读出供试品溶液中没食子酸的量（mg），计算，即得。鞣质含量等于总酚量减去不被吸附的多酚量。

本品每 1g 含鞣质不得少于 6.0mg。

五、多糖类成分

（一）概述

多糖是由 10 个以上的单糖分子通过糖苷键聚合而成的大分子化合物，一般由几百个甚至几万个单糖分子组成，这些单糖主要有 D-葡萄糖、D-半乳糖、L-阿拉伯糖、L-鼠李糖、D-半乳糖醛酸和 D-葡萄糖醛酸等。因此，多糖分为中性多糖和酸性多糖。此外，由一种单糖组成的多糖称为均多糖，由两种以上单糖组成的多糖称为杂多糖。中药中常见的多糖有淀粉、菊糖、黏液质、果胶、树胶、纤维素和甲壳质等，一般被视为无效成分而在提取分离过程中被除去。但一些中药中的多糖具有较强的生物活性。例如，香菇多糖、灵芝多糖、猪苓多糖具有抗肿瘤作用；昆布中的昆布素有抗动脉粥样硬化作用；黄芪多糖和人参多糖具有免疫调节作用；银耳多糖能有效保护肝细胞等。

多糖由于分子量较大，失去了一般单糖的性质，无甜味，也无还原性。多糖大多数不溶于水，即使某些多糖在水中有一定溶解度，也只能形成胶体溶液，一般不溶于稀醇及其他有机溶剂。多糖经酸水解后能生成多分子单糖。

（二）定性鉴别

1. 化学法

（1）Molish 反应　取多糖适量，溶于水，加 5％α-萘酚乙醇液 1～3 滴，摇匀后沿试管壁缓缓加入浓硫酸，应在两液面间有紫色环产生。

（2）斐林反应　取多糖适量，加酸水解，加入斐林试剂，应为阳性反应。

2. 色谱法

将多糖加酸水解成单糖或低聚糖，然后进行薄层色谱、纸色谱、气相色谱、高效液相色谱或离子交换色谱分析。

(1) 薄层色谱法　常用的吸附剂有硅胶、氧化铝、纤维素、硅藻土。糖的极性大，在硅胶薄层上进行色谱时，点样量不宜过多（一般少于 $5\mu g$）。常用无机盐的水溶液代替水调制吸附剂涂铺薄层，以增加样品承载量，改善分离效果。用无机盐水溶液制备薄层时，主要应使用强碱与弱或中等强度酸所成的盐，如 0.3mol/l 磷酸氢二钠溶液或磷酸二氢钠溶液、0.02mol/l 乙酸钠溶液、0.02mol/l 硼酸盐缓冲液和 0.1mol/l 亚硫酸氢钠水溶液等。

硅胶薄层色谱常用极性较大的含水溶剂系统为展开剂，如正丁醇-乙酸-水（4：1：5，上层）、正丁醇-乙酸乙酯-水（4：1：5，上层）、丙酮-水（96：4）、正丁醇-水（4：1：15）、正丁醇-乙酸乙酯-异丙醇-乙酸-水-吡啶（7：20：12：7：6：6）等。

硅胶薄层色谱常用显色剂有硝酸银试剂，使还原糖显棕黑色；三苯四氮唑盐试剂使单糖和还原性低聚糖呈红色；苯胺-邻苯二甲酸盐试剂使单糖中的五碳糖和六碳糖所呈颜色略有区别；3,5-二羟基甲苯-盐酸试剂使酮糖和含有酮基的低聚糖呈红色；过碘酸加联苯胺试剂使糖中有邻二羟基结构者呈蓝底白斑。此外，还常用硫酸的水或醇溶液、茴香醛-硫酸试剂、苯胺-二苯胺磷酸试剂、1,3-二羟基萘酚-硫酸试剂、间苯二酚-硫酸试剂和 α-萘酚-硫酸试剂等。

(2) 纸色谱法　常用水饱和的有机溶剂为展开剂，其中以正丁醇-乙醇-水和水饱和的苯酚两种系统应用最为普遍。对于难区分的糖，还可采用由硼酸、硼砂缓冲液浸过的滤纸，以硼酸、硼砂缓冲液饱和的正丁醇-乙酸乙酯（1：1）溶剂系统下行法展开。常用显色剂基本与硅胶薄层色谱相同，但不宜用含硫酸的显色试剂。其他显色剂还有改良 Seliwanoff 试剂、甲苯胺蓝试剂、Somogyi 试剂和 1% 碘乙醇试剂等。

(3) 气相色谱法　用气相色谱法鉴别多糖，可通过制备成三甲基硅醚衍生物来增加挥发性；也可通过将醛糖用四氢硼钠还原成多元醇，然后制成乙酰化物或三氟乙酰化物来测定。

(4) 高效液相色谱法　采用高效液相色谱法鉴别糖时，多选用氨基柱，以乙腈-水为流动相，以示差折光检测器检出不同单糖组分。

(5) 离子交换色谱法　应用糖的硼酸络合物进行离子交换色谱，在单糖和低聚糖的分析方面已取得很大进展，与气相色谱相比，其优点在于无须制备衍生物，可以直接用水溶液进行分析。目前已有糖自动分析仪，用季铵离子交换树脂分离单糖和低聚糖，用四硼酸钾的缓冲溶液洗脱，以 3,5-二羟基甲苯-浓硫酸显色，在 425nm 进行分析。

(三) 含量测定

多糖含量测定主要采用比色法，显色试剂可选用 3,5-二硝基水杨酸、硫酸铜-砷钼酸、苯酚-硫酸和蒽酮-硫酸等。

1. 3,5-二硝基水杨酸(DNS)比色法

在碱性溶液中，3,5-二硝基水杨酸与还原糖生成棕红色氨基化合物，在一定范围还原糖的量与反应液的颜色强度呈比例关系，经水解后的溶液利用比色法可测定样品中糖含量。在操作时，一般取样品（含糖 $50\sim100\mu g$）加入 3ml 的 DNS 试剂，沸水浴煮沸 15min 显色，冷却后用蒸馏水稀释至 25ml，在 550nm 波长处测定吸收度。以葡萄糖作对照，计算样品中糖的含量。该方法为半微量定量法，操作简便，快速，杂质干扰小，尤其适合于批量测定。

2. 硫酸铜-砷钼酸法（Somogyi-Nelson）

还原糖将铜试剂还原生成氧化亚铜，在浓硫酸存在下与砷钼酸生成蓝色溶液，在560nm下的光密度与还原糖浓度呈比例关系。取样品液1ml（含糖$10\sim180\mu g$）置25ml磨口试管中，加入1ml铜试剂（25ml铜试剂A加1ml铜试剂B，现用现配），充分混匀，在沸水浴中加热20min，用冷水冷至室温，加入1ml砷钼酸盐试剂，用蒸馏水稀释至25ml，在560nm处测定吸光度，用预先以葡萄糖做好的标准曲线即可计算出样品中还原糖含量。

各试剂配制方法如下。

铜试剂A配制方法：将25g无水碳酸钠、25g四水合酒石酸钾钠、20g碳酸氢钠和200g无水硫酸钠溶解在800ml蒸馏水中，待全溶后稀释到1000ml，在不低于20℃室温下放置，如有沉淀可滤过除去。

铜试剂B配制方法：配制15％硫酸铜，每100ml溶液中滴加1~2滴浓硫酸。

砷钼酸盐显色剂配制方法：溶解25g钼酸钠在450ml蒸馏水中，在搅拌下加入21ml浓硫酸，加25ml砷酸钠溶液（$3gNa_2HAsO_4\cdot7H_2O$溶解在25ml水中），混合后，37℃保温24h或55℃保温25min，置棕色瓶中密封贮存。

3. 苯酚-硫酸法

糖经浓无机酸处理脱水产生糠醛或糠醛衍生物，生成物能与酚类化合物缩合生成有色物质。通常使用的无机酸为硫酸，常用的酚有苯酚、α-萘酚、地衣酚、间苯二酚等。其中苯酚-硫酸法和地衣酚-硫酸法使用较多。

苯酚-硫酸试剂可与游离的或多糖中的己糖、糖醛酸起显色反应，己糖在490nm波长处、戊糖及糖醛酸在480nm波长处有最大吸收，且吸光度与糖含量呈线性关系。该方法简便、快速、灵敏、显色持久。制作标准曲线时宜用相应的标准多糖，如用葡萄糖作对照品，绘制标准曲线，应乘以校正系数0.9。对杂多糖，根据各单糖的组成比及主要组分单糖的标准曲线的校正系数加以校正计算。

4. 蒽酮-硫酸法

糖类遇浓硫酸脱水生成糖醛或其衍生物，可与蒽酮试剂缩合产生颜色物质，反应后溶液呈蓝绿色，于620nm波长处有最大吸收，吸收度与多糖含量呈线性关系。该方法适用于单糖、多糖的含量测定。注意色氨酸含量较高的蛋白质对显色反应有一定的干扰。

例6-24 枸杞子中枸杞多糖的含量测定——吸光光度法（通则0401）

对照品溶液制备：取无水葡萄糖对照品25mg，精密称定，置250ml容量瓶中，加水适量溶解，稀释至刻度，摇匀，即得（每1ml中含无水葡萄糖0.1mg）。

标准曲线制备：精密量取对照品溶液0.2ml、0.4ml、0.6ml、0.8ml、1.0ml，分别置具塞试管中，分别加水补至2.0ml，各精密加入5％苯酚溶液1ml，摇匀，迅速精密加入硫酸5ml，摇匀，放置10min，置40℃水浴中保温15min，取出，迅速冷却至室温，以相应的试剂为空白，照紫外-可见分光光度法，在490nm的波长处测定吸光度，以吸光度为纵坐标，浓度为横坐标，绘制标准曲线。

测定方法：取枸杞子粗粉约0.5g，精密称定，加乙醚100ml，加热回流1h，静置，放冷，小心弃去乙醚液，残渣置水浴上挥尽乙醚。加入80％乙醇100ml，加热回流1h，趁热滤过，滤渣与滤器用热80％乙醇30ml分次洗涤，滤渣连同滤纸置烧瓶中，加水150ml，加热回流2h。趁热滤过，用少量热水洗涤滤器，合并滤液与洗液，放冷，移至

250ml 容量瓶中，用水稀释至刻度，摇匀，精密量取 1ml，置具塞试管中，加水 1.0ml，照标准曲线制备项下的方法，自"各精密加入 5％苯酚溶液 1ml"起，依法测定吸光度，从标准曲线上读出供试品溶液中含葡萄糖的重量（mg），计算，即得。

六、氨基酸、多肽、蛋白质类成分分析

（一）概述

氨基酸、多肽及蛋白质（酶）是动物药中普遍存在的化合物，许多蛋白质和多肽是动物药的有效成分，在疾病的治疗中有其独特的功用，因此，氨基酸、多肽及蛋白质在中药研究中逐渐被人们重视。例如，蜈蚣水溶部分和醇溶部分含有多种氨基酸和小分子肽，有一定的抗肿瘤作用；蚂蚁中含人体所必需的 50 多种营养物质，蛋白质占 42％～67％，含有的氨基酸中有 8 种是人体必需的主要氨基酸，应用蚂蚁制剂玄驹珍丸可治疗类风湿关节炎；鹿茸具有抗应激作用，从鹿茸精中分离出一种多肽，有明显的抗炎作用，其抗炎作用与其对肾上腺皮质刺激作用有关；梅花鹿鹿茸中粗蛋白含量高达 50％，蛋白质在鹿茸的生物学功能上发挥着关键作用。

大多数动物组织蛋白质均可溶于水、稀盐、稀酸或稀碱溶液中，仅少数与脂类结合的蛋白质溶于乙醇、丙酮及丁醇等有机溶剂。因此，动物药材蛋白质的提取方法多采用稀盐水、酸水、碱水、醇、酶解法和裂解液法等，同时辅以机械研磨法、匀浆法、超声波处理等技术破碎组织细胞，促进蛋白质成分溶出和提取。

水解是蛋白质氨基酸成分分析的重要步骤。常用水解方法包括酸水解法、碱水解法及酶水解法。酸水解法具有水解完全彻底，不易引起氨基酸消旋作用而应用最为广泛，但该条件下色氨酸全被破坏。例如，考察鹿角和蜂胶等药材中色氨酸成分时，可选择碱水解法。酶水解法因其水解条件温和，往往无法水解完全，应用较为有限。

（二）定性分析

1. 薄层色谱法

薄层色谱法是中药材真伪鉴别及质量控制的重要技术方法，药材中不同组分能快速在薄层色谱中得以区分，具有直观、快速、成本低廉的特点。例如，采用薄层色谱鉴别法对珍珠层粉胶囊中氨基酸成分进行研究，该方法斑点清晰、分离度好、专属性强、重现性好，建立了珍珠层粉胶囊质量控制的有效方法。

2. 电泳法

电泳法基于电场作用力下的电泳技术，是将动物药中存在的复杂多样蛋白质进行快速分离的检测，因此，广泛应用于各类名贵动物药材的鉴别及质量控制。例如，采用垂直平板十二烷基硫酸钠-聚丙烯酰胺凝胶电泳法（SDS-PAGE）对 7 种常见水蛭的组织细胞可溶性蛋白成分进行电泳图谱特性分析，发现 7 种水蛭组织细胞中可溶性蛋白的 SDS-PAGE 图谱中多数条带相同，但也存在差异。该方法为水蛭的分类、药材鉴别提供了重要的参考依据。

3. 质谱及其联用技术

基质辅助激光解析电离飞行时间质谱（MALDI-TOF-MS）技术与传统双向凝胶

电泳技术紧密融合，将蛋白质分析鉴定、差异蛋白研究提升到全新的深度和广度，是蛋白质分析领域的一项重大突破。例如，应用该方法研究红鹿鹿角生长过程中蛋白质动态变化，从生长的鹿角尖中分离分析了800个蛋白质点，鉴别出130个蛋白质分子。

（三）定量分析

1. 测定总氨基酸的含量

采用茚三酮显色-分光光度法检测5种蜂蜜、13种果葡糖浆及蜂蜜与果葡糖浆混合物的氨基酸含量，建立了快速评价蜂蜜品质的新方法。该方法测定总氨基酸含量具有灵敏、快速、准确、操作简单、成本低廉等特点。

2. 测定总蛋白的含量

显色-分光光度法可实现蛋白质总量的快速、准确测定，操作简便，成本低廉，应用广泛。

（1）双缩脲法（Biuret）　在碱性溶液中，蛋白质与 Cu^{2+} 形成紫色络合物，络合物颜色的深浅与蛋白质含量成正比。例如，采用三氯乙酸沉淀法结合双缩脲比色法测定水蛭提取液中总蛋白含量，平均回收率为99.3%，相对标准偏差RSD为1.4%，表明该法简便快速、结果准确可靠。

（2）Folin 酚试剂法（Lowry）　其显色原理与双缩脲方法类相同，额外加入了第二种试剂，即 Folin 酚试剂，显色量增加，从而极大地提高检测蛋白质的灵敏度。例如，应用该法检测了鹿茸中水溶性蛋白质含量，含量结果可靠、方法操作简便快捷。

（3）二辛可宁酸法（Bicinchonininc Acid，BCA）　在碱性条件下，BCA 与蛋白质相结合，蛋白质将 Cu^{2+} 还原为 Cu^+，一个 Cu^+ 螯合二个 BCA 分子，试剂由苹果绿形成紫色复合物，于最大光吸收波长562nm处测得值与蛋白质量成正比。例如，用该方法考察鹿茸、鹿托盘和鹿骨中水溶性总蛋白的相对含量差异，研究结果对鉴别鹿茸、鹿托盘、鹿骨粉具有一定的意义。

（4）考马斯亮蓝法（Bradford）　在酸性溶液中，考马斯亮蓝染料与蛋白质结合，使染料的最大吸收峰的位置由465nm迁移至595nm，溶液颜色也由棕黑色转为蓝色。595nm处光吸收量即与其结合蛋白质的量成正比，从而测定蛋白质总量。该法比 Lowry 法的灵敏度约高四倍，只需一种试剂，测定快速、简便，干扰物质少，已被广泛应用于蛋白质快速定量分析。例如，采用该方法测定东北梅花鹿茸蜡片、粉片、纱片和骨片的水溶性蛋白含量分别为4.97%、3.95%、2.55%、1.59%，具有显著差异（$P<0.01$），说明不同部位的东北梅花鹿茸片存在质量差异。

3. 液相色谱法测定氨基酸的含量

蒸发光散射检测器（Evaporative Light Scattering Detector，ELSD）与紫外和荧光检测器的不同，在于其响应值与样品的重量成正比，而不依赖于样品的光学特性，凡是挥发性低于流动相的样品，均能被检测。采用高效液相色谱/蒸发光散射检测器法，样品不经过衍生化直接进样分析测定了水蛭中14种未衍生氨基酸的含量和阿胶中的17种未衍生氨基酸，结果表明，该方法快速、简便、准确，具有足够的灵敏度，可作为氨基酸快速分析检测的方法。

4. 衍生化-液相色谱法测定氨基酸的含量

氨基酸不含有生色基团，常规的紫外检测器无法直接检测，需要通过衍生化的方法将氨基酸分子转化为具有较强紫外或者荧光吸收的衍生物再做进一步的检测分析，属于氨基酸间接分析方法。常用的衍生化方法可归纳为两类：①柱后衍生化，也称为衍生化离子交换色谱法，以阳离子交换树脂为固定相、酸性缓冲液为流动相，在柱后流出液中再加入茚三酮使氨基酸生成具有可见光吸收的衍生物进行检测。该方法操作简单、仪器稳定、结果可靠，适合于大量常规样品的分析。但该方法需要在专用氨基酸分析仪上进行，仪器价格昂贵，且分析时间长，检测灵敏度（最低检测限）较低。因此，近年来，关于氨基酸的定量分析已多趋向于采用柱前衍生化高效液相色谱法。②柱前衍生化，样品中加入适宜的衍生化试剂，使样品中氨基酸组分在特定的条件下发生化学反应，转变为发色或发光的衍生物后，再在高效液相色谱中进行分离和测定。柱前衍生化高效液相色谱法一般采用 C_{18} 键合硅胶为固定相、极性溶剂/弱酸盐缓冲液为流动相。常用的柱前衍生化试剂有：异硫氰酸苯酯（PITC）、2,4-二硝基氟苯衍生化、6-氨基喹啉基-N-琥珀酰-亚胺基甲酸酯（AQc）、邻苯二甲醛（OPA）、9-氯甲酸芴甲酯（FMOC-Cl）和二甲基氨基偶氮苯磺酰（DABS-Cl）等。该方法具有分析时间短、检测灵敏度高、衍生化试剂种类多样、分析检测无需专用仪器等优点，已逐步取代柱后衍生化离子交换色谱法。

5. 毛细管电泳法测定氨基酸的含量

毛细管电泳法具有快速灵敏、用量少、不需要专用仪器等特点，在分离和测定氨基酸方面亦有广泛的应用。例如，采用高效毛细管电泳进行 6-氨基喹啉基-N-琥珀酰-亚胺基甲酸酯衍生后地龙氨基酸的分析，结果表明，该法操作简单、分析时间短，测定结果可靠，可适用于动物类中药材中氨基酸的快速检测；采用毛细管电泳-间接紫外检测法同时分离测定蜂蜜中的赖氨酸、色氨酸、谷氨酸等 9 种氨基酸。将该方法应用于不同蜜源植物和产地的蜂蜜样品的测定，该法可为蜂蜜的蜜源鉴别及质量评估提供借鉴方法。

例 6-25　阿胶中氨基酸的含量测定——高效液相色谱法（通则 0512）

色谱条件与系统适用性试验：以十八烷基硅烷键合硅胶为填充剂；以乙腈-0.1mol/l 乙酸钠溶液（用乙酸调节 pH 值至 6.5）（7∶93）为流动相 A，以乙腈-水（4∶1）为流动相 B，按下表中的规定进行梯度洗脱，检测波长为 254nm，柱温为 43℃。理论塔板数按 L-羟脯氨酸峰计算应不低于 4000。

时间/min	流动相 A/%	流动相 B/%	时间/min	流动相 A/%	流动相 B/%
0~11	100→93	0→7	14~29	85→66	15→34
11~13.9	93→88	7→12	29~30	66→0	34→100
13.9~14	88→85	12→15			

对照品溶液的制备：取 L-羟脯氨酸对照品、甘氨酸对照品、丙氨酸对照品、L-脯氨酸对照品适量，精密称定，加 0.1mol/l 盐酸溶液制成每 1ml 分别含 L-羟脯氨酸 80μg、甘氨酸 0.16mg、丙氨酸 70μg、L-脯氨酸 0.12mg 的混合溶液，即得。

供试品溶液的制备：取本品粗粉约 0.25g，精密称定，置 25ml 量瓶中，加 0.1mol/l 盐酸溶液 20ml，超声处理（功率 500W，频率 40kHz）30min，放冷，加 0.1mol/l 盐酸溶液至刻度，摇匀。精密量取 2ml，置 5ml 安瓿中，加盐酸 2ml，150℃水解 1h，放冷，移至蒸发皿中，用水 10ml 分次洗涤，洗液并入蒸发皿中，蒸干，残渣加 0.1mol/l 盐酸溶液溶解，转移至 25ml 量瓶中，加 0.1mol/l 盐酸溶液至刻度，摇匀，即得。

精密量取上述对照品溶液和供试品溶液各 5ml，分别置 25ml 量瓶中，各加 0.1mol/l 异硫氰酸苯酯（PITC）的乙腈溶液 2.5ml，1.0mol/l 三乙胺的乙腈溶液 2.5ml，摇匀，室温放置 1h 后，加 50％乙腈至刻度，摇匀。取 10ml，加正己烷 10ml，振摇，放置 10min，取下层溶液，滤过，取续滤液，即得。

测定：分别精密吸取衍生化后的对照品溶液与供试品溶液各 5μl，注入液相色谱仪，测定，即得。本品按干燥品计算，含 L-羟脯氨酸不得少于 8.0％，甘氨酸不得少于 18.0％，丙氨酸不得少于 7.0％，L-脯氨酸不得少于 10.0％。

七、甾体类成分分析

（一）概述

甾体类化合物是一类具有环戊烷骈多氢菲母核的化学成分，化学结构多样，包括植物甾醇、性激素、胆汁酸、蟾毒、蜕皮素及甾体皂苷等。其在自然界中存在较广，尤其在动物药中广泛分布，具有多种生物活性。

属于性激素或性信息素的甾体类成分有紫河车中的黄体酮、鹿茸中的雌酮、海狗肾中的雄甾酮等。动物胆汁中发现的胆汁酸有近百种，常见的有胆酸、去氧胆酸、猪去氧胆酸、鹅去氧胆酸等。去氧胆酸解痉作用明显；熊去氧胆酸、鹅去氧胆酸能溶解胆结石，已用于临床。昆虫蜕皮激素以促蜕皮激素为代表，甲壳蜕皮激素以蜕皮甾酮为代表，这些昆虫蜕皮激素有促进人体蛋白质合成、排除体内胆固醇、降低血脂和抑制血糖上升等作用。蟾毒甾体有强心作用。棘皮动物的海参纲及海星纲几乎均含甾体皂苷，如梅花参中的梅花参素 A、B，刺参中的刺参素 A、B、C 以及多棘海盘车中的海盘皂苷等，可抑制癌细胞的生长，并有抗真菌、抗辐射、增强白细胞吞噬的功能。

（二）定性分析

甾体类成分的定性分析一般以化学鉴别法和薄层色谱法鉴别为主，其中以薄层色谱法鉴别最为常用。

1. 化学法

可利用甾体类成分的显色反应等定性鉴别。如取蟾酥粉末 0.1g，加甲醇 5ml，浸泡 1h，滤过，滤液加对二甲氨基苯甲醛固体少量，滴加硫酸数滴，即显蓝紫色（蟾毒色胺类化合物反应）。另取蟾酥粉末 0.1g，加三氯甲烷 5ml，滤过，滤液蒸干，残渣加乙酐少量使溶解，滴加硫酸，初显蓝紫色，渐变为蓝绿色（蟾毒和蟾毒配基反应）。

2. 薄层色谱法

薄层色谱法是甾体类成分最常用的鉴别方法，固定相通常选用硅胶薄层。如六应丸的鉴别。取本品适量，研细，取 0.07g，加甲醇 25ml，加热回流 3h，提取液蒸干，残渣加乙醇 5ml 超声处理使溶解，离心，取上清液作为供试品溶液。另取胆酸、去氧胆酸和猪去氧胆酸对照品适量，加乙醇制成每 1ml 含 0.5mg 的溶液，作为对照品溶液。照薄层色谱法（通则 0502）试验，吸取供试品溶液 10μl、上述三种对照品溶液各

5μl 分别点于同一硅胶 G 薄层板上，以环己烷-乙酸乙酯-甲醇-醋酸（20∶25∶3∶2）的上层溶液为展开剂，展开二次，取出，晾干，喷以 10％硫酸乙醇溶液，置 105℃加热至斑点显色清晰，分别置日光及紫外灯（365nm）下检视。供试品色谱中，在与胆酸和去氧胆酸对照品色谱相应的位置上，显相同颜色的斑点及荧光斑点。

（三）含量测定

中药制剂中甾体类成分的含量测定方法多采用高效液相色谱法和薄层色谱扫描法。

1. 甾体总皂苷含量测定

化学分析法主要用于甾体类总成分的含量测定。样品提取纯化后，选择适当的方法进行滴定；或将样品溶液适当处理，得到纯的沉淀，干燥至恒重，根据重量换算出样品含量。

2. 单一甾体成分的含量测定

单一甾体成分的含量测定常用的方法有高效液相色谱法、薄层扫描法及气相色谱法。如《中国药典》2020 年版（一部）中采用高效液相色谱法测定一些含动物药的复方制剂，例如，牙痛一粒丸、六应丸、麝香保心丸、熊胆救心丸中脂蟾毒配基、华蟾酥毒基的含量，梅花点舌丸中华蟾酥毒基的含量，熊胆胶囊和复方熊胆滴眼液中牛磺熊去氧胆酸的含量，清开灵片、注射液、软胶囊、口服液和泡腾片中胆酸的含量等。

对于胆酸等结构中缺乏共轭结构，在紫外区无吸收，无法使用紫外检测器或荧光检测器进行的成分，更适宜采用薄层扫描法。《中国药典》2020 年版（一部）采用薄层扫描法测定牛黄和体外培养牛黄中胆酸的含量，猪胆粉中猪去氧胆酸的含量，灵宝护心丹中牛磺胆酸的含量，霍胆丸中猪去氧胆酸、鹅去氧胆酸的含量等。

例 6-26　地奥心血康胶囊中甾体总皂苷的含量测定——重量法

取装量差异项下的本品内容物，混合均匀，取适量（约相当于甾体总皂苷元 0.12g），精密称定，置 150ml 圆底烧瓶中，加硫酸 40％乙醇溶液（取 60ml 硫酸，缓缓注入适量的 40％乙醇溶液中，放冷，加 40％乙醇溶液至 1000ml，摇匀）50ml，置沸水浴中回流 5h，放冷，加水 100ml，摇匀，用 105℃干燥至恒重的 4 号垂熔玻璃坩埚滤过，沉淀用水洗涤至滤液不显酸性，105℃干燥至恒重，计算，即得。

本品每粒含甾体总皂苷以甾体总皂苷元计，不得少于 35mg。

例 6-27　益心丸中蟾酥的含量测定——高效液相色谱法（通则 0512）

【处方】　红参　牛角尖粉　蟾酥　冰片　红花　人工牛黄　附片（黑顺片）　人工麝香　三七　安息香　珍珠

【制法】　以上十一味，红参、红花、蟾酥、附片（黑顺片）分别粉碎成粗粉，用 60％乙醇作溶剂，浸渍 24h，渗漉，收集渗漉液，回收乙醇，浓缩成稠膏；珍珠、三七分别粉碎成细粉；冰片研细，与牛角尖粉、人工牛黄、人工麝香混匀，过筛；安息香用 75％乙醇溶化，与上述稠膏、药粉搅拌混匀，加入淀粉 200～400g，搅匀，制成软材，制成 10 万丸，于 60℃以下干燥，用活性炭包衣，打光，即得。

【含量测定】　色谱条件与系统适用性试验　以十八烷基硅烷键合硅胶为填充剂；以乙腈-0.5％磷酸二氢钾溶液（50∶50）（用磷酸调节至 pH3.2）为流动相；检测波长为 296nm；柱温为 40℃。理论塔板数按华蟾酥毒基峰计算应不低于 4000。

对照品溶液的制备　取华蟾酥毒基对照品、脂蟾毒配基对照品适量，精密称定，加甲醇制成每 1ml 含华蟾酥毒基 35μg、脂蟾毒配基 25μg 的混合溶液，即得。

供试品溶液的制备　取本品适量，研细，取约 0.22g，精密称定，置具塞锥形瓶中，精密加入乙酸乙酯 50ml，密塞，称定重量，超声处理（功率 300W，频率 50kHz）40min，放冷，再称定重量，用乙酸乙酯补足减失的重量，摇匀，滤过，精密量取续滤液 20ml，挥干，残渣用甲醇溶解并转移至 5ml 量瓶中，加甲醇至刻度，摇匀，滤过，取续滤液，即得。

测定法　分别精密吸取对照品溶液与供试品溶液各 20μl，注入液相色谱仪，测定，即得。

本品每 1g 含蟾酥以华蟾酥毒基（$C_{26}H_{34}O_6$）和脂蟾毒配基（$C_{24}H_{32}O_4$）的总量计，不得少于 2.5mg。

例 6-28　灵宝护心丹中牛磺胆酸的含量测定——薄层扫描法（通则 0502）

【处方】　人工麝香　蟾酥　人工牛黄　冰片　红参　三七　琥珀　丹参　苏合香

【制法】　以上九味，除人工麝香、人工牛黄、蟾酥、冰片、苏合香外，红参、三七、琥珀粉碎成细粉，备用；丹参用乙醇加热回流提取 3 次，每次 2h，滤过，合并滤液，回收乙醇，浓缩至适量；与红参等细粉、蟾酥混合，干燥，粉碎成细粉；将人工牛黄、人工麝香、冰片研细，与上述细粉配研，过筛，混匀。取上述细粉和苏合香，用水泛丸，干燥，打光，即得。

【含量测定】　供试品溶液的制备：取本品适量，研细，取细粉约 0.5g，精密称定，置具塞锥形瓶中，加入石油醚（60～90℃）4ml，浸泡 1h，滤过，药渣及滤纸挥去溶剂，放回锥形瓶中，用冰醋酸无水乙醇溶液（1→10）15ml，摇匀，密塞，称定重量，用冰醋酸无水乙醇溶液（1→10）补足减失的重量，摇匀，滤过，取续滤液作为供试品溶液。

对照品溶液的制备：取胆酸对照品适量，精密称定，加冰醋酸无水乙醇溶液（1→10）制成每 1ml 中含胆酸 1mg 的溶液，作为对照品溶液。

点样：精密吸取 10μl，上述两种对照品溶液各 2μl 与 4μl，分别交叉点于同一硅胶 G 薄层板上。

展开：以正己烷-乙酸乙酯-甲酸-乙酸（6∶32∶1∶1）为展开剂，展开，取出，晾干，喷以 10% 磷铝酸无水乙醇溶液，于 105℃加热至斑点显色清晰，取出，放冷，在薄层板上覆盖同样大小的玻璃板，周围用胶布固定。

扫描测定：进行荧光扫描，激发波长 λ=620m，测量供试品吸光度的积分值与对照品吸光度的积分值，计算。

本品每 1g 含人工牛黄以胆酸（$C_{24}H_{40}O_5$）计，不得少于 2.5mg。

八、无机成分分析

（一）概述

无机成分是矿物药中普遍存在的化合物，具有独特的药理活性。《中国药典》2020 年版（一部）收载矿物药 24 种。矿物药虽然品种较少，但在医疗上的应用很重要，如琥珀、朱砂、磁石为安神、镇静的要药，炉甘石为眼科必备药，雄黄、轻粉、白矾等为外科常用药，石膏在清热泻火药中起重要作用。然而，矿物药中有毒性的也比较多，一类剧毒中药均为矿物药。另外，矿物药品种混乱现象严重，这些问题的存在，均直接影响了患者的用药安全。

矿物药在进行鉴别和含量测定之前，通常需预先将样品进行粉碎并适当分解，常用的分解方法可根据矿物药的性质选用溶解法（湿法）和熔融法（干法），将待测组分转入溶液中，然后才可进行测定。

（二）定性分析

1. 化学法

常用矿物药根据所含主要成分或被测元素不同可分为以下类型。

① 含砷的矿物药　如雄黄、雌黄、信石、砒霜等。

② 含汞的矿物药　如朱砂、灵砂、轻粉、红粉、白降丹等。

③ 含铅的矿物药　如红丹、铅粉、密陀僧、铅霜等。

④ 含铜的矿物药　如胆矾、铜绿、绿盐、扁青、空青等。

⑤ 含铁的矿物药　如赭石、磁石、禹余粮、皂矾、针砂、黄矾等。

⑥ 含钙的矿物药　如石膏、钟乳石、花蕊石、紫石英、寒水石等。

⑦ 含硅的矿物药　如滑石、白石英、阳起石、青礞石、云母石、麦饭石等。

⑧ 含硫的矿物药　如芒硝、朴硝、玄明粉、硫黄等。

⑨ 含氯的矿物药　如大青盐、秋石、紫硇砂、白硇砂等。

⑩ 其他矿物药　如白矾、炉甘石、硼砂、硝石、琥珀等。

根据所含的无机元素，采用化学反应，对含无机元素的中药进行鉴别。

2. 热分析法

热分析法是在程序控制温度下，精确记录待测物质理化性质与温度的关系，研究其受热过程所发生的晶型转变、熔融、吸附等物理变化以及脱水、热分解、氧化、还原等化学变化，对该物质进行物理常数、熔点、沸点的研究以及作为鉴别及纯度检查的方法。

根据矿物药的性质和检测目的不同，可以选用差示热分析法和差示扫描量热法等。差示热分析是在程序控制温度下，测量待测物质和参比物之间的温度差与温度（或时间）关系的一种技术。差示热分析曲线记录的纵坐标为样品与参比物的温度差（ΔT），ΔT 与热容差（$C_R - C_s$）成正比，横坐标为温度。复杂的化合物常具有比较复杂的差热分析曲线，各种吸热峰和放热峰的个数、形状和位置与相应的温度可用来定性地鉴别待测物质或其多晶型；与其对照品或标准品的差示热分析曲线进行比较，亦可检查待测物质的纯度。差示扫描量热法是在程序控制温度下，测量输给待测物质和参比物的能量差与温度（或时间）关系的一种技术。差示扫描量热法可用于待测物的鉴别、纯度检查以及熔点和水分等的测定。

（三）定量分析

含量测定通常可选择化学分析法和分光光度法，对含量较低的物质可选择分光光度法。

1. 化学分析法

① 容量分析法：样品分解后，制备成适当的溶液，如有干扰物质存在，应设法消除其干扰。消除的方法主要有分离法和掩蔽法，然后选择适当的方法进行分析，常用

配位滴定、酸碱滴定和氧化还原滴定。②重量分析法：将样品分解液通过适当处理，得到纯的沉淀，干燥至恒重，根据重量换算出样品含量。

2. 分光光度法

① 可见分光光度法：有色无机物一般在可见光区有吸收，或者一些无机元素可与某些化合物形成有色配合物，可用分光光度法测定。如砷盐的检测，可利用砷化氢与二乙基二硫代氨基甲酸银（Ag-DDC）三乙胺的三氯甲烷溶液作用，产生新生态的胶态银，在510nm处有吸收，以测定砷的含量。②原子吸收分光光度法：近年来已广泛应用于矿物药及其制剂中各种微量元素的分析。该法能测定几乎全部金属元素，具有灵敏度高、选择性好、抗干扰能力强、适用范围广、操作方便的优点。

例 6-29 牛黄千金散中朱砂的鉴别

【处方】 全蝎 120g 牛黄 24g 冰片 20g 胆南星 80g 甘草 80g 僵蚕（制）120g 朱砂 160g 黄连 160g 天麻 160g

【制法】 以上九味，除牛黄、冰片外，朱砂水飞成极细粉；其余全蝎等六味粉碎成细粉；将牛黄、冰片研细，与上述粉末配研，过筛，混匀，即得。

【鉴别】 取本品粉末 0.6g，加水反复漂洗至剩少量暗红色沉淀，取沉淀物加盐酸-硝酸（3：1）的混合溶液 2ml 使溶解，蒸干，加水 2ml 使溶解，滤过，滤液显汞盐与硫酸盐的鉴别反应。

例 6-30 复方皂矾丸中皂矾的含量测定——分光光度法（通则 0401）

【处方】 皂矾 西洋参 海马 肉桂 大枣（去核） 核桃仁

【制法】 以上六味，海马、大枣于 75～80℃ 烘干，粉碎成细粉；核桃仁捣碎，与其余西洋参等三味粉碎成细粉，与上述粉末配研，过筛，混匀。每 100g 粉末加炼蜜 50～60g 制成小蜜丸，包活性炭衣，即得。

【含量测定】 对照品溶液的制备：取硫酸亚铁对照品 0.4g，精密称定，置 100ml 容量瓶中，加硫酸溶液（1→20）1ml 和水 80ml 使溶解，加水至刻度，摇匀，精密量取 2ml，置 100ml 容量瓶中，加水至刻度，摇匀，即得（每 1ml 含硫酸亚铁 80μg）。

标准曲线的制备：分别量取对照品溶液 1ml、2ml、4ml、6ml、8ml，分别置 25ml 容量瓶中，加水至 10ml，再加 1% 盐酸羟胺溶液 1ml 和 0.2% 2,2-联吡啶乙醇溶液 1ml，混匀，加水至刻度，摇匀；以相应的溶液为空白，照紫外-可见分光光度法，在 522nm 的波长处测定吸光度，以吸光度为纵坐标、浓度为横坐标绘制标准曲线。

测定：取本品 30 丸，精密称定，剪碎，取 2g，精密称定，置 500ml 容量瓶中，加硫酸溶液（1→20）5ml 和水 200ml，超声处理至全部溶散，加水至刻度，摇匀，滤过，弃去初滤液 20ml，精密量取续滤液 10ml，置 100ml 容量瓶中，加水至刻度，摇匀，精密量取 5ml，置 25ml 容量瓶中，照标准曲线制备项下的方法，自"加水至 10ml"起，依法测定吸光度，从标准曲线上读出供试品溶液中硫酸亚铁的量，计算，即得。

本品每丸含皂矾以硫酸亚铁（$Fe_2SO_4 \cdot 7H_2O$）计，不得少于 30.0mg。

🔁 重点小结

1. 生物碱类、黄酮类、三萜皂苷类、醌类和挥发油等成分的理化性质，含有以上成分的中药制剂的供试品溶液制备、定性鉴别及含量测定方法。

2. 根据不同中药制剂的组成、剂型、制法和分析目的，选择各类成分合适的供试品溶液制备方法与定性、定量分析方法。

复习思考题

一、选择题

1. 对于中药制剂中碱性较弱的生物碱成分通常采用的提取溶剂是（　　）。

A. 甲醇　　　　　B. 乙醇　　　　　C. 酸水　　　　　D. 三氯甲烷　　　E. 石油醚

2. 薄层色谱法鉴别生物碱类成分时常用的显色剂是（　　）。

A. 10％硫酸-乙醇溶液　　B. 茚三酮试剂　　　　　C. 硝酸钠试剂

D. 硫酸铜试剂　　　　　　E. 改良碘化铋钾试剂

3. 采用薄层色谱法分析含游离酚羟基的黄酮及其苷类成分时，常用的载体是（　　）。

A. 中性氧化铝　　B. 葡聚糖凝胶　　C. 大孔树脂　　D. 聚酰胺　　E. 硅藻土

4. 分光光度法测定中药制剂中总黄酮含量常用的显色方法是（　　）。

A. 盐酸-镁粉法　　　　　　B. 锆盐-枸橼酸法

C. 硝酸钠-硝酸铝-氢氧化钠法　　D. 三氯化铝-乙酸钾法

E. 芳香醛-浓硫酸法

5. 三萜皂苷类成分的供试液制备时，通常中药制剂的甲醇提取物，加水溶解后，以（　　）溶剂提取。

A. 乙醇　　　　　　　B. 水饱和正丁醇　　　　　C. 乙酸乙酯

D. 三氯甲烷　　　　　E. 苯

6. 本身具有较强紫外吸收，可采用紫外检测器检测的三萜皂苷成分是（　　）。

A. 人参皂苷 Rg_1　　　B. 黄芪甲苷　　　　　C. 甘草酸

D. 柴胡皂苷 a　　　　　E. 三七皂苷 R_1

7. 多有紫外吸收，在紫外线下显蓝色或紫色荧光的是（　　）。

A. 生物碱类成分　　B. 黄酮类成分　　　　　C. 香豆素类成分

D. 醌类成分　　　　E. 环烯醚萜类成分

8.（　　）在碱性溶液中会发生颜色改变，可直接进行鉴定。

A. 萘醌　　　　B. 菲醌　　　　C. 蒽酚　　　　D. 蒽酮　　　E. 羟基蒽醌

9.《中国药典》2020 年版（一部）收录的三黄片中大黄的 HPLC 含量测定方法，测定的是大黄中的（　　）。

A. 游离蒽醌　　　B. 总蒽醌　　　C. 大黄素　　　D. 大黄酚　　　E. 结合蒽醌

10. 下列（　　）方法不宜用于挥发油的含量测定。

A. 水蒸气蒸馏法　　B. GC　　　C. HPLC　　　D. GC-MS　　　E. TLCS

二、简答题

1. 某中药复方口服液加生物碱沉淀试剂有沉淀产生，是否说明该中药制剂中含有生物碱？为什么？

2. 简述《中国药典》中含有银杏叶的中药制剂（如银杏叶片、银杏叶滴丸、心脑宁胶囊等）中总黄酮苷的含量测定方法。

3. 简述中药制剂中三萜皂苷类单体成分定量方法。

4. 多糖的含量测定多采用比色法，请列出常用比色方法并说明各自特点。

5. 脂蟾毒配基和华蟾酥毒基是中药制剂中常见的甾体成分，试举例说明中药制剂中关于这两个成分的定量分析的方法。

6. 主含无机类成分的矿物药常用的分解方法有哪些？

第七章
生物样品内中药制剂化学成分的分析

要点导航

1. 掌握生物样品内中药制剂化学成分分析方法的建立及评价内容。
2. 熟悉常用的生物样品及制备方法。
3. 了解生物样品内中药制剂化学成分分析的目的、意义、特点，生物样品内成分的存在状态与生物转化及常用的测定方法。

第一节
概述

生物样品内药物化学成分分析（biopharmaceutical analysis 或 bioanalysis of drugs），亦称为体液药物分析、生物药物分析，为药物分析的重要分支，主要研究生物体中药物及其代谢物的质与量变化规律，是随着临床药理学、临床药学的发展和需要建立起来的一门新兴学科。中药制剂作为一种复杂的药物体系，分析其在生物样本中的质变和/或量变规律，直接关系到中药制剂的研制、质量评价、临床应用、作用机理等各阶段工作，在探索用药规律以及保证临床用药有效、安全、合理等方面具有重要的作用。

一、生物样品内中药制剂化学成分分析的意义

通常情况下，中药制剂用药后，其所含成分在生物体内的命运一般可分为吸收（Absorption）、分布（Distribution）、代谢（Metabolism）、排泄（Excretion）过程，简称药物的 ADME 过程。另外，由于中药制剂作为复杂的物质体系，也可能包括有毒成分的代谢，或者有效成分可能被代谢为毒性物质，有时，ADME 写为 ADME/Tox，即药物的吸收、分布、代谢、排泄及毒性。

以往，关于中药制剂质量的控制和评价，主要着重于其鉴别、检查和含量测定的研究。随着分析技术及药理研究手段的发展，中药制剂在机体内的命运特征与疗效关系的研究也取得一定进展，药理作用强度有时因个体差异而显著不同，即"化学等价而生物学不等价"，其根源是中药成分在不同机体间命运特征的差异所导致的。通过生物样品内中药制剂所含化学成分的分析，不仅可获得中药制剂化学成分的药动学特

征，且有助于指导药理研究、剂型优化以及临床用药方案的设计等。

二、生物样品内中药制剂化学成分分析的任务

1. 分析方法学的研究

有效的分析方法是进行生物样品内中药制剂化学成分分析的关键。分析方法学研究旨在提供最佳的分析条件，主要通过评价各种方法能达到的专属、灵敏、准确程度，探讨各种分析方法应用于生物样品内中药成分分析中的规律性问题。中药成分的复杂性决定了进入生物样品内代谢产物的复杂性，同时，分析的样品来源于生物体，基质组成亦很复杂，干扰物影响较大，且一般中药制剂中化学成分在基质中含量低，这均要求所建立的分析方法需要具有高灵敏度、专属性和可靠性的特点。

2. 生物样品内中药制剂化学成分研究

中药制剂进入生物机体后，有些成分以原型存在，有些成分会被代谢为新的物质，这些成分有可能均为效应成分，需要对其进行测定和分析。鉴于生物样品的复杂性，一种分析方法有时难以实现分析目标，常需结合联用技术，如 LC-MS、GC-MS、LC-NMR 等手段，才可能对生物样品内的中药成分进行定性、定量分析。目前，LC-MS/MS 是最常用的定量分析技术。

三、生物样品内中药制剂化学成分分析的特点

生物样品内中药制剂化学成分是以微量状态存在于生物基质中，生物基质中含有大量的内源性干扰杂质，而这些干扰物质随机体状况不同而不同。另外，中药制剂化学成分在生物体内，经过代谢往往可产生一种或多种代谢物，母体药物和代谢物又通常能与生物大分子结合。上述情况都会给中药制剂成分的分离、分析带来困难，与体外药物分析相比，要求生物样品内中药制剂成分分析的方法具有更高的选择性。此外，生物样品内中药制剂成分含量低，一般血药浓度在 ng/ml 级水平，而生物样品的采集量有一定的限制，因此要求分析方法有较高的灵敏度。

综上，生物样品内中药制剂化学成分分析具有以下特点：

1. 干扰因素多

生物样品内含有蛋白质、脂肪等有机物和 Na^+、K^+ 等大量内源性物质，不仅能与中药化学成分结合，也会干扰测定，因此，样品一般均需经过分离、净化处理后才能分析。同时，生物样品内有多种代谢酶，取样后仍可作用于被测物，影响被测物的稳定性。

2. 样品量少

供分析的生物样品，多需要在特定条件下采集，尤其是在连续测定过程中，不易重新获得；并且药物浓度低，变化幅度大。通常分离提取后，需要浓缩、富集以适应分析方法要求。

3. 分析方法要求高

由于生物样品量少、浓度低、干扰因素多，故对分析方法的专属性、灵敏度及准

确度要求较高。通常参照 FDA 关于生物样品定量分析方法建立与评价的指南内容，进行分析方法的研究。

第二节
生物样品的制备

中药制剂进入人机体后，所含化学成分经过吸收、分布、代谢、排泄等过程，其中许多成分被代谢为新的化合物，即代谢物。中药制剂化学成分及其代谢物，在体内转运、转化过程中，可与组织蛋白和体液蛋白结合，因此在组织和体液中，会含有游离的、结合的药物及其代谢物，分别称为游离型和结合型药物。其中，中药制剂中化学成分与血浆蛋白的结合过程是可逆的、非特异性的。清蛋白（白蛋白）是血浆中的主要蛋白质，占含量的 50%，它在与药物结合中起着重要的作用，常用于药物结合的模型研究。

生物样品是指来自生物机体的各种体液及组织的样品，包括血液、尿液、唾液、头发、胆汁、脑脊液、胃液、胰液、淋巴液、脏器及组织、乳汁、精液等，其中常用的生物样品是血液（血清、血浆、全血）、尿液、唾液及胆汁。

一、常用生物样品的采集与制备

（一）血液样品

血液样品包括血浆（blood plasma）、血清（blood serum）、全血（whole blood），主要用于血清化学、药物代谢动力学、临床治疗药物浓度检测以及代谢组学等的研究。血药浓度通常指血浆或血清中药物浓度，而不是全血药物浓度。药物在体内达到稳态血药浓度时，血中药物浓度通常可以反映药物在体内作用部位的状况，故血浆是进行体内药物分析最常用的样品。

1. 血样的采集

动物实验时，宜直接从心脏、动脉或静脉取血，人体取血时通常采取静脉取血。采血量可根据临床或动物实验要求、血中药物浓度和分析方法的灵敏度等而定，整个试验周期的采血总量需不影响动物的正常生理功能和血液动力学，一般不超过动物总血量的 15%～20%。在采血方式上，同时也要兼顾动物福利。常用注射器、负压管、毛细管或特殊的微量采血管采血样。

2. 血样的处理

由于血清和血浆的化学成分与组织液相似，所含药物可与组织液直接接触并达到平衡；而全血含有血细胞，药物在血细胞内与血浆中的浓度比由于受各种因素影响而变化，同时，红细胞中的血红蛋白妨碍药物浓度的测定，故全血不能作为作用部位药物浓度的可靠指标，血浆或血清是体内药物分析最常用的样本。

（1）血浆的制备 将采集的血液置于含有抗凝剂的试管中，混合后以 2500～3000r/min 离心 5～15min，使之与血细胞分离，淡黄色上清液即为血浆。抗凝剂常用肝素，它是一种含有硫酸的黏多糖，常用其钠盐、钾盐，并且它也是机体内的生理成分，不会改变血样的化学组成或引起药物改变，一般不会干扰药物的测定。另外，还有 EDTA、枸橼酸盐、氟化钠、草酸盐等，它们可引起被测成分发生变化或干扰测定，故不常使用。

（2）血清的制备 将采集的血液置于试管中，静置 0.5～1h。此过程会激活一系列凝血因子，血中的纤维蛋白原形成纤维蛋白，使血液逐渐凝固。再以 2500～3000r/min 离心 5～10min，上层的澄清淡黄色液体即为血清。

血清和血浆的区别，主要是血浆中多含有一种纤维蛋白原，而血纤维蛋白几乎不与药物结合，因此，血清与血浆中的药物浓度是相同的。血清与血浆制备相比，分离慢，且制取的量约为全血的 20%～40%，而血浆为全血的 50%～60%。目前，作为血药浓度测定的样品，二者可任意选用，并且检测分析方法亦通用。若是血浆中的抗凝剂干扰了被测药物的检测分析，则需选用血清样品。

（二）尿液

尿液主要成分是水、含氮化合物（其中大部分是尿素）及盐类。体内药物清除，主要是通过尿液，将药物以原型（母体药物）或代谢物及缀合物（conjugate）等形式排出。尿液的特点有：药物浓度较高，收集量大，收集简单，并属于非侵袭性采集。目前代谢组学的研究多以尿液为研究样品。

采集的尿液是自然排出的尿液，包括随时尿、晨尿、白天尿等几种。因为尿液浓度变化较大，所以通常测定一定时间内尿液中的药物总量，如 8h、12h、24h 内累积量，需要同时记录下尿液体积及尿液浓度。在动物实验中，如采集 24h 尿液，一般 8 时给药，之后排出的尿液全部贮存于干净的容器中，直到次日上午 8 时。常用的容器有涂蜡的一次性纸杯、玻璃杯等，准确量好体积后贮存。动物代谢组学研究，常用代谢笼（配有刻度储尿瓶）。

正常尿液为淡黄色或黄褐色，pH 值为 4.8～8.0，放置后会析出盐类，由于细菌和固体成分的析出，尿液放置后会变浑浊。若采集的尿液不能立即分析，需加入防腐剂于冰箱贮存。

尿液样本存在的不足有：尿液中药物浓度的改变不能直接反映血药浓度，即与血药浓度相关性差；受试者的肾功能正常与否直接影响药物排泄，因而肾功能不良者不宜采集尿液；婴儿的排尿时间难于掌握；尿液不易采集完全等。

（三）唾液

唾液是由唾液腺分泌的一种无色且稀薄的液体。由于一些药物的唾液药物浓度与血浆游离药物浓度密切相关，这种情况下，可通过测定唾液药物浓度代替血浆药物浓度检测，并可用于药代动力学研究。

唾液的采集，应尽量在刺激少的安全状态下进行，一般是漱口后 15min。用插有漏斗的试管接收口腔内自然流出或经舌在口内搅动后流出的混合唾液。另外采集混合液也可采用物理（嚼石蜡片、小块聚四氟乙烯、橡胶或纱布球等）或化学（酒石酸、硝酸毛果芸香碱等）等方法刺激，以期在短时间内得到大量的唾液。

唾液采集后，应立即测量其除去泡沫部分的体积，放置后分成泡沫部分、透明部分及乳白色沉淀部分三层，之后，以 2000～3000r/min 离心 10～15min，取上清液作为待测样品，供直接测定或冷冻保存。离心不仅可以排除唾液中黏蛋白的影响，也可除去唾液中的残渣或沉淀物对药物测定的影响。

唾液中含有黏蛋白，为阻止黏蛋白的生成，应将唾液在 4℃以下保存，解冻后搅匀再用，否则会产生误差。可以不受时间和地点的限制，容易反复采集，采集时无痛苦无危险；有些唾液中药物浓度可以反映血浆中游离型药物浓度。另外，唾液是各腺体分泌的混合液体，其组成发生经时变动，因此，唾液中的药物浓度与血浆中的游离型药物浓度相比就容易变动。有些与蛋白质结合率较高的药物，在唾液中的浓度比血浆浓度低得多，需要高灵敏度的分析方法才能检测。对有些患者（如癫痫、昏迷）不能采集唾液样品。

（四）组织

采用动物实验研究药物在体内吸收、分布及药物中毒死亡时，常采用动物组织，以获得药物药动学参数或分布特征信息，常用的脏器组织有心、肝、肺、肾、脑等。脏器组织样品在分析前，均需匀浆，制成均匀化的水性基质溶液，然后采用以下方法制备样品。

1. 蛋白质沉淀法

向组织匀浆液中加入甲醇、乙腈、高氯酸、三氯乙酸等沉淀剂，蛋白质沉淀后，离心取上清液直接分析或萃取处理后再分析。该方法操作最简单，但对有些中药成分的回收率低。

2. 酸水解或碱水解法

向组织匀浆中加入一定量的酸或碱，置水浴中加热，待组织液化后，过滤或离心，取上清液供萃取备用。该方法只适用于在热酸或热碱条件下稳定的少数中药成分。

3. 酶水解法

向组织匀浆中加入一定量 Tris 缓冲液，置水浴上水解一定时间，待组织液化后过滤或离心，取上清液供萃取备用。该法的优点是：避免中药成分在酸及高温下降解；可显著改善与组织蛋白结合强的药物回收率；可用有机溶剂直接提取酶解液，而无乳化现象；采用 HPLC 法检测时，无需过多的净化处理。该法不适用于在碱性下易水解的中药成分。

二、生物样品的前处理

生物样品的前处理是生物样品分析中极其重要的一个环节，由于生物样品的复杂性，其预处理过程也很难规定固定的模式和程序，需结合实验要求，采取适当的预处理手段，从而保证生物样品内中药化学成分的准确分析。

（一）去除蛋白质处理

血样或组织匀浆样品分析时，应先去除样品中的蛋白质，去蛋白质处理，既可使结合型药物释放出来以测定药物的总浓度，又可预防提取过程中的蛋白质发泡减少乳化，还可以通过提高样品的洁净度，达到保护仪器性能、延长使用寿命的作用。目前，可采用的除蛋白质方法有以下几种。

1. 加入与水相混溶的有机溶剂

水溶性有机溶剂可使蛋白质分子内及分子间的氢键发生变化，致使蛋白质凝聚，使与蛋白质结合的化学成分游离出来。血清或血浆与亲水性有机溶剂的体积比为 1∶(1～3) 时，超速离心后，就可把 90％ 以上的蛋白质除去。有机溶剂种类不同，析出的蛋白质沉淀的形状亦有差别。最常用的有机溶剂为乙腈及甲醇，这两种有机溶剂不但为液相色谱中常用的有机相，且均有较高的沉淀蛋白质的效率，乙腈的沉淀效率比甲醇更高。

有机溶剂除蛋白质时，将水溶性溶剂与血清或血浆按一定比例混合，采用超速离心机（10000r/min）离心 1～2min，即可将析出的蛋白质彻底沉淀。离心时需采用具塞尖头离心管，可使沉淀牢牢地黏附在离心管壁上，方便上清液的吸取，通常情况下，所得上清液即可直接进样分析。

2. 加入中性盐

中性盐能将与蛋白质结合的水置换出来，从而使蛋白质脱水沉淀。常用的中性盐有饱和硫酸盐、镁盐、磷酸盐及枸橼酸盐等。如血清与饱和硫酸铵的比例为 1∶2 时，超速离心后，即可除去 90％ 以上的蛋白质，所得上清液的 pH 值为 7.0～7.7。

3. 加入强酸

当 pH 值低于蛋白质的等电点时，蛋白质以阳离子形式存在。强酸加入后，可与蛋白质阳离子形成不溶性盐而沉淀。常用的强酸有 10％ 三氯乙酸、6％ 高氯酸、硫酸-钨酸混合液及 5％ 偏磷酸等。血清与强酸的比例为 1∶0.6 混合，10000r/min 离心 1～2min 即可除去 90％ 以上的蛋白质。

4. 加入含锌盐及铜盐的金属沉淀剂

当溶液的 pH 值大于蛋白质的等电点时，蛋白质以阴离子形式存在，金属阳离子可与蛋白质中带负电的羧基形成不溶性盐而沉淀。常用的金属沉淀剂有 $CuSO_4$-Na_2WO_4、$ZnSO_4$-NaOH 等。血清或血浆与沉淀剂混合的比例为 1∶(1～3) 时，超速离心，即可除去 90％ 以上的蛋白质。

5. 超滤法

本法是以多孔性半透膜（超滤膜）作为分离介质的一种膜分离技术。通过选用不同孔径的不对称性微孔膜，按照截留分子质量的大小，可分离 300～1000kDa 的可溶性生物大分子物质。

血样中游离药物的测定，可采用分子量截留值在 5 万左右的超滤膜，用加压 $2kgf/cm^2$❶ 的过滤法或高速离心法，将血浆或血清中游离型药物与分子量大的血浆蛋白以及结合了药物的血浆蛋白实现分离，滤液可直接或浓缩后测定其含有的游离型药物浓度。

超滤法是分析血中游离药物的首选，与其他分离法相比，该法不需要加热、添加化学试剂，条件温和，不稀释试样，也不改变溶液的 pH 值，工艺简单，尤其适用于对酸碱不稳定的样品。

6. 酶水解法

对于一些酸不稳定及与蛋白质结合牢固的成分，可用酶解法。最常用的酶是枯草菌溶素，它是一种细菌性碱性蛋白分解酶，不仅可以使组织溶解，还可使化学成分

---

❶　$1kgf/cm^2 = 98.0665kPa$。

出，并可在较宽的 pH 值范围（7.9～11.0）内使蛋白质的肽键降解，50～60℃温度条件下，具有最大活力。该法的优点有：可避免某些待测成分在酸及高温下降解；对与蛋白质结合紧密的待测成分，可显著改善回收率；可用有机溶剂直接提取酶解液，避免乳化现象生成；采用液相色谱检测分析时，无须再进行过多的净化操作。该方法不适用于在碱性条件下不稳定的成分。

实验操作中，先将待测组织加 pH 值为 10.5 的 Tris 缓冲液及酶，60℃培育 1h，用玻璃棉过滤，即得澄清溶液，操作简便。

7. 加热法

若待测成分热稳定性好，可采用加热的方法使蛋白质变性沉淀，离心去除。加热的温度依待测成分的热稳定性而定，通常设为 90℃。该方法操作简便，但只能除去热变性蛋白。

（二）净化和富集

1. 液-液萃取法（Liquid-Liquid Extraction，LLE）

该法是一种经典的分离纯化方法。应用本法时，需要考虑有机试剂的特性、有机相和水相的比例及水相的 pH 值等。液-液萃取法有时会发生乳化现象。乳化会引起药物的损失，从而导致较低的回收率。提取前在水相中加入适量的 NaCl，可减轻乳化程度。当发生轻微乳化时，可通过离心，使水相和有机相完全分开。若发生严重乳化时，可置于低温冰箱使水相快速冻凝，破坏乳化层，复融后离心，即可破乳。

2. 固相萃取法（Solid-Phase Extraction，SPE）

该法是以液相色谱分离原理为基础建立起来的分离纯化方法。高效液相色谱，特别是反相高效液相色谱的成功应用，使得人们采用装有不同填料的小柱，进行生物样品制备的固相萃取技术，日益受到重视并逐渐发展起来。

3. 固相微萃取法（Solid-Phase Micro-extraction，SPME）

该法是在固相萃取的基础上发展起来的一种新型样品预处理方法。该法是基于待测成分在萃取涂层与样品之间的吸附或解析-解析平衡，而建立起来的集萃取、浓缩、进样于一体的技术。

该方法装置简单、易于操作、选择性好、重现性好、样品用量少、无需溶剂或仅需极少量溶剂。自该装置上市以来，已发展了多种萃取装置和操作模式。目前，已实现了与液相色谱和气相色谱的联用。

（三）缀合物的水解

缀合物是中药制剂中的待测成分或其代谢物与机体的内源性物质结合生成的产物。形成缀合物的内源性物质有葡萄糖醛酸、硫酸、甘氨酸、谷胱甘肽和乙酸等，其中前两种最为重要，生成葡萄糖醛酸苷和硫酸酯缀合物。可与葡萄糖醛酸形成葡萄糖醛酸苷缀合物的，为一些含有羟基、羧基、氨基和巯基的待测成分；与硫酸形成硫酸酯的缀合物，为一些含有酚羟基、芳胺及醇类的待测成分。尿中待测成分多数呈缀合状态。

缀合物的极性较原型药物大，是亲水性或在生理 pH 值下电离的极性物质，不易被有机溶剂提取。为了测定尿液中待测成分总量，无论是直接测定或萃取分离，均需要先对其进行水解处理，即将缀合物中的药物或代谢物游离出来，再用有机溶剂提取。常用的水解方法有以下几种。

1. 酸水解

通常使用无机酸，如盐酸。酸的用量、浓度、反应时间和温度等条件，依待测成分的理化性质而定。该方法简便、快速，但与酶水解相比，其专一性较差，若待测成分在水解过程中发生分解，则不适用。

2. 酶水解

适用于与酸反应及受热不稳定的待测成分。通常使用的酶是 β-葡萄糖醛酸苷酶（β-glucuronidase）或芳基硫酸酯酶（arylsulfatase），可分别水解待测成分的葡萄糖醛酸苷缀合物和硫酸酯缀合物。实验中，常使用两者即葡萄糖醛酸苷酶-硫酸酯酶的混合物。使用时，应按不同酶试剂的要求，控制在一定的 pH 范围内（4.5～7.0），37℃厌氧条件下培育 16h 进行水解，并且需事先除去尿中会抑制酶的阳离子。与酸水解相比较，酶水解一般不会引起被测物的分解，且专属性强，但是酶水解存在耗时长、费用高等不足，且酶试剂也可能引入黏液蛋白等杂质，使缀合物产生乳化或造成色谱柱阻塞的问题。

3. 溶剂解

溶剂使缀合物（主要是硫酸酯）在萃取过程中发生分解，称为溶剂解。例如，尿中的载体硫酸酯在 pH 值为 1 时，加乙酸乙酯提取，产生溶剂解。

目前，对缀合物的分析逐渐趋向于直接测定缀合物的含量，以获得体内缀合物真实的量，以及当排出体外时，缀合物占所排出药物总量的比率，为了解药物代谢情况提供更多的直接信息。

第三节

生物样品内中药制剂化学成分分析方法的建立

一个精密度、准确度高且可靠的生物样品内中药制剂化学成分分析方法的建立，是揭示中药制剂成分在机体内的动态变化规律、药代动力学参数、临床评价及药物浓度监测的非常关键的基础。

一、常用生物样品分析方法

1. 色谱法

色谱法（chromatography）是一种物理或物理化学分离分析方法，其分离原理，主要是利用待测成分在流动相和固定相中的分配系数或吸附能力等差异而实现分离的。色谱法包括高效液相色谱、气相色谱、薄层色谱、凝胶色谱等。色谱法具有较高的专属性和灵敏度，能分离结构相似的药物和代谢物，是体内药物分析领域中的主要分析手段。目前，色谱与质谱联用技术、手型色谱技术、毛细管电泳技术、色谱与免疫联用技术等的建立与快速发展，更为色谱技术在体内中药分析中的应用提供了广阔前景。

2. 光谱法

光谱法是在生物样品内中药制剂化学成分分析中应用较早的分析方法之一，包括紫外分光光度法、荧光分析法、比色法、原子吸收分光光度法等。具有操作简便、快速、对仪器要求不高等优点，但检测灵敏度低、选择性差，且不具有分离功能，因此对样品的预处理要求较高。由于代谢物及内源性成分的干扰，本法的应用范围受到限制。目前，仅用于少数药物浓度高、干扰成分少的生物样品的测定。

3. 免疫分析法

免疫分析法（Immunoassay，IA）是指以特异性抗原-抗体反应为基础的分析方法，包括放射免疫、酶免疫、化学发光免疫、荧光免疫分析等。该法具有灵敏度高、专属性强、操作简便、快速等优点，是临床治疗药物浓度监测和生化检验的常用方法，但需要特定的试剂盒和仪器。目前，免疫分析法不仅可用于测定蛋白质、酶等大分子物质，而且还广泛用于测定小分子药物。

二、生物样品分析方法的设计依据

一般而言，生物样品内中药制剂化学成分的浓度是决定分析方法的首要因素。通常生物样品中待测成分或其代谢物的浓度均较低，且样品量少，因而分析方法的选择是提高分析效率的关键。分析方法的选择应根据待测成分的结构、理化性质、仪器条件等因素综合考虑。

1. 文献研究

在建立分析方法之前，应充分总结相关国内外文献，以供借鉴，若尚无文献报道的，也可参考同类药物的相关报道。值得注意的是，由于体内药物分析中影响因素较多，文献报道的方法常因分析条件的差异（如仪器、试剂等）而造成分析结果的不同。

2. 待测成分的理化性质

生物样品基质复杂，从复杂基质中提取待测成分，需要考虑待测成分或代谢产物的理化性质、生物转化途径及干扰物的性质。中药制剂中化学成分的酸碱性、溶解度、极性、挥发性、光谱特性、稳定性等，均与生物样品的制备及分析方法的选择密切相关。强极性或亲水性成分，难以采用溶剂萃取，可采用蛋白质沉淀、固相萃取（极性载体）、离子对萃取或衍生化之后萃取等技术。

3. 生物样品的类型

生物样品的类型直接影响生物样品的制备方法及分析方法的选择。血浆内中药成分分析，可选用蛋白质沉淀和/或溶剂萃取法，当待测成分与蛋白质结合牢固不易分离时，可采用酶解法使蛋白质分解而释放出药物；分析尿内待测成分时，常需对生物样品进行酸水解或酶水解，使待测成分游离。

4. 待测中药制剂化学成分的预期浓度范围

当待测成分浓度较低，尤其是需要考虑代谢产物的干扰或原型成分与特定代谢产物同时测定时，宜采用萃取-浓缩的样品制备方法，以及高灵敏度、高特异性的分析技术。

5. 分析测定的目的及要求

分析方法的设计应首先明确测定的目的与要求，是用于测定药物成分和药代动力学参数，还是用于临床药物浓度监测。前者要求分析方法具有较宽的线性范围、较高的灵敏度和准确度以及较高的分离能力，不必强调方法的简单和快速；后者通常要求分析方法简便、易行，适用于长期、批量样品的测定。另外，若同时测定母体药物和代谢物，则应选择具有分离能力或专属的测定方法。

一般而言，生物样品中待测物的预期浓度范围，是决定生物样品检测方法的首要因素。无论从人体或实验动物中获得的生物样品内待测物或其特定代谢物的浓度，大多较低（$10^{-10} \sim 10^{-6}$ g/ml）。因而，需要选择适宜的分析检测技术来建立生物样品的分析方法。

三、生物样品分析方法的建立与验证

（一）分析方法的建立

分析方法设定后，进行一系列预实验来选择最佳分析方法及条件，一般从以下内容着手，建立分析方法。

1. 分析待测成分纯品

取待测成分纯品适量，按照拟定的分析方法（不包括生物样品的预处理部分）进行测定，根据分析结构，确定最适测定浓度、灵敏度、最佳的分析检测条件，如溶液pH 值、温度、反应时间等。采用色谱分离方法时，可通过改变色谱柱、流动相及其流速、检测波长、柱温、进样量等进行调整，从而获得良好的色谱参数。

2. 空白溶剂

实验取待测成分的非生物基质溶液（通常为水溶液），按拟定的分析方法进行预处理，并测定空白值的响应信号，如 HPLC 峰面积或峰高。空白值色谱信息将影响方法的灵敏度和专属性。空白值的响应值应尽可能小，并能得到有效校正。可通过改变实验条件，降低空白试剂的信号，使其不干扰药物的测定。

3. 空白生物基质实验

主要用来考察生物基质中内源性物质（endogenous compounds）对待测成分的干扰，在测定药物、特定的活性代谢物、内标物质等的"信号窗"内，不应出现内源性物质信号。即取空白生物基质（blank biological matrix），如空白血浆，按拟定的分析方法，进行处理并分析，不应对待测成分有干扰。

4. 模拟生物样品试验

取空白生物基质，加入待测成分纯品，制成模拟生物样品，按照空白生物基质相同处理分析后，考察方法的专属性，即生物基质中内源性物质以及可能共同使用的其他药物对测定的干扰程度。若采用色谱法进行测定，多数情况下需考虑用内标法定量，应首先选择合适的内标，考察待测成分、内标物质与内源性代谢物或其他成分的分离情况。

221

5. 生物样品的测定

经过"空白生物基质"和"模拟生物样品试验"，所确定的分析方法及其条件还不能完全确定是否适合于实样测定。因为药物在体内是个复杂的过程，可能与内源性物质，如蛋白质结合，也可能经过不同代谢通路生成多种代谢产物，而且这些代谢产物还可能进一步生成多种结合物或缀合物，所以设计方法要强调对药物体内过程有一定的了解，在分析方法确定后，还需进行实际生物样品的测定，考察代谢物对药物、内标物的干扰，从而选择避免干扰并适合样品实际情况的方法，进一步验证方法的可行性。

（二）质控样品及意义

未知生物样品的测定，应在分析方法建立并完成验证之后进行。在实际生物样品的测定过程中，应对分析数据的质量进行必要的监控。质控样品（quality control sample，QC）系指将一定量待测成分加入空白生物基质中配制模拟生物样品，用于分析全程的质量控制，包括分析方法的精密度、准确度、提取回收率及样品稳定性等评价。一般配成低（LQC）、中（MQC）、高（HQC）3个浓度的质控样品。

每个未知样品一般只测定1次，必要时（有充分理由证实该测定结果异常时）可重复测定。每批样品测定的同时应建立相应的标准曲线，并随行间隔测定高、中、低至少3个浓度的质控样品。QC应以低至高或高至低的顺序以一定间隔，均匀穿插于整个分析批，与生物样品同时测定，根据质控样品的测定结果，评判该分析批的数据是否可被接受或拒绝。

每一个分析批内，应随机穿插分析至少6个QC，若未知样品数目较多时，应增加浓度质控样品数，使其数目大于未知样品总数的5%。质控样品的测定结果的偏差一般应小于15%，RSD≤15%，最多允许1/3不在同一浓度质控样品结果超限。若质控样品的测定结果不符合上述要求，则该分析批样测试结果作废。

（三）分析方法的验证

1. 专属性（specificity）

系指所用的方法能准确测定待测物质的能力，通常表示所检测的相应信号应属于待测成分所特有的。如果有几个分析物，应保证每个分析物都不被干扰。

考察一个分析方法是否具有专属性，应着重考虑内源性物质、代谢产物、其他化学成分等的干扰。通过比较待测药物或其代谢产物的对照品（或标准品）、空白生物基质、模拟生物样品的检测信号，确保内源性物质对分析方法没有干扰。对于质谱法，则应考虑分析过程中的基质效应，对于结构一致的化合物，必要时可通过二极管阵列检测器（HPLC-DAD）和质谱检测器（LC-MS）确证被测定色谱峰的单纯性和同一性；对于结构未知代谢物的测定，可采用LC-NMR进行结构的初步推测后，考察其干扰情况。

若10%以上比例的空白样品，显示大的干扰，应另取一组空白样品重试，若仍有10%以上的空白样品，显示大的干扰，则应改变拟定的方法，以消除干扰。

2. 标准曲线（standard curve）与线性范围

系指生物样品中所测定药物的浓度与响应值的相关性，通常用回归分析方法获得标准曲线，并以相关系数评价标准曲线的线性程度。标准曲线的最高与最低浓度的区间为线性范围（linearity range），待测成分模拟生物样品的浓度应在线性范围内，并应达到试验要求的精密度和准确度。当线性范围较宽时，可采用加权方法对标准曲线进行计算，以使低浓度点的计算比较准确，并保证良好的线性相关性。

标准曲线的建立，一般要求 5~7 个浓度的标准模拟生物样品，其线性范围应能覆盖全部待测生物样品中的药物浓度，不能使用线性范围外推的方法计算未知生物样品中的药物浓度。建立标准曲线所使用的模拟生物样品，应是与待测含药生物样品相同的生物基质制备。浓度高于定量上限的样品，应采用相应的空白介质稀释后重新测定；对于浓度低于定量限的样品应以零值计算。

标准曲线的相关系数要求 $r \geqslant 0.99$（色谱法）或 $r \geqslant 0.98$（生物学方法）。另外，LOQ 偏离标准浓度应 $\leqslant 20\%$，其他各点应 $\leqslant 15\%$。

3. 残留效应（carry-over）

系高浓度样品在柱子或者检测器的残留，对低浓度样品测定产生的影响。残留效应的评价是通过高浓度样品或者高浓度标准样品进样分析后，进样分析空白基质样品而实现的。要求空白基质样品中目标成分的量不能超过定量限的 20%，内标成分不能超过 5%；或者信噪比不能超过 3。

4. 准确度（accuracy）

系指测得的生物样品中待测药物的浓度与其真实浓度的接近程度。理论上，准确度的测定应使用人或动物给药后的实际生物样品，但实际生物样品的浓度是未知的，故采用模拟生物样品来测定，测得的浓度与加入的理论浓度比较得到。一般采用相对回收率（Relative Recovery，RR）或相对误差（Relative Error，RE）来表示。测定结果用随行标准曲线回归方程计算样品浓度，以测定值（Measured）的平均值 M，与配制的理论浓度即加入值 A（added）比较，计算相对回收率或相对误差，式（7-1）或式（7-2）。

$$RR = \frac{M}{A} \times 100\% \tag{7-1}$$

$$RE = \frac{M-A}{A} \times 100\% \tag{7-2}$$

一般选用 3 个浓度的质控样品，即低浓度（LQC）、中浓度（MQC）、高浓度（HQC）质控样品，以标准曲线项下方法，考察准确度。低浓度选择在 LLOQ 附近，其浓度在最低定量限（Lower Limit of Quantification，LLOQ）的 3 倍以内；高浓度接近于标准曲线的上限；中间选一个浓度。每一浓度至少测定 5 个样品，为考察批间精密度，应至少测定 3 批（由待测样品、质控样品、标准模拟生物样品组成的一个完整系列）。一般要求相对回收率在 85%~115% 范围内，在 LLOQ 附近应在 80%~120% 范围内。

5. 精密度（precision）

系指每一次测定结果与多次测定的平均值的偏离程度。一般用标准偏差（Standard Deviation，SD）或相对标准偏差（Relative Standard Deviation，RSD）表示。生物样品内中药成分分析，除要考察批内（within-batch，within-run 或 intra-assay）RSD 外，同时还应考察批间（between-batch，between-run 或 inter-assay）RSD。

（1）批内 RSD　系指在同一分析批内，即同一条标准曲线在相同实验条件下测定结果之间的 RSD。一个分析批是在同一天内完成的，所以批内 RSD 又称为"日内 RSD"。

（2）批间 RSD 系指在不同分析批的测定结果之间的 RSD，不同分析批通常是在不同日期内完成的，所以批间 RSD 又称为"日间 RSD"。

三个浓度下的质控样品，应分别检测 5 份样品量，评价分析方法的精密度，并要求日内和日间精密度的 RSD 值不得大于 15%，而 LLOQ 的精密度不得大于 20%。

6. 定量限与检测限

定量限（Limit of Quantification，LOQ）是指测定样品中符合准确度和精密度要求的最低药物浓度，通常以标准曲线上的最低浓度点表示。也可以信噪比 $S/N=10$ 或空白背景相应的标准差乘以 10 作为估计值，再通过试验确定。检测限（Limit of Detection，LOD）是指试样中被测物能被检测出的最低浓度或量。一般以信噪比 $S/N=3$（或 2）时的相应浓度或注入仪器的量确定 LOD 值。

7. 提取回收率

又称为绝对回收率（absolute recovery），主要是考察生物样品在制备过程中造成的待测成分的损失。在生物样品体内药物分析中，对生物样品的制备、提取通常采用一次提取，而常规药物分析一般是多次提取，故待测药物常常不能完全提取，其提取回收率≥80%时，一般被认为具有较好的提取回收率。

要求考察高、中、低 3 个浓度的质控样品，每一浓度至少 5 个样品。另取等量相同的 3 个浓度的标准溶液，用质控样品的最终配制溶液稀释至与质控样品同体积，同法测定。将质控样品的检测信号与未经处理的响应浓度的标准溶液的检测信号比较，按照式（7-3）计算提取回收率。

$$R = \frac{A_T}{A_S} \times 100\%$$ (7-3)

式中，R 为提取回收率；A_T 为质控样品制备处理后的检测信号，如 HPLC 峰面积或峰高；A_S 为未经制备处理的相应浓度标准溶液的检测信号。

在色谱分析中常采用内标法测定含量，将待测成分标准品和内标物加到空白生物基质中，按规定方法处理，测得药物和内标物的峰面积，计算出它们的比值 $R_测 \frac{A_药}{A_内}$；另取相同浓度的药物标准品和内标物的纯溶剂溶液进样，得药物标准品和内标物的峰面积，同样计算二者的比值 $R_真 \frac{A'_药}{A'_内}$，再根据式（7-4）计算回收率。

$$R = \frac{R_测}{R_真} \times 100\%$$ (7-4)

在药代动力学、生物利用度研究或临床治疗药物检测中，高、中、低 3 个浓度的待测药物的提取回收率均应≥50%；且高、中浓度的 RSD 应≤15%，低浓度的 RSD 应≤20%。内标法使用的内标物质的提取回收率应≥50%，RSD≤15%。

8. 基质效应（matrix effect）

系指样品中被分析物以外的组分对目标成分的分析过程有显著的干扰，并影响分析结果的准确性，这些影响和干扰被统称为基质效应。尤其在分析生物样品内痕量浓度的中药制剂化学成分，通常需要采用液相色谱与质谱联用技术，由于质谱分析的高选择性，基质效应在色谱图上往往观察不到，即空白基质色谱图呈现为良好的专属性，但这些共流出组分通过改变目标成分的离子化效率，引起对其检测信号的抑制或提高。质谱检测中的基质效应是方法学考察中必不可少的评价内容。提取后加入法（post-extraction spiking method）是评定 LC-MS^n 基质效应最常用的方法，而且，此法还可用于评价绝对基质效应（absolute matrix effect）和相对基质效应（relative matrix effect）。前者指的是空白基质样品按照供试品溶液制备方法提取后，加入目标成分标准品制成的样品，与相同浓度的标准品溶液信号响应的差异，绝对基质效应影响分析方法的准确度；后者指的是不同来源的空白基质样品，按照绝对基质效应实验的方式处理后，分析评价各个来源样品间的信号响应的差异，它影响的是分析方法的准确度和精密度，所以相对基质效应较绝对基质效应更为重要。

基质效应的评价方法，需要制备两组待测样品：

样品 1：将目标成分对照品溶于合适的溶剂中（尽量与样品分析时，溶解样品所用的溶剂相同），即为样品 1。

样品 2：按照拟采用的样品制备方法，提取空白生物基质，浓缩复溶形成溶液，加入目标成分对照品适量，得到与样品 1 中浓度相同的溶液，即为样品 2。

样品分析后，目标成分或内标在样品 2 和样品 1 中信号强度的比值，则为基质效应。若基质效应大于 100%，则表明离子增强，反之则表明离子抑制。

知识拓展 📖

内标归一化基质效应因子，即目标成分与内标基质效应的比值。克服基质效应的措施通常采用的方法有：（1）优化样品制备方法，利用液液萃取法或固相萃取法制备供试品，有助于降低绝对基质效应；（2）优化色谱分离条件，通过优化色谱分离条件，使干扰杂质与目标成分实现分离；（3）减少进样量，在保证灵敏度的前提下，减少进样体积，可适当降低基质效应；（4）降低流动相速度，流动相速度降低，可以使同时离子化的化合物减少，降低了基质成分与目标成分在电离过程中的竞争，从而降低基质效应；（5）改换离子源，通常电喷雾离子源对于基质效应的敏感程度，高于大气压化学离子源。

9. 稳定性（stability）

系指对贮存条件、药物的化学性质、空白生物样品和容器的综合评价。生物样品的稳定性，包括长期贮存、短期贮存、室温、冷冻、冻融条件下的稳定性，另外还包括标准贮备液以及样品处理后的溶液中待测成分的稳定性。

（1）长期稳定性　长期稳定性考察的时间，应超过收集第一个样品至最后一个样品被分析所需的时间。贮存温度一般为 $-20℃$，也可设为 $-70℃$。要求高、低浓度质控样品至少分别测定 3 次，分别与第一天分析结果进行比较。

（2）短期室温稳定性　根据实际操作，样品需要在室温中维持的时间，将高、低浓度质控样品室温下放置 4～24h，在不同时间点取样进行分析，与 0h 测得的结果进行比较。

（3）冻融稳定性　取高、低浓度质控样品至少 3 份，于 $-20℃$ 储存 24h，取出置于室温使其自然融化，之后取样，进行分析。然后再把样品冷冻 12～24h，如此反复冻融循环 2 次以上，对不同时间测定的结果进行比较分析。

生物样品内中药制剂化学成分分析实例

例 7-1 大鼠灌胃给药护肝抗原胶囊后血浆中汉黄芩素、千层纸素 A、五味子醇甲、芍药苷和大黄素的同时定量分析

护肝抗原胶囊是由 12 味中药组成的复方制剂。据报道，黄芩中的汉黄芩素和千层纸素 A、五味子中的五味子醇甲、牡丹皮中的芍药苷及虎杖中的大黄素均有抗炎活性和对肝细胞的保护作用，是护肝抗原胶囊的代表活性成分。虽然上述 5 个化学成分在单味药或复方制剂中的药代动力学研究分别有相应的报道，考虑到中药配伍过程中各成分间的相互作用，因此通过这 5 个指标成分在大鼠体内的药动学特征，评价护肝抗原胶囊的体内过程。

一、实验方法

1. 色谱条件

液相色谱仪：Agilent 1290；色谱柱：Symmetry C_{18} 柱（4.6mm×50mm，3.5μm；Waters，Ireland）；柱温：25℃；流动相：0.1％甲酸水溶液（A）和乙腈（B）组成；进样量：2μl。梯度洗脱条件如表 7-1 所示。

表 7-1　梯度洗脱条件

时间/min	流动相 A/％	流动相 B/％	流速/(ml/min)	时间/min	流动相 A/％	流动相 B/％	流速/(ml/min)
0	50	50	0.2	10	10	90	0.5
1	50	50	0.2	13	10	90	0.5
2	45	55	0.2	14	50	50	0.5
9	65	35	0.5				

2. 质谱条件

质谱仪：Agilent 6410B；离子源：ESI；扫描方式：正负切换模式；汉黄芩素、千层纸素 A、五味子醇甲和欧前胡素在正离子模式（ESI＋）下分析，芍药苷、大黄素和泼尼松龙在负离子模式下（ESI－）分析；毛细管电压：4000V（ESI＋/ESI－）；雾化气压力：30psi（1psi＝6894.76Pa）；干燥气体流速：8l/min；干燥气温度：340℃。数据采集和分析使用 Agilent MassHunter 软件（版本 B.0401）。各化合物 MRM 信息见表 7-2 和图 7-1。

表 7-2　5 个目标化合物及 2 个内标物的 MS/MS 参数

化合物	监测离子	母离子(m/z)	子离子(m/z)	破碎电压/V	碰撞电压/V	加速电压/V
五味子醇甲素	$[M+H]^+$	433.3	415.4	80	3	4
汉黄芩素	$[M+H]^+$	285.2	270.1	105	20	6
千层质素 A	$[M+H]^+$	285.2	270.0	140	20	6
大黄素	$[M-H]^-$	269.1	225.0	150	20	7
芍药苷	$[M-H]^-$	525.1	449.1	100	6	6
异欧前胡素	$[M+H]^+$	271.0	203.0	60	8	7
异欧前胡素	$[M-H]^-$	405.2	329.2	100	10	7

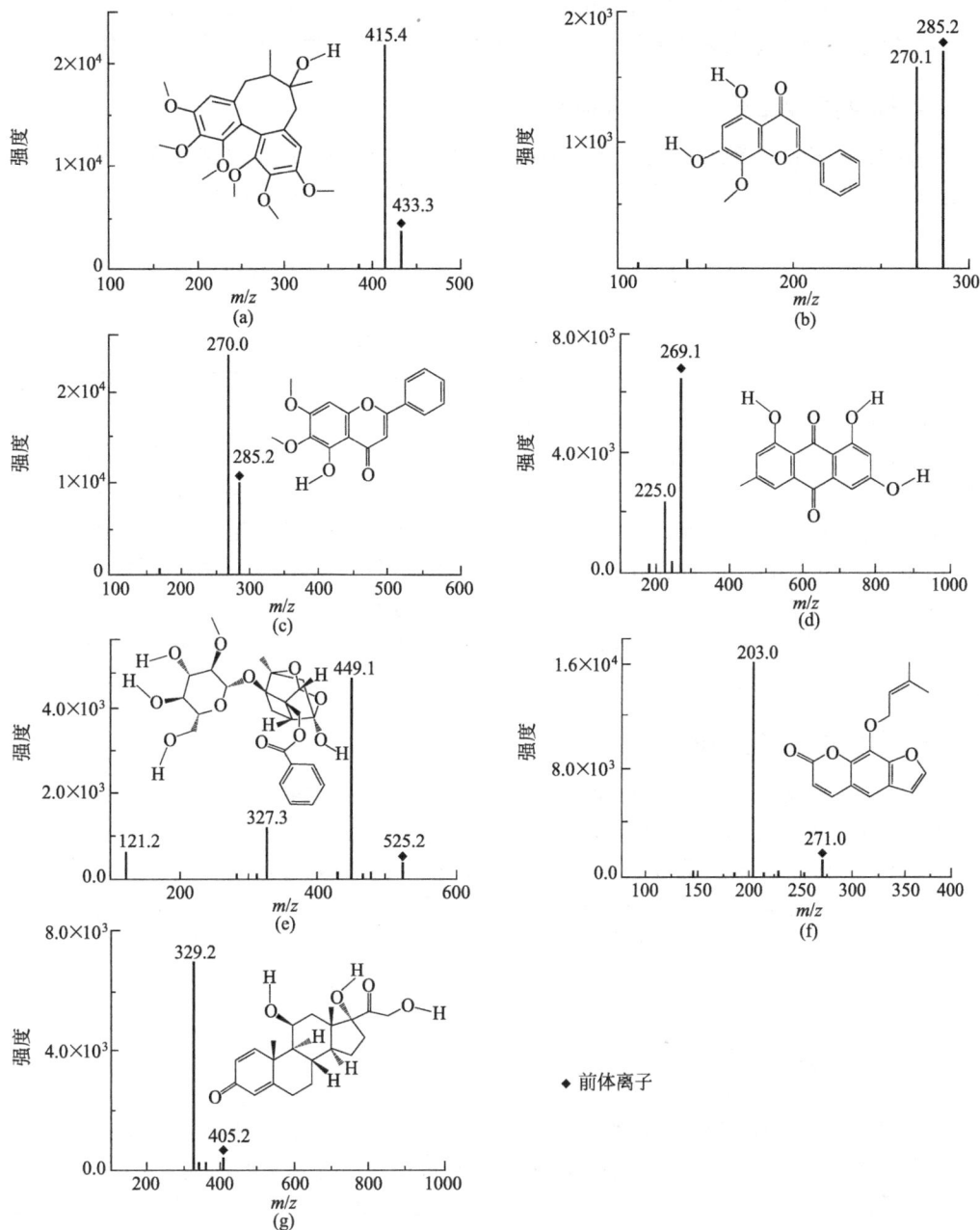

图 7-1　各化合物化学结构式和二级质谱图

（a）五味子醇甲；（b）汉黄芩素；（c）千层纸素 A；（d）大黄素；（e）芍药苷；（f）欧前胡素；（g）泼尼松龙

3. 实验动物

6 只 Wistar 大鼠雌雄各半，在实验前 12h 禁食不禁水，实验过程中大鼠可自由饮水。每只大鼠按体重灌胃给药护肝抗原胶囊提取物粉末（相当于给五味子醇甲 6.31mg/kg，汉黄芩素 8.76mg/kg，千层纸素 A 3.58mg/kg，芍药苷 11.68mg/kg 和大黄素 4.53mg/kg）。给药前每只大鼠先采集一次空白血液，给药后分别于 0.083h、0.25h、0.5h、0.75h、1h、1.5h、2h、3h、4h、5.5h、8h、12h、24h 眼眶静脉丛采血约

227

300μl于1.5ml离心管中，静置30min，于4℃下离心（17760g，10min），分离血清，—20℃保存待测。每次采集血液后，立即腹腔注射1ml生理盐水，及时补充体液。

4. 标准溶液和质控样品的制备

分别精密称取7种对照品适量，加甲醇溶解得五味子醇甲、汉黄芩素、千层纸素A、大黄素、芍药苷、欧前胡素（内标）和泼尼松龙（内标）对照品储备液浓度分别为 0.50mg/ml、0.50mg/ml、0.47mg/ml、0.50mg/ml、0.50mg/ml、0.15mg/ml和0.23mg/ml。取5个目标化合物对照品储备液适量，混合后加甲醇定容得初始工作溶液，再用甲醇进行倍比稀释得各对照品的工作溶液浓度范围如下：五味子醇甲和汉黄芩素为 0.050～10μg/ml，大黄素和千层纸素A为0.10～10μg/ml，芍药苷为0.15～9.75μg/ml。取欧前胡素和泼尼松龙对照品储备液适量，混合后加甲醇定容，得到2个成分浓度均为2μg/ml的混合内标工作溶液。

将90μl的空白血清置于1.5ml EP管中，加入10μl工作溶液，涡旋混合3min得标准曲线样品和质控（QC）样品。最终获得的各目标化合物标准曲线范围如下：五味子醇甲和汉黄芩素线性浓度范围，5～1000ng/ml；千层纸素A和大黄素线性浓度范围，10～1000ng/ml；芍药苷线性浓度范围，15～975ng/ml。各目标化合物的高中低质控样品浓度（LQC，MQC和HQC）分别为：五味子醇甲和汉黄芩素为15500ng/ml和900ng/ml；千层纸素A和大黄素为30500ng/ml和900ng/ml；芍药苷为45450ng/ml和825ng/ml。上述溶液均置于4℃冰箱保存备用。

5. 生物样品前处理

将100μl大鼠血清置于1.5ml离心管中，加入10μl混合内标工作溶液，涡旋1min，再加入1ml乙酸乙酯和乙醚混合液（3：1，体积比），涡旋混合3min后，4℃下离心（23401g，15min），取上清液置于另一新的1.5ml离心管，再向余下的下层液体加入1ml乙酸乙酯和乙醚混合液，重复前一次萃取过程，再把2次上清液合并，置于氮气流下吹干。样品残渣用100μl初始流动相（乙腈：0.1％甲酸水溶液＝1：1）复溶，涡旋3min，4℃下离心（23401g，15min），取上清液置于自动进样器小瓶中，待分析。

二、方法学考察内容

方法学验证依据FDA颁布的关于生物样品测定的指导原则进行，对于所有的验证内容，精密度用CV（％）表示，准确度用测得平均值与真实值的偏差（％）表示。除了最低定量下限（LLOQ）外的质控样品（LQC，MQC和HQC），精密度不得超过15％（LLOQ为20％），准确度（Bias，％）必须在±15％范围内（LLOQ为±20％）。

1. 方法的专属性

方法的专属性通过比较空白大鼠血清样品的色谱图与空白血清加入汉黄芩素、千层纸素A、五味子醇甲、大黄素、芍药苷、欧前胡素和泼尼松龙对照品后的色谱图以及样品色谱图等3种色谱图来进行评价，结果见图7-2。如图7-2所示：A列的各目标化合物与2个内标的空白血清图谱中在相应的保留时间处均没有发现干扰峰。五个成分与两个内标的峰均与其他峰达到完全分离，分离度与峰形均在接受范围内。在m/z 285.2→270.0的通道中，通过分别进样汉黄芩素和千层纸素A的对照品标定出汉黄芩素的保留时间为6.25min，千层纸素A的保留时间为7.18min。

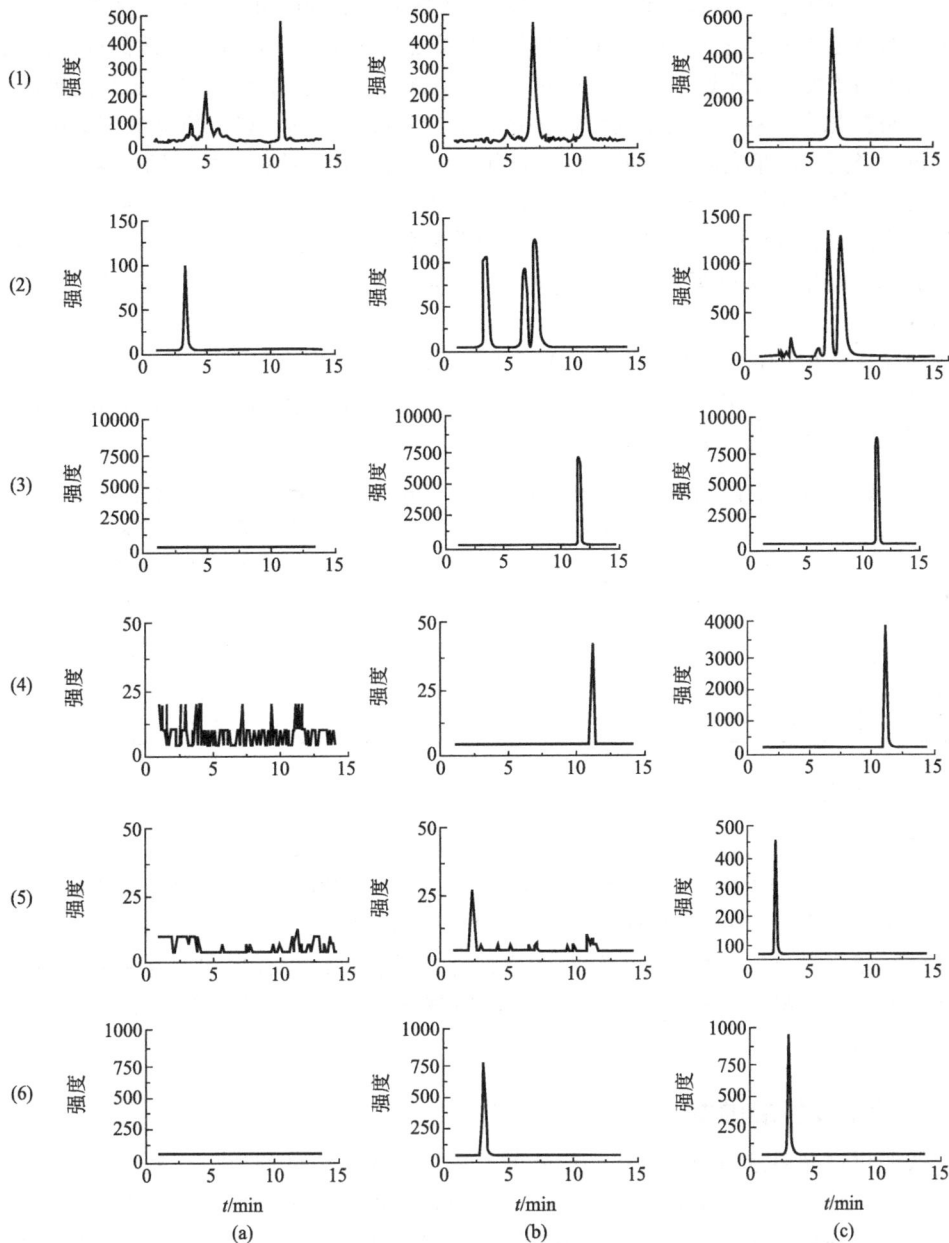

图 7-2 大鼠血样中各成分的 MRM 图

(1) 五味子醇甲；(2) 汉黄芩素和千层纸素 A，汉黄芩素保留时间为 6.25min，千层纸素 A 保留时间为 7.18min；

(3) 欧前胡素（I.S-1）；(4) 大黄素；(5) 芍药苷；(6) 泼尼松龙（I.S-2）；

(a) 空白血清；(b) 加入 LLOQ 浓度下对照品的模拟血清样品

(五味子醇甲和汉黄芩素为 5ng/ml，千层纸素 A 和大黄素为 10ng/ml，

芍药苷为 15ng/ml，2 个内标均为 200ng/ml)；(c) 护肝抗原胶囊灌胃后 0.5h 血清样品

2. 线性范围与定量下限

标准曲线由双空白样品（未加内标处理的大鼠空白血清样品）、空白样品（加内标后进行处理的大鼠空白血清样品）和六个覆盖各化合物线性浓度范围的校准样品组成。各标准曲线以各分析物峰面积与相应内标峰面积的比值为 y 值，分析物浓度为 x 值，

用 $1/x$ 作为加权因子作线性回归。如果相关系数 $r > 0.990$，则认为线性关系良好。定量下限的确定通过制备 6 个在 LLOQ 处的 QC 样品，进样分析，并用有效的标准曲线计算出测得的浓度，计算这 6 个样品的精密度和准确度，所得结果应在 $\pm 20\%$ 范围内。

各目标化合物的响应与浓度均需要通过标准曲线来评估，以分析物浓度为横坐标，各分析物峰面积与相应内标峰面积比值为纵坐标，计算标准曲线（权重因子为 $1/x$）。大鼠血清中 5 种目标化合物的标准曲线，相关系数和线性范围见表 7-2。结果显示，各分析物的线性相关系数均大于 0.99，说明 5 个分析物在各自相应浓度范围内线性关系良好。五味子醇甲、汉黄芩素、千层纸素 A、大黄素和芍药苷的最低定量下限（LLOQ）分别为 5ng/ml、5ng/ml、10ng/ml、10ng/ml、15ng/ml。5 个成分的 LLOQ 质控样品的精密度（RSD,%）和准确度（Bias,%）见表 7-3。由表可见，各化合物的 LLOQ 精密度均低于 20%，准确度均在 $\pm 20\%$ 范围内，所以，该方法用于测定大鼠血清中 5 个目标化合物的含量具有选择性。

表 7-3 大鼠血清中各目标化合物的线性方程、相关系数、线性范围及最低定量限

化合物	回归方程	线性范围 /(ng/ml)	相关系数	最低定量限（$n=6$）		
				浓度/(ng/ml)	准确度(RE)/%	精密度(RSD)/%
五味子醇甲	$y = 0.005009x + 0.007980$	5～1000	0.9956	5	−7.1	9.7
汉黄芩素	$y = 0.002557x + 0.0009809$	5～1000	0.9955	5	−4.9	8.3
千层纸素 A	$y = 0.002033x + 0.005520$	10～1000	0.9986	10	−9.4	7.0
大黄素	$y = 0.002337x − 0.01003$	10～1000	0.9955	10	11.8	9.6
芍药苷	$y = 0.000836x + 0.006373$	15～975	0.9996	15	2.2	9.9

3. 残余量

在设置进样序列时，需在设置检测高浓度样品后插入 2 个预处理好的双空白样品，双空白样品分析结果必须没有信噪比大于等于 3 的峰在目标化合物及内标峰的位置上出现。所有目标成分和内标物的最高浓度样品进样后，对其紧跟的下一个双空白样品的残留影响进行评估。分析结果为空白样品中各目标化合物和内标物的相应保留时间处峰面积信噪比（S/N）均低于 3，使用该方法对目标成分进行分析时，不存在残余量的影响。

4. 精密度和准确度

按照供试品溶液的制备方法，制备低、中、高 3 个浓度的质控样品，每天平行处理 5 份，连续 3 天，进 HPLC-MS/MS 系统分析，以各分析批内随行标准曲线计算其日内和日间的精密度和准确度。结果表明，各目标化合物低、中、高质控浓度下日内和日间精密度 RSD（%）均不超过 14.28%。日内和日间准确度分别为 −10.84%～14.02% 和 −14.81%～14.21%，由于各目标化合物的日内和日间精密度均低于 15%，准确度均在 $\pm 15\%$ 以内，所以该生物分析方法可被认为是精密和准确的。各分析物的日内和日间精密度和准确度结果见表 7-4。

5. 提取回收率和基质效应

制备低、中、高 3 个浓度的质控样品，然后按照第七章第四节实验方法部分 "5. 生物样品前处理" 项下方法处理（平行处理 5 份），进样分析，所得各化合物和内标峰面积记作 A；取 90μl 大鼠空白血清，不加内标，按照 "5. 生物样品前处理" 项下方法，加入 1ml 乙酸乙酯和乙醚混合液（3：1）后同法处理，离心取上清后补加目标化合物

表 7-4　各分析物的精密度与准确度

化合物	加入量/(ng/ml)	日内精密度与准确度			日间精密度与准确度		
		平均值/(ng/ml)	准确度(RE)/%	精密度(RSD)/%	平均值/(ng/ml)	准确度(RE)/%	精密度(RSD)/%
五味子醇甲	15	13.65	−8.98	3.53	13.19	−12.09	14.28
	500	501.49	0.30	6.25	463.40	−7.32	9.46
	900	880.96	−2.12	5.52	779.50	−13.39	12.69
汉黄芩素	15	13.84	−7.70	3.15	13.75	−8.34	13.31
	500	466.72	−6.66	5.03	478.04	−4.50	13.23
	900	824.71	−8.37	4.83	766.72	−14.81	13.53
千层纸素 A	30	31.20	3.99	4.42	30.86	2.87	6.19
	500	525.52	5.10	3.22	514.92	2.98	6.48
	900	909.23	1.03	2.91	829.53	−7.83	7.74
大黄素	30	34.02	13.40	4.04	34.50	14.21	4.67
	500	549.04	9.81	3.21	550.79	6.10	14.13
	900	802.43	−10.84	5.38	971.68	7.96	12.94
芍药苷	45	47.92	6.49	11.49	46.53	3.41	12.61
	450	513.09	14.02	2.44	486.28	8.06	8.38
	825	916.39	11.08	2.33	869.86	5.44	8.27

工作溶液与内标工作溶液，氮气吹干后，复溶进样分析，把测得的各化合物和内标峰面积记作 B；直接进样分析与 3 个质控浓度相等浓度的目标化合物工作溶液，2 个内标则分析内标工作溶液，把测得的各化合物和内标峰面积记作 C。

提取回收率＝$A/B×100\%$　　基质效应＝$C/B×100\%$

5 个目标化合物的提取回收率和基质效应结果见表 7-5，结果表明，该生物样品预处理方法对于每种成分都是一致的、可重复的。

表 7-5　大鼠血清中 5 种目标化合物的提取回收率和基质效应

化合物	加入量/(ng/ml)	提取回收率($n=5$)/%	基质效应($n=5$)/%
五味子醇甲	15	89.93±5.59	118.54±4.27
	500	95.50±7.09	101.16±5.08
	900	100.62±11.49	100.41±5.33
汉黄芩素	15	92.16±4.54	117.75±8.25
	500	102.51±4.84	103.90±9.48
	900	98.21±13.07	103.70±8.27
千层纸素 A	30	95.55±3.23	116.20±5.31
	500	101.55±3.86	100.17±4.61
	900	105.83±12.52	98.63±1.70
大黄素	30	106.31±13.39	105.08±14.18
	500	95.78±8.05	95.81±5.25
	900	111.02±12.12	99.31±7.80
芍药苷	45	76.84±10.31	99.42±10.54
	450	75.07±3.55	113.82±11.91
	825	78.03±5.29	98.42±2.86
异欧前胡素	200	96.25±4.52	119.41±4.68
	200	90.91±6.87	108.28±5.20
	200	106.03±2.66	103.78±4.77
泼尼松龙	200	99.67±10.48	94.68±11.38
	200	87.35±6.59	103.88±9.28
	200	97.65±8.71	96.56±1.05

6. 稳定性试验

结合样品分析期间生物样本的储存和操作步骤，参照精密度和准确度考察的方法设计，分别从短期（将 QC 样品在室温下解冻并在样品预处理前在室温下保持 10h）、长期（将 QC 样品放置－20℃下储存 14 天后处理分析）、冻融循环（3 次循环）和处理后样本放置（将提取的 QC 样品置于自动取样器条件下 16h，25℃）的稳定性综合评价该方法的稳定性。5 个目标化合物在样品制备和储存期间的稳定性考察由分析低、中、高质控浓度下的血清模拟样品来评价。稳定性考察结果见表 7-6。各分析物的放置稳定性、短期稳定性、冻融稳定性和长期稳定性的准确度均在－11.28%～13.29% 范围内，精密度值（RSD）均小于等于 8.39%。结果表明，各化合物在当前研究条件下都是稳定的，结果见表 7-6。

表 7-6　各分析物的稳定性（$n = 5$）

化合物	加入后终浓度/(ng/ml)	处理后样本稳定性(16h)		短期稳定性(10h)		冻融稳定性		长期稳定性(3 天)	
		准确度/%	RSD/%	准确度/%	RSD/%	准确度/%	RSD/%	准确度/%	RSD/%
五味子醇甲	15	5.25	6.30	1.62	7.17	12.56	5.10	12.67	8.11
	500	11.47	3.67	11.62	2.70	10.87	3.29	11.65	2.52
	900	9.60	1.89	10.82	2.17	5.39	2.67	9.32	1.75
汉黄芩素	15	1.04	7.39	8.50	2.70	－9.90	6.53	3.46	3.07
	500	7.99	3.35	12.83	2.37	5.70	2.96	2.79	2.91
	900	10.01	6.62	12.76	3.15	－0.38	3.49	0.14	1.68
千层纸素 A	30	－0.74	6.23	6.90	4.83	2.41	4.44	3.32	5.29
	500	－1.67	2.54	10.70	1.98	8.00	2.87	7.04	2.81
	900	－3.86	1.47	12.47	3.41	0.00	2.95	－0.91	3.11
大黄素	30	12.99	2.16	11.53	3.58	10.07	6.56	6.50	8.39
	500	－2.43	2.12	12.53	6.76	9.42	3.81	7.39	5.42
	900	－6.76	1.99	－11.28	2.26	4.96	3.22	－2.34	4.86
芍药苷	45	1.41	7.86	4.78	7.01	6.17	7.23	13.29	1.56
	450	3.07	5.11	6.29	5.16	9.34	5.18	11.07	5.86
	825	1.38	4.35	2.59	6.17	1.07	4.31	5.24	2.91

三、样品分析

采用验证的方法，分析各样本，得到各时间点的血药浓度数据。采用 DAS3.2.2 软件（中国数学药理专业委员会，中国上海）分析五味子醇甲、汉黄芩素、千层纸素 A、大黄素和芍药苷的血浆药物浓度时间数据，以非房室模型计算药时曲线下面积（AUC）、平均驻留时间（MRT）、末端消除半衰期（$t_{1/2}$）、末期分布体积（V_z）和清除率（CL）等药动学参数。统计学分析采用 SPSS 软件（version20.0），以独立样本 t 检验，比较口服护肝抗原胶囊提取物后雌性与雄性大鼠的主要药动学参数（$P < 0.05$，具有统计学意义），结果见表 7-7。

表 7-7　各分析物的药代动力学参数

测定参数	五味子醇甲[①]	大黄素[①]	大黄素[②]	芍药苷[①]	芍药苷[②]	汉黄芩素	千层纸素 A
$AUC_{(0 \sim t)}$ /[μg/(l·h)]	2094.92 ±1578.73	1830.70 ±1395.39	2655.01 ±390.47	937.91 ±694.48	596.33 ±196.81	1767.11 ±983.96	795.09 ±551.49

续表

测定参数	五味子醇甲①	大黄素①	大黄素②	芍药苷①	芍药苷②	汉黄芩素	千层纸素 A
$AUC_{(0\sim\infty)}$ /$[\mu g/(l\cdot h)]$	2324.64 ±1787.00	2118.55 ±1545.71	3986.26 ±1264.64	1000.15 ±640.25	618.77 ±221.86	5600.49 ±6191.99	3156.35 ±4863.09
$MRT_{(0\sim t)}$/h	5.87±4.06	5.62±4.16	11.05±0.45	1.97±0.95	6.99±0.58	10.09±5.11	8.73±5.67
$MRT_{(0\sim\infty)}$/h	7.79±5.73	8.14±5.40	21.24±8.80	3.17±1.28	7.70±1.19	50.03±54.27	53.80±72.59
$t_{1/2}$/h	8.42±0.94	5.93±3.80	12.17±6.55	7.02±5.69	4.25±0.98	38.72±34.72	44.36±49.34
T_{max}/h	2±0	0.78±1.06	3.69±3.13	1.50±0.87	0.19±0.10	5.28±5.57	4.38±5.95
V_z/(l/kg)	23.18±1.70	52.02±11.14	49.70±12.34	45.88±23.52	46.10±5.22	149.96±185.07	98.28±81.20
CL/$[l/(h\cdot kg)]$	7.81±10.19	11.86±13.54	3.14±1.00	7.47±7.07	7.89±2.37	4.50±4.45	10.00±15.89
C_{max}/$(\mu g/l)$	380.45±126.22	462.14±249.70	271.30±71.86	454.64±270.44	96.35±45.11	193.36±123.05	186.14±145.76

注：汉黄芩素和千层纸素 A 的数据为雌性与雄性大鼠的平均值。

① 代表雌性大鼠。

② 代表雄性大鼠。

重点小结

1.生物样品内中药制剂分析的特点及意义。

2.血样等生物样品的制备及蛋白质沉淀的常用方法。

3.分析生物样品内中药制剂化学成分时，方法的建立与验证。

复习思考题

一、选择题

1.生物样品内中药制剂分析时，导致样品不稳定的主要因素是（　　）。

A.酶　　　　　B.糖　　　　　C.盐　　　　　D.脂肪酸　　　　　E.氨基酸

2.制备含药血浆，常用的抗凝剂是（　　）。

A.肝素钠　　　B.草酸盐　　　C.氟化钠　　　D.枸橼酸钾　　　　E.氟化钾

3.生物样品内中药制剂分析，定量分析方法学验证包括的内容有（　　）。

A.专属性　　　B.残留效应　　C.线性和范围　　D.准确度　　　　E.基质效应

4.生物样品内中药制剂分析，定量分析方法学建立的基本流程是（　　）。

A.标准品溶液的分析　　　　　B.空白溶剂分析

C.空白基质分析　　　　　　　D.模拟生物样品分析

E.生物样品的分析

5.生物样品内中药制剂分析的特点是（　　）。

A.干扰杂质多　　　　　　　B.干扰杂质少　　　　　C.样品量少

D.分析方法要求高　　　　　E.样品浓度高

6.可以用于生物样品去除蛋白质的方法的是（　　）。

A.甲醇沉淀　　　　　　　　B.乙腈沉淀　　　　　　C.加入中性盐

D.超滤法　　　　　　　　　E.加入强酸

二、简答题

定量分析中药制剂和生物样品内中药制剂，分析方法考察验证的异同点。

第八章
中药制剂生产过程的质量分析

要点导航

1. 掌握中药制剂生产过程质量控制的常用分析方法。
2. 熟悉中药制剂生产过程分析的意义、主要内容和特点。
3. 了解中药制剂生产过程分析的主要应用。

中药制剂生产过程是指从原料药筛选、制剂成型到包装贮藏的整个加工制造环节，也是中药制剂固有质量的具体形成过程。随着中药制剂（片剂、胶囊剂、丸剂、口服液等）生产中的药材粉碎、提取、原辅料混合、制剂成型、包装贮藏等工艺过程的推进，药物的品质在一次或多次物理、化学和生物学信息传递和整合后发生变化。因此，对中药制剂进行质量分析时，除按照质量标准对最终产品进行严格分析、检验和控制外，对中药生产过程中关键工艺参数的研究也是提高中药制剂质量的重要环节。在中药制剂生产过程中，确定生产的关键工艺环节，建立完善的过程质量控制标准体系，并按照该体系严格控制关键工艺参数，进行在线检测和监控生产过程，依据过程质量信息制定过程分析技术标准，从而为中药制剂生产技术的现代化及技术革新提供有力保障。本章主要从常用分析方法及其相关应用介绍中药制剂生产过程的质量分析。

第一节
中药制剂生产过程分析的主要内容与特点

一、中药制剂生产过程分析的意义

中药制剂质量分析的传统方法主要是按照既定的质量标准对中药制剂产品的质量进行分析和检验。由于中药制剂是以复方为基础的，其原料药的来源、成分组成、炮制工艺、配伍比例、辅料的特性、制剂成型工艺、包装和贮藏工艺等十分复杂，仅仅依靠传统方法对其成品质量进行控制存在很大的局限性。因此，为了有效控制中药制剂产品质量的均一、稳定，对其生产过程进行实时监测和质量控制显得尤为重要。

2004 年，美国食品药品监督管理局（FDA）提出了过程分析技术（Process Analytical Technology，PAT），该技术是以实时监测关键质量和性能特征为手段建立起来的一种设计、分析和控制生产过程的系统。PAT 包括多元数据（包括工艺参数和质量数据）获取和分析、过程分析仪、终点监测和控制、改进和知识存储管理 4 个部分。其技术核心是对生产过程中原材料、中间体和最终产品进行有效的在线监测和分析，及时获取生产工艺各关键环节的参数信息，自动处理和反馈检测结果，准确判断生产过程的某一环节是否正常，评价最终产品是否符合质量标准，切实保证中药产品质量的均一性和稳定性。

与常规药物质量分析相比，PAT 最大的优势在于过程分析的基础是在线、动态的质量控制，根据实时在线监测结果对生产工艺和质量进行分析，研究生产工艺过程和产品质量的相关性，确定重点控制的关键工序，再通过对所使用的原材料、工艺参数、环境和其他条件设立一定的范围，使药物制剂的质量属性得到精确、可靠地预测，从而达到控制生产过程的目的。

人用药物注册技术标准国际协调会（ICH）于 2005 年出台的 ICH Q8 中提出"质量源于设计"（Quality by Design，QbD）的理念，将药品质量控制模式前移（即从传统的以检验为主的制药过程到以科学和风险为基础并经过详细研究和理解的生产过程），从设计的层次保证药品质量。2010 年，我国卫生部颁布的 GMP 中也引入了"质量源于设计"理念；同年，工业和信息化部、卫生部、国家食品药品监督管理局联合印发的《关于加快医药行业结构调整的指导意见》中明确提出："加快现代技术在中药生产中的应用，推广先进的提取、分离、纯化、浓缩、干燥、制剂过程质量控制技术。"2016 年，国务院发布的《中医药发展战略规划纲要（2016—2030 年）》中将全面提升中药产业的发展水平作为重要发展方向，提出加速中药生产工艺、流程的标准化、现代化，推进实施中药标准化行动计划，构建中药产业全链条的优质产品标准体系，加强中药质量管理。

党的二十大报告提出要加快实施创新驱动发展战略，增强自主创新能力，加强企业主导的产学研深度融合，强化目标导向，提高科技成果转化和产业化水平。目前，国内部分大型中药制药企业与院士团队强强联合，自主创新，针对中药制剂生产全链条开发 PAT，并应用于生产实际，使中药制剂全过程质量控制水平达到了国际先进水平。

二、中药制剂生产过程分析的主要内容

中药制剂生产过程环节繁多、信息复杂，分析的主要对象包括工艺过程和制剂质量两部分，前者包括制剂生产时的环境条件、原料药的前处理、原辅料成型等，确保工艺过程的稳定性，后者包括生产过程原辅料、中间体及成品的各项理化指标，如 pH 值、密度、水分、药物成分含量等品质指标。而 QbD 理念在中药制剂生产过程中的应用，是以药物质量为指标，对药物制剂源头和生产过程中的多个环节进行科学和风险为基础的研究和设计生产过程。中药制剂生产过程质量控制系统的基本框架见图 8-1。

ICH 在 ICH Q8 中将"设计空间"定义为：可以确保产品质量的输入变量（例如原材料属性）和工艺参数之间的多维组合与相互作用。中药制剂生产工艺过程体现了过程分析"设计空间"的思想。"设计空间"的构建过程更关注关键质量属性（Critical Quality Attribute，CQA）和关键工艺参数（Critical Process Parameter，CPP）。关键质量属性是指一种具有合适的限度、范围或分布的物理的、化学的、生物的或者微生物的性质或特征，以确保获得预期的产品质量；关键工艺参数是指该参数的变动会对关键质量属性产生重要影响。因此，构建确保中药制剂质量的"设计空间"，是对中药制剂进行检测或控制的重要方法。

中药制剂生产过程分析研究内容复杂多样，主要集中在抽样方法研究、理论和方法开发验证研究、质量设计和优化控制研究、化学计量学研究、过程检测技术和自动

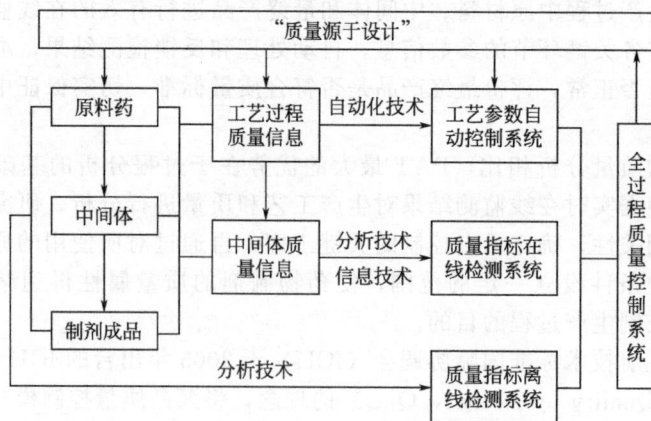

图 8-1　中药制剂生产过程质量控制系统的基本框架

化平台研究五个方面。各研究方法的内容和目的见表 8-1。

表 8-1　中药制剂生产过程分析的主要内容

研究方法	研究内容	研究目的
抽样方法研究	离线抽样理论与方法（off line） 现场抽样理论与方法（at line） 在线抽样理论与方法（on line） 原位抽样理论与方法（in line）	解决抽样代表性问题
理论和方法开发验证研究	多变量特点的过程分析理论研究 两类误差分析理论研究 总误差分析理论研究 相关分析方法开发验证研究	形成适宜于中药复杂体系的完备理论框架和中药生产过程质量控制方法
质量设计和优化控制研究	过程建模与仿真研究 过程监控与诊断研究 过程优化控制研究 风险控制策略研究	提高中药制剂质量，降低耗能和风险，提升中药制剂的市场竞争能力
化学计量学研究	中药复杂体系的特征信息提取研究 过程控制模型研究 模式识别研究	提升研究人员从海量数据中获取有用信息的能力
过程检测技术和自动化平台研究	过程检测装备研制 实时监控关键技术研究 中药制剂生产装备自动化研究 过程分析平台研究	将中药材、成品和所有生产环节的数据集成，实现对整个过程的监控

　　上述研究内容，既自成一体，又相互影响，共同构成了完整、准确、可控的过程分析体系。其中，分析理论的研究将丰富和发展中药制剂生产过程分析基本理论；方法验证与开发将完善中药制剂生产过程质量控制方法学体系；质量设计和优化控制将质量控制前移，降低生产风险，设计逐步优化的过程生产质量体系。

三、中药制剂生产过程分析的特点

　　中药制剂生产过程分析研究的目的是从中药制药过程中获得定性或定量信息，实现生产过程的实时质量控制，保证中药制剂产品批次间质量的稳定性和均一性。中药制剂生产过程分析具有以下特点：

（1）以物料属性达到预期状态的相似度为导向的生产工艺终点的确定。例如，中药制剂生产中的混匀过程的终点不是某一确定的混合时间，而是物料的均匀度和颗粒度是否符合既定标准。因为不同物料间、相同物料不同批次间具有一定差异，而且不同季节、温度下，同一物料的属性也会产生差异，所以工艺终点不能用某一时间一概而论。工艺终点的确定和实时工艺控制均以工艺分析仪的实时监测为基础，以中药制剂工艺开发中所设计的物料和产品的预期状态为标准。最后，通过实时控制使工艺始终处于"设计空间"范围之内。

（2）采用工艺过程分析仪器检测是中药制剂生产过程分析的重要手段之一。过程分析仪器依据其检测系统的差别分为在线分析仪器、离线分析仪器和自动化分析仪器。其中，自动化分析仪器抗干扰（生产过程中产生的粉尘、温度、振动等干扰因素）能力强，稳定性好，检测快速（甚至是毫秒级），样品无损，操作简便，自动化程度高。过程分析仪器依据其具体用途可以分为传感器检测仪器和工艺分析工具等。其中应用较为广泛的是在线近红外光谱分析技术，它具有仪器较简单、分析速度快、非破坏性和样品制备量小、适合各类样品（液体、黏稠体、涂层、粉末和固体）分析、多组分多通道同时测定等特点，如近红外原位实时光谱分析仪和近红外原位实时颗粒分析仪。

（3）中药制剂生产过程分析采用了多变量数据采集与分析，综合考虑多变量因素及相互作用对中药制剂生产的影响，可以更准确地反映工艺过程因素与产品质量的相关性。中药来源、组成成分、炮制方法、组方配伍和制剂类型复杂多样的特性决定了中药制剂生产过程中的多变量因素的存在，只有寻找出过程中的关键变量（CQA 和 CPP），才能建立稳定可靠的中药制剂"设计空间"，实现中药制剂的安全有效、稳定可控。

<hr>

第二节
中药制剂生产过程分析方法

PAT 是由多学科领域相互渗透交叉组成的，主要包括分析化学、化学工程、机电工程、工艺过程、自动化控制及计算机等。目前，在中药制剂生产过程中的分析方法主要有在线紫外-可见分光光度法、在线红外光谱法、在线近红外光谱法、近红外成像技术、拉曼光谱法、太赫兹光谱法、X 射线荧光法、质谱法、电化学法、流动注射分析法、过程色谱法等，现就 5 种常见方法作简要介绍。

一、在线紫外-可见分光光度法

1. 结构组成

中药及其制剂成分复杂，紫外-可见分光光度计因其仪器自动化、数据计算机化处理使得中药分析更加简便，易于操作，故应用较为普遍。用于 PAT 的紫外-可见分光光度计的光源、色散元件、光检测器与普通仪器相同，只是将样品池改为流通池，如图 8-2 所示。

2. 基本原理

紫外-可见分光光度法测定原理依据 Lambert-Beer 定律，若需进行显色反应，则在取样器和分光光度计之间增加一个反应池。一般采用自动采样器从生产工艺流程中

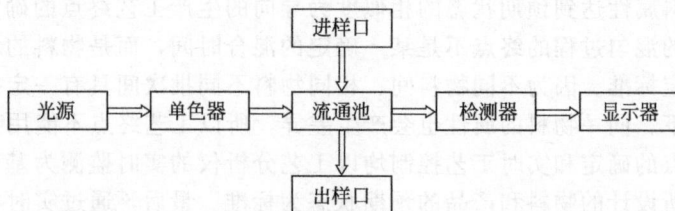

图 8-2　用于 PAT 的紫外-可见分光光度计组成示意图

取样，同时进行过滤、稀释、定容等预处理，然后进入反应池，依法加入相应试剂，如显色剂等，反应后进入比色池测定。本法适用于在紫外-可见光区有吸收或能与显色剂定量反应且无其他干扰的液体样品的测定。

紫外-可见分光光度法含量测定常用对照品比较法、吸收系数法、计算分光光度法和比色法进行计算。

二、在线近红外光谱分析法

近红外光谱技术（Near-Infrared Spectrometry，NIR）是通过测定物质在近红外光区（780～2500nm）的特征光谱并利用适宜的化学计量学方法提取相关信息后，对被测物质进行定性、定量分析的一种技术。

1. 基本原理

近红外光谱主要由分子中含氢基团（C—H、N—H、O—H 和 S—H 等）基频振动的倍频吸收与合频吸收产生，谱区波长范围位于 780～2500nm（或波数为 12800～4000cm^{-1}）。NIR 信号频率近似于可见区，易于获取和处理，信息丰富，但吸收强度较弱，谱峰宽，易重叠，因此必须对所采集的 NIR 数据经验证的数学方法处理后，才能用于定性定量分析。

近红外光谱分析通过对样品性质变化和其对应的近红外光谱变化的直接关联，从而建立两者之间的定性或定量关系，描述这些关系需要很多参量，因此又称这种关系为模型。使用建立的模型和未知样品光谱可以预测样品的性质。对一种样品可使用同样的建模方法建立多种性质的矫正模型，在未知样品的分析应用中，可在几秒钟内测量一张近红外光谱，从而同时预测多种性质。

2. NIR 的测量

获得 NIR 的方法主要有透射（transmission）法和漫反射（diffuse reflectance）法两种。

（1）透射法　透射光谱的吸光度与样品浓度之间遵守 Lambert-Beer 定律，测量的参数是透光率（T）或吸光度（A），主要用于均匀透明的溶液样品，对于透明的固体样品也可选择合适的采样附件进行测量。透射模式中还有一种叫透反射，即检测器和光源在样品的同侧。测量透反射率时，用一面镜子或一个漫反射的表面将透过样品的近红外线第二次反射回样品。

上述两种情况皆可用透光率（T）或吸光度（A）表示。

$$T=I/I_0 \text{ 或 } A=-\lg T=\lg(1/T)=\lg(I_0/I) \tag{8-1}$$

式中，I_0 为入射光强度；I 为透射光强度。

（2）漫反射法 漫反射法一般用于固体或半固体样品的测定，漫反射法测量的是反射率（R），即从样品反射光的强度（I）与参考物或背景表面反射光的强度（I_r）的比率，并以 A_r 或 lg（$1/R$）对波长或波数作图而得到，即：

$$R = I/I_r \text{ 或 } A_r = \lg(1/R) = \lg(I_r/I) \tag{8-2}$$

式中，I 为样品反射光的强度；I_r 为参考物或背景表面反射光的强度；A_r 为漫反射吸光度。

影响 NIR 的因素主要有样品的含水量、残留溶剂、样品浓度、样品光学性质、多晶型以及样品的实际贮存时间等。

3. 仪器装置

在线 NIR 分析系统由硬件、软件和模型三部分组成。硬件包括近红外分光光度计及取样、样品预处理、测样、防爆等附件装置。近红外分光光度计由光源、分光系统、检测系统、数据处理及评价系统等组成。光源常采用稳定性好、强度高的石英壳卤钨灯；分光系统有滤光片、光栅扫描、傅里叶变换、二极管阵列和声光可调滤光器（Acousto-Optic Tunable Filter，AOTF）等类型；检测器常用材料有硅、硫化铅、砷化铟、铟镓砷、汞镉碲、氘代硫酸三苷肽等；采样装置有普通样品池、光纤探头、液体透射池、积分球等，使用时可根据供试品类型选择合适的检测器和采样系统。

软件包括化学计量学光谱分析软件和仪器自检系统。光谱测量通用软件完成近红外光谱图的获取、存储等常规功能；化学计量学光谱分析软件完成对样品的定性或定量分析，是近红外光谱快速分析的核心。常用的定量分析方法包括多元线性回归（Multivariable Linear Regression，MLR）、主成分回归（Principal Component Regression，PCR）、偏最小二乘法回归（Partial Least Square Regression，PLSR）、人工神经网络（Artificial Neural Network，ANN）和拓扑（Topological，TP）等。常见的定性分析方法包括相关系数法、K 最近邻法、ANN、主成分分析（Principle Component Analysis，PCA）、模式识别（Pattern Recognition）、软独立模式分类（Soft Independent Modeling of Class Analogy，SIMCA）、偏最小二乘判别分析（Partial Least Square Discriminant Analysis，PLS-DA）、支持向量机（Support Vector Machine，SVM）等。另外，还需要建立相应的模型库（训练集）。

4. 分析流程

近红外光谱分析工作基本流程见图 8-3。NIR 是一种间接测量方法，应先建立标准样品的近红外光谱和待测组分含量的测量模型，然后再将待测样品的 NIR 数据代入测量模型，计算其含量。

（1）样本的收集及划分 样本采集要有代表性，其浓度应涵盖待测分析样品范围。样品分析背景（如水分、pH 值、辅料等）应与实际样品尽量一致。对于单组分体系，一般至少需要 10～15 个样本，或用所得 PLSR 模型因子数的 3～4 倍作为最低标准。

收集的样本一般被分为校正集和验证集，校

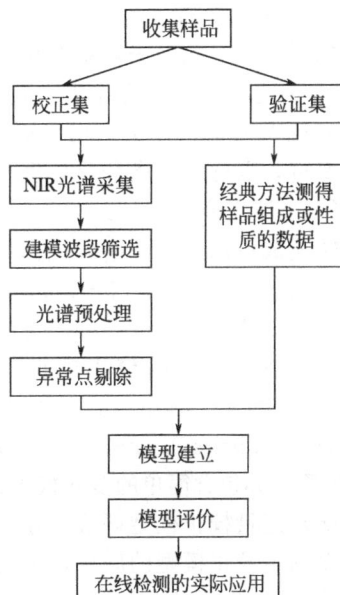

图 8-3 NIR 分析工作流程图

正集样本用于模型建立，验证集样本用于模型验证。样本划分时，要注意样本的均匀性和代表性。常用的划分方法有：①随机法（RS），即随机抽取样本构成校正集；②Kennard Stone（KS），即计算样本间的欧式距离或马氏距离来选择校正集样本；③双向算法（Duplex），即事先指定预测集样本数，然后借由光谱差距挑选子集；④基于 x-y 距离结合的样本划分法（SPXY），即将近红外光谱数据变量 x 和化学测量值变量 y 同时考虑在内来计算样品间距离。

（2）NIR 光谱采集　NIR 光谱采集模式包括透射、漫反射和透反射三种。一般情况下，透射和透反射模式用于测定液体样品，而漫反射模式用于测定颗粒状、糊状或粉末状固体样品。近红外光谱采集过程中要注意采样模式、温度、分辨率、样品粒度、光程等因素的影响，以优化光谱采集条件，确保所采集的光谱重现性较好，能够全面地反映样品信息。

（3）建模波段的选择　波段选择是为了筛选富含关键信息的特征波长区间，以减少建模时的光谱变量，简化模型，增强模型的稳定性。波长选择的原则：所选波段信息丰富且特征性较强。常用的波长选择方法有：相关系数法、方差分析法、间隔偏最小二乘法（interval PLS，iPLS）、连续投影法（Successive Projections Algorithm，SPA）、无信息变量消除法（Uninformative Variables Elimination，UVE）、遗传算法（Genetic Algorithm，GA）、模拟退火算法（Simulated Annealing Algorithm，SAA）、潜变量聚类和岭回归算法（Ridge Regression）等。

（4）光谱预处理　NIR 分析易受高频噪声、基线漂移、信号本底、样品不均匀、光散射、外界环境的波动、仪器误差及样品的背景干扰等影响而产生误差。因此在建模前需对光谱进行预处理，以去除干扰，净化谱图信息，扩大光谱有效信息，提高模型的精确度和预测效果。常见的预处理有：

① 散射校正　可以消除因颗粒大小和分布不均匀所造成的光程差异，包括多元散射校正法（Multiplicative Scatter Correction，MSC）和标准正态变量校正法（Standard Normal Variate，SNV）。MSC 侧重消除样品粒径不均匀的影响，而 SNV 侧重消除光程长短的影响。

② 微分化处理　包括一阶导数法和二阶导数法，可以增强原光谱的信号，降低重叠峰的影响，消除由于背景颜色和其他因素所导致的光谱位移或漂移。

③ 平滑处理　是滤除噪声最常用的方法，包括 Savitzky-Golay 平滑（S-G 平滑）和 Norris 导数滤波平滑，可以降低噪声信号，提高光谱的信噪比，但同时会使吸收峰峰形变宽，因此常与微分化处理相结合。

④ 小波变换（Wavelet Transform，WT）　是将信号投影到小波函数上，将光谱信号转换成一系列小波信号进行处理。

⑤ 正交信号校正（Orthogonal Signal Correction，OSC）　通过光谱矩阵与浓度矩阵正交，以滤除与浓度矩阵无关的信号。

（5）建立 NIR 的校正模型　在 NIR 分析中，常用的建模方法有 MLR、PCR、PLSR、ANN 等。现市售的商品仪器均带有常用的定性、定量分析程序，常用统计软件如 SAS（Statistics Analysis System）、SPSS（Statistical Product and Service Solutions）、S-PLUS 等，亦包含简单的多元校正方法，如多元线性回归、主成分回归和逐步回归等。

（6）定量校正模型评价　建立好的模型还需通过验证集（或称预测集）样本的验证，以判定校正模型的质量，常用以下指标来评定：

① 相关系数（correlation coefficient，R^2）　计算公式为：

$$R^2 = 1 - \frac{\sum (c_i - \hat{c}_i)^2}{\sum (c_i - c_m)^2} \tag{8-3}$$

式中，c_i 为对照分析方法测定值；$\hat{c}_i$ 为通过 NIR 测量及数学模型预测的结果；c 为 c_i 的均值。

R^2 越接近 1，则校正模型预测值与标准对照方法分析值之间的相关性越强。

② 交叉验证误差均方根（Root Mean Square Error of Cross Validation，RMSECV） 计算公式为：

$$RMSECV = \sqrt{\frac{\sum (\hat{c}_i - c_i)^2}{(N - P)}} \tag{8-4}$$

式中，N 为建立模型用的训练集样本数；P 为模型所采用的因子数。

计算时，$\hat{c}_i$ 采用留一法 ［假设样本数据集中有 N 个样本数据，将每个样本单独作为测试集，其余 $(N-1)$ 个样本作为训练集，这样得到了 N 个分类器或模型，用这 N 个分类器或模型分类准确率的平均数作为此分类器的性能指标］ 对全部训练集做交叉验证计算而得出。

③ 预测误差均方根（Root Mean Square Error of Prediction，RMSEP） 计算公式为：

$$RMSEP = \sqrt{\frac{\sum (\hat{c}_i - c_i)^2}{m}} \tag{8-5}$$

式中，m 为用于检验模型的预测样本数。

该法是将已建立的校正模型用来预测 m 个独立的样本（不在训练集内），并比较对照分析测量法（c_i）和 NIR 预测值（$\hat{c}_i$）而得出，其值可评估所建校正模型的预测性能。

④ 相对预测误差（Relative Suspected Error，RSE） 计算公式为：

$$RSE = \sqrt{\frac{\sum (\hat{c}_i - c_i)^2}{\sum c_i^2}} \tag{8-6}$$

上述 RMSECV、RMSEP 可反映所建模型训练和预测结果的相对误差大小；RMSECV、RMSEP 与 RSE 的值愈小，则模型预测精度愈高。

此外，评价指标还包括校正集均方根误差（Root Mean Square Error of Calibration，RMSEC）、预测相对偏差（Relative Standard Error of Prediction，RSEP）、平均绝对百分误差（Mean Absolute Percentage Error，MAPE）和偏差（Bias）等。另外，还可以从专属性、线性、准确度、重复性、精密度、不确定度等方面对所建的定量分析模型进行方法验证。

（7）样品分析　依据所建立的符合要求的分析方法模型对实际样品进行分析。

5. NIR 分析方法的特点

（1）操作简便，不需要进行样品预处理，适合所有样品类型——固体、液体、浆体、糊状物、胶体、气体。

（2）分析速度快，反应时间以秒计算，一次测量同时得到多个指标的分析数据。

（3）样品非破坏性和制备量小，可进行原位测量，不使用溶剂，成本较低，污染较少。

（4）测量信号可以远程传输和分析，可用于工业过程在线检测分析，实时多路监控。

（5）能够测试物理和化学数据，也可以做定性分析和定量分析，采用多元校正方法及一组已知的同类样品所建立的定量校正模型，可快速得到相对误差小于0.5%的测量结果。

（6）应用广泛，NIR几乎可用于所有与含氢基团有关的样品，不仅能反映绝大多数有机化合物组成和结构信息，对某些无NIR吸收的物质（如某些无机离子化合物），也可以通过其对共存的基体物质影响引起光谱变化进行间接分析。

6. NIR在中药制剂生产过程分析中的应用

（1）定性分析　可对中药品种、入药部位、活性成分、提取物、饮片、中间体、制剂以及包装材料等进行分析，如包装材料高密度聚乙烯、聚氯乙烯、锡箔、铝塑板等，可通过NIR在线分析，对其密度、交联度、结晶度等进行综合评价。

（2）定量分析　可快速测定中药活性成分在制剂生产过程中的变化，在生产工艺中，判断化学反应进行程度及终点；检测发酵反应过程中营养素的变化；测定脂肪类化合物的酸值、碘值、皂化值等；进行粒度、混合均匀度、硬度、溶出度、水分、吸收溶剂量的测定与控制。

（3）物理性状分析　如结晶性、晶型、多晶型、假多晶型等。

（4）中药种植养殖、储存、运输等过程环境、条件分析　如土壤、微生物等。

例8-1　近红外光谱在天舒胶囊提取工艺过程中的应用

天舒胶囊是由川芎、天麻2味药制备而成的，具有活血通络、息风止痛之功效。天麻素为天舒胶囊发挥药效的主要活性成分之一，目前已有研究将NIR技术应用于天舒胶囊的2次水提过程，以天麻素含量和固含量为质控指标，采用偏最小二乘法（PLS）建立天舒胶囊水提过程的定量分析模型，实现了对其提取过程中天麻素含量与固含量的快速检测。具体步骤如下：

（1）样品收集　根据企业生产实际，跟踪天舒胶囊生产过程，从天麻、川芎2味药材2次水提取沸腾时开始取样，每隔5min取样1次至提取结束，终点重复取样5次，共收集8批次（17个/批，共136个）样品用于建立定量校正模型，1批次（共17个）样品用于模型验证。

（2）样品测定　量取适量上述样品对其进行固含量测定；采用HPLC法对上述样品中的天麻素含量进行测定，并以此作为参考值。

（3）近红外光谱采集　室温条件下，利用NIR光谱分析仪采集天舒胶囊提取样品的透射光谱，设定光谱扫描范围为1100～2300nm，波长增量为2.0nm，扫描次数为300次，光程为2mm，每个样品采集3次NIR图谱，取平均光谱值作为样品的光谱。

（4）异常点的剔除　异常值的剔除分别采用三维空间分布值（influence）和线性相关性（correlation）对照检验，同时参考光谱杠杆值（leverage），经过异常值的剔除对模型进行优化。样品三维空间分布图见图8-4（a），做定量分析的样品因具有相似的光谱性质而分布在相对集中的主成分空间中，而离散在较远的区域里的少数样品就是异常样品，如图中的8、22、92、99号样品。线性回归图见图8-4（d），离回归线比较近或在回归线上的样品，说明预测值与实测值很接近或一致，因此那些远离回归线分布的点就是异常值。样品杠杆值见图8-4（b），通常位于被测组分浓度或性质的均值处的样品杠杆值较小，位于被测组分浓度或性质范围两端的样品杠杆值较大。在图8-4（b）中明显发现少数样品的杠杆值远大于其他值，考虑它们为异常值，该指标在优化建模参数时只作为辅助参考指标。

（5）光谱预处理　外界环境中温湿度的转变会造成光谱噪声信号的放大和基线的偏移，因此需要对光谱信号进行预处理。一阶导数可以有效地消除光谱平移对测量的

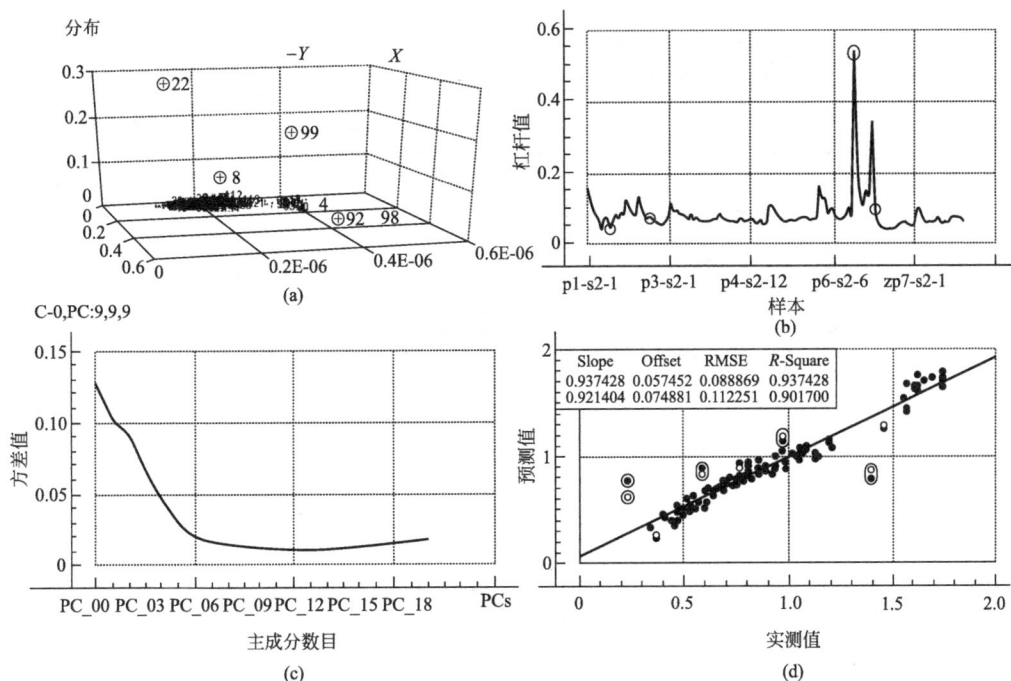

图 8-4　天舒胶囊的定量校正模型异常点剔除说明

（Slope：斜率；Offset：补偿；RMSE：误差均方根；R-Square：相关系数）

（a）三维空间分布值；（b）杠杆值；（c）预测残差平方和-主成分数目关系；（d）线性回归

影响，二阶导数可以消除光谱旋转对测量的影响。平滑处理如 S-G 平滑和 Norris 平滑可以滤去噪声信号。实验比较了原始光谱、平滑（5 点）、一阶导数、一阶导数＋9 点平滑、二阶导数、二阶导数＋9 点平滑、标准正态变量校正、标准化处理及 Baseline 等不同预处理方法，结果发现，天麻素建模光谱最佳预处理方法为平滑（5 点），固含量建模光谱最佳预处理方法为标准化处理。

（6）波段的选择　PLS 可以处理全光谱信息，但建模包含大量无效的信息，因此有必要对最佳的波长范围进行筛选，以消除干扰，缩短建模时间，提高模型精度。在天麻素含量和固含量 2 个指标建模的最佳光谱预处理方法的基础上，比较了 1100～2300nm、1100～1400nm、1400～1500nm、1400～1900nm、1500～1900nm、1900～2050nm、1900～2300nm、2050～2300nm 波段。结果表明，天麻素、固含量的各自最佳建模波段均为全波长（1100～2300nm）。

（7）定量校正模型的建立　经过异常点的剔除、光谱预处理方法和建模波段的筛选，采用 PLS 法分别建立了天麻素和固含量 2 个指标的最佳校正定量模型，并对验证集样品进行预测。结果，预测值与真实值的 RSEP 分别为 4.85% 和 3.07%，表明以天麻素含量和固含量为指标建模时，使用标准化处理的预处理方法，并采用全波长（1100～2300nm）光谱建模，模型的预测能力均最佳，模型线性回归情况见图 8-5。

三、在线色谱分析法

用于工业生产过程分析的色谱，称为在线色谱（on-line chromatography），也称为过程色谱（process chromatography）或工业色谱（industrial chromatography）。与常规

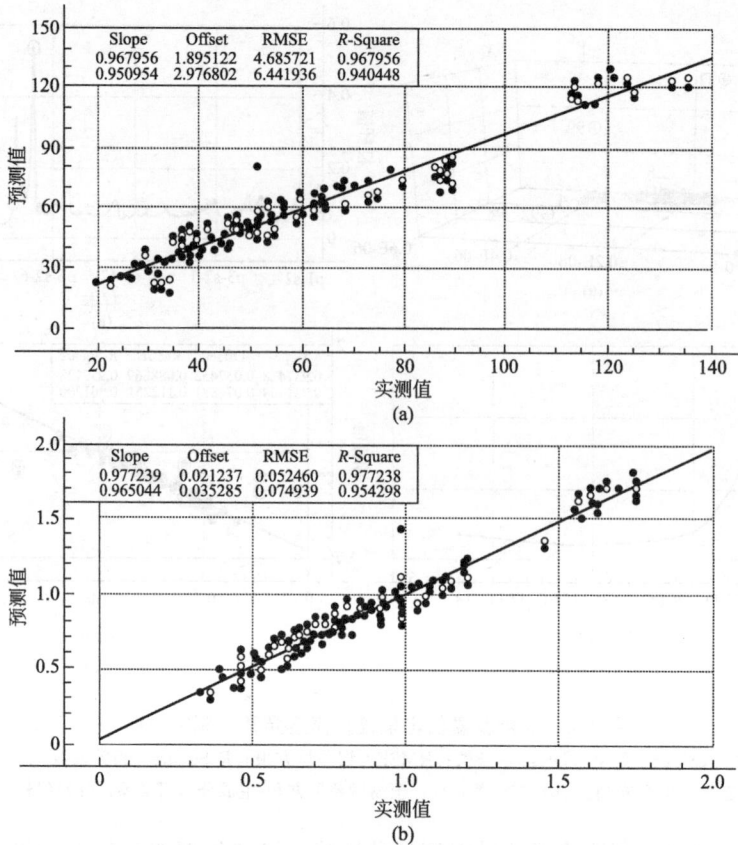

图 8-5　天麻素含量（a）和固含量（b）实测值和 NIR 预测值的相关性

（Slope：斜率；Offset：补偿；RMSE：误差均方根；R-Square：相关系数）

实验室分析不同，在线色谱能连续对生产工艺过程的介质（原料、半成品、成品）成分进行自动化检测，从而实现在线监控，其应用越来越广泛。在线色谱的自动化技术核心在于在线取样、预处理、进样和相应程序控制等方面。目前主要采取循环分析模式，并通过柱切换的方法，缩短分析时间，通常循环周期为几分钟到几十分钟。

1. 在线色谱系统的组成

在线色谱系统主要包括取样与样品预处理装置、色谱分析单元和程序控制单元等部分。预处理装置主要包括连续采样装置和样品气化、富集、预纯化装置，其余色谱分析单元之间通过若干个六通阀实现连接和切换。在线色谱系统结构见图 8-6。

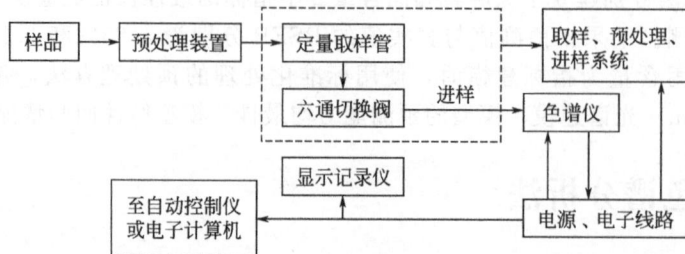

图 8-6　在线色谱系统结构示意图

（1）取样和样品预处理装置　不同的制药工艺过程所涉及的流体性质差异很大，因此各种工艺监控系统取样和样品预处理装置也不一样，以便向色谱分析单元提供具有适当温度、压力、流量，且杂质和干扰成分少、无腐蚀、不起化学反应的样品。试样预处理装置一般包括过滤器、调节器、控制阀、转子流量计、压力表和冷凝器等部分。

（2）分析系统　主要包括进样器、色谱柱和检测器等。进样器是每一次分析循环周期开始时，将一定量样品注入色谱柱系统，一般采用六通阀进样器。

过程分析要求快速，但色谱分离需要持续一定的时间，所以在线色谱实际上不是连续分析而是间歇式循环分析，一般从几分钟到几十分钟不等。为达到在线分析的目的，通常通过两根或多根色谱柱切换，以缩短分析周期。色谱柱间通过切换阀来完成，切换阀按规定的程序在分析过程中将待测组分切入分析柱，将无关物质排空。其中各类色谱柱和检测器见表8-2，亦可与其他分析技术联用，如质谱、傅里叶变换红外光谱等，以获得更为丰富的定性、定量信息。

表8-2　在线色谱系统中常用的色谱柱和检测器

名称	作用或种类
分离柱	样品分离
保留柱	阻留样品中某些组分（如单组分和水）
储存柱	按照预定程序，在规定时间内将某些组分排出系统之外
选择柱	扣除高浓度组分，而使低浓度组分进入分离系统进行选择性连接
检测器	气相：热导检测器（TCD）、氢焰离子检测器（FID）等； 液相：紫外检测器（UVD）、电化学检测器（ECD）、示差检测器（RID）或蒸发光散射检测器（ELSD）等

（3）程序控制系统　程序控制系统按预先确定的工作程序，向各环节发出循环分析控制指令，如取样、样品预处理和注入、分析管路、色谱柱切换、信号衰减、基线校正、数据分析与存储、流路自动清洗等。

2. 应用

在线色谱分析法应用较为成熟的是在线气相色谱，近年来，新的样品处理方法如固相萃取（SPE）、超临界流体萃取（SFE）、微透析和膜分离等技术，为样品收集、在线预处理和分析等提供了新的思路，使得反相高效液相色谱、离子交换色谱、亲和色谱、超临界流体色谱、毛细管电泳等方法在在线色谱中有所应用。

（1）在线气相色谱　较成熟的在线色谱是气相色谱法。在中药提取挥发性成分的生产工艺中，或在对某些易气化的挥发性辅料进行在线监控的过程中，都可能运用到在线气相色谱。工业在线气相色谱仪多采用热导池检测器和氢火焰电离检测器，有时也用密度检测器，或与质谱联用（GC-MS）。

（2）在线液相色谱　受样品捕集、在线预处理等问题的限制，液相色谱法在过程分析中的应用不及气相色谱法普遍，但液相色谱技术的发展使得它更适用于过程分析。UPLC仪通过采用超高压来提高分析速度，直接快速检测、分析复杂的多组分样品。

中药制剂生产在线监控可应用在线液相色谱系统进行含量测定或指纹图谱分析，以获得其生产过程中的即时信息。通常，中药制剂的待分析料液体积较大，成分较复杂，有效成分浓度偏低，虽可通过增加进样体积提高灵敏度，但进样体积过大会使色谱峰明显变宽而降低分离度。因此，可以采用色谱柱在线固相萃取富集、净化的方法，即大体积的样品先流经富集柱并富集在柱顶端，用流动相反向洗脱后再进分离柱分离。

四、流动注射分析法

流动注射分析（Flow Injection Analysis，FIA）是丹麦学者 J. Ruzicka 与 E. H. Hansen 于 1975 年提出的一种微量液体试样快速自动分析技术。它是将一定体积的样品注入无气泡间隔的流动试剂中，保证混合过程与反应时间的高度重现性，在热力学非平衡状态下完成样品在线处理与测定的定量分析方法。该法第一次把分析试样与试剂从传统的试管、烧杯等容器转入管道中，试样与试剂在连续流动中完成物理混合与化学反应，大大提高了分析效率，对化学实验室中溶液处理操作的变革起到了推动作用。

1. 基本原理

流动注射分析的进样阀把准确体积的样品溶液间歇而迅速地注入由蠕动泵驱动的、流速一定的连续载流中。样品随载流在反应混合盘管中移动，与载流混合，并与载流中的试剂发生反应，反应产物流经检测器时被检测，记录仪读出峰形信号，峰高或峰面积与试样的浓度成正比。

FIA 是样品注入、样品带的受控分散、混合过程和反应时间的高度再现，因此实现了在物理和化学非平衡动态条件下的快速测定。样品的分散是 FIR 的核心问题，通常用分散系数（dispersion coefficient，D）来描述试样在反应盘管中的分散程度，即分散过程发生前后产生信号的流体中待测组分的浓度比，亦为分散的样品区带中某一流体元分散状态的数学表达式：

$$D = c_0/c \tag{8-7}$$

式中，c_0 和 c 分别代表样品分散前和分散后某一流体元中的待测组分浓度。

FIA 系统的设计理论依据分散原理，可根据分散系数的大小将 FIA 的流入分为高、中、低分散体系，其中 $D>10$ 为高分散体系，$D=2\sim10$ 为中分散体系，$D=1\sim2$ 为低分散体系。分散程度主要受分散度的大小及样品体积、管路长度、管径及流速等因素影响。一般分散度增大，可以提高分析速度，但低分散度有利于提高灵敏度，可通过增大样品体积、降低流速或使用短管路获得。因此，可以通过控制管路系统参数选择最佳分析性能。

2. FIA 分析系统

结构包括蠕动泵、注样阀或注样器、反应器、检测器、信号输出装置、记录仪等。蠕动泵的作用是驱动载流进入管路，载流即携载样品的流动液体，常用水或与样品相反的试剂；注样阀或注样器的作用是将一定体积的样品注入载流中，一般常用六通阀，可以较精准地采集一定体积的试样或试剂溶液，具体结构见图 8-7；反应器的作用是实现样品与试剂间的反应，常用四氟乙烯或塑料细管道盘绕而成；检测器的作用是对试样区带进行检测，通常的检测技术有紫外-可见分光光度法、原子吸收分光

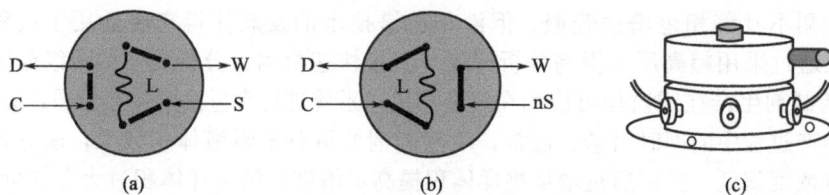

图 8-7　六通阀结构及流路

S—试样；nS—下一个试样；C—载流；L—采样环；D—检测器（反应管）；W—废液

光度法、荧光分光光度法、化学发光法、电位法、安培法、伏安法等。

3. FIA 分析方法的特点

（1）分析效率高　样品注入检测器响应的时间间隔一般小于1min。分析速度可达100～300个/h，包括较复杂的处理，如萃取、吸着柱分离等过程的测定也可达40～60个/h。

（2）精密度好　一般FIA的测定精度RSD可达0.5%～1%，基本优于相应的手工操作。即使是很不稳定的反应产物或经过很复杂的在线处理，如在线离子交换、萃取、共沉淀、高倍稀释等操作的流动注射分析测定精度RSD仍可达1.5%～3%。

（3）消耗低　一般消耗试样为10～100μl，试剂消耗水平也基本相似。

（4）适用性广　FIA可与多种检测手段联用，如分光光度仪、AAS仪、电化学仪、生化分析仪、在线处理、消化、萃取等，既可完成简单的进样操作，又可实现诸如在线溶剂萃取、渗析、离子交换预浓集及在线消化等复杂的溶液操作自动化。

FIA也有其不足，如因稀释效应使得灵敏度有所下降。

4. FIA 在中药制剂生产过程分析中的应用

目前FIA在中药制剂生产过程分析中应用的报道日渐增多，主要有提取物制备和反应过程监测、发酵过程监测、废水中废弃物检测等。

五、光纤传感器技术

光纤传感器（Fiber Optical Sensor，FOS）是20世纪80年代发展起来的分析测试技术，利用光导纤维的传光特性，把被测物理量转换为光特性改变的传感器。待测物质经感受器识别后，由转换器将其转化为与分析物浓度有关的电信号输出，通过检测器进行显示。光纤传感器具有重量轻、可弯曲、方便携带、传输损耗低等特点，适用于现场检测。

1. 基本原理

光纤传感器主要由光源、光纤与探测检测器三部分组成，光源发出的光耦合进光纤，经光纤传输进入调制区，外界被测参数作用于进入调制区内的光信号，使其光学性质如光的强度、相位、波长等发生变化成为被调制的信号光，再经过光纤送入光探测器而获得被测参数，即由光信号变成电信号（图8-8）。

光纤传感器的系统组成部件包括光发送器（LED、LD等）、光接收器（PD）、光纤耦合器（分路/合路器件）、信号处理系统和光纤。光纤是一种对光传导能力很强的纤维，由玻璃、石英或高分子材料制成内芯，表面有一折射率比内芯低的包层。当光线以小角度入射到光纤的端面上时，在内芯和包层的界面上通过全反射在光纤中传输。光纤与待测物质接触的一端常做成探头，直接或间接与待测物质作用后，使光的性质或强度发生变化，从而达到检测目的。

光纤传感器或探针常作为紫外-可见、红外、近红外、拉曼光等光谱仪和

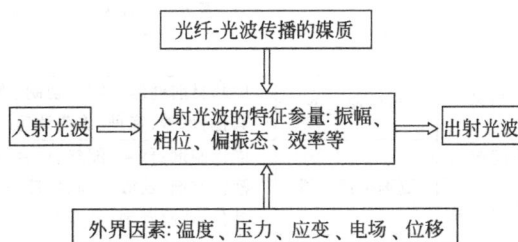

图 8-8　光纤传感器的原理示意图

样品间的接口，进而用于过程分析。

2. FOS 分析方法的特点

（1）具有较高的灵敏度；频带宽、动态范围大。

（2）几何形状具有良好的适应性，可根据实际需要制成任意形状的光纤传感器。

（3）可以用相近的技术基础构成传感不同物理量的传感器，包括声场、磁场、压力、温度、加速度、转动、位移、液位、流量、电流、辐射等。

（4）便于与计算机和光纤传输系统相连，易于实现系统的遥测和控制。

（5）可用于高温、高压、强电磁干扰、腐蚀等各种恶劣环境。

（6）结构简单、体积小、重量轻、耗能少。

知识拓展

多维高效液相色谱法（MD-HPLC）

MD-HPLC（Multidimensional HPLC）是利用两个或更多的色谱柱对复杂样品中的待测成分进行分离，利用切换阀在色谱柱之间将经过初次分离的全部或部分成分选择性地转入另一根或多根不同类型的色谱柱中，实现进一步分离。该技术已被收载于《中国药典》2020年版（四部）（通则0512）项下。它具有更高的选择性、更好的分辨率和更大的峰容量，能够实现成分复杂的中药及中药制剂等样品的直接进样分析，操作简便，结果准确。目前，二维色谱最为常见，已被越来越多地应用于中药研究，可分为离线和在线两种模式。其中在线方法具有自动化程度高、可避免人为误差、分析效率高等优点，已有文献应用在线二维液相色谱法快速测定了桂枝茯苓胶囊中芍药苷、丹皮酚、苦杏仁苷和肉桂酸的含量以及明目地黄丸中莫诺苷、马钱苷、芍药苷、丹皮酚的含量。

第三节
中药制剂生产过程分析的应用

中药制剂生产过程包括多种操作环节和操作单元，主要分为三个工段，即前处理工段、制剂生产工段和包装工段。每一个生产环节或操作单元都需要选择合适的方法进行过程质量分析和监测；一种分析方法也可以应用于不同的生产环节或单元操作中。中药制剂生产过程包括的工艺环节见表8-3。

表8-3 中药制剂生产工艺具体内容

物流	工段	工艺内容
物料	前处理工段	中药材前处理：净制、切制、炮炙、破碎、粉碎、提取、浓缩、干燥等； 其他：炼蜜、炼丹、炼药油等
中间产品 待包装品	制剂生产工段	固体制剂：称量、配料、混合、成型、包衣等； 液体制剂：药液处理、配液、过滤等； 其他：橡胶膏剂、黑膏剂、气雾剂等
成品	包装工段	内包装：分装、灌装等； 外包装：袋、盒、箱等

中药制剂类型主要有片剂、颗粒剂、胶囊剂、注射剂、口服液、丸剂、喷雾剂、膏剂等，不同剂型间的分析方法有所差异。以中药固体制剂的生产为例，对中药制剂生产各阶段关键环节的检测进行简要说明。

前处理工段的关键生产环节包括粉碎和提取浓缩，主要采用近红外光谱法、拉曼光谱法、紫外-可见光谱法、光纤传感技术、流动注射分析等对粉碎粒度、均匀度及对其成分、浓度的质量参数进行测定、评价和控制；采用工艺控制系统对提取罐内的温度、压力和液位、冷却器的冷却水进口和出口温度、热油泵的进油口和出油口温度等工艺参数进行自动控制。

制剂生产工段的关键生产环节包括原辅料混合、制粒、干燥、整粒、压片、装胶囊和包衣，近红外光谱法可以应用于制剂生产的各个阶段，确定各阶段的工艺终点及对各阶段产品的成分、浓度的质量进行监测。此外，原辅料混合还可以采用光诱导荧光法或热扩散法监测混合均匀度，检测混合终点；制粒还可采用拉曼光谱法、聚焦光束反射测量法或声学发射法监测含量均匀度、颗粒粒径和密度；颗粒干燥还可采用微波法监测水分含量，激光衍射法或成像技术监测颗粒粒径分布；压片和装胶囊还可采用光诱导荧光法监测效价、含量均匀度、硬度、孔隙率和重量差异；包衣还可采用光反射法监测和判断包衣终点（衣膜的厚度和均匀度）。

鉴于不同剂型的制剂生产工艺有所差别，本节对中药制剂生产中共有的药材提取、萃取、干燥等工艺部分和制剂成品进行分析。

一、中药制剂生产中的提取过程分析

中药提取物作为制剂的原料，各成分的比例决定着最终产品的疗效。中药提取是后续操作的基础，其目的是最大程度上获取药材中的有效成分，降低或消除药物的毒性或不良反应。先进的提取工艺和质量控制手段对提高中药制剂质量、增强中药制剂的疗效和稳定性非常重要。在实际应用过程中，一般选择在生产线的循环管路或者储罐上安装探头或者在检测池进行光谱采集，然后通过光纤将数据传输到电脑，利用已建立的定性、定量模型，通过数据处理获得其中有效成分的实时检测结果。

例 8-2　近红外光谱技术在热毒宁注射液提取工艺过程中的质量控制研究

热毒宁注射液是由金银花、栀子和青蒿 3 味药材组成的纯中药注射剂，用于治疗上呼吸道感染（外感风热证）所致的高热等症状。金银花化学成分比较复杂，主要含有有机酸类、环烯醚萜类、黄酮类、三萜类和挥发油类等成分。文献表明，绿原酸、新绿原酸、隐绿原酸、异绿原酸等咖啡酰奎宁酸类化合物是热毒宁注射液的主要药效物质。因此，本研究以金银花提取工艺环节为研究对象，应用偏最小二乘法建立绿原酸和总酸两个关键质控指标的近红外在线监控模型，实现绿原酸和总酸含量在提取过程中的实时监测，以提高金银花提取液中间体的质量均一性。具体步骤如下：

1. 样品收集

跟踪金银花提取工艺生产过程，从提取液开始沸腾至提取结束共 60min 内，每隔 3min 从多功能提取罐旁路的取样口收集 20ml 提取液作为一份样品。每批取样 21 个，共取样 11 批。

2. 样品测定

采用 HPLC 法对上述样品中新绿原酸（Neochlorogenic Acid，NCA）、绿原酸

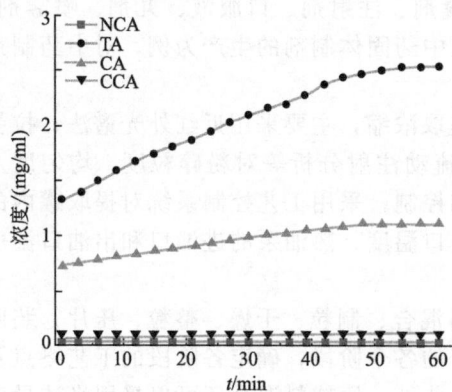

图 8-9　NCA、CA、CCA 和 TA 的含量变化图

（Chlorogenic Acid，CA）和隐绿原酸（Cryptochlorogenic Acid，CCA）的含量进行测定；采用 UV 法对上述样品中总酸（Total Acid，TA）的含量进行测定。金银花提取过程中 NCA、CA、CCA、TA 的含量变化见图 8-9。随着提取时间的延长，各成分的浓度先缓慢增加后逐渐趋于稳定。NCA（0.01～0.07mg/ml）和 CCA（0.05～0.13mg/ml）在提取液中含量较低，而 CA（0.74 ～ 1.12mg/ml）和 TA（1.33 ～ 2.55mg/ml）浓度变化明显。因此，选择 CA 和 TA 为关键质控指标建立近红外在线监控模型。

3. 近红外光谱采集

在收集金银花提取液的同时，连续采集提取液的近红外光谱。光谱采集方式为投射法，光谱扫描范围 1100～2300nm，波长增量 2nm，扫描次数 300 次，光程 2mm，分辨率 2nm。提取液的原始光谱见图 8-10（a）。

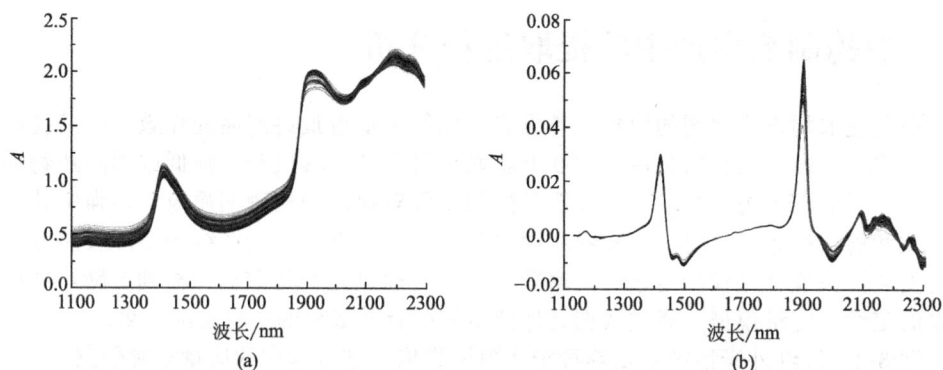

图 8-10　原始光谱（a）和一阶导数结合 S-G 平滑、MSC 处理光谱（b）

4. 建模波段的选择

由表 8-4 可知，1100～1850nm 波段 CA 和 TA 模型的 R 值最高，RMSEC 和 RMSECV 值最低，模型性能最佳。因此，确定 1100～1850nm 为建模波段。

表 8-4　不同波段对模型性能的影响

波段/nm	CA/(mg/ml)			TA/(mg/ml)		
	R	RMSEC	RMSECV	R	RMSEC	RMSECV
1100～1500	0.9536	0.0409	0.0518	0.9442	0.0451	0.0567
1500～1850	0.9634	0.0366	0.0493	0.9202	0.0584	0.0728
1100～1850	0.9771	0.0295	0.0408	0.9681	0.0345	0.0471
1100～2300	0.9264	0.0569	0.0692	0.8936	0.0703	0.0834

5. 光谱预处理

实验比较了不同光谱预处理方法，其中一阶导数＋S-G 平滑＋MSC 方法具有最高

的 R 值以及最低的 RMSEC 和 RMSECV 值，作为 CA 和 TA 模型的最佳光谱预处理方法。具体结果见表 8-5 和图 8-10（b）。

表 8-5　不同光谱预处理方法对模型性能的影响

预处理方法	CA/(mg/ml)			TA/(mg/ml)		
	R	RMSEC	RMSECV	R	RMSEC	RMSECV
原始光谱	0.9771	0.0295	0.0408	0.9681	0.0345	0.0471
一阶导数＋S-G＋MSC	0.9817	0.0263	0.0358	0.9885	0.0319	0.0528
二阶导数＋Norris＋MSC	0.9683	0.0344	0.0466	0.9532	0.0415	0.0529

6. 异常点的剔除

异常点的剔除是根据数据杠杆值和残差的大小，杠杆值越小，残差越大，说明数据对模型贡献越小，数据为异常点，应当从模型中剔除。图 8-11（a）中 CA 模型的异常点为样品 112 和 23，图 8-11（b）中 TA 模型的异常点为样品 71 和 183。

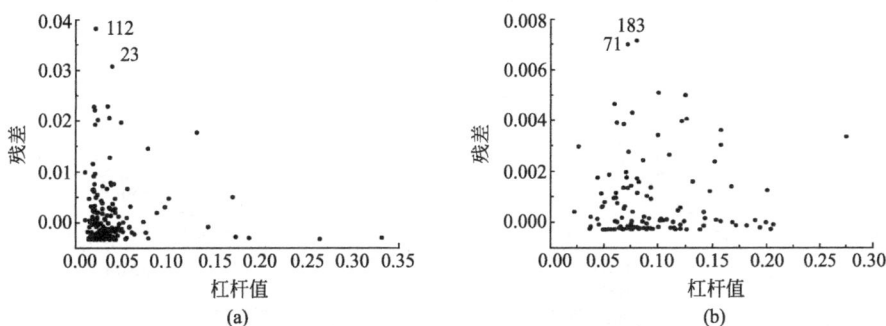

图 8-11　CA（a）和 TA（b）模型中异常点

7. 定量校正模型的建立与验证

应用留一交叉验证法建立 CA 和 TA 的定量校正模型，见图 8-12。CA 模型校正集 $R^2 = 0.9637$，RMSEC＝0.0263mg/ml，交叉验证集 $R^2 = 0.9314$，RMSECV＝0.0358mg/ml；TA 模型校正集 $R^2 = 0.9771$，RMSEC＝0.0319mg/ml，交叉验证集 $R^2 = 0.9366$，RMSECV＝0.0528mg/ml。应用该模型在线预测 CA 和 TA 含量，预测结果见图 8-13。CA 和 TA 模型验证集 RSEP 分别为 2.09%、2.19%，均在 8% 以内，能够满足中药生产过程中质量控制的精度要求。

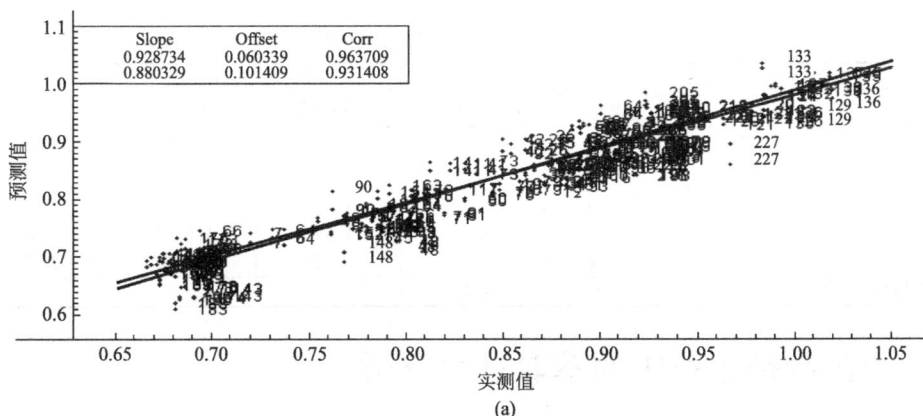

图 8-12

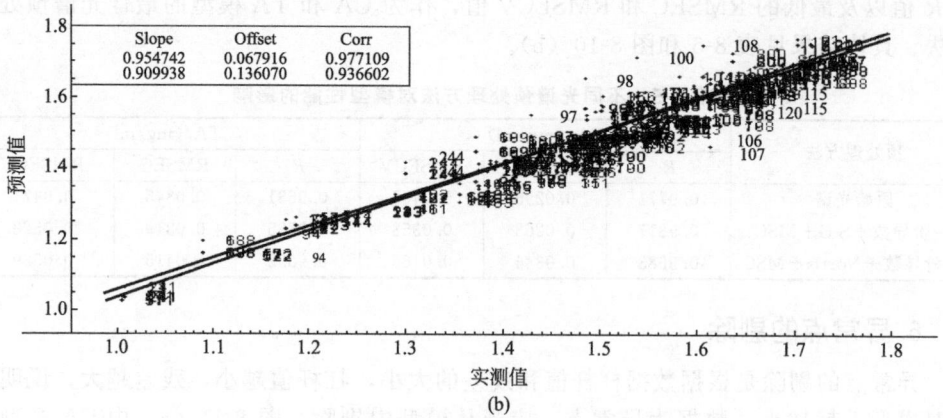

图 8-12　校正集和交叉验证集样本的预测值和实测值相关性
(Slope：斜率；Offset：补偿；Corr：相关系数)
(a) CA；(b)；TA

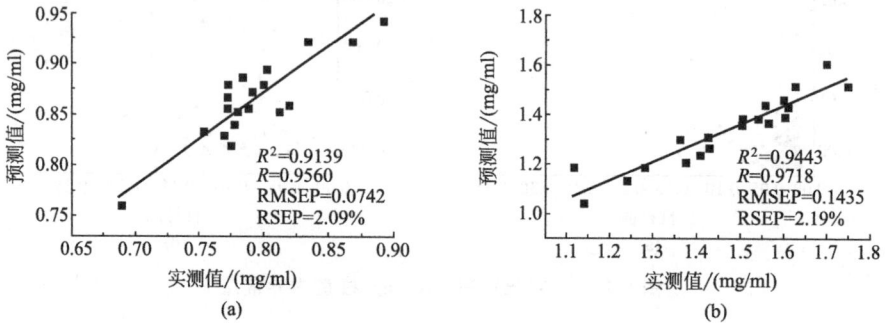

图 8-13　金银花提取液中 CA（a）和 TA（b）含量在线数据相关图
(RMSEP：预测误差均方根；RSEP：预测相对偏差)

8. 实时预测

　　将建立的 CA 和 TA 含量在线预测模型应用于生产车间金银花提取工艺环节，每隔 55s 采集一张金银花提取液的近红外光谱，实时预测金银花提取液中 CA 和 TA 含量。结果表明，CA 和 TA 含量的预测平均相对偏差均在 5% 以内，模型预测误差较小，预测性能较好。具体结果见表 8-6。

表 8-6　CA 和 TA 含量预测结果

样品编号	CA/(mg/ml)			TA/(mg/ml)		
	测得量	预测值	相对偏差/%	测得量	预测值	相对偏差/%
1	0.997	0.9611	3.60	1.663	1.6267	2.18
2	1.005	0.9657	3.91	1.676	1.6412	2.08
3	1.009	0.9724	3.63	1.683	1.6498	1.97
4	1.021	0.9835	3.67	1.692	1.6533	2.29
5	1.027	0.9908	3.52	1.723	1.6825	2.35
平均值		3.67			2.17	

二、中药制剂生产中的萃取过程分析

　　液液萃取作为中药制剂生产过程精制纯化的关键工序之一，主要是利用化合物在两种不同溶剂中分配系数不同，从其中一种溶剂迁移到另一种溶剂中，经过反复多次的萃取，有效地富集活性成分，同时除去蛋白质、多糖等水溶性杂质。萃取过程影响因素众多，包括药液 pH 值、药液密度、萃取剂流速、萃取剂用量、萃取温度等，每个因素的变化都可能影响到萃取液中有效成分的含量。萃取液的质量与药品的质量密切相关，因此，对萃取过程进行质量控制具有重要意义。

例 8-3　近红外光谱技术在热毒宁注射液萃取工艺过程中的质量控制研究

热毒宁注射液具有清热、疏风、解毒功效。其中金银花和青蒿萃取（金青萃取）是热毒宁注射液生产过程中的关键工艺之一，它可以有效地富集药效成分，同时去除蛋白质、多糖等水溶性杂质成分。本例以金青萃取工艺过程为对象，以绿原酸（CA）含量与固含量（Soluble Solid Content，SSC）为质控指标，分别运用 PLS 和 ANN 建立近红外定量分析模型，为热毒宁注射液金青萃取工艺过程在线质量监控提供可行性实验依据与技术保障。具体步骤如下：

（1）样品收集　根据企业生产实际，跟踪金青萃取生产过程，从金青萃取液开始流出至萃取过程结束，每隔 20min 取样 1 次，每批（batch）取样 20 个，共取样 8 批，7 批用于模型建立，1 批用于模型验证。

（2）样品测定　量取适量上述样品对其进行 SSC 测定；采用 HPLC 法对上述样品中的 CA 含量进行测定。7 批金青萃取液中 CA 和 SSC 的变化情况见图 8-14。从图中可以看出，各批次中 CA 和 SSC 变化趋势一致，均是随着萃取时间的延长，浓度不断下降。不同生产批次间 CA 和 SSC 也存在微小波动，因此，采用 NIR 技术对萃取工艺过程进行质量监控具有重要意义。

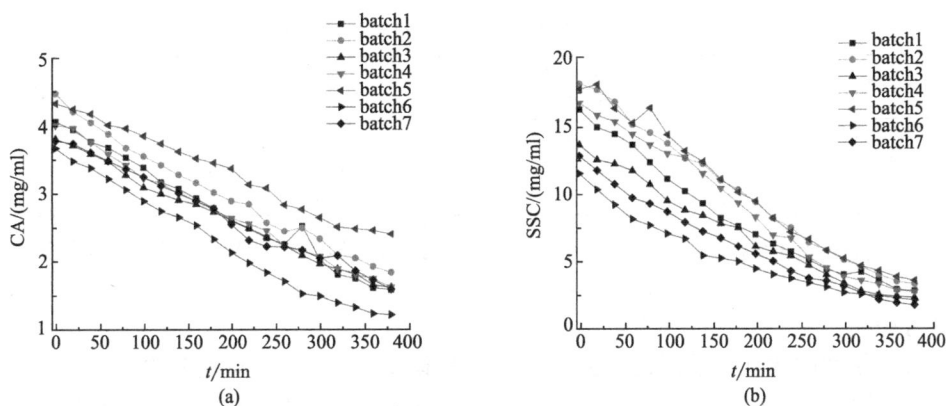

图 8-14　萃取过程 CA（a）和 SSC（b）变化曲线

（3）近红外光谱采集　室温条件下，应用 NIR 光谱分析仪采集金青萃取液的近红外光谱。光谱采集方式为投射法，扫描范围 1100～2300nm，波长增量 2nm，扫描次数 300 次，分辨率 2nm。每个样品采集 3 张光谱，取平均光谱值作为样品的近红外光谱。采集到的原始光谱见图 8-15（a）。

（4）建模波段的选择　金青萃取液的原始近红外光谱图中，1450nm 和 1920～1950nm 是水溶液中的羟基吸收峰。萃取过程以乙酸乙酯为萃取溶剂，尽量减少水溶液的吸收峰干扰。1950～2300nm 波段光谱信息较少，吸收度大于 1.5，属于饱和吸收区域，建模时不予考虑。因此，对 3 个不同波段建模效果进行比较，结果见表 8-7。其中，1100～1850nm 波段 CA 和 SSC 模型的 R^2 值最高，RMSEC 和 RMSECV 值最低，故确定 1100～1850nm 为建模波段。

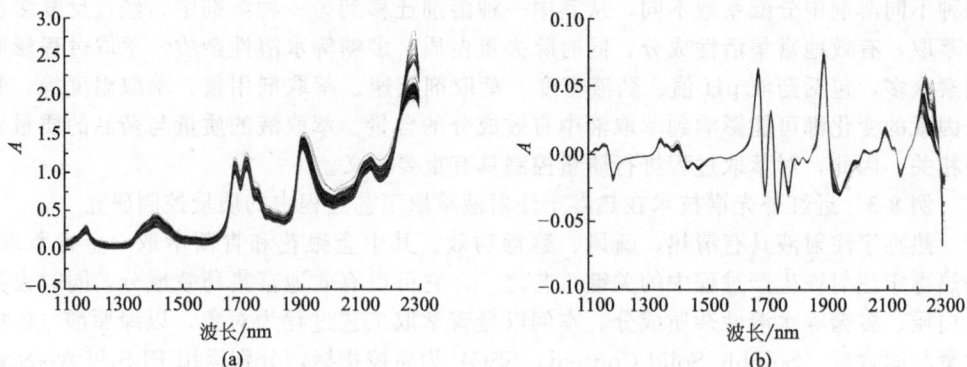

图 8-15 萃取液原始光谱（a）和一阶导数＋S-G 平滑处理光谱（b）

表 8-7 不同波段对模型性能影响

波段/nm	CA/(mg/ml)			SSC/(mg/ml)		
	R^2	RMSEC	RMSECV	R^2	RMSEC	RMSECV
1100～1350	0.8832	0.3751	0.4205	0.8649	2.0551	2.2887
1500～1850	0.9614	0.2639	0.3087	0.9706	0.9841	1.1759
1100～1850	0.9818	0.1522	0.1978	0.9805	0.8068	0.8989

（5）光谱预处理 通过不同光谱预处理方法的比较，一阶导数＋S-G 平滑的方法具有最高的 R^2 值以及最低的 RMSEC 和 RMSECV 值，故作为 CA 和 SSC 模型的最佳光谱预处理方法，预处理后光谱见图 8-15（b），不同光谱预处理方法结果见表 8-8。

表 8-8 不同预处理方法对模型性能影响

预处理方法	CA/(mg/ml)			SSC/(mg/ml)		
	R^2	RMSEC	RMSECV	R^2	RMSEC	RMSECV
原始光谱	0.9849	0.1676	0.1841	0.9764	0.8840	0.9469
一阶导数＋S-G 平滑	0.9873	0.1533	0.1753	0.9812	0.7943	0.8886
二阶导数＋Norris 平滑	0.9824	0.1808	0.2357	0.9750	0.9213	1.0610

（6）异常点的剔除 图 8-16 分别给出了 CA 和 SSC 校正集样品的三维空间分布图。样本 7、15、84、115 为 CA 模型的异常样品，样本 1、7、15、115 为 SSC 模型的异常样品。

（7）模型的建立 模型建立包括 PLS 定量模型及 ANN 定量模型的建立。

① PLS 定量模型的建立 经过异常点的剔除、光谱预处理方法和建模波段的筛选，采用 PLS 法分别建立了 CA 和 SSC 的最佳定量校正模型，CA 和 SSC 模型的校正集 R^2 分别为 0.9873、0.9812，RMSEC 分别为 0.1533mg/ml、0.7943mg/ml。所建模型 R^2 值较高，RMSEC 值较低，预测值与实测值的线性关系较好，可用于金青萃取工艺过程中 CA 和 SSC 的定量预测，具体结果见图 8-17。

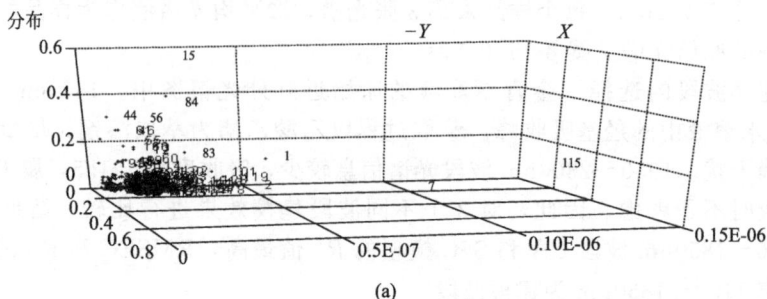

(a)

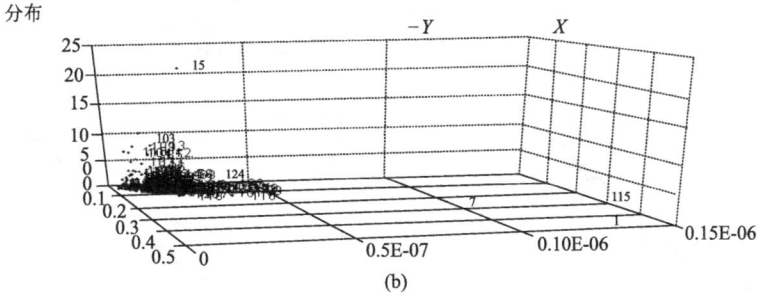

图 8-16　CA（a）和 SSC（b）校正集样品三维空间分布图

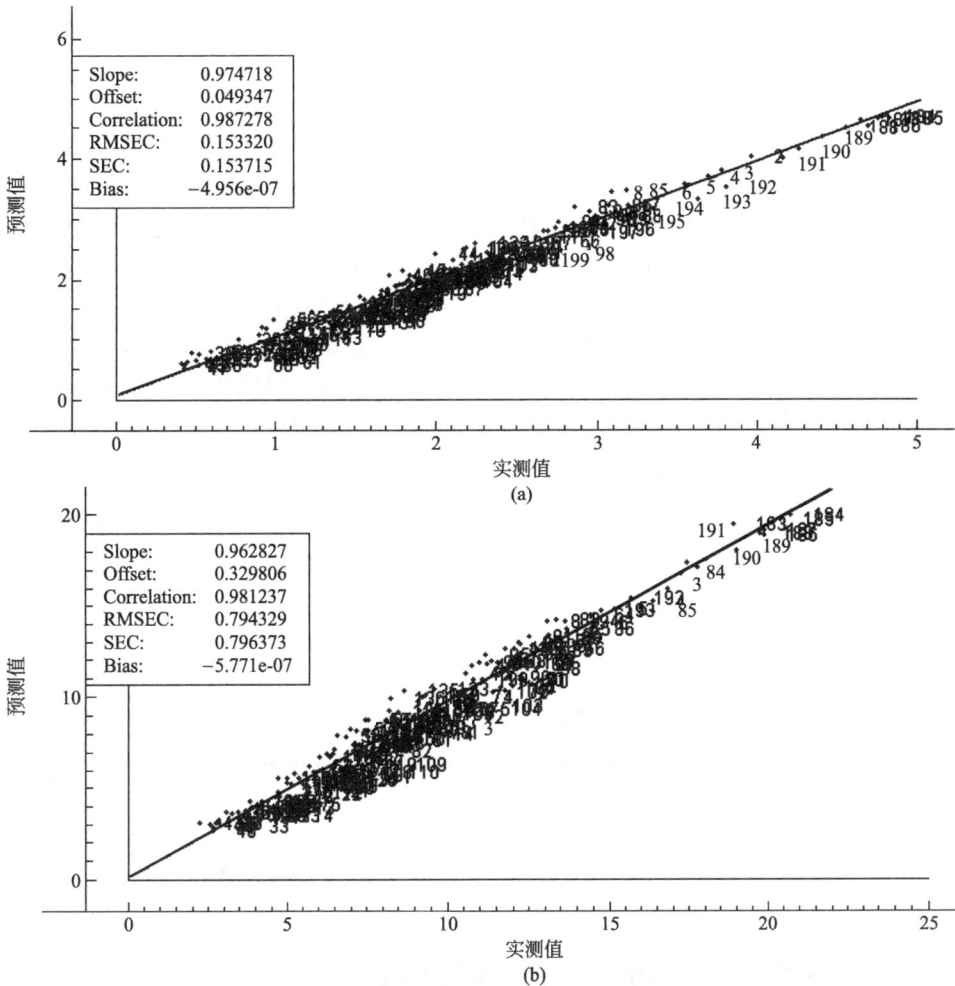

图 8-17　CA（a）和 SSC（b）校正集 PLS 模型预测值和实测值相关性

（Slope：斜率；Offset：补偿；Correlation：相关系数；RMSEC：验证误差均方根；SEC：校正标准误差；Bias：偏差）

　　② ANN 定量模型的建立　以 trainlm 作为训练函数，以 learngdm 作为学习函数，以 tansig 作为传递函数，学习速率设为 0.6，最大训练步数设为 1000，构建 CA 和 SSC 的 ANN 模型，见图 8-18。CA 和 SSC 的 ANN 模型校正集 R^2 值分别为 0.9903、0.9882，RMSEC 值分别为 0.0974mg/ml、0.4543mg/ml。ANN 模型较 PLS 模型具有更高的 R^2 值，更低的 RMSEC 值。

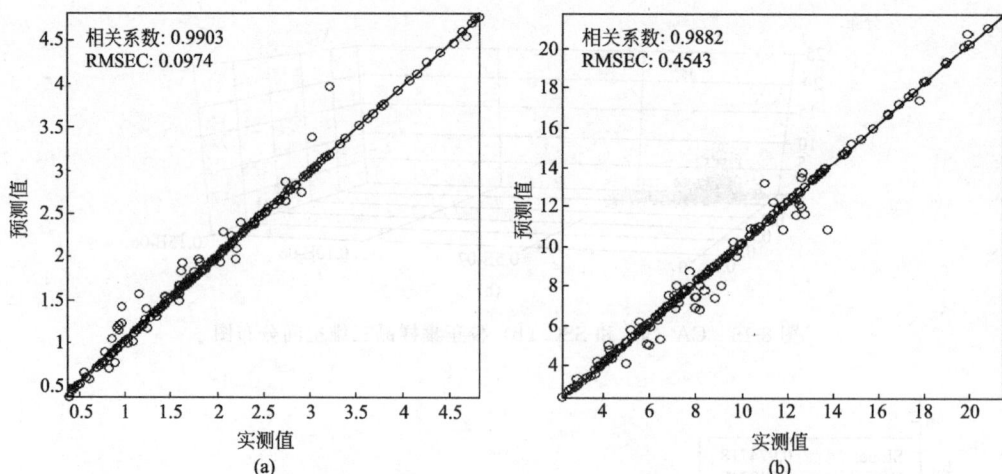

图 8-18　CA（a）和 SSC（b）校正集 ANN 模型预测值和实测值相关性

（8）模型预测效果验证　将预测集的 20 个金青萃取液样品的 NIR 光谱导入校正模型，用所建立的 PLS 和 ANN 模型预测 CA 和 SSC 含量，预测结果见图 8-19。PLS 模型中，CA 和 SSC 预测集 R^2 值分别为 0.9837、0.9733，RMSEP 值分别为 0.2464mg/ml、1.2594mg/ml，RSEP 值分别为 3.25%、3.31%。ANN 模型中，CA 和 SSC 预测集 R^2 值分别为 0.9868、0.9699，RMSEP 值分别为 0.1920mg/ml、0.9427mg/ml，RSEP 值分别为 2.61%、2.75%。CA 和 SSC 的 RSEP 值均在 6% 以内，说明所建立的 PLS 模型和 ANN 模型预测性能均较好，能够满足中药制剂实际生产过程中实时监控分析的精度要求。

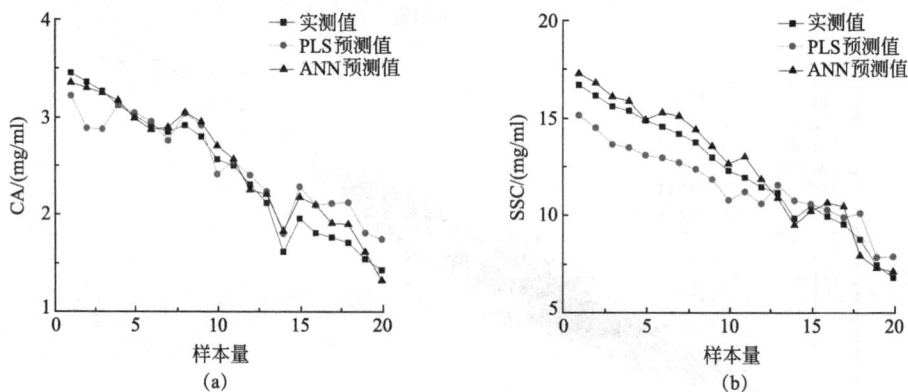

图 8-19　验证集样本 CA（a）和 SSC（b）的预测值和实测值对比图

三、中药制剂生产中的干燥过程分析

干燥过程是中药制剂生成过程的关键环节，它是制备散剂、颗粒剂、片剂、胶囊剂、丸剂等固体剂型的必要步骤，直接影响着中药制剂的质量。干燥新技术的发展是中药制造工业技术转型升级的关键，关系着中药现代化的进程。目前，应用于中药固体制剂的干燥方法主要包括烘干法、微波干燥法、带式干燥法、红外干燥法、沸腾干燥法、喷雾干燥法、冷冻干燥法等，不同的干燥技术会影响中药制剂的含量均匀性、指标成分的含量、溶散时限等。目前，干燥过程的监测方法主要有近红外光谱法、高效液相色谱法、微波法、激光衍射法、成像技术等。

例 8-4　近红外光谱技术在散结镇痛胶囊干燥过程水分检测中的应用

散结镇痛胶囊为中药全粉末胶囊制剂，由龙血竭、三七、浙贝母、薏苡仁 4 味中药制成，具有软坚散结、化瘀止痛之功效。水分含量是表征中药制剂质量的一个重要指标，含水量的高低会影响药效成分的含量。《中国药典》2020 年版（四部）（通则 0832）中关于水分测定的方法包括费休氏法、烘干法、甲苯法、减压干燥法和气相色谱法等，它们的测定过程时间较长，测定要求较高，且水分含量在测定过程中可能会发生变化。NIR 技术具有无损、快速等优点。本例采用 NIR 技术测定散结镇痛胶囊干燥过程中的水分含量，建立了准确可靠的水分含量定量模型，适用于生产实践。具体步骤如下：

（1）样品收集　收集散结镇痛胶囊干燥过程中不同水分含量的样品，共 67 批。所有样品按照聚类分析的方法分为 20 组，分别从每一组中取出 1 个样品组成验证集，其余 47 批样品组成校正集，用于校正模型的建立，以确保校正集样品的水分含量范围覆盖验证集样品。

（2）样品测定　采用干燥失重法对上述 67 批样品进行水分含量测定，并以此作为参考值。

（3）近红外光谱采集　室温条件下，利用 NIR 光谱分析仪采集散结镇痛胶囊干燥过程中收集样品的光谱，以仪器内置背景作为参照，设定光谱扫描范围为 1100～2300nm，波长增量为 2.0nm，平均扫描次数为 600 次，每个样品采集 3 次 NIR 图谱，取平均光谱值作为样品的光谱。67 批样品的原始光谱见图 8-20（a）。

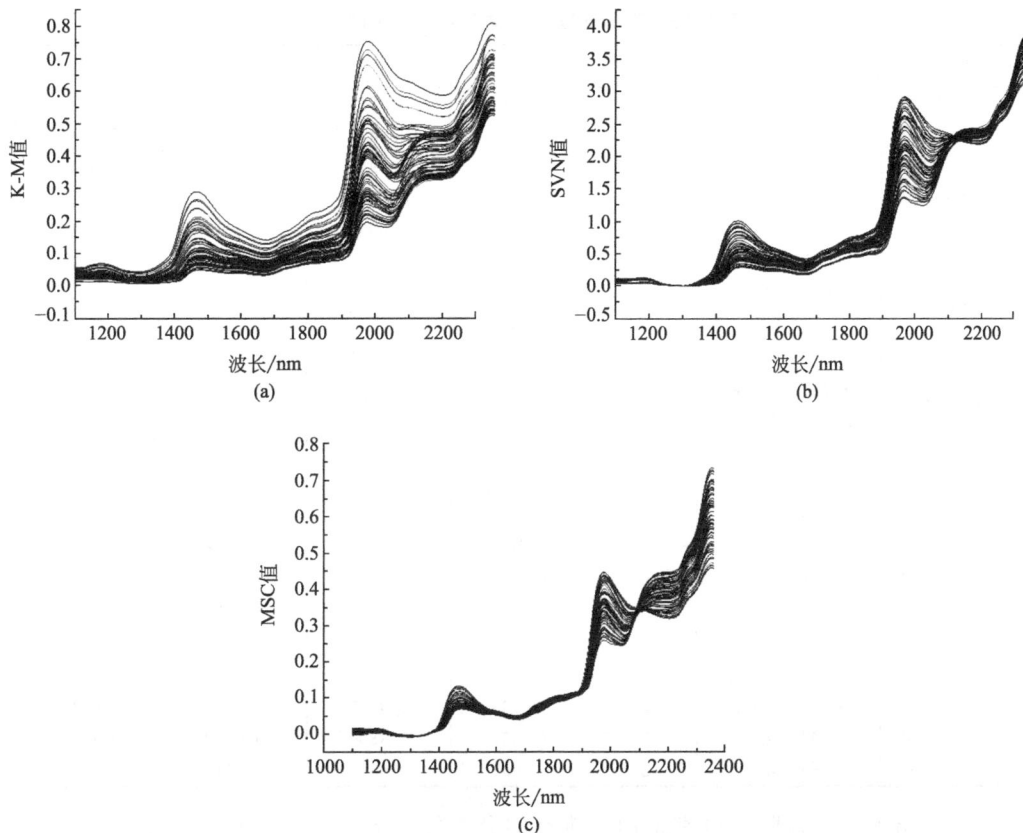

图 8-20　不同水分含量的散结镇痛胶囊的近红外光谱图

（a）原始近红外漫反射吸收光谱图；（b）SNV 处理光谱图；（c）MSC 处理光谱图

（4）建模波段的选择　从分子近红外光谱特征看，纯水分子 O—H 基伸缩振动的一级倍频近红外区约为 1450nm，合频吸收带位于 1930nm 附近，该处为水分子的强特征吸收峰，光谱波动较大，包含信息丰富。本例分别以包含水分子光谱吸收的波段和不包含水分子特征吸收的波段与样品含水量标准方法分析值关联后建模（见表 8-9）。结果发现，以包含水分特征峰（1450nm 或 1930nm）的波段建立的水分定量模型的预测效果更优。其中，以 1350～2030nm 波段（包含 2 个水分特征峰）所建的近红外模型预测性能最优。

表 8-9　不同波段建立的模型性能比较

波段/nm	PC	R_C	R_V	RMSEC	RMSECV
1350～1550	1	0.9936	0.9897	0.0109	0.0219
1830～2030	2	0.9942	0.9912	0.0110	0.0892
1880～1980	3	0.9929	0.9890	0.0114	0.1014
1600～1800	2	0.9891	0.9884	0.0142	0.1257
1350～2030	2	0.9947	0.9930	0.0099	0.0173
1100～2300(全光谱)	2	0.9940	0.9925	0.0111	0.0218

（5）光谱预处理　实验比较了未处理、MSC、SNV、一阶导数、二阶导数、标准化、中心化（Mean Center）等不同预处理方式对模型效果的影响，见表 8-10。结果发现，选取 1350～2030nm 波段，Mean Center 预处理方式校正后建立的水分含量模型较其他条件建立的模型性能更稳定，模型预测性能更优。

表 8-10　不同处理方式建立的模型性能比较

波段/nm	处理方式	PC	R_C	R_V	RMSEC	RMSECV
1100～2300	透光率	4	0.9926	0.9896	0.1170	0.1578
1350～2030	吸光度	3	0.9905	0.9891	0.0132	0.0184
1100～2300	吸光度	4	0.9950	0.9939	0.0096	0.0140
1100～2300	反射函	2	0.9874	0.9861	0.0152	0.0181
1350～2030	一阶导数	2	0.9942	0.9934	0.0110	0.0211
1100～2300	一阶导数	2	0.9940	0.9933	0.0105	0.0255
1100～2300	9 点平滑＋一阶导数	2	0.9940	0.9933	0.0105	0.0371
1100～2300	二阶导数	1	0.9927	0.9921	0.0116	0.0180
1350～2030	标准正态变量变换＋一阶导数	2	0.9891	0.9877	0.0142	0.0217
1100～2300	标准正态变量变换	2	0.9940	0.9910	0.0109	0.1074
1100～2300	中心化	4	0.9913	0.9892	0.0127	0.0898
1350～2030	中心化	4	0.9950	0.9941	0.0096	0.0167
1100～2300	基线校正	3	0.9936	0.9925	0.0109	0.0231
1350～2030	多元散射校正	3	0.9911	0.9891	0.1170	0.2128
1350～2030	多元散射校正＋一阶导数	2	0.9891	0.9877	0.0132	0.0244
1100～2300	多元散射校正	2	0.9935	0.9927	0.0096	0.0210
1350～2030	归一化	3	0.9831	0.9800	0.0152	0.1376
1100～2300	归一化	2	0.9902	0.9896	0.0110	0.2134

（6）异常点的剔除　分别采用三维空间分布值（influence）和线性相关性（correlation）这两个统计量，同时参考光谱杠杆值（leverage）来对照检验剔除异常值，使模型得到优化，见图 8-21。由于定量分析的样品集在主成分空间的分布会因光谱信

息的相似性而聚集在相对集中的空间中，因此在图中大部分的样品聚集在一起，少数离散在比较远的区域的异常值需在模型优化时去除，如图 8-21 中的样本 6、49、50、51。

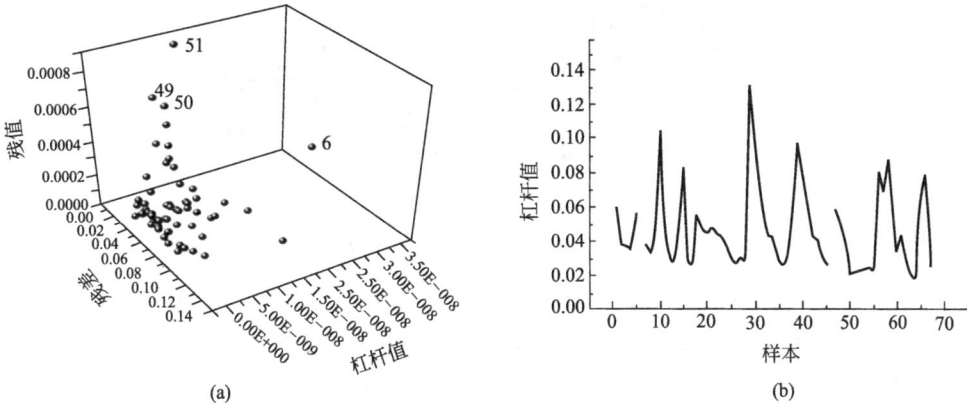

图 8-21　67 份样本预测结果三维空间分布图（a）和杠杆值分布图（b）

　　（7）模型建立　根据波段和预处理方式的优选结果，确定最终优化的预处理方式为：选取波长 1350～2030nm，经过异常点剔除，Mean Center 预处理方式，采用 PLS 建立散结镇痛胶囊干燥过程水分的定量校正模型，结果见图 8-22，所建立模型的 $R_c=0.9950$，$R_v=0.9941$，RMSEC＝0.0096，RMSECV＝0.0167，PC＝4，主成分得分为 99.98%，表明预测值与实测值线性关系较好，可用于预测散结镇痛胶囊干燥过程中的水分含量。

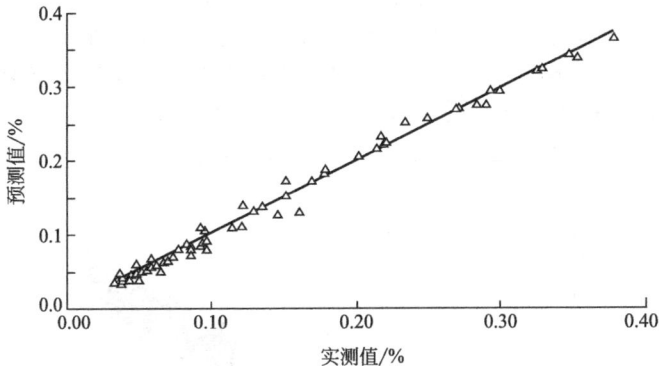

图 8-22　水分含量预测值与实测值的相关性

　　（8）模型预测效果验证　用所建模型对验证集样品进行预测，结果见图 8-23，近红外校正分析模型的预测偏差值普遍低于 10%，预测相关系数 $R_p=0.9916$，表明模型预测性较好。将两组不同分析方法计算得到的水分含量数据进行统计学配对 t 检验，计算得到 $P=0.264$（$\alpha=0.05$），说明两组结果无显著性差异，表明所建校正模型能够快速准确地预测散结镇痛胶囊干燥过程中水分含量。

四、中药制剂生产中的制剂样品分析

　　中药制剂除中药药味外，通常含有较多的辅料，并在制剂过程中还要经过混料、制粒、干燥、制剂、包衣、包装等多种工艺流程。不同企业的产品，由于处方的差

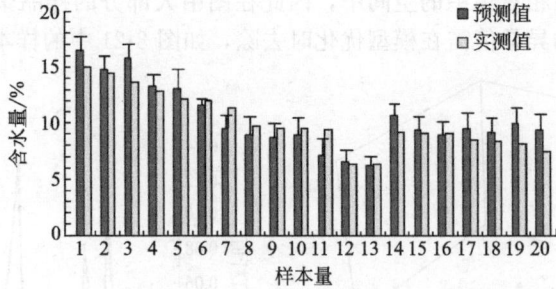

图 8-23　NIR 验证集中水分含量预测值与实测值的比较

异，加之辅料的组成可能不同，活性成分的含量也会产生差异。因此，建立中药制剂质量控制分析方法，对保证中药制剂质量的稳定性和均一性都极其重要。

例 8-5　近红外光谱技术在散结镇痛胶囊中的应用

目前，用于散结镇痛胶囊的含量测定方法主要是 HPLC 法，该检测方法耗时长，难以满足制剂生产过程中快速测定及在线检测的要求。本例采用 NIR 光谱技术，结合偏最小二乘法，建立散结镇痛胶囊中龙血素 A、B 的定量分析模型，实现了对散结镇痛胶囊的无损、快速分析。具体步骤如下：

（1）样品收集　收集经检验合格的 114 批散结镇痛胶囊药粉样品，随机选取 24 批样品用于模型的验证，其他 90 批样品用于校正模型的建立，确保校正集样本信息能够覆盖验证集样本信息量。

（2）样品测定　采用 HPLC 法分别对 114 批散结镇痛胶囊药粉样品中龙血素 A、B 的含量进行测定，并以其作为参考值。

（3）近红外光谱采集　采用旋转测样的方式，将同一批次的胶囊内容物倒入样品杯中，用匹配的砝码将样品压实，将样品杯与砝码放置到可旋转的支架上，在 1100～2300nm 波长范围内扫描，波长增量为 2nm，扫描平均次数为 600 次。每个样品扫描 3 次，取平均值作为该样品的近红外光谱。114 批样本的原始光谱图见图 8-24。

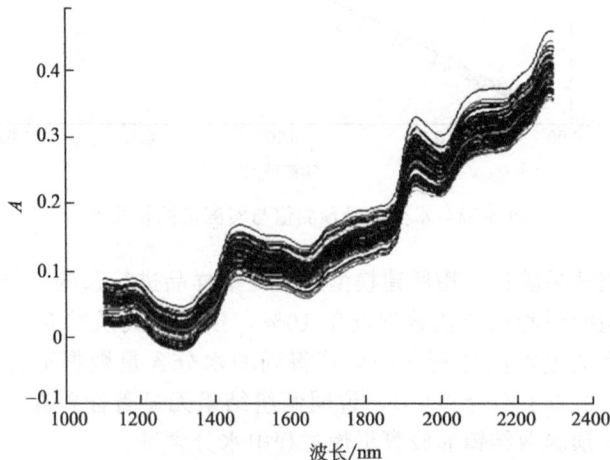

图 8-24　散结镇痛胶囊样品的原始光谱图

（4）光谱预处理　对扫描得到的原始吸收光谱进行预处理，消除噪声和基线漂移的影响，分辨重叠峰，提高分辨率和灵敏度。经过不同的预处理方法处理后的 R、RMSEC 和 RMSECV 值见表 8-11。经比较，采取一阶导数处理光谱数据效果最好。

表 8-11　不同处理方式建立的模型性能比较

处理方式	龙血素 A			龙血素 B		
	R	RMSEC	RMSECV	R	RMSEC	RMSECV
未处理	0.9765	0.0314	0.0343	0.9745	0.0215	0.0232
标准正态变量变换	0.9783	0.0216	0.0344	0.9763	0.0232	0.0250
标准正态变量变换＋一阶导数	0.9712	0.0289	0.0362	0.9538	0.0368	0.0412
多元散射校正	0.9764	0.0253	0.0356	0.9721	0.0263	0.0300
多元散射校正＋一阶导数	0.9597	0.0398	0.0413	0.9685	0.0233	0.0302
一阶导数	0.9879	0.0213	0.0255	0.9815	0.0207	0.0236
二阶导数	0.9715	0.0247	0.0289	0.9802	0.0299	0.0385

（5）定量模型的建立　将 90 份校正集样品的 NIR 光谱分别与龙血素 A、B 的 HPLC 测定值进行关联，采用 PLS 法建立校正模型。结果发现，经过内部交叉验证后的龙血素 A、B 校正模型的 R 值分别为 0.9879、0.9798，RMSEC 值分别为 0.0213、0.0207，RMSECV 值分别为 0.0255、0.0236，校正集样品均匀地分布在回归线两侧，模型线性相关系数较高，见图 8-25。表明该模型可用于预测散结镇痛胶囊中龙血素 A、B 的含量。

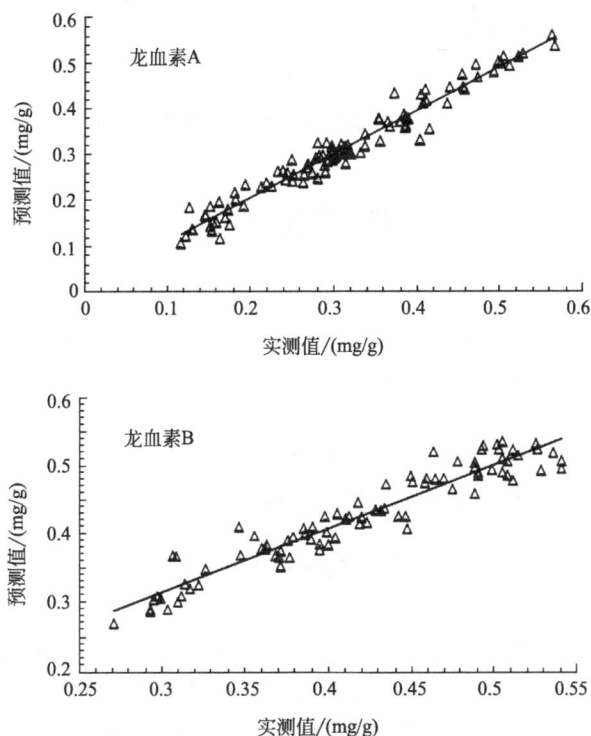

图 8-25　预测值和实测值相关性

（6）模型预测效果验证　用所建立模型对验证集样品进行预测，结果见图 8-26，24 批验证集样本龙血素 A、B 的预测偏差值基本均小于 10%，模型的预测均方差分别为 0.2486 和 0.2679，表明模型预测性好。t 检验表明，龙血素 A、B 含量的预测值与实测值之间无显著性差异（$P > 0.05$），表明所建立的校正模型可以快速准确预测散结镇痛胶囊中龙血素 A、B 的含量。

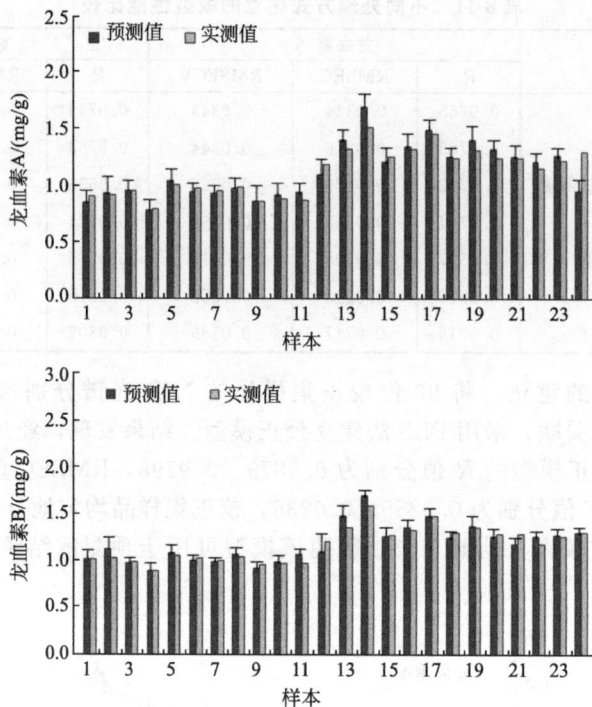

图 8-26　NIR 模型预测值与实测值的对比

📚 重点小结

一、难点

1.中药制剂生产过程分析方法的基本原理、组成和分析流程。

2.中药制剂生产过程分析的具体应用。

二、重点

1.中药制剂生产过程质量控制的常用分析方法。

2.NIR 在中药制剂生产过程分析中的应用。

🌱 复习思考题

1.在线检测技术可用于中药制剂生产过程的哪些环节？举例说明。

2.中药制剂生产过程质量控制的常用分析方法有哪些？

3.请以 NIR 为例，说明其在中药制剂生产过程质量分析中有哪些应用。

第九章
中药制剂质量标准的制定

要点导航

1. 掌握中药制剂质量标准的主要内容和制定方法。
2. 熟悉中药制剂质量标准制定的原则、前提、目的、意义和一般程序。
3. 了解中药制剂质量标准的复核和中药制剂的稳定性研究。

中药制剂质量标准是国家对中药制剂质量、规格及检验方法所作的技术规定，是中药制剂生产、供应、使用、检验和管理部门共同遵循的法定依据。中药制剂的质量标准要符合中药制剂本身的特点，是用于控制中药制剂质量的技术规范，制定的方法与指标应能真正评价中药制剂的质量。《中华人民共和国药品管理法》规定，药品应当须符合国家药品标准。

知识拓展

《中华人民共和国药品管理法》沿革：于1984年9月20日第六届全国人民代表大会常务委员会第七次会议通过，并于2001年2月28日第九届全国人民代表大会常务委员会第二十次会议第一次修订。2013年12月28日第十二届全国人民代表大会常务委员会第六次会议进行第一次修正，2015年4月24日第十二届全国人民代表大会常务委员会第十四次会议进行第二次修正。2018年10月22日，药品管理法修正草案提交全国人大常委会审议；2019年8月26日经十三届全国人民代表大会常务委员会第十二次会议第二次修订，从2015版的10章104条，增加到12章155条，于2019年12月1日起实施。

第一节
概述

一、制定中药制剂质量标准的目的和意义

中药制剂质量标准是保证制剂质量最科学、最权威的技术依据。因此，制定合理的、与临床疗效相关的中药制剂质量标准是保障人民用药安全、有效，促进中药制剂生产发展的一项重要措施，同时也是中药制剂分析的重要任务之一。针对目前我国中

制定中药制剂质量标准的目的、意义、原则和前提

药制剂质量标准的现状，制定并贯彻统一的中药制剂质量标准，必将加快中药现代化的步伐，也将促进中药制剂的国际技术交流和进出口贸易的发展。

二、制定中药制剂质量标准的原则和前提

中药制剂质量标准的制定需要依据中医药理论，坚持质量第一的方针，充分体现"安全有效、技术先进、经济合理、不断完善"的指导思想。中药制剂组分多、成分复杂，而有效成分尚不完全明确，影响中药制剂内在质量的因素又很多，因此必须制定统一的中药制剂质量标准，从而保证中药制剂的安全、有效、稳定。

（一）制定中药制剂质量标准的原则

1. 安全性与有效性

中药制剂由于所含化学成分繁多，其疗效、质量标准建立任务十分艰巨，制定质量标准时必须把"安全、有效"原则放在首要位置。

2. 先进性与合理性

制定中药制剂质量标准时，需注重新技术、新方法的应用，积极采用国际先进的药品标准评价技术和方法，促使中药制剂质量标准国际化。同时必须遵循中医药理论，充分考虑中药制剂本身特点，选择合适的技术方法，设置科学的检测项目，规定合理的判断标准，在确保质量安全有效前提下，应倡导简单可行。

3. 规范性与进展性

制定中药制剂质量标准时，体例格式、文字术语、计量单位、数字符号及通用的检测技术与方法应统一规范。中药制剂的质量标准不是固定不变的，必须与时俱进，不断发展完善，并鼓励自主创新，加快中药的国际竞争力。

（二）制定中药制剂质量标准的前提

制定中药制剂质量标准必须具备以下三个条件：

1. 处方组成固定

中药制剂处方药味、各药味的用量及炮制规格，直接影响中药制剂质量控制方法的制定、评价指标的选定和限度的规定。不论是成方还是临床验方，处方组成只有固定不变，才能进行质量标准的研究和实验设计。

2. 原辅料标准确定

中药制剂质量标准制定之前，必须先制定相关药材、饮片和辅料的质量标准，在新药临床研究、中试及后期生产时，投料的辅料必须符合相应的标准。

3. 制备工艺稳定

新药的研制在处方固定后，可结合临床给药途径与要求，确定剂型，进行生产工艺条件的研究，优选出最佳工艺条件。当条件具备、制备工艺稳定后，才能进行质量

标准的研究和实验设计。如果处方相同、工艺不同，也可造成所含成分不同，从而影响质量标准的建立和限度的规定。

因此，制定中药制剂质量标准的前提是处方组成固定，原辅料标准确定和制备工艺稳定。

三、中药制剂质量标准的分类

（一）国家药品标准

我国现行的国家药品标准是由国家药典委员会负责制定和修订，食品药品监督管理部门颁布实施的，其包括《中华人民共和国药典》和局（部）颁药品标准。

根据新药研究的不同阶段应制定相应的新药质量标准，按照《药品注册管理办法》的规定，新药质量标准可分为以下三种：

1. 临床研究用药品质量标准

即申请新药临床试验的质量标准，仅适用于临床试验阶段，其重点在于保证临床研究用药品的安全性和有效性。

2. 生产用药品质量标准

即申请新药审批的质量标准，是前一标准的补充，工厂试生产的药品就符合该标准，仅限于在一定范围内使用。批准为试生产的新药，其标准试行期为 3 年；批准为正式生产的新药，其标准试行期为 2 年。

3. 正式的药品质量标准

在新药试产、试用期中，除继续考察新药的质量和稳定性外，要广泛收集临床试用期间有关药品安全性和有效性的问题，不断加深对新药性质和作用的了解，逐步修订，使原有的药品质量标准日臻完善。转为正式生产时，应制定药品的正式质量标准，作为药品出厂的依据。

> **知识拓展** 📖
>
> 为保证药品的安全、有效和质量可控，规范药品注册行为，根据《中华人民共和国药品管理法》《中华人民共和国行政许可法》《中华人民共和国药品管理法实施条例》，制定了《药品注册管理办法》。
>
> 在中华人民共和国境内申请药物临床试验、药品生产和药品进口，以及进行药品审批、注册检验和监督管理，适用本办法。
>
> 《药品注册管理办法》于 2007 年 6 月 18 日经国家食品药品监督管理局局务会审议通过，自 2007 年 10 月 1 日起施行。最新版于 2020 年 1 月 15 日经国家市场监督管理总局 2020 年第 1 次局务会议审议通过，自 2020 年 10 月 1 日起施行。

（二）企业药品标准

企业药品标准是药品生产企业为了保证产品质量，自己根据需要所制定的质量标

中药制剂质量标准的分类、特性、研究程序和要求

准，又称企业内部标准。该标准只在企业内部执行，不具有法律的约束力，一般高于法定标准要求，通过增加检测项目、提高检测限度等优化产品质量，提升企业竞争力。

四、中药制剂质量标准的特性

制定中药制剂质量标准是为了保证制剂的安全性、有效性、稳定性和可控性，而质量标准作为一种标准，除包含上述质量特性的同时，还具备以下标准特性：

1. 权威性

《中华人民共和国药品管理法》规定，药品应当符合国家药品标准。因此中药制剂质量标准是一种法律法规，具有权威性。

2. 科学性

中药制剂质量标准的制定，必须依据大量的数据资料，积累足够的样本数量，经过大量反复的实验验证。中药制剂质量标准中方法的确定和限度的规定均应有充分的科学依据，既要能真正控制中药制剂质量，又要能符合生产实际情况。

3. 进展性

中药制剂质量标准不是一成不变的，某一时期所制定的质量标准只是当时对中药制剂质量认识的阶段性小结，难免有不够全面、不够科学之处。随着对中药制剂认识的加深及生产水平的提高和检测技术的改进，需要不断对中药制剂质量标准进行修订和完善。在新药申报过程中，从临床用质量标准到试行质量标准，再由试行质量标准到正式的药品质量标准，均需不断修正和完善其内容和方法。此外，《中国药典》每隔几年修订再版一次，或出版增补本的做法均是药品质量标准进展性的体现。

五、中药制剂质量标准的研究程序和要求

中药制剂质量标准研究是中药新药研究的主要内容之一，是按照现行的《药品注册管理办法》要求进行的一项技术研究工作。中药制剂质量标准的研究程序和要求一般如下：

1. 依据法规制定研究方案

中药制剂质量标准研究方案的设计应根据《药品注册管理办法》《中药新药质量标准研究的技术要求》《中药质量标准研究制定技术要求》进行，质量标准拟定的各项内容参照《中国药典》现行版而制定。

2. 文献资料查阅

根据中药制剂中的处方组成，查阅所研究药味中的主要化学成分及理化性质以及与功能主治相关的药效学研究及质量控制方面的国内外文献资料，为制定质量标准提供参考依据。

3. 实验研究

根据质量标准研究方案和文献检索的结果，对质量标准中的各项内容进行实验研

究，积累原始实验数据，为质量标准的制定提供科学依据。

4. 制定并起草质量标准草案及起草说明

根据实验研究结果，参照《中国药典》现行版中同类中药制剂质量标准的内容和格式进行数据整理和起草质量标准草案，其内容和格式必须符合规范化的要求，并对质量标准草案制定依据进行详细地说明。

第二节
中药制剂质量标准的主要内容及起草说明

中药制剂质量标准的项目包括：名称、处方、制法、性状、鉴别、检查、含量测定、炮制、功能与主治、用法与用量、注意、规格、贮藏等。

质量标准起草说明是质量标准制定的详尽技术资料，对质量标准中各项内容均应作逐项说明。

一、中药制剂质量标准的主要内容

中药制剂质量标准的每一项具体要求和书写格式可参照现行版《中国药典》。

1. 名称

包括中文名和汉语拼音。

2. 处方

列出处方组成及用量。单味制剂为单一药味，不需列出处方，只需在制法中说明药味和用量。制剂中使用的药引、辅料及附加剂一般不列入处方中，可在制法中说明。

处方中的药味名称，凡国家药品标准已收载的，一律采用最新版的国家药品标准规定。地方标准收载的与国家药品标准名称相同而来源不同的，需另起名称；国家药品标准未收载的，可采用地方标准收载的名称，但应注明出处。

处方中的药味排列顺序应根据中医理论，按"君、臣、佐、使"排列，书写从左到右，从上到下。

处方中药味的量一律用法定计量单位，重量以"g"为单位，体积以"mL"为单位，全处方量应以制成 1000 个制剂单位为准。

3. 制法

按实际生产情况简要描述制剂工艺的全过程，附上工艺流程图。对影响质量的关键工艺，需列出控制的技术条件和工艺参数（如时间、温度、压力、pH 值），但不宜规定过细，保密品种的制法可略去。

4. 性状

中药制剂的性状包括成品的颜色、形状、形态、嗅、味等。这些通常是指除去包装后的直观情况，因为一种中药制剂成品的性状常与原料的质量和工艺有关，原料质量稳定、制备工艺固定，其成品的性状应基本一致。外用药和剧毒药不描述味。

有些中药制剂在性状项下还规定了一些物理常数，如折射率、比旋度、相对密度等。

5. 鉴别

包括显微鉴别、理化鉴别等，编写顺序为显微鉴别、一般理化鉴别、色谱鉴别。鉴别项目规定的目的是确定中药制剂中各组成药味的存在、真伪及纯度，用于中药制剂鉴别的方法必须专属、灵敏、快速、简便。

6. 检查

包括制剂通则检查和杂质检查。主要用来控制中药制剂过程中可能引入的杂质与制剂质量有关项目。描述该品种需规定的检查项目，如水分、炽灼残渣、有害元素、农药残留量、有机溶剂残留量、树脂降解产物检查等以及制剂通则项下该剂型规定的检查项目。

7. 浸出物测定

根据中药制剂的剂型，列出用水、乙醇或其他适宜溶剂，有针对性地对制剂中相应的有效类物质进行测定并规定限度。

适用于尚无法建立含量测定项目时，可暂定浸出物测定作为质量控制指标；或虽已建立含量测定，但所测成分与功效相关性差或含量测定限度低于万分之一的中药制剂，以便更好地控制质量。

8. 指纹图谱或特征图谱

列出测定方法，采用色谱法建立的，需列出色谱条件和系统适用性试验，并附相应的对照图谱，指认色谱峰对应的成分。特征图谱需说明特征峰和相对保留时间，指纹图谱需按中药色谱指纹图谱相似度系统评价，并规定供试品指纹图谱与对照品指纹图谱的相似度。

9. 含量测定

先写含量测定的方法及条件，再写对照品溶液和供试品溶液的制备方法，最后另起一行写相应的限度标准。

10. 功能与主治

根据药理试验、临床试验研究的结果进行撰写，力求简明扼要，突出主要功能，进而指导主治。通常先写功能，后写主治，中间以句号隔开，并以"用于"连接。如有明确的西医病名，可写在中医病症之后。

11. 用法与用量

先描述用法，后描述一次用量及一日用量次数，必要时酌情增减，另有规定除外。既可内服又可外用的，先写内服用法与用量，再写外用用法与用量，中间以句号隔开。

12. 注意

说明主要的禁忌和不良反应。若为剧毒药，需注明。

13. 规格

写法有以重量计的，以装量计的，以标示量计的。以重量计的，如丸剂、片剂，注明每丸（片）的重量；以装量计的，如散剂、胶囊剂、液体制剂，注明每包（粒、瓶）的装量；以标示量计的，注明每片含量。规格最后不列标点符号。

14. 贮藏

注明中药制剂贮存与保管的基本要求。

二、中药制剂质量标准的起草说明

中药制剂质量标准起草说明是对所制定的质量标准的详细注释，解释标准起草过程中，制定各个项目、采用各指标和方法以及规定各限度的依据，逐项对中药制剂质量标准的正文部分加以解释和说明。起草说明包括理论性解释和全部实践数据总结，即使部分实践内容未列入正文项下，也应编写在内，从而有助于判断制定质量标准的合理性和应用各种检测方法的可靠性。

（一）名称

中药制剂质量标准的起草说明（名称）

说明命名的依据及理由。

（1）名称应科学、明确、简短、不重复，符合《中国药品通用名称命名原则》要求。剂型需放在名称之后，不应采用人名、地名、企业名称，不应采用夸大、自诩、不切实际的用语，一般字数不超过 8 个字。

（2）单味制剂一般采用原料（饮片）名与剂型名结合。

（3）复方制剂根据处方组成的不同情况可酌情采用下列方法命名：

① 采用君药前加复方剂型，如复方丹参片、复方龙血竭胶囊；

② 方内主要药味缩写加剂型，如香连丸、银黄口服液；

③ 方内主要药味缩写加功效加剂型，如龙胆泻肝丸（大蜜丸）、银翘解毒软胶囊；

④ 采用药味数与主要药名或功效加剂型，如六味地黄颗粒、十全大补丸；

⑤ 采用功效加剂型，如补中益气合剂、镇脑宁胶囊；

⑥ 源于古方，不违反命名原则可采用古方加剂型，如左金胶囊；

⑦ 单一成分或一类成分的复方制剂，可采用成分加剂型，如黄杨宁片；

⑧ 采用方内药物剂量比例或服用剂量加剂型，如六一散、七厘散、九分散；

⑨ 采用象形比喻结合剂型命名，如玉屏风颗粒；

⑩ 采用主要药材和药引加剂型，如川芎茶调散，以茶水调服。

（二）处方

列出详细处方药味及用量，包括主要辅料；说明处方来源与方解。如是保密品种，处方也需完整地列在起草说明中。处方中如有《中国药典》未收载的炮制品，需详细说明炮制方法及炮制品的质量要求。

（三）制法

详细列出完整的生产工艺和全部技术参数，说明每一个工艺步骤及技术参数的意

义，确定最终制备工艺及技术条件的依据。通常需明确列出提取溶剂的名称，提取方法，分离、浓缩、干燥的方法与主要参数。

（四）性状

说明性状描述的依据。列出若干批中试或大生产样品的性状结果，对中药制剂颜色的描述可根据样品贮藏期间的颜色实际情况规定一定的色度范围。

（五）鉴别

说明各鉴别项目选定的依据及方法，提供完整研究资料，确保鉴别项目规范合理，对保证中药制剂的质量非常重要。

1. 鉴别项目

根据处方组成，原则上处方中所有药味均进行鉴别研究，首选处方中君药、贵重药、毒性药列入质量标准中，再选其他药味，未列入标准的药味应说明理由。

2. 鉴别方法

中药制剂中各药味的鉴别方法应尽量与其饮片质量标准的鉴别方法相对应，如因其他成分干扰或制剂的提取方法不同，不能采用与饮片相同的鉴别方法时可采用其他鉴别方法，应予以阐明。

（1）显微鉴别　经饮片粉末直接制成制剂或添加有部分饮片粉末的制剂，可选用显微鉴别。显微鉴别首选现行药典成方制剂中已有规定的该药味的显微特征，如果确有干扰，可选用其他显微特征或改用其他鉴别方法。在选取处方各药味显微特征时要注意以下两点：一是在该处方中的专一性，二是尽可能对处方外的饮片加以排除，并且范围越大越好。

（2）理化鉴别　根据中药制剂中各药味所含化学成分的理化性质，通过各种分析方法和技术鉴定处方中各药味的存在，以薄层色谱法应用最广泛。

化学反应鉴别法因其专属性较差，通常用于中药制剂中的矿物药或某一化学成分的鉴别，尽量避免用于复方制剂中共性成分的鉴别。

中药制剂鉴别中应用最多的是薄层色谱法。通过比较中药制剂与对照品、对照药材的薄层色谱图，即可鉴定某一药味的存在。采用薄层色谱法鉴别需提供完整的研究资料，如前处理选择的依据和数据，试验条件及选定依据，对照药材、对照品的来源、阴性对照的制备方法等，要求随资料附相关图谱，并进行了方法学验证（专属性、耐用性考察）。

处方中药味含有多种挥发性成分时，可选用气相色谱法鉴别，应尽可能在同一色谱条件下进行鉴别，若采用挥发油对照提取物，相关组分峰应达到良好分离，保证结果的重现性。必要时可选择高效液相色谱质谱联用技术作为鉴别方法。

（六）检查

说明中药制剂在制备过程中可能引入的杂质或与质量标准有关的项目，各检查项目选定的依据，提供完整研究资料，确保检查项目规范合理。

（1）中药制剂检查项目按照《中国药典》2020年版附录制剂通则（0100）项下规定的检查项目和必要的其他检查项目及规定的限度值进行检查。如有与通则中要求不同的，需说明理由并列出具体数据；如有通则以外的检查项目，需说明检查理由、方法及数据。《中国药典》附录收载的检查方法，根据制剂的不同情况会按序排列多个方法，制定各品种质量标准时，应考察每种方法对所测品种的适用性，一般应明确规定使用第几法并说明使用该方法的理由。药典未收载的剂型根据剂型和用药需要制定相应的检查项目。

（2）单一成分的中药制剂或复方制剂中的化学药需检查含量均匀度。

（3）含有毒性药材的制剂，原则上需制定有关毒性成分的检查项目，规定限度指标，以确保用药安全。

（4）生产过程可能造成重金属和砷盐污染的中药制剂，或使用含有矿物药、海洋药物、地龙等动物药及可能被重金属和砷盐污染的中药材生产的中药制剂，需制定重金属和砷盐的限量检查。

（5）使用乙酸乙酯、甲醇、三氯甲烷等有机溶剂萃取、分离、重结晶等工艺的中药制剂需检查溶剂残留量，规定残留溶剂的限量。工艺中使用非药用吸附树脂进行分离纯化的制剂，应控制树脂中残留致孔剂和降解产物。根据吸附树脂的种类、型号规定检查项目，主要有苯、二甲苯、甲苯、苯乙烯、二乙基苯等。检测方法按《中国药典》2020 年版通则"残留溶剂测定法"（通则 0861）检查。

（七）浸出物测定

需说明规定该项目的原因，所采用方法的依据，提供完整研究资料，列出实测数据，并注明所用溶剂，确保浸出物方法及限度规范合理。可根据中药制剂中主要成分的理化性质选择合适的溶剂有针对性地对某一类成分进行浸出物测定，应注意避免辅料的干扰。含糖等辅料多的剂型对浸出物的测定有一定影响，一般不建议使用乙醇或甲醇作为浸出溶剂，可根据所含成分选用合适的溶剂。

（八）指纹图谱或特征图谱

需说明选用指纹图谱或特征图谱的依据并提供全部试验资料。采用色谱法建立特征图谱或指纹图谱时，需进行色谱条件优化以保证信息最大化。特征图谱的辨识应从整体的角度综合考虑，经对 15 批以上样品图谱的研究和比较，确定具有特征意义的峰作为特征或指纹峰，确定合理的参比峰，给以编号。同时还需建立饮片、中间体的相应特征图谱或指纹图谱，并需对中药制剂与饮片、中间体特征图谱或指纹图谱之间的相关性进行分析，饮片图谱中的特征或指纹峰在中间体和制剂的色谱图上应能指认。应采用对照品或对照提取物作对照物，对色谱峰较多的样品，对照品最好能设立 2～3 个，以便与对照图谱定位。特征或指纹图谱中具有特殊意义的峰应予以编号，对色谱峰个数及指认色谱峰的相对保留时间作出规定。

（九）含量测定

说明含量测定项目的理由、测定方法选定和含量限度的依据，并进行方法学考察，提供完整研究资料，确保含量测定方法及限度规范合理。

1. 测定药味的选定

根据中医药理论，选择药理作用与功能主治一致的药味，首选处方中君药、贵重药、毒性药制定含量测定项目，以保证临床用药的有效性和安全性。在上述药味基础研究薄弱或无法进行含量测定时，也可选择臣药及其他药味进行测定，但需在起草说明中阐述理由。

2. 测定成分的选定

根据选定的药味，来选择测定的成分，尽量与中医理论一致，与药理作用和功能主治一致，首选有效成分，专属成分或特征成分。选择原则如下：

（1）优选中药制剂处方中的君药、臣药、贵重药及毒性药中的有效成分进行含量测定，如处方中君药、臣药、贵重药及毒性药的有效成分不明确或无专属性方法进行测定时，也可选择组方中佐、使药或其他能反映制剂内在质量的成分进行含量测定。对于毒性药中的有效成分往往可能是毒性成分，需控制其在中药制剂中的含量范围，既可保证其安全性，又可保证其有效性。

（2）为了更全面控制中药制剂质量，可对多味药多成分进行定量分析，可分别测定二个以上单一有效成分的含量，也可以测定单一有效成分后再测定有效部位或其类别成分总量，如总黄酮、总生物碱、总皂苷、总鞣质等。

（3）尽量与饮片含量测定成分相一致，以便更有效地控制质量；系列品种的质量标准应尽可能统一，如选用相同的检测方法及指标。

（4）所选的测定成分应注意避免测定分解产物、不稳定成分、无专属性成分或微量成分。

3. 测定方法的选定

根据"准确、灵敏、简便、快速"的原则，参考文献及相关资料，并结合处方工艺和剂型特点及被测成分的性质、干扰成分的性质等因素，综合考虑选择测定方法。选择测定方法时，需考虑专属性、重现性、稳定性、先进性、适用性等方面，一般优先选择色谱法并进行方法学考察。

4. 方法学考察

中药制剂药味多、成分复杂，因此在进行方法学考察时更多需考虑中药制剂的供试品制备。

（1）提取条件的选定　当被测定成分选定后，要选择合适的提取方法将被测成分从样品中提取出来。提取条件的好坏应以能最大限度地提出被测成分，供试品中含量高，测定结果稳定为标准。提取条件的确定，一般要用不同溶剂、不同方法、不同时间、不同温度以及不同 pH 值等比较而定。可参考文献，重点对比某种条件，也可用正交试验全面优选提取条件。在正交试验中，因素水平的选择尤为重要，若选择不当，将失去实际意义，尽管从教学意义上讲已筛选出最佳条件，但可能不符合化学原则。因素水平的建立，要根据被测成分的化学性质、存在状态（是在原生药粉末中还是在提取物中）、干扰组分的特性及不同剂型等因素进行综合考虑。

（2）净化分离方法的选定　其基本原则是既要除去对测定有干扰的杂质，同时又不损失被测成分。可参考有关文献并结合回收率实验，以确定科学合理的净化分离方法。

（3）测定条件的选择　测定条件合适与否，对测定结果有直接的影响，对于不同的测定方法，测定条件的选择也有所不同，要根据仪器性能和测试方法的不同，选择合适的测定条件，如化学分析中指示剂种类、指示剂用量、pH 值、显色温度、显色时间及线性范围的选择，紫外分光光度法中 pH 值、测定波长的选择，薄层扫描法中展开剂、显色剂、检测方法、扫描方式、线性化参数的选择，气相色谱法中固定相、检测器、内标物的选择，高效液相色谱法中固定相、流动相、检测器及检测波长的选择。有些仪器参数与仪器型号有关，要酌情而定。总之，应选择灵敏度高，相对误差小以及稳定性好的测定条件。

（4）空白试验条件的选择　空白试验是消除测定过程中系统误差的一个重要手段，是方法学考察中专属性考察的重要内容。空白试验是在不加试样的情况下，按照试样的分析步骤和条件而进行分析的试验。在中药制剂分析中，因为常常是测定制剂中某一味药的某一个化学成分，要想得到真正的"空白"比较困难，所以常采用阴性对照法，此法可考察被测成分的峰（或斑点）是否与干扰组分重叠，以确定测定信息是否仅为被测成分的响应。阴性对照样品（空白样品）的制备一般有两种方法，一种是不含被测成分药味的中药制剂，另一种是不含被测成分的中药制剂（用色谱法把被测成分从中药制剂中分离出去），以前者为常用。分光光度法中空白包括溶剂空白、试剂空白及阴性对照空白。一般来说，阴性对照空白中应不产生响应值或响应值很小，而不能采用样品响应值减去阴性对照空白响应值的办法来减小误差，因为中药制剂组成复杂，阴性对照空白易受多种因素影响，具有不稳定性，所以当阴性对照空白中有响应时，应更换测定条件或方法，以减小测定误差。

在此基础上，进行方法学验证，包括线性关系及线性范围考察、精密度试验、准确度试验（加样回收率试验）、检测限、定量限和耐用性考察。具体内容详见第五章第二节。

5. 含量限（幅）度的确定

含量限（幅）度需根据中药制剂实测结果与原料药材的含量情况确定，因为中药制剂的质量是建立在原料药材的质量保证之上。在测定方法确定后，积累足够的测定数据才有更好的代表性，至少应有 15 批以上样品与原料饮片数据为依据，一般原粉入药的转移率要求在 90% 以上。中药制剂含量限度的规定方式主要有以下几种：（1）规定一定限（幅）度范围，有上下限。（2）规定标示量的含量范围。（3）规定下限，用于所测定成分为有效成分；规定上限，用于所测定成分为有毒成分时可作限量检查。

有毒成分及中药制剂中化学药品的含量需规定上下限，上下限幅度应根据测试方法、品种情况、转移率及理论值确定，一般应在 ±5%～±20% 之间，并在安全有效范围内，制定上下限应有充分依据。

6. 含量测定用对照品

含量测定用对照品必须使用化学纯品。现行版国家药品标准中收载，由中国食品药品检定研究院提供的对照品，可直接采购使用。若为其他来源的对照品均应按以下要求提供相关资料：

（1）对照品的来源　由动物、植物提取的需要说明原料的科名、拉丁学名和药用部位，若为化学合成品，应注明供应来源。

（2）确证　确证已知结构的化合物需提供必要的参数及图谱，并应与文献值或图谱一致，如文献无记载，则按未知物要求提供足以确证其结构的参数，如元素分析、熔点、红外光谱、紫外光谱、核磁共振、质谱等。

（3）纯度与含量　纯度检查系指对照品以外的杂质有多少，而含量指对照品本身的含量。杂质高，纯度低，而含量相对也低，二者有相关性，但含义不同。含量测定用中药化学对照品大都赋值后发放，在使用时应注意折算。部分对照品试用前需干燥，性质较稳定者可置105℃干燥；对不稳定者则可置硅胶或五氧化二磷真空干燥器中干燥后应用。具体使用方法应参考说明书。

（4）对照品的含量及杂质测定方法　可用光谱法或色谱法测定对照品及杂质的含量。但应该指出，这只能测定与对照品具相同性质即对显色剂或测定波长等具相应响应值的同系物杂质分离后得到的含量，如杂质对该显色剂不显色或对测定波长无响应，以及对照品中含有水分及无机物等不能检出。色谱法或光谱法本身要求有对照标准，可采用国际化学对照品，如无权威性对照品，则需小量精制、纯度较高的物质作为对照品应用，称为原始对照品；也可用相溶度分析和差示扫描热量法等方法，均为根据热力学性质而设计的方法。相溶度分析法可检出包括异构体的杂质量；差示扫描热量法是测定物质熔融热，熔融热因杂质的存在而发生变化，从而以此衡量对照品的纯度，但不能用于熔融时分解的物质。近年来核磁共振定量分析方法不断发展并普及，为对照品标定提供了新的技术手段。

（5）对照品的含量限度要求　合成品原则上要求99％以上，天然药物中提取的对照品验证纯度应在98％以上，并提供含量测定的方法和测试数据。

（6）稳定性考察　对对照品的质量鉴别，应建立复核考察制度，对考核稳定性的检测方法，要根据物质的性质或情况而定。

（十）功能与主治

根据药理试验、临床试验研究的结果，说明制定功能与主治的理由。

（十一）用法与用量

根据实际情况提供可能的试验及文献研究资料，并说明依据。

（十二）注意

说明制定注意项的理由。

（十三）规格

阐明规格的理由，提供证明性资料。

（1）片剂（糖衣片规定片心重量）、胶囊、栓剂、口服液、大蜜丸、注射剂、喷雾剂、气雾剂等应规定每个制剂单位的重（装）量。

（2）单剂量包装的制剂应规定每个包装单位的装量。如颗粒剂、散剂、丸剂等。

（3）以丸数服用的丸剂、滴丸剂应规定每丸或每10丸的重量。

（4）单体成分或有效部位、组分制剂可规定每个制剂单位的标示含量。

（十四）贮藏

根据稳定性研究资料说明贮藏的要求及理由。

三、中药制剂质量标准的复核及作用

为保证中药制剂质量标准中检测方法的科学性、重现性和可行性，保证设定的方法与指标基本能控制中药制剂质量，中药制剂质量标准草案或现有标准增修后，必须由符合实验要求的食品药品检验所进行标准复核工作。

（一）实验室条件要求

（1）从事中药制剂质量标准复核检验的药品检验所，需按照《药品检验所实验管理规范》和国家计量认证的要求，通过同级技术监督部门的计量认证或国家实验室认可。

（2）按国家药品监督管理部门颁布的药品检验所基本仪器设备配置要求，具有完善的中药制剂检验仪器设备和必要的设施，符合药品检验的质量保证体系和技术要求。

（3）能确保实验消耗品的来源，如各类试剂、试药、对照物质、色谱柱等。

（4）如有个别项目不具备复核条件，应向国家药典委员会提出，转交其他省级药检所复核，不得到起草单位或由起草单位提供条件进行复核。

（二）复核的样品要求

（1）实验复核负责人和承担人需首先审阅起草单位提供的技术资料（申请复核公文、质量标准草案、起草说明、复核用样品检验报告书、复核用样品、复核用对照物质、项目任务书等），确认上述资料完整并基本符合起草技术要求后，安排实验复核工作。否则应向起草单位提出补充资料或退回的要求。

（2）复核用样品，中药制剂应为正式生产的 3 个批号样品，多生产企业的品种，应包括至少 3 个企业的 3 个批号样品。样品量应为一次检验用量的 3 倍，一般普通药材每份不少于 100g，贵重药材不少于 15g。

（3）复核用对照物质，如为中国食品药品检定研究院能提供的品种由复核所自行购买。如是新增对照物质，由起草单位提供给复核所，并提供新增对照物质相应的技术资料。

（三）复核的技术要求

复核试验应按照《中国药典》2020 年版（四部）和《中国药品检验标准操作规范》规定的技术要求进行。

1. 性状

考察标准草案中描述的性状是否与样品符合。性状中的颜色描述可规定一定的幅度范围。植物油脂和提取物的溶解度、相对密度、折射率、比旋度、熔点等理化常数的复核数据应在规定的范围内。

2. 鉴别

考察设立的鉴别项目是否具有专属性和良好的重现性。

（1）显微鉴别　考察显微特征是否明显易辨；是否具有专属性或特征性（必要时进行模拟实验验证）；描述用语是否规范、准确；中药制剂中的显微特征是否已归属到处方具体药味。同时，根据【处方】和【制法】判断是否关键药味（君药、臣药、贵重药或毒性药）的特征都收入正文。对中药制剂镜检出现概率低于 40%（制片 10 张，检出规定特征的应不少于 4 张）的或镜检难度大，且已有 TLC 鉴别该药味的，可不作正文规定。

（2）化学鉴别　包括各类沉淀反应、颜色反应或荧光颜色反应、气体反应等。考察供试品和试剂、试药的取用量（或浓度）及所需的器皿、温度条件等是否适宜；供试品处理方法是否合理、简便；是否有假阳性干扰。对专属性较差、需特殊试剂和试药，或可以用其他鉴别方法取代的，应建议删除。

（3）薄层色谱鉴别　考察供试品取样量、制备方法是否合理，对照品配制溶剂、浓度是否适宜；对照药材用量、制备方法是否合理；固定相、展开剂、点样量、显色条件和检视方法是否适宜；色谱分离是否良好，斑点是否清晰，供试品和对照物质的色谱特征是否一致，方法是否具有专属性（必要时，采用阴性对照进行验证）。应采用对照品、对照药材或对照提取物对照，未采用实物对照的不予通过。对采用对照药材对照的，应要求供试品与对照药材的主要特征斑点相一致。必要时，应采用对照品和对照药材双重对照。

（4）气相色谱和高效液相色谱鉴别　考察供试品制备方法是否合理，供试液进样量、色谱条件（含色谱柱种类、柱温、流速、梯度、流动相组成及比例、检测器类型和参数）、鉴别成分峰的保留时间是否适宜，色谱分离是否良好，方法是否具有专属性。复核试验不应采用与起草标准时使用的同一支色谱柱试验。允许调整色谱柱的内径、长度，固定相的粒度，柱温，进样量，检测器灵敏度以及流动相比例、流速（高效液相色谱法），固定液涂布浓度和载气流速（气相色谱法）等。

（5）光谱鉴别　考察供试品、试剂（试药）的取用量、浓度等是否适宜；提取、纯化或显色处理的条件是否适宜；鉴别参数（例如，紫外光谱的最大吸收峰或最小吸收峰波长、吸光度比值等）确定是否合理；方法是否具有专属性。

3. 检查

有特殊限量规定和通则外检查项目的按标准草案方法进行试验，考察可行性和限度的合理性。其余按《中国药典》2020 年版（四部）规定的方法复核，并考察限度的合理性。复核结果应在限度范围内。

4. 浸出

考察供试品取样量、溶剂及使用量、浸渍方法（冷浸法、热浸法）、浸渍时间、干燥方式等是否适宜；限度值是否合理。复核测定两份结果的相对平均偏差不得大于2％（与起草单位数据的相对平均偏差不得大于10％）。

5. 含量测定

包括分光光度法（紫外-可见分光光度法、原子吸收分光光度法）、色谱法（薄层色谱扫描法、高效液相色谱法、气相色谱法等）、容量法和重量法等。紫外-可见分光光度法（对照品比较法）复核测定两份结果的相对平均偏差不得大于 2％，紫外-可见分光光度法（比色法）、高效液相色谱法、气相色谱法等复核测定两份结果的相对平均偏差不得大于 3％，且与起草单位数据的相对平均偏差不得大于 10％；薄层扫描法复核测定两份结果的相对平均偏差不得大于 5％，与起草单位数据的相对平均偏差不得大于 15％。如不符合要求，应查找差异大的原因或与起草单位在相同条件下再复试。

（1）紫外-可见分光光度法　①对照品比较法考察供试品取样量、提取和纯化方法、稀释倍数是否适宜；测定用溶剂、对照品浓度、测定波长、吸光度值（应在 0.3～0.7 之间）等是否合理；含量限度是否合理。用对照品和供试品溶液在 200～400nm

扫描测定吸收图谱，验证测定波长。②比色法考察供试品取样量、提取和纯化方法、稀释倍数、显色剂的用量等是否适宜；显色条件如温度、时间等是否合理；供试品溶液中被测成分量是否在标准曲线测定范围；重现性是否良好；含量限度是否合理。用对照品和供试品比色液在 400～760nm 测定吸收图谱，验证测定波长。

（2）薄层色谱扫描法　考察供试品取样量、提取和纯化方法、点样量等是否适宜；对照品用量、浓度、溶剂、点样量是否适宜；固定相、展开剂、显色剂和检视方法是否适宜；扫描方式、测定波长是否合理；色谱分离、扫描效果是否良好；供试品中被测成分量是否在线性范围内；测定结果是否重现良好；含量限度是否合理。

对照品和供试品斑点在测定波长区间（紫外测定为 200～400nm，可见光测定为 400～700nm）进行波长扫描，验证测定波长。

（3）高效液相色谱法　考察供试品取样量、提取和纯化方法等是否适宜；对照品用量、浓度、溶剂等是否适宜；色谱柱类型、流动相（组成和比例）、洗脱梯度、检测波长（或其他检测器参数）是否合理；色谱分离效果是否良好；理论塔板数和分离度等规定的数值是否可行；被测成分峰是否有干扰；供试品中的被测成分测定量是否在线性范围内；含量限度是否合理。

复核试验不应采用与标准起草时使用的同一支色谱柱，允许选择调整色谱柱商品型号、内径、长度、固定相粒度等，允许调整流动相比例、柱温、检测器灵敏度、进样量等。

（4）气相色谱法　考察供试品取样量、提取和纯化方法等是否适宜；对照品用量、浓度、溶剂等是否适宜；固定液种类、程序升温梯度、柱温、检测器温度、进样口温度等参数设置是否合理；色谱分离效果是否良好；理论塔板数和分离度等规定的数值是否可行；被测成分峰是否有干扰；供试品中的被测成分测定量是否在线性范围内；含量限度是否合理。

复核试验不应采用与标准起草时使用的同一支色谱柱，允许选择调整色谱柱商品型号、固定液涂布浓度、柱内径、长度、载体型号、载气流速、柱温、检测器温度、进样口温度、检测器灵敏度、进样量等。

(四) 复核时限及其他

（1）实验室复核应在接收完整资料和样品后的 40 个工作日内完成。

（2）一般修改由复核单位完成，如标准草案中有关项目或方法不能重复、指标限度不尽合理，应及时告知起草单位，起草单位应在 10 个工作日内将意见报复核单位。

（3）对标准草案的修订，由双方协商，原则上由起草单位完成，如由复核单位修订，可适当延长复核时间。

（4）有较大分歧的，起草单位应当将复核意见及起草单位意见一并报国家药典委员会，由国家药典委员会协调或安排其他药检所再复核。

─────── 第三节 ───────

中药制剂质量标准研究实例分析

胶囊剂是中药制剂常见的剂型，故本节以大败毒胶囊为例，分析中药制剂质量标准草案及其起草说明。

一、质量标准草案

大败毒胶囊

（Dabaidu Jiaonang）

【处方】 大黄 蒲公英 陈皮 木鳖子 白芷 天花粉 金银花 黄柏 乳香（制） 当归 赤芍 甘草 蛇蜕（酒炙） 干蟾（制） 蜈蚣 全蝎 芒硝

【制法】 以上十七味，除芒硝外，天花粉、白芷粉碎成细粉，过筛、混匀。其余大黄等十四味，加水煎煮三次，第一次 2h，第二次、第三次各 1h，合并煎液，滤过，滤液浓缩至相对密度 1.30（50℃）的浸膏。将芒硝粉碎，加入清膏中，搅匀，浓缩至相对密度 1.35（50℃）的稠膏，加入上述细粉，混匀，干燥，粉碎成细粉，装入胶囊，即得。

【性状】 本品为胶囊剂，内容物为黄褐色的粉末；气腥，味苦涩。

【鉴别】

（1）取本品内容物约 5g，加三氯甲烷 25ml，盐酸 1ml，置水浴上加热回流 30min，放冷，滤过，滤液置水浴上浓缩至约 5ml，作为供试品溶液。另取大黄对照药材 0.5g，加三氯甲烷 10ml、盐酸 1ml，同法制成对照药材溶液。再取大黄酸对照品，加甲醇制成每 1ml 含 0.5mg 的溶液，作为对照品溶液。照薄层色谱法（通则 0502）试验，吸取上述三种溶液各 5μl。分别点于同一硅胶 G 薄层板上，以石油醚（30～60℃）-甲酸乙酯-甲酸（15：5：1）的上层溶液为展开剂，展开，取出，晾干，置紫外灯（365nm）下检视，供试品色谱中，在与对照药材色谱及对照品色谱相应的位置上，显相同颜色的荧光斑点。

（2）取本品内容物约 1g，加甲醇 5ml，超声处理 5min，滤过，滤液作为供试品溶液，另取黄柏对照药材 0.5g，同法制成对照药材溶液。再取盐酸小檗碱对照品，加甲醇制成每 1ml 含 0.5mg 的溶液，作为对照品溶液。照薄层色谱法（通则 0502）试验，吸取上述三种溶液各 2μl，分别点于同一硅胶 G 薄层板上，以正丁醇-冰醋酸-水（7：1：2）为展开剂，展开、取出、晾干。置紫外灯（365nm）下检视，供试品色谱中，在与对照药材色谱相应的位置上，显相同颜色的荧光斑点；在与对照品色谱相应的位置上，显相同的一个黄色荧光斑点。

（3）取本品内容物约 5g，加水 30ml 使溶解，用水饱和的正丁醇提取 2 次，每次 30ml，合并正丁醇液，用正丁醇饱和的水洗涤 2 次，每次 10ml，弃去水洗液，正丁醇液置水浴上蒸干，残渣加乙醇 2ml 使溶解，取上清液作为供试品溶液。再取芍药苷对照品，加甲醇制成每 1ml 含 1mg 的溶液，作为对照品溶液。照薄层色谱法（通则 0502）试验，吸取上述三种溶液各 5μl，分别点于同一硅胶 G 薄层板上，以三氯甲烷-乙酸乙酯-甲醇-甲酸（40：5：10：0.2）为展开剂，展开，取出晾干，喷以 5% 香草醛硫酸溶液，85℃加热至斑点显色清晰。供试品色谱中，在与对照药材色谱相应的位置上，显相同颜色的斑点；在与对照品色谱相应的位置上，显相同的一个紫色斑点。

（4）取本品内容物约 5g，加入乙酸乙酯 20ml，浸渍 1h 并时时振摇，滤过，滤液蒸干，残渣加乙酸乙酯 1ml 使溶解，作为供试品溶液。另取白芷对照药材 1g，同法制成对照药材溶液。再取欧前胡素对照品、异欧前胡素对照品，加乙酸乙酯制成每 1ml 各含 1mg 的混合溶液，作为对照品溶液。照薄层色谱法（通则 0502）试验，吸取上述三种溶液各 5μl，分别点于同一硅胶 G 薄层板上，以石油醚（30～60℃）-乙醚（3：2）为展开剂，在 25℃以下展开，取出，晾干，置紫外灯（365nm）下检视。供试品色谱中，在与对照药材色谱及对照品色谱相应的位置上，显相同颜色的荧光斑点。

（5）取本品内容物约 0.2g，加甲醇 10ml，加热回流 20min，滤过，取滤液 5ml，浓缩至 1ml，作为供试品溶液。另取陈皮对照药材 0.2g，同法制成对照药材溶液。再取橙皮苷对照品，加甲醇制成每 1ml 含 0.5mg 的溶液，作为对照品溶液。照薄层色谱法（通则 0502）试验，吸取上述三种溶液各 2μL，分别点于同一硅胶 G 薄层板上，以乙酸乙酯-甲醇-水（100∶17∶13）展至约 3cm，取出，晾干，再以甲苯-乙酸乙酯-甲酸-水（20∶10∶1∶1）上层溶液展至约 8cm，取出，晾干，喷以三氯化铝试液，置紫外灯（365nm）下检视。供试品色谱中，在与对照药材色谱及对照品色谱相应的位置上，显相同颜色的荧光斑点。

【检查】　应符合胶囊剂项下有关的各项规定（通则 0103）。

【含量测定】　照高效液相色谱法（通则 0512）测定。

色谱条件与系统适用性试验：以十八烷基硅烷键合硅胶为填充剂；以乙腈为流动相 A，以 0.05％三氟乙酸水溶液为流动相 B，按下表进行梯度洗脱；检测波长为 254nm。理论塔板数按大黄素峰计算应不低于 3000。

时间/min	流动相 A/％	流动相 B/％	时间/min	流动相 A/％	流动相 B/％
0～15	40	60	47～50	75→40	25→60
15～45	40→75	60→25	50～55	40	60
45～47	75	25			

对照品溶液的制备：精密称取芦荟大黄素对照品、大黄酸对照品、大黄素对照品、大黄酚对照品、大黄素甲醚对照品适量，加甲醇分别制成每 1ml 含芦荟大黄素、大黄酸、大黄素、大黄酚 50μg 和大黄素甲醚 30μg 的溶液；分别精密量取适量上述对照品溶液，混匀，即得（每 1ml 含芦荟大黄素、大黄素、大黄酚、大黄素甲醚各 5μg，含大黄酸 20μg）。

供试品溶液的制备：取本品内容物约 2g，精密称定，置锥形瓶中，精密加入甲醇 50ml，称定重量，加热回流 60min，放冷，再称定重量，用甲醇补足减失的重量，摇匀，滤过，取续滤液，即得。

测定法：精密吸取对照品溶液与供试品溶液各 20μl，注入液相色谱仪，测定，即得。

本品每粒含总游离蒽醌以芦荟大黄素（$C_{15}H_{10}O_5$）、大黄酸（$C_{15}H_8O_6$）、大黄素（$C_{15}H_{10}O_5$）、大黄酚（$C_{15}H_{10}O_4$）、大黄素甲醚（$C_{16}H_{12}O_5$）的总量计，不得少于 0.22mg。

【功能与主治】　清血败毒，消肿止痛。用于脏腑毒热、血液不清引起的梅毒、血淋、白浊、尿道刺痛、大便秘结、疥疮、痈疽疮疡、红肿疼痛。

【用法用量】　口服，一次 5 粒，一日 4 次。

【注意】　孕妇忌服。

【规格】　每粒装 0.5g。

【贮藏】　密封。

二、质量标准草案起草说明

1. 样品来源

质量标准研究所用 10 批样品批号分别为 20140801、20140802、20140803、20141101、20141102、20141103、20141104、20150901、20151101、20151102。

2. 制法

按工艺资料概述。

3. 性状

根据本制剂的 10 批产品进行性状描述。本品为胶囊剂，内容物为黄褐色的粉末，气腥、味苦涩。

4. 鉴别

（1）取本品内容物约 5g，加三氯甲烷 25ml、盐酸 1ml，置水浴上加热回流 30min，放冷，滤过，滤液置水浴上浓缩至约 5ml，作为供试品溶液。按大败毒胶囊制剂处方，去除大黄，按制剂工艺制成缺大黄阴性样品。另取大黄对照药材 0.5g，加三氯甲烷 10ml、盐酸 1ml，同法制成对照药材溶液。再取大黄酸对照品，加甲醇制成每 1ml 含 0.5mg 的溶液，作为对照品溶液。照薄层色谱法（通则 0502）试验，吸取上述三种溶液各 5μl。分别点于同一硅胶 G 薄层板上，以石油醚（30～60℃)-甲酸乙酯-甲酸（15∶5∶1）的上层溶液为展开剂，展开，取出，晾干，置紫外灯（365nm）下检视，供试品色谱中，在与对照药材色谱及对照品色谱相应的位置上，显相同颜色的荧光斑点，阴性无干扰，结果见图 9-1。

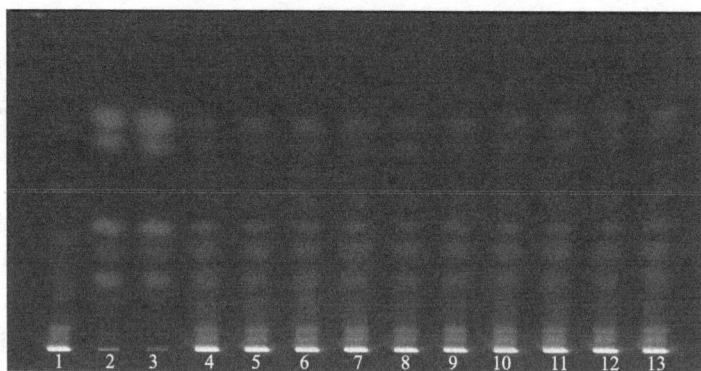

图 9-1　大黄薄层色谱图
1—缺大黄阴性制剂；2—对照药材；3—饮片；4～13—样品

（2）取本品内容物约 1g，加甲醇 5ml，超声处理 5min，滤过，滤液作为供试品溶液，另取黄柏对照药材 0.5g，同法制成对照药材溶液。按大败毒胶囊制剂处方，去除黄柏，按制剂工艺制成缺黄柏阴性样品。再取盐酸小檗碱对照品，加甲醇制成每 1ml 含 0.5mg 的溶液，作为对照品溶液。照薄层色谱法（通则 0502）试验，吸取上述三种溶液各 2μl。分别点于同一硅胶 G 薄层板上，以正丁醇-冰醋酸-水（7∶1∶2）为展开剂，展开，取出，晾干。置紫外灯（365nm）下检视，供试品色谱中，在与对照药材色谱相应的位置上，显相同颜色的荧光斑点；在与对照品色谱相应的位置上，显相同的一个黄色荧光斑点，阴性无干扰，结果见图 9-2。

（3）取本品内容物约 5g，加水 30ml 使溶解，用水饱和的正丁醇提取 2 次，每次 30ml，合并正丁醇液，用正丁醇饱和的水洗涤 2 次，每次 10ml，弃去水洗液，正丁醇液置水浴上蒸干，残渣加乙醇 2ml 使溶解，取上清液作为供试品溶液。按大败毒胶囊制剂处方，去除赤芍，按制剂工艺制成缺赤芍阴性样品。再取芍药苷对照品，加甲

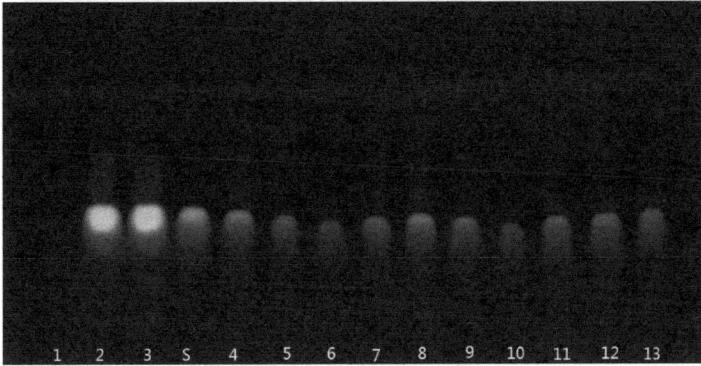

图 9-2　黄柏薄层色谱图

1—缺黄柏阴性制剂；2—对照药材；3—饮片；S—盐酸小檗碱；4～13—样品

醇制成每 1ml 含 1mg 的溶液，作为对照品溶液。照薄层色谱法（通则 0502）试验，吸取上述三种溶液各 5μl，分别点于同一硅胶 G 薄层板上，以三氯甲烷-乙酸乙酯-甲醇-甲酸（40∶5∶10∶0.2）为展开剂，展开，取出晾干，喷以 5%香草醛硫酸溶液，85℃加热至斑点显色清晰。供试品色谱中，在与对照药材色谱相应的位置上，显相同颜色的斑点；在与对照品色谱相应的位置上，显相同的一个紫色斑点，阴性无干扰，结果见图 9-3。

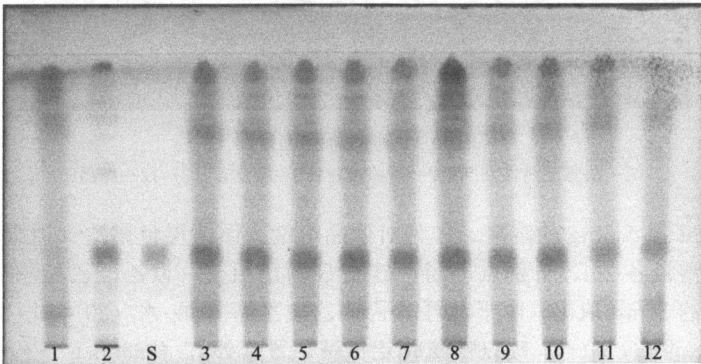

图 9-3　赤芍薄层色谱图

1—缺赤芍阴性制剂；2—饮片；S—芍药苷；3～12—样品

（4）取本品内容物约 5g，加入乙酸乙酯 20ml，浸渍 1h 并时时振摇，滤过，滤液蒸干，残渣加乙酸乙酯 1ml 使溶解，作为供试品溶液。按大败毒胶囊制剂处方，去除白芷，按制剂工艺制成缺白芷阴性样品。另取白芷对照药材 1g，同法制成对照药材溶液。再取欧前胡素对照品、异欧前胡素对照品，加乙酸乙酯制成每 1ml 各含 1mg 的混合溶液，作为对照品溶液。照薄层色谱法（通则 0502）试验，吸取上述三种溶液各 5μl，分别点于同一硅胶 G 薄层板上，以石油醚（30～60℃）-乙醚（3∶2）为展开剂，在 25℃以下展开，取出，晾干，置紫外灯（365nm）下检视。供试品色谱中，在与对照药材色谱及对照品色谱相应的位置上，显相同颜色的荧光斑点，阴性无干扰，结果见图 9-4。

（5）取本品内容物约 0.2g，加甲醇 10ml，加热回流 20min，滤过，取滤液 5ml，浓缩至 1ml，作为供试品溶液。按大败毒胶囊制剂处方，去除陈皮，按制剂工艺制成缺陈皮阴性样品。另取陈皮对照药材 0.2g，同法制成对照药材溶液。再取橙皮苷对照品，加

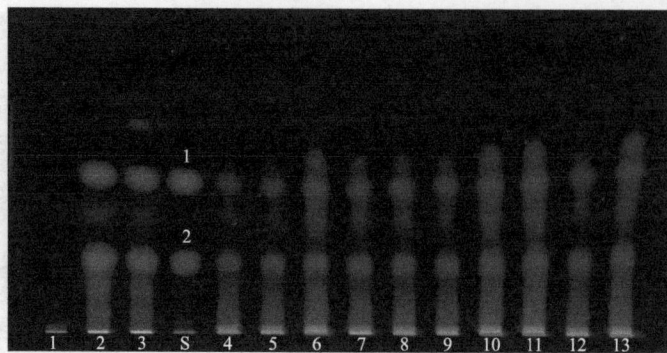

图 9-4　白芷薄层色谱图

1—缺白芷阴性制剂；2—对照药材；3—饮片；S1—异欧前胡素；S2—欧前胡素；4～13—样品

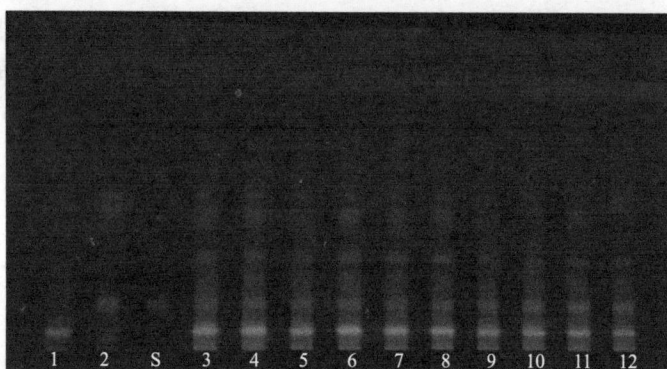

图 9-5　陈皮薄层色谱图

1—缺陈皮阴性制剂；2—对照药材；S—橙皮苷；3～12—样品

甲醇制成每 1ml 含 0.5mg 的溶液，作为对照品溶液。照薄层色谱法（通则 0502）试验，吸取上述三种溶液各 2μl，分别点于同一硅胶 G 薄层板上，以乙酸乙酯-甲醇-水（100：17：13）展至约 3cm，取出，晾干，再以甲苯-乙酸乙酯-甲酸-水（20：10：1：1）上层溶液展至约 8cm，取出，晾干，喷以三氯化铝试液，置紫外灯（365nm）下检视。供试品色谱中，在与对照药材色谱及对照品色谱相应的位置上，显相同颜色的荧光斑点（图 9-5）。

5. 检查

按《中国药典》2020 年版（四部）胶囊剂（通则 0103）项下有关规定，检查 10 批制剂样品的水分、装量差异、崩解时限，均符合规定。胶囊通则检查结果见表 9-1。

表 9-1　胶囊通则检查结果

批号	水分	装量差异	崩解时限	批号	水分	装量差异	崩解时限
20140801	符合规定	符合规定	符合规定	20141103	符合规定	符合规定	符合规定
20140802	符合规定	符合规定	符合规定	20141104	符合规定	符合规定	符合规定
20140803	符合规定	符合规定	符合规定	20150901	符合规定	符合规定	符合规定
20141101	符合规定	符合规定	符合规定	20151101	符合规定	符合规定	符合规定
20141102	符合规定	符合规定	符合规定	20151102	符合规定	符合规定	符合规定

6. 含量测定

大黄为方中君药之一，味苦、寒，归脾、胃、大肠、肝、心包经。具有泻下攻积，清热泻火，凉血解毒，逐瘀通经，利湿退黄之功效。用于实热积滞便秘，血热吐衄，目赤咽肿，痈肿疔疮，肠痈腹痛，瘀血经闭，产后瘀阻，跌打损伤，湿热痢疾，黄疸尿赤，淋证，水肿；外治烧烫伤。由于制剂中芦荟大黄素、大黄酸、大黄素、大黄酚、大黄素甲醚含量均较低，故将游离蒽醌（含芦荟大黄素、大黄酸、大黄素、大黄酚、大黄素甲醚的总量）规定为本制剂含量测定的指标。因此建立了高效液相色谱法测定大败毒胶囊中游离蒽醌的含量测定方法，并进行了方法学验证。

（1）仪器和试药　Waters 2695 型高效液相色谱仪（2998 PAD 检测器；美国 Waters 公司）；New Classic MS 型分析天平（$d=0.01$mg，METTLER TOLEDO），FA1104N 型分析天平（$d=0.1$mg，SHANGPING）；KH-500B 型超声清洗器（昆山市超声仪器有限公司，额定功率 500W，额定频率 40Hz）；芦荟大黄素对照品（中国食品药品检定研究院，批号 110795-201308，纯度为 97.8%），大黄酸对照品（中国食品药品检定研究院，批号 110757-200206），大黄素对照品（中国食品药品检定研究院，批号为 110756-200110），大黄酚对照品（中国食品药品检定研究院，批号为 110796-201319，纯度为 99.6%），大黄素甲醚对照品（中国食品药品检定研究院，批号为 110758-201415，纯度为 99.1%）；甲醇、乙腈为色谱纯，三氟乙酸为分析纯，水为 Milli-Q 超纯水，其他试剂均为分析纯；大败毒胶囊（江苏仁寿药业有限公司，批号分别为：20140801、20140802、20140803、20141101、20141102、20141103、20141104、20150901、20151101、20151102）。

（2）对照品贮备液的制备　精密称取芦荟大黄素对照品 6.06mg、大黄酸对照品 5.09mg、大黄素对照品 5.25mg、大黄酚对照品 4.93mg、大黄素甲醚对照品 3.06mg，分别置 100ml 量瓶中，加适量甲醇超声使溶解，加甲醇至刻度，摇匀，制成浓度分别为 59.27μg/ml、50.90μg/ml、52.50μg/ml、49.10μg/ml、30.32μg/ml 的对照品溶液。

（3）供试品溶液的制备　取本品内容物 2g，精密称定，置 50ml 具塞锥形瓶中，精密加入甲醇 50ml，称定重量，水浴加热回流 60min（水浴温度 80℃），放冷，甲醇补足重量，过滤，取续滤液，即得。

（4）专属性考察　阴性对照溶液的制备按处方比例与制备工艺制备不含大黄的阴性对照样品，按供试品溶液制备方法制成阴性对照溶液，色谱图见图 9-6。

（5）线性关系的考察　取混合对照品贮备液得对照品溶液 I（每 1ml 含芦荟大黄素 5.93μg、大黄酸 20.36μg、大黄素 5.25μg、大黄酚 4.91μg、大黄素甲醚 6.06μg）。

精密量取混合对照品 I 5ml，置 10ml 量瓶中，加甲醇至刻度，得对照品溶液 II（每 1ml 含芦荟大黄素 2.96μg、大黄酸 10.18μg、大黄素 2.63μg、大黄酚 2.46μg、大黄素甲醚 3.03μg）。

精密量取混合对照品 II 5ml，置 10ml 量瓶中，加甲醇至刻度，得对照品溶液 III（每 1ml 含芦荟大黄素 1.48μg、大黄酸 5.09μg、大黄素 1.31μg、大黄酚 1.23μg、大黄素甲醚 1.52μg）。

精密量取混合对照品 III 5ml，置 10ml 量瓶中，加甲醇至刻度，得对照品溶液 IV（每 1ml 含芦荟大黄素 0.74μg、大黄酸 2.55μg、大黄素 0.66μg、大黄酚 0.61μg、大黄素甲醚 0.76μg）。

精密量取混合对照品 IV 5ml，置 10ml 量瓶中，加甲醇至刻度，得对照品溶液 V（每 1ml 含芦荟大黄素 0.37μg、大黄酸 1.27μg、大黄素 0.33μg、大黄酚 0.31μg、大黄素甲醚 0.38μg）。

精密量取混合对照品 V 5ml，置 10ml 量瓶中，加甲醇至刻度，得对照品溶液 VI（每 1ml 含芦荟大黄素 0.19μg、大黄酸 0.64μg、大黄素 0.16μg、大黄酚 0.15μg、大

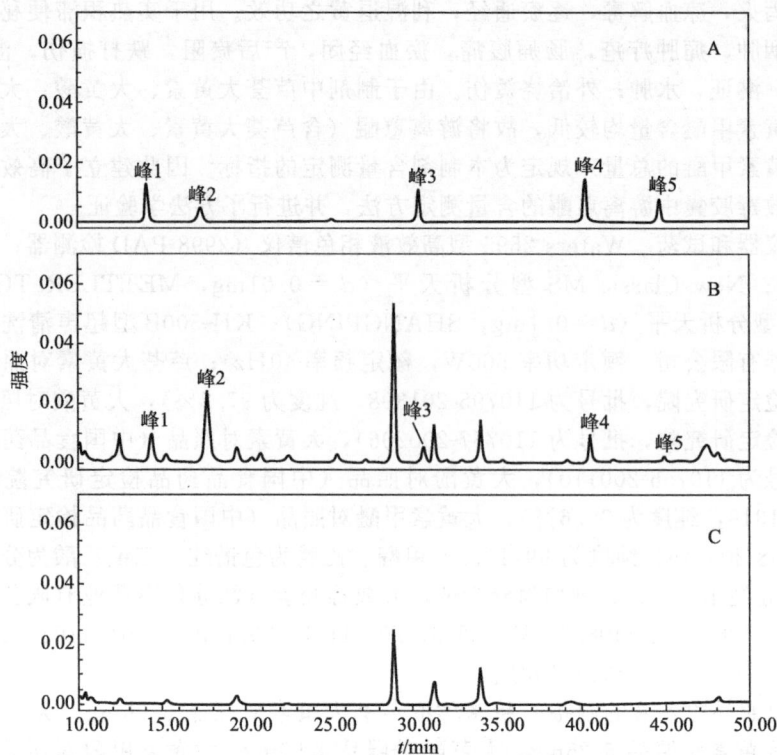

图 9-6　大败毒胶囊游离蒽醌含量测定色谱图
A—混合对照品；B—大败毒胶囊；C—缺大黄阴性制剂
峰 1—芦荟大黄素；峰 2—大黄酸；峰 3—大黄素；峰 4—大黄酚；峰 5—大黄素甲醚

黄素甲醚 0.19μg）。

　　分别取上述混合对照品溶液 Ⅰ～Ⅵ，注入液相色谱仪，进样体积 20μl，测定，记录峰面积。以峰面积为纵坐标（Y），混合对照品溶液中各成分浓度（μg/ml）为横坐标（X），进行线性回归，得芦荟大黄素的线性回归方程为 $Y=94555X-1630.7$（$r=0.9999$）、大黄酸的线性回归方程为 $Y=67628X-26780$（$r=0.9996$）、大黄素的线性回归方程为 $Y=71999X-2295.4$（$r=0.9999$）、大黄酚的线性回归方程为 $Y=101744X+60.174$（$r=1.0000$）、大黄素甲醚的线性回归方程为 $Y=72438X-1816.9$（$r=1.0000$），结果表明，芦荟大黄素在浓度为 0.19～5.93μg/ml、大黄酸在浓度为 0.64～20.36μg/ml、大黄素在浓度为 0.16～5.25μg/ml、大黄酚在浓度为 0.15～4.91μg/ml、大黄素甲醚在浓度为 0.19～6.06μg/ml 范围内线性关系良好。

　　（6）稳定性试验　按上述含量测定方法，取同一批样品（批号 20141101），在自然环境下，放置 0h、2h、4h、8h、10h、12h 后，对同一供试品溶液中的芦荟大黄素、大黄酸、大黄素、大黄酚、大黄素甲醚含量进行行了考察，结果见表 9-2。

　　结果表明：供试品溶液在 12h 内稳定，对芦荟大黄素、大黄酸、大黄素、大黄酚、大黄素甲醚含量的测试结果没有影响。

　　（7）精密度试验　按上述含量测定方法，取同一批样品（批号 20141101）平行测定 6 次，结果见表 9-3，表明仪器精密度良好。

　　（8）重复性试验　按上述含量测定方法，取同一批样品（批号为 20141101）6 份，测定含量，结果见表 9-4，表明该方法重复性良好。

表 9-2　大败毒胶囊稳定性试验结果

时间/h	峰面积				
	芦荟大黄素	大黄酸	大黄素	大黄酚	大黄素甲醚
0	253521	874462	130032	214537	35901
2	253127	872706	130657	214171	34411
4	252833	878579	130502	213406	35960
8	255960	876460	131295	216594	37071
10	255252	880419	132774	216506	36371
12	252690	880647	130821	215038	36893
峰面积平均值	253897	877212	131014	215042	36101
RSD/%	0.54	0.37	0.73	0.60	2.64

表 9-3　大败毒胶囊精密度试验结果

编号	峰面积				
	芦荟大黄素	大黄酸	大黄素	大黄酚	大黄素甲醚
1	253521	874462	130032	214537	35901
2	254825	870678	130558	214912	36069
3	253127	872706	130657	214171	34411
4	255566	870869	130398	214040	35033
5	252833	878579	130502	213406	35960
6	251951	873576	126884	212811	35647
RSD/%	0.53	0.33	1.13	0.36	1.83

表 9-4　大败毒胶囊重复性试验结果

取样量/g	芦荟大黄素		大黄酸		大黄素		大黄酚		大黄素甲醚	
	峰面积	含量/(μg/g)	峰面积	含量/(μg/g)	峰面积	含量/(μg/g)	峰面积	含量/(μg/g)	峰面积	含量/(μg/g)
1.9943	248799.5	66.40	843284	322.56	128019	45.38	209168	51.53	35862	13.04
1.9991	246310	65.58	830789.5	317.16	127201.5	44.99	210946.5	51.84	35093	12.74
2.0009	248194.5	66.02	832829.5	317.63	126781	44.80	211222	51.86	35901	13.01
1.9979	245446.5	65.30	834132.5	318.14	126652	44.76	208584	51.22	34956.5	12.69
1.9899	246250.5	65.61	849017.5	324.10	127811.5	45.22	209232	51.45	37900	13.72
1.9899	242821.5	64.96	843170	323.23	125100.5	44.46	207212.5	51.16	35047	12.79
RSD/%	0.78		0.98		0.74		0.58		2.94	

（9）回收率测定　精密量取"（2）对照品储备液的制备"项下芦荟大黄素对照品储备液 11ml、大黄酸对照品储备液 70ml、大黄素对照品储备液 9ml、大黄酚对照品储备液 10ml、大黄素甲醚对照品储备液 4.3ml，置 500ml 量瓶中，混匀，加甲醇至刻度，制成每 50ml 含以上各对照品分别 65.20μg、356.30μg、47.25μg、49.10μg、13.04μg 的混合对照品溶液。

精密称取同一样品（批号 20141101）各 1.0g 共 6 份，精密加入上述混合对照品溶液 50ml，按"（3）供试品溶液的制备"项下的方法制备供试品溶液。每份供试品进样两次，进样体积 20μl，依法测定并计算各成分回收率，芦荟大黄素、大黄酸、大黄素、大黄酚、大黄素甲醚的平均回收率（RSD）分别为 97.12%（2.33%）、100.41%（2.81%）、102.42%（2.02%）、99.24%（1.60%）、97.08%（2.98%），芦荟大黄素结果见表 9-5。

（10）样品测定　按上述建立的方法测定 10 批样品中芦荟大黄素、大黄酸、大黄素、大黄酚、大黄素甲醚的含量，结果见表 9-6。

本品 10 批产品每粒大败毒胶囊的总游离蒽醌平均含量测定结果为 268.3μg，按照－20% 为下限，含量限度以总游离蒽醌计每粒应不低于 214.6μg。目前初步将含量限

表 9-5　大败毒胶囊芦荟大黄素加样回收率

取样量/g	样品含量/μg	加入量/μg	峰面积	测得量/μg	回收率/%	平均回收率/%	RSD/%
0.9961	65.39	65.20	240498.5	128.04	96.09		
1.0061	66.05	65.20	243097	129.41	97.19		
1.0119	66.43	65.20	244363	130.08	97.63	97.12	2.33
1.0006	65.69	65.20	246341.5	131.13	100.37		
1.0091	66.24	65.20	238926	127.20	93.50		
0.9801	64.34	65.20	240792	128.19	97.94		

表 9-6　大败毒胶囊总游离蒽醌含量测定　　　　　　单位：μg/粒

批号	芦荟大黄素	大黄酸	大黄素	大黄酚	大黄素甲醚	总量	平均值
20140801	46.59	187.92	27.32	28.12	7.86	297.8	
20140802	49.89	189.44	26.83	31.47	7.91	305.5	
20140803	34.86	136.89	23.87	30.94	10.12	236.7	
20141101	32.82	160.24	22.47	25.75	6.50	247.8	
20141102	42.76	167.30	24.83	27.84	6.73	269.5	
20141103	43.46	175.72	28.45	24.34	6.31	278.3	268.3
20141104	40.41	165.52	24.62	21.00	6.36	257.9	
20151101	41.74	168.97	26.19	22.96	6.12	266.0	
20151102	36.08	120.74	26.47	29.63	9.95	222.9	
20151103	48.15	184.72	28.64	30.17	8.44	300.1	

度定为：本品每粒含总游离蒽醌以芦荟大黄素（$C_{15}H_{10}O_5$）、大黄酸（$C_{15}H_8O_6$）、大黄素（$C_{15}H_{10}O_5$）、大黄酚（$C_{15}H_{10}O_4$）、大黄素甲醚（$C_{16}H_{12}O_5$）的总量计，不得少于 0.22mg。

第四节

中药制剂的稳定性研究

　　中药制剂的稳定性是指中药制剂的化学、物理及生物学特性发生变化的程度。通过稳定性试验，考察中药制剂在不同环境条件（如温度、湿度、光线等）下制剂特性随时间变化的规律，以认识和预测制剂的稳定趋势，为中药制剂生产、包装、贮存、运输条件的确定和有效期的建立提供科学依据。稳定性研究是评价中药制剂质量的主要内容之一，在中药制剂的研究、开发和注册管理中占有重要地位。

　　根据研究目的和条件的不同，稳定性研究内容分为影响因素试验、加速试验和长期试验等。

　　影响因素试验是在比加速试验更激烈的条件下进行的，其目的是探讨药物的稳定性、了解影响其稳定性的因素及可能的降解途径和降解产物，为制剂生产工艺、包装材料和容器的选择、贮存条件的确定等提供依据，并为加速试验和长期试验应采用的温度和湿度等条件提供参考。

　　加速试验是在加速条件下进行的稳定性试验，其目的是在较短的时间内，了解原料或制剂的化学、物理和生物学方面的变化，为制剂设计、质量评价和包装、运输、贮存条件等提供试验依据，并初步预测样品的稳定性。

　　长期试验是在接近药物的实际贮存条件下进行的稳定性试验，为制定药物的有效期提供依据。

此外，有些中药制剂还应考察使用过程中的稳定性。

稳定性研究具有阶段性特点，不同阶段具有不同的目的。一般始于药品的临床前研究，贯穿药品研究与开发的全过程，在药品上市后还要继续进行稳定性研究。

一、稳定性研究试验要求及试验设计

（一）稳定性研究要求

稳定性研究的内容应根据注册申请的分类以及药品的具体情况，围绕稳定性研究的目的（如确定处方工艺、包装材料、贮存条件和制定有效期），进行设计和开展工作。

1. 新药

对于申报临床研究的新药，应提供符合临床研究要求的稳定性研究资料，一般情况下，应提供至少 6 个月的长期试验考察资料和 6 个月的加速试验资料。有效成分及其制剂还需提供影响因素试验资料。

对于申请生产的新药，应提供全部已完成的长期试验数据，一般情况下，应包括加速试验 6 个月和长期试验 18 个月以上的研究数据，以确定申报注册药品的实际有效期。

2. 已有国家标准药品

已有国家标准品种的注册申请，一般情况下，应提供 6 个月的加速试验和长期试验资料。有关研究可参考"申请生产已有国家标准中药、天然药物质量控制研究的指导原则"。

3. 其他药品

在获得上市批准后，可能会因各种原因而申请改变制备工艺、处方组成、规格、包装材料等，原则上应进行相应的稳定性研究，以考察变更后药品的稳定性趋势。必要时应与变更前的稳定性研究资料进行对比，以评价变更的合理性，确认变更后药品的包装、贮存条件和有效期。

以下是部分补充申请及其相应稳定性资料的要求：

（1）改变生产工艺应提供 6 个月加速试验及长期试验资料。

（2）变更药品处方中已有药用要求的辅料应提供 6 个月加速试验及长期试验资料。

（3）变更药品规格一般情况下，应提供 6 个月的加速试验及长期试验资料，并与原规格药品的稳定性资料进行对比。如果仅为装量规格的改变，不变更处方工艺、包装材料，应进行稳定性分析，酌情进行稳定性研究。一般的，有效期可参照原装量规格药品有效期执行。

（4）变更直接接触药品的包装材料或者容器，一般情况下，应提供变更前后两种包装材料或者容器中的药品在不同包装条件下的 6 个月加速试验及长期试验资料，以考察包装材料的改变对药品质量的影响。

（5）其他内容的补充申请是对于其他内容的补充申请，如申请进行的变更可能会影响药品质量，并影响药品的稳定性，应提供稳定性研究资料，根据研究结果分析变更对药品稳定性的影响。

（二）稳定性研究试验设计

应根据不同的研究目的，结合原料药的理化性质、剂型的特点和具体的处方及工艺条件进行。稳定性试验研究应采用专属性强、准确、精密、灵敏的分析方法，并对方法进行验证，以保证稳定性检测结果的可靠性。

（1）样品的批次和规模影响因素试验可采用1批一定规模样品进行；加速试验和长期试验应采用3批中试以上规模样品进行。

（2）包装及放置条件加速试验和长期试验所用包装材料和封装条件应与拟上市包装一致。

稳定性试验要求在一定的温度、湿度、光照等条件下进行，这些放置条件的设置应充分考虑到药品在贮存、运输及使用过程中可能遇到的环境因素。

稳定性研究中所用控温、控湿、光照等设备应能较好地对试验要求的环境条件进行控制和监测，如应能控制温度±2℃、相对湿度±5%、照度±500lx等，并能对真实温度、湿度与照度进行监测。

（3）考察时间点稳定性研究中需要设置多个时间点。考察时间点的设置应基于对药品理化性质的认识、稳定性变化趋势而设置。如长期试验中，总体考察时间应涵盖所预期的有效期，中间取样点的设置要考虑药品的稳定特性和剂型特点。对某些环境因素敏感的药品，应适当增加考察时间点。

二、稳定性研究考察项目

一般情况下，考察项目可分为物理、化学和生物学等几个方面。

稳定性研究的考察项目（或指标）应根据所含成分和/或制剂特性、质量要求设置，应选择在药品保存期间易于变化，可能会影响到药品的质量、安全性和有效性的项目，以便客观、全面地评价药品的稳定性。一般以质量标准及《中国药典》制剂通则中与稳定性相关的指标为考察项目，必要时，应超出质量标准的范围选择稳定性考察指标。

有效成分及其制剂应考察有关物质的变化。有效部位及其制剂应关注其同类成分中各成分的变化。复方制剂应注意考察项目的选择，注意试验中信息量的采集和分析。为了确定药物的稳定性，应对同批次不同取样时间点及不同批次样品所含成分的一致性进行比较研究。

三、稳定性研究试验方法

1.影响因素试验

影响因素试验一般包括高温、高湿、强光照射试验。将原料置适宜的容器中（如称量瓶或培养皿），摊成≤5mm厚的薄层，疏松原料药摊成≤10mm厚的薄层进行试验。对于固体制剂产品，采用除去内包装的最小制剂单位，分散为单层置适宜的条件下进行。如试验结果不明确，应加试2个批号的样品。

（1）高温试验 供试品置密封洁净容器中，在60℃条件下放置10天，于0天、5天、10天取样检测。与0天比较，若供试品发生显著变化，则在40℃下同法进行试验。如60℃无显著变化，则不必进行40℃试验。

（2）高湿试验 供试品置恒湿设备中，于25℃、RH 92.5%±5%条件下放置10

天，在 0 天、5 天、10 天取样检测。检测项目应包括吸湿增重等。若吸湿增重在 5％以上，则应在 25℃、RH 75％±5％下同法进行试验；若吸湿增重在 5％以下，且其他考察项目符合要求，则不再进行此项试验。

恒湿条件可以通过恒温恒湿箱或在密闭容器中放置饱和盐溶液来实现。根据不同的湿度要求，选择 NaCl 饱和溶液 （15.5～60℃，RH 75％±1％）或 KNO_3 饱和溶液 （25℃，RH 92.5％）。

对水性的液体制剂，可不进行此项试验。

（3）强光照射试验　供试品置装有日光灯的光照箱或其他适宜的光照容器内，于照度为 （4500±500)lx 条件下放置 10 天，在 0 天、5 天、10 天取样检测。试验中应注意控制温度，与室温保持一致，并注意观察供试品的外观变化。

此外，根据药物的性质必要时应设计其他试验，探讨 pH 值、氧及其他条件（如冷冻等）对药物稳定性的影响。

2. 加速试验

加速试验一般应在 （40±2)℃、RH 75％±5％条件下进行试验，在试验期间第 0 个月、3 个月、6 个月取样检测。若供试品经检测不符合质量标准要求或发生显著变化，则应在中间条件下，即在 （30±2)℃、RH 65％±5％条件下（可用 Na_2CrO_4 饱和溶液，30℃，RH 64.8％）进行试验。

对采用不可透过性包装的液体制剂，如合剂、乳剂、注射液等的稳定性研究中可不要求相对湿度。对采用半通透性的容器包装的液体制剂，如多层共挤 PVC 软袋装注射液、塑料瓶装滴眼液、滴鼻液等，加速试验应在 （40±2)℃、RH 20％±5％的条件下进行。

对膏药、胶剂、软膏剂、凝胶剂、眼膏剂、栓剂、气雾剂等制剂可直接采用 30℃±2℃、RH 65％±5％的条件进行试验。

对温度敏感药物（需在 （5±3)℃冷藏保存）的加速试验可在 （25±2)℃、RH 60％±5％条件下同法进行。对拟冷冻贮藏的药物，应对一批样品在 （5±3)℃ 或 （25±2)℃ 条件下放置适当的时间进行试验，以了解短期偏离标签贮藏条件（如运输或搬运时）对药物的影响。

3. 长期试验

长期试验是在接近药品的实际贮存条件下进行的稳定性试验，建议在 （25±2)℃、RH 60％±10％条件下，分别于 0 个月、3 个月、6 个月、9 个月、12 个月取样检测，也可在常温条件下进行。在 （25±2)℃、RH60％±10％的条件下或者在 （30±2)℃、RH65％±5％的条件下（从我国南方与北方气候的差异考虑），分别于 0、3、6、9、12 个月以后，仍需继续考察的，根据产品特性，分别于 18 个月、24 个月、36 个月等，取样进行检测。将结果与 0 个月比较，以确定药物的有效期。对拟冷冻贮藏的药物，长期试验可在温度 （-20±5)℃的条件下至少放置 12 个月进行考察。对温度特别敏感药物的长期试验可在 （5±3)℃条件下进行试验，取样时间点相同。

4. 药品上市后的稳定性考察

药品注册申请单位应在药品获准生产上市后，采用实际生产规模的药品进行留样观察，以考察上市药品的稳定性。根据考察结果，对包装、贮存条件进行进一步的确认或改进，并进一步确定有效期。

四、稳定性研究结果评价

药品稳定性的评价是对有关试验（如影响因素、加速试验、长期试验）的结果进行的系统分析和判断，其相关检测结果不应有明显变化。

（1）贮存条件的确定　新药应综合加速试验和长期试验的结果，同时结合药品在流通过程中可能遇到的情况进行综合分析。选定的贮存条件应按照规范术语描述。

已有国家标准药品的贮存条件，应根据所进行的稳定性研究结果，并参考已上市同品种的国家标准确定。

（2）包装材料/容器的确定　一般先根据影响因素试验结果，初步确定包装材料或容器，结合稳定性研究结果，进一步验证采用的包装材料和容器的合理性。

（3）有效期的确定　药品的有效期应根据加速试验和长期试验的结果分析确定，一般情况下，以长期试验的结果为依据，取长期试验中与0月数据相比无明显改变的最长时间点为有效期。

重点小结

1. 中药制剂质量标准制定的前提和原则、程序和技术要求。
2. 中药制剂质量标准的主要内容。
3. 中药制剂质量标准的制定方法。

复习思考题

一、简答题
1. 中药制剂质量标准的研究程序是什么？
2. 中药制剂质量标准的主要内容包括哪些？
3. 简述中药制剂含量测定指标的选定原则。
4. 中药制剂的稳定性研究内容有哪些？

二、设计题

双黄连口服液中绿原酸的含量测定方法学实验方案设计：

① 处方：金银花375g　黄芩375g　连翘750g

② 制法：略。

③ 性状：本品为棕红色的澄清液体；味甜，微苦。

④ 功能与主治：疏风解表，清热解毒。用于外感风热所致感冒，症见发热、咳嗽、咽痛。

已知：本品含量测定选用指标为黄芩中的黄芩苷。

供试品溶液的制备：精密量取本品1ml，置50ml量瓶中，加50％甲醇适量，超声处理20min，放置至室温，加50％甲醇稀释至刻度，摇匀，即得。

测定法：分别精密吸取对照品溶液与供试品溶液各5μl，注入液相色谱仪，测定，即得。

经预试，0.1000mg/ml的绿原酸对照品溶液峰面积为666678，本品某一批号供试品溶液的峰面积为683542。绿原酸对照品储备液浓度为1.250mg/ml。

质量分析方案要求：定性鉴别要写出所用对照品或对照药材、鉴别方法；本品三个药味均要有鉴别项目；检查要求写明检查内容；含量测定请设计本制剂的线性关系考察、精密度、稳定性、重复性、检测限与加样回收率试验方法。

参考文献

[1] 国家药典委员会.中华人民共和国药典（2020版一部）[S].北京：中国医药科技出版社.

[2] 国家药典委员会.中华人民共和国药典（2020版通则）[S].北京：中国医药科技出版社.

[3] 张丽.中药制剂分析 [M].北京：化学工业出版社，2018.

[4] 张丽，尹华.中药分析学 [M].北京：中国医药科技出版社，2018.

[5] 蔡宝昌.中药制剂分析 [M].北京：高等教育出版社，2012.

[6] 贡济宇，张丽.中药分析学 [M].北京：人民卫生出版社，2019.

[7] 蔡宝昌，刘训红.常用中药材 HPLC 指纹图谱测定技术 [M].北京：化学工业出版社，2005.

[8] 梁生旺，张彤.中药分析学 [M].北京：中国中医药出版社，2021.

[9] 傅强.中药分析 [M].北京：化学工业出版社，2010.

[10] 傅强.现代药物分离与分析技术 [M].西安：西安交通大学出版社，2011.

[11] 黄璐琦，胡之璧.中药鉴定新技术新方法及其应用 [M].北京：人民卫生出版社，2010.

[12] 张贵军.常用中药生物鉴定 [M].北京：化学工业出版社，2006.

[13] 孙素琴，周群，陈建波.中药红外光谱分析与鉴定 [M].北京：化学工业出版社，2010.

[14] 国家药典委员会.国家药品标准工作手册（第四版）[M].北京：中国医药科技出版社，2013.

[15] 罗国安，梁琼麟，王义明.中药指纹图谱——质量评价、质量控制与新药研发 [M].北京：化学工业出版社，2009.

[16] 刘迎春.现代新型传感器原理与应用 [M].北京：国防工业出版社，1998.

[17] 王玉田，郑龙江，等.光纤传感技术及应用 [M].北京：北京航空航天出版社，2009.

[18] 梁冰.药物分析与制药过程检测 [M].北京：科学出版社，2013.

[19] 金高松.PLC 综合控制系统在中药饮片生产中的应用 [D].西华大学，2010.

[20] 江滨.中药制剂分析 [M].北京：科学出版社，2005.

[21] 毕开顺.实用药物分析 [M].北京：人民卫生出版社，2011.

[22] 杭太俊.药物分析 [M].第 7 版.北京：人民卫生出版，2011.

[23] 阚毓铭.中药制剂分析 [M].南京：南京大学出版社，1992.

[24] 孟宪纾.中成药分析 [M].北京：人民卫生出版社，1998.

[25] 魏璐雪，马元春.中药制剂分析 [M].武汉：湖北科学技术出版社，1991.

[26] 万德光.中药品质研究——理论、方法与实践 [M].上海：上海科学技术出版社，2008.

[27] 石碧，狄莹.植物多酚 [M].北京：科学出版社，2000.

[28] 张惟杰.糖复合物生化研究技术 [M].第 2 版.杭州：浙江大学出版社，1999.

[29] 李好枝.体内药物分析 [M].北京：中国医药科技出版社，2011.

[30] 郭玫.中药成分分析 [M].北京：中国中医药出版社，2006.

[31] 国家药典委员会.中华人民共和国药典中药材薄层色谱彩色图集（第二册）[M].北京：人民卫生出版社，2009.

[32] 中国药品生物制品检定所，广东省药品检验所.中国中药材真伪鉴别图典 [M].广州：广东科学技术出版社，2011.

[33] 中国药品生物制品检定所.中国药品检验标准操作规范 [S].北京：中国医药科技出版社，2010.